QR코드 동영상으로 쉽게 배우는

필라테스 아나토미

THE PILATES EXERCISE ENCYCLOPEDIA

■ 옮긴이

홍정기

- 차의과대학 스포츠의학대학 원장
- 강남차병원 스포츠의학 고문
- 대한육상연맹 스포츠과학 이사
- 한국선수트레이닝학회 회장
- 대한선수퍼포먼스코치협회 회장
- SSL 자문 교수
- EXSCI R R&E (Research & Education) Director
- 「운동 말고 움직임 리셋」 책 저자

QR코드 동영상으로 쉽게 배우는

필라테스 아나토미

2022년 10월 17일 초판인쇄
2022년 10월 28일 초판발행

지은이 : Vicky Timón
옮긴이 : 홍 정 기
발행인 : 박 병 조
발행처 : 도서출판 영문출판사
등 록 : 1987년 12월 21일 제2-419호
주 소 : 서울시 강남구 삼성동 69-1
전 화 : (02) 514-5590, 776-5590
팩 스 : (02) 756-8943
홈페이지 : www.ymsbook.net
E-mail : yeongmunsa@empal.com
정 가 : 30,000 원
ISBN 978-89-7224-542-1 93510

※ 파본은 교환해 드립니다.

QR코드 동영상으로 쉽게 배우는

필라테스 아나토미

홍 정 기 옮김

THE PILATES
EXERCISE ENCYCLOPEDIA

Vicky Timón

Illustrations by: Isabel Arechabala

영 문 출 판 사

목차

복합 운동

복합 운동

상체

이완

스트레칭/이완

서서하는 운동

감사의 글

편집자에게 연락해 준 Ana Escobedo에게 감사를 표한다.

이 책을 실물로 만들어 준 출판사 편집장 Marco Pila에게 감사를 표한다.

멋집 삽화를 만들어 준 Isabel Arechabala에게 감사를 표한다.

모델링 세션 동안 헌신해 준 Eva, Ana Isabel, Fer, Edgar에게 감사를 표한다.

절대적인 지지를 보내 준 내 친구들과 가족에게 감사를 표한다.

내 경험의 원천이라 할 수 있는 내 학생들에게 감사를 표한다.

큰 도움과 인내심을 발휘해 준 Eva López에게 감사를 표한다.

서문

미국은 필라테스 교습소가 번성하며 놀라운 속도로 확산되고 있지만, 다른 국가들은 필라테스를 받아들이는 시간이 오래 걸렸다. 그러나, 이들은 현재 필라테스를 가동성 훈련 분야의 비법으로 소개하고 있다.

한때 의료계에서 수영을 모든 요통 환자들과 거동이 불편한 환자들에게 최고의 운동이라고 주장했지만,
이제 의사들은 동일한 사례의 환자들에게 필라테스를 추천하는 일이 잦아졌다.
왜 일까요? 이 두 운동의 공통점은 무엇일까요?
수영과 필라테스가 다른 운동들과 다른 점이 무엇일까요?

수영은 완전히 충격이 없는 운동이라서 관절에 대한 위험성이 전혀 없다.
환자의 신체 능력에 대한 정보가 없는 경우에는, 위험성이 없는 신체 활동으로 수영을 권장하면
언제든 적절하다.

필라테스 방법은 대부분 충격이 없는 일련의 운동들로 구성되어 있으며, 올바른 자세와 근육 긴장 및 탄력성 그리고 관절 유연성을 목표로 하고 부상의 위험이 없다.

이 운동에 사용되는 근육 그룹은 우리 모두가 가사 노동 및 직장에서 매일 사용하는 것과 동일하다.

운동 조건 및 운동 그 자체로 우리가 일상 생활에서 힘든 상황을 마주하여 성공적으로 이겨내도록 훈련시키며 통증에서 해방을 시켜주므로, 이러한 종류의 훈련은 강력한 기능적 요소를 가지고 있다고 할 수 있다.

결국 수영과 필라테스는 모두 이상적인 운동이며, 각 대상자의 목표와 신체 상태에 따라 달리 추천되어야 한다. 사실, 저는 다음 조건들을 충족한다면 어떤 운동이든 추천하고 싶다:

- 적당한 강도
- 반복적임
- 프로그램화 됨
- 관절과 근육에 좋음
- 정신 건강에 좋음
- 동작을 하는데 적절한 테크닉이 필요함

제가 이 책에서 소개하는 방법은 이 모든 조건들을 충족하게끔 구성될 수 있지만, 운동 프로그램을 만들기 전에 해당 운동들과 각각의 기본 원리들을 알아야 한다.

이것이 올바른 운동을 실행하기 위한 비결이다.

과정으로서 움직임(movement): 개인적 시각

인체는 움직임에 적합하게 설계되어 있지만, 그렇다고 아무렇게나 움직일 수 있는 것은 아니다. 움직임은 질서 있게 건강하고 기능적인 방법으로 신체에 이익을 가져다 주는 방법으로 이뤄져야 하며, 더 자주 이뤄질수록 더 좋다. 움직임이 올바른 방법으로 이뤄지면 우리는 삶의 질을 향상하는 일련의 과정에 돌입할 수 있지만, 잘못된 방법으로 이뤄질 경우 부담, 불안, 긴장이 초래되게 된다.

1. 인체는 움직일 때 심박수와 체열이 올라간다.
2. 관절은 따뜻해지기 시작하고 관절 낭액은 윤활유처럼 기능하여, 뼈구조가 이동시 함께 맞부딪혀 갈리며 통증을 유발하지 않고 서로 부드럽게 미끄러질 수 있도록 한다.
3. 인대, 힘줄, 반달, 연골은 이러한 움직임을 통해 강화되며 긍정적 반응을 보인다.
4. 운동은 움직임에 필요한 신경 경로를 구축하고 자극하는 강한 신경근적 상호작용을 유발한다.
5. 움직임은 반복될수록 관여 근육들이 강화되고 더 조화롭게 움직이면서 해당 움직임은 더 완벽해진다.
6. 강한 활동근은 가동성을 보장하고 연관 관절의 건강한 상태를 유지시켜 주는 건강한 근육이다.
7. 활동근과 강한 인대, 힘줄, 반달, 연골에 둘러싸인 관절이 건강한 관절이다.

이 책은 주요 필라테스 운동을 모두 설명하고 각 운동에서 쓰이는 근육에 대한 정보를 제공한다. 또한 실제 사례에서 가장 흔하게 발생하는 실수들을 지적하고 있으며, 실행 시 각자의 필요성에 맞게 동작을 수정해야 하는 경우를 위해 변화 동작 또한 제공하고 있다.

마지막으로, 이 책이 제공하는 목표와 팁을 통해 여러분은 무기력을 느낄 때 에너지 수준을 끌어올리거나, 이상적인 취침 시간 스트레칭 동작을 찾거나, 근무 중의 피로나 어색함을 타파하기 위한 자신만의 운동 프로그램을 짜는 등 다른 많을 일을 할 수 있을 것이다.

왜 필라테스인가?

필자는 수년 간 필자의 수강생들이 필라테스를 통해 어떻게 건강을 향상하고 유지해 왔는지 관찰해 왔다. 필자의 정규 강좌를 위한 금전적 또는 시간적 여유가 없는 이들이 적절한 때 올바른 운동을 함으로써 얻는 이익을 포기하는 일을 필자는 단지 보고만 있을 수는 없었다. 필자는 스튜디오에서 강좌가 있는 날이면 매번 다양한 목적을 위한 최고의 운동에 대한 가이드를 제공하고 있으며, 이를 통해 수강생의 삶의 질이 올라가는 과정을 보면서 큰 기쁨을 느낀다.

이제 필자는 이러한 혁명적인 피트니스 시스템의 혜택을 독자 여러분들도 누리기를 바란다. 그러나, 여러분은 우선 운동을 무작정 반복하거나, 유형별 심화 동작부터 바로 시작해서는 아무것도 얻을 수 없다는 점을 이해해야 한다. 오히려 여러분은 필라테스 방법의 기본 원리를 엄격히 적용하며 운동 각각의 전 단계들을 올바로 완수해야 한다. 그렇지 않고서는 여러분의 운동은 어딘가 좀 이상하고 심지어는 해로울 수도 있는 건강 체조에 지나지 않을 것이다.

필라테스 방법에 대한 철저한 이해의 필요성과 이 책이 제공하는 설명 간의 관계 앞에서 필자는 다소간의 우려를 지니게 된다. 이 책이 전하는 내용을 해석하는 것은 독자 각각의 운동 경험 및 자신의 신체와 필라테스 시스템에 대한 지식 정도에 대단히 좌우된다는 점을 필자는 대단히 잘 알고 있기 때문이다. 필자는 최대한 분명하게 설명하면서 필라테스를 하는 사람의 신체 조건이나 선행 경험과 무관하게 우선적인 긍정적 결과가 보장되도록 노력하였다. 이 책은 "진짜로 중요한 건강으로 향하는 길"임을 기억하라.

필자가 독자 여러분 각자에게 일일이 개인적으로 동작을 보여주거나 옆에서 직접 코치를 해줄 수는 없기에, 운동의 결과에 대한 직접적 책임은 질 수 없다. 하지만 여러분은 이메일(vickytimon1971@ gmail.com)을 통해 필자에게 문의할 수 있다.

마지막으로 독자 여러분에게 말할 것은, 여러분에게 건강 문제가 있는 경우 필라테스 운동을 하기 전에 일단 의사의 상담을 받아야 한다는 것이다.

이 책은 성별, 나이, 피트니스 경험 유무와 상관없이 모든 사람을 위해서 쓰여졌다. 바로 당신을 위한 책인 것이다.

비키 티몬 Vicky Timón

역자 서문

건강을 중요시 하는 시대에 접어들면서
필라테스 운동에 대한 관심들은 더욱 더 늘어나는 추세입니다.

실제로, 필라테스 운동은
거북목, 어깨 결림, 허리디스크, 무릎 통증, 척추측만증 등에 유의한 효과를 주고 있으며
자세 교정 및 가동성 향상을 통해서 올바른 움직임을 되찾는
주요한 운동법으로 각광받고 있습니다.

증가하는 고객분들에게 더 좋은 운동법을 제공하기 위한
필라테스 지도자의 사명감에 부합하는 해부학 교재를 고르던 중에
이 책이 좋은 디딤돌이 될수 있다는 판단 하에 번역 작업에 착수하게 되었습니다.

다른 책과는 달리,
근골격계 구조와 누구나 손쉽게 따라할 수 있는 부위별 운동들이
해부학적, 기능적으로 소개되어 있으며
또한 독자 스스로도 큐알 코드 동영상으로
즉시 운동을 해보고 평가할수 있는 유용한 기회를 제공해줍니다.

무엇보다
필라테스 동작에 연결된 근육들의 기능을 보다 더 입체적으로 표현한 것이
현장의 강사님들에게 도움이 될 것이라는 확신이 들었으며
제가 강의할 때 교재로서 꼭 사용해보고 싶었습니다.

끝으로, 이 책을 학습함으로써
자신에 대한 해부학적 이해와 필라테스 운동법들을 체득하여
필라테스의 혜택을 누릴 수 있는
건강한 삶을 영유하시기를
응원드립니다!

운동과학박사 **홍 정 기**

이 책의 사용법

근육 구조 삽화

근육 구조 삽화들은 각 운동에서의 주요 위치들을 세부적으로 보여준다. 빨간색으로 보이는 근육군들은 일반적으로 움직임에 필요한 근육들이지만, 안정근 근육인 경우도 있다. 이들은 해당 운동에서의 핵심적 역할을 강조하기 위해 빨간색으로 칠해져 있다. 다른 색깔이 칠해져 있는 근육들은 주로 안정근 또는 보조근의 역할을 실행하며, 색이 칠해져 있지 않은 근육들 또한 움직임 또는 안정화에 관여되지만 주요한 역할을 실행하지는 않는다. 모든 근육들은 팀처럼 함께 작용해야 하며, 성공적 동작 실행을 통해 원하는 목적을 달성하는 것은 이들 근육 전체에 좌우된다.

대단히 단순한 동작도 노력을 요한다. 동작을 단지 하는 것이 중요한 것이 아니다. 여러분은 처음부터 끝까지 필라테스 방법의 원리 하에 동작을 잘, 깊이 있게, 좋은 자세를 유지한 채로 실행하여 지속적인 스트레칭과 전신의 좌우 균형이 달성되도록 해야 한다.

실행 방법

여기서는 운동을 기술하며, 삽화에서 묘사된 여러 위치가 실행 방법의 기술적 설명에서 다뤄진다.
이 항목에서 여러분은 "올바른 실행 비결"에서 설명하는 팁들과 유사한 내용들을 찾을 수 있을 것이다.
"실행 방법"의 지시 사항들을 통해 여러분은 운동 강도를 조절하고 올바른 자세를 달성할 수 있을 것이다.

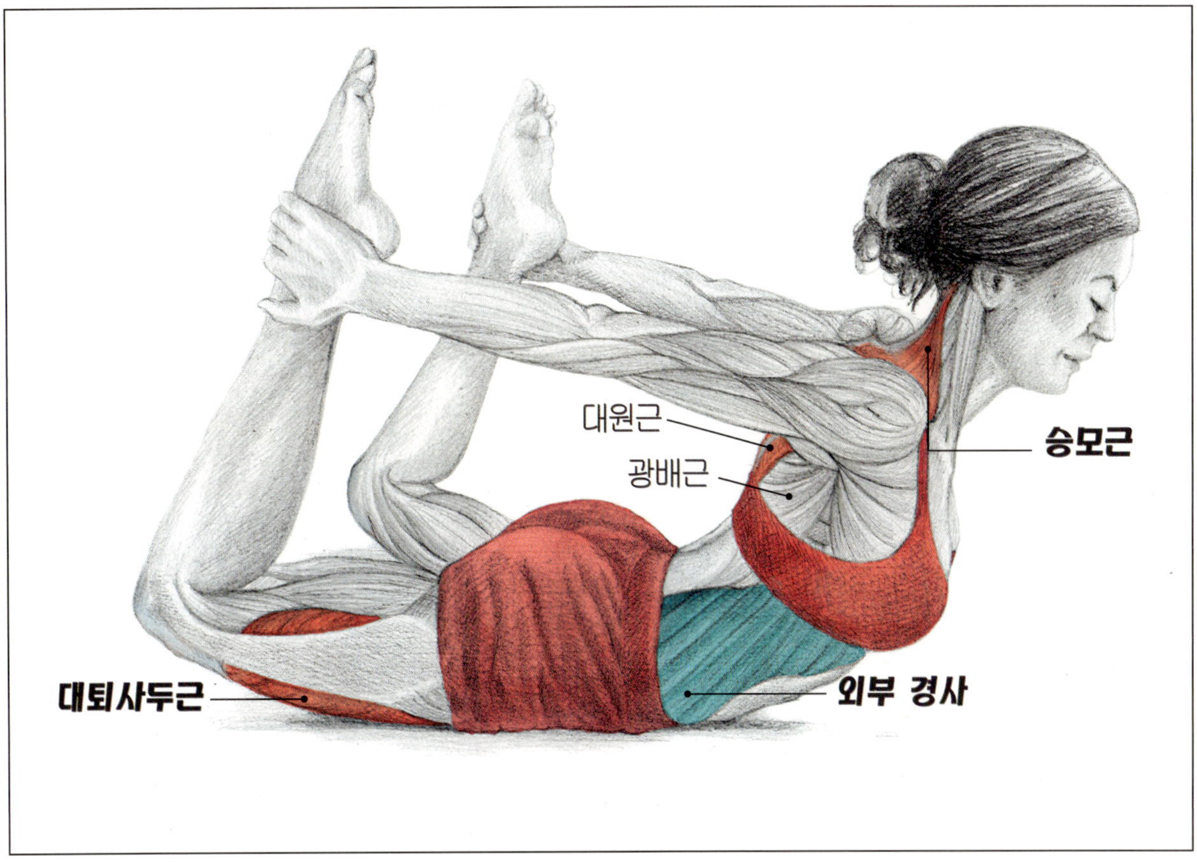

이 책의 사용법

올바른 실행의 비결

이 부분에서는 동작을 빈틈없이 정확하게 실행할 수 있게 해주는 팁을 글 또는 그림으로 설명한다. 필라테스에서 실행하는 동작들 상당수는 신체에 해를 줄 수도 있다. 나쁜 습관이나 미숙함으로 인해 각 단계를 혼자서 부정확하게 실행하다가는 부상을 입을 수도 있는 것이다. 여러분은 필라테스 실행 시 동작의 적절한 실행 방법을 익히며, 이 과정에서 움직임에 악영향을 주는 나쁜 습관과 자세는 점차 사라질 것이다.

이 부분에서는 또한 호흡을 통한 운동의 구조화에 대해서 설명한다. 특히 복잡한 동작의 경우, 동작 이해 후 들이쉬기와 내쉬기 패턴을 따라가는 것이 도움이 될 것이다. 이러한 관점에서 우선 동작을 직접 해 본 후, 올바른 호흡법을 익힐 것을 필자는 권고한다. 간단한 동작에서는 모든 것이 자연스럽게 이뤄지고 서로 충돌하는 사항들이 없기 때문에 호흡에 대해 생각할 필요가 거의 없다. 그러나, 복잡한 동작에서는 처음부터 적절한 호흡에 대해 과도하게 우려할 경우 동작 학습에 시간이 걸릴 수 있다.

적절한 호흡은 필라테스의 디딤돌 같기에 제대로 학습해야 한다. 그러나, 운동에 호흡 기법을 적용하는 것은 다른 문제이며 따로 시간을 요하는 일이다. 그러나, 일단 이를 완전히 익히고 나면, 대단히 유연하게 동작을 실행할 수 있을 것이다.

관여 근육

이 부분은 동작 실행 시 사용되는 근육 조직의 해부학적 분석을 제공한다. 근육들은 움직임을 발생시키는 근육, 안정근 역할을 하는 근육, 보조적 또는 이차적 역할을 하는 근육으로 나뉜다. 그러나, 이 모두가 중요하며, 제각기 적절한 역할을 적절한 조절 하에 실행해야 한다.

어떤 동작이든 관여 근육 조직을 보여주는 것은 매우 복잡한 일이다. 필자는 해부학적 삽화에서 어떠한 근육을 보여줘야 하는지 고민 끝에, 움직임을 진짜로 발생시켜 동작 실행 시 긴장이 느껴져야 하는 제일 중요한 근육을 색깔로 구분하기로 했다. 다른 근육들(동작에 있어 “핵심적” 근육이 아닌 근육들)은 “관여 근육” 내 “기타” 항목에 세부적으로 정리되어 있으며 대개 스트레칭되는 근육들을 의미한다. 필라테스 그 자체는 스트레칭 방법이 아니고 스트레칭 자체에 집중해야 하는 상황이 아니더라도 어떤 동작에서 스트레칭은 결국 본질적인 요소이다. 필라테스 실행으로 빛나는 성과를 거두는 데 핵심적인 요소 중 하나인 것이다.

운동의 효과와 확장

운동의 이유와 목표를 아는 것은 명확하게 정의된 목표를 염두에 둔 훈련 프로그램 고안에 있어 핵심 정보이자 동기 부여 요소이다. 운동들 자체가 지금까지 해왔던 일들과 크게 관련되어 있지 않아 보이더라도, 결국 여러분은 이를 통해 계단을 두 칸씩 오르고 무거운 짐을 등이 다치는 일 없이 올리고 나르며, 스포츠에서도 더 나은 모습을 보여줄 수 있다는 것을 깨닫게 될테니 말이다.

이 책의 사용법

흔히 하는 실수

이 부분은 필자의 경험의 산물이다. 대부분의 수강생들은 그 수준과 무관하게 언젠가는 함정에 빠지고 실수를 저지르고 만다. 그 원인은 기술 부족, 피로, 단지 운이 없는 날 등 다양하다. 여러분은 방심하지 말고 계속 주의를 유지하여 이러한 실수를 최소화할 수 있다.

수정

이 책은 집에서 하는 필라테스를 위한 장비와 동작에서의 자세 수정에 대한 장을 수록하고 있다. 이 부분에서 여러분은 적절한 실행을 방해하는 통증/불편함 관련 문제 해결에 도움을 주는 정보를 찾게 될 것이다. 대부분의 경우 놀라울 정도로 간단한 내용을 담고 있다.

변형 동작

이 항목에서는 원래 운동과 비슷하지만, 강도의 가감 및/또는 기타 근육군 포함이 이뤄진 운동을 만날 수 있다. 이들은 본 운동만큼이나 흥미로운 운동이며, 학습자는 이 운동 역시 익혀야 한다. 변형은 반복에서 오는 지루함을 피하는 훌륭한 방법이다.

참고

명확한 설명을 위한 목적으로 동작에 대한 특정한 지시 사항, 동작에 필요한 움직임의 패턴에 대한 개요 등을 포함하고 있는, 짧지만 귀중한 정보가 자리한 부분이다.

운동 분류

이 책은 기존 분류 방법과 다른, 상체, 하체, 혼합, 복부, 이완/스트레칭 구분에 따른 운동 분류 방법을 제안하고 있다. 그러나, 각 운동의 수준 및 기타 핵심 정보가 해당 항목에 서술되어 있다.

독자 여러분은 "복부", "하체", "상체", "혼합", "스트레칭/이완"의 다섯 항목을 만날 수 있다. "복부"로 분류된 것들은 주로 복부의 네 근육군과 관련된다. 물론 다른 근육들도 관여될 수 있다. 그러나, 복부 근육들은 "스트레칭/이완" 항목을 제외하고 항상 중요한 역할을 실행한다.

- 예시: "복부. 두 다리 느리게 스트레칭 (1–2)." 이 동작의 이름은 하체 운동의 느낌을 주지만, "복부:"가 해당 동작이 속한 항목이다.
- "두 다리 느리게 스트레칭:"은 동작의 이름이다. 이것은 걸러 들어야 하는 이름이다. 모든 필라테스 강좌가 같은 이름을 채택하고 있지는 않으니 말이다. 필자가 채택한 동작의 이름은 필자가 스탓(Stott) 필라테스와 폴스타(Polestar) 필라테스 강좌에서 배운 것이다.
- "1–2:" 각 동작의 분류는 세 단계로 구성된 난이도를 따른다. 1–2라는 번호는 따라서 두 번째 단계, 또는 중간 수준의 난이도를 지닌 동작 1번을 의미한다. 여러분은 간혹 예상하지 못한 난관에 부딪힐 수 있으므로, 지금 자신이 어떠한 종류의 동작을 하고 있는지 아는 것은 중요한 일이다.

이 책의 사용법

이러한 문제의 원인에는 미숙함에서 오는 근육 긴장, 필라테스 기본 원리 유지의 필요성, 힘, 균형 또는 지구력 부족, 불충분한 척추 유연성, 공중 동작 등 여러 가지가 있을 수 있다. 예를 들어, "수영"은 비교적 쉬운 2단계의 운동이지만, 처음부터 그렇게 말하는 사람은 없을 것이다. "수영" 동작은 척추를 펼치고 복부의 지지를 확보하는 복잡한 동작이며, 거의 모든 사람이 이를 오래 지속하지 못한다. 척추를 충분히 펼치지 않는(또는 못하는) 경우, 등 아래 부분에는 과부하가 걸린다. 이러한 함정에 빠지지 않으려면 2단계에 맞는 연습 및 경험이 필요하다.

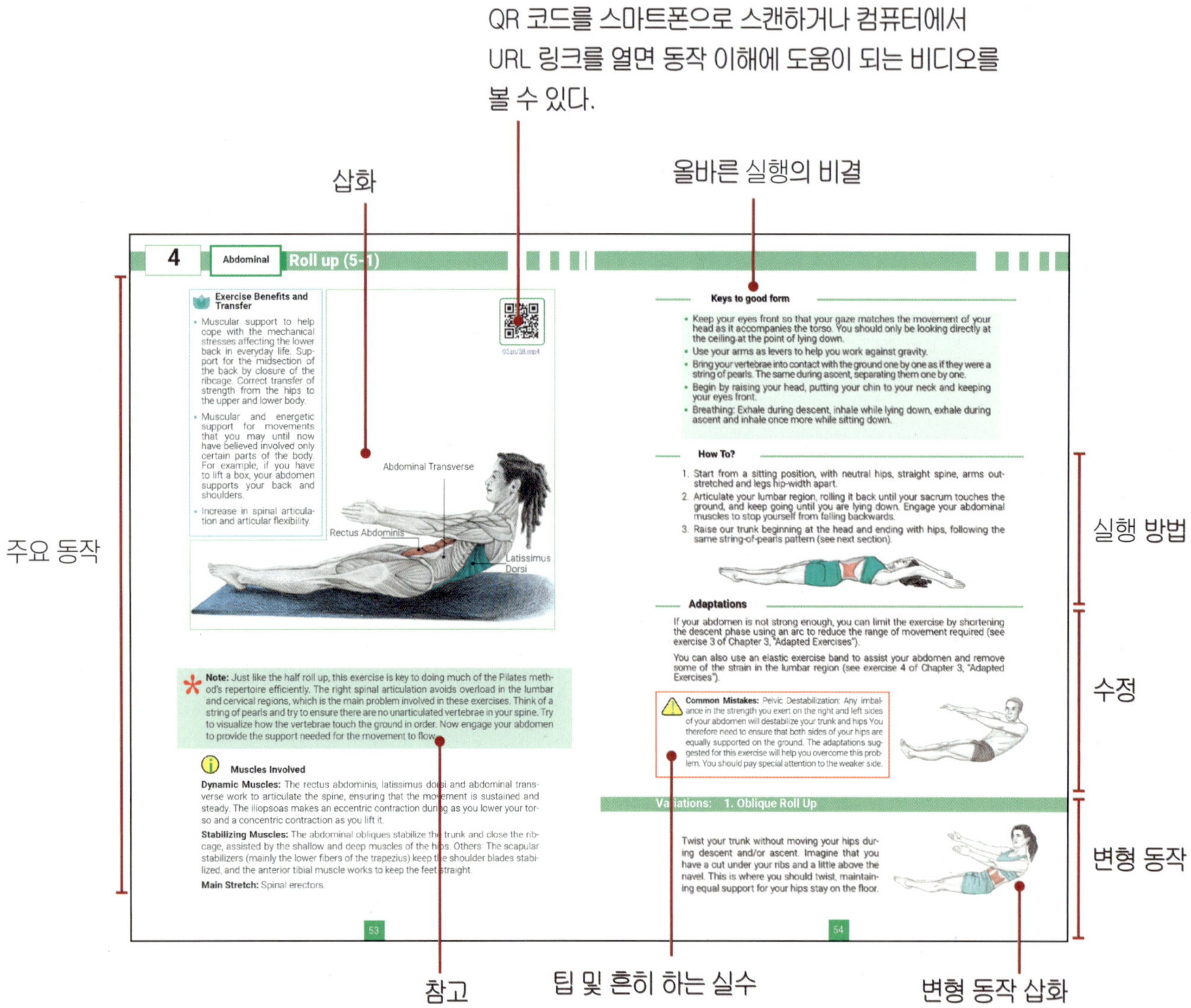

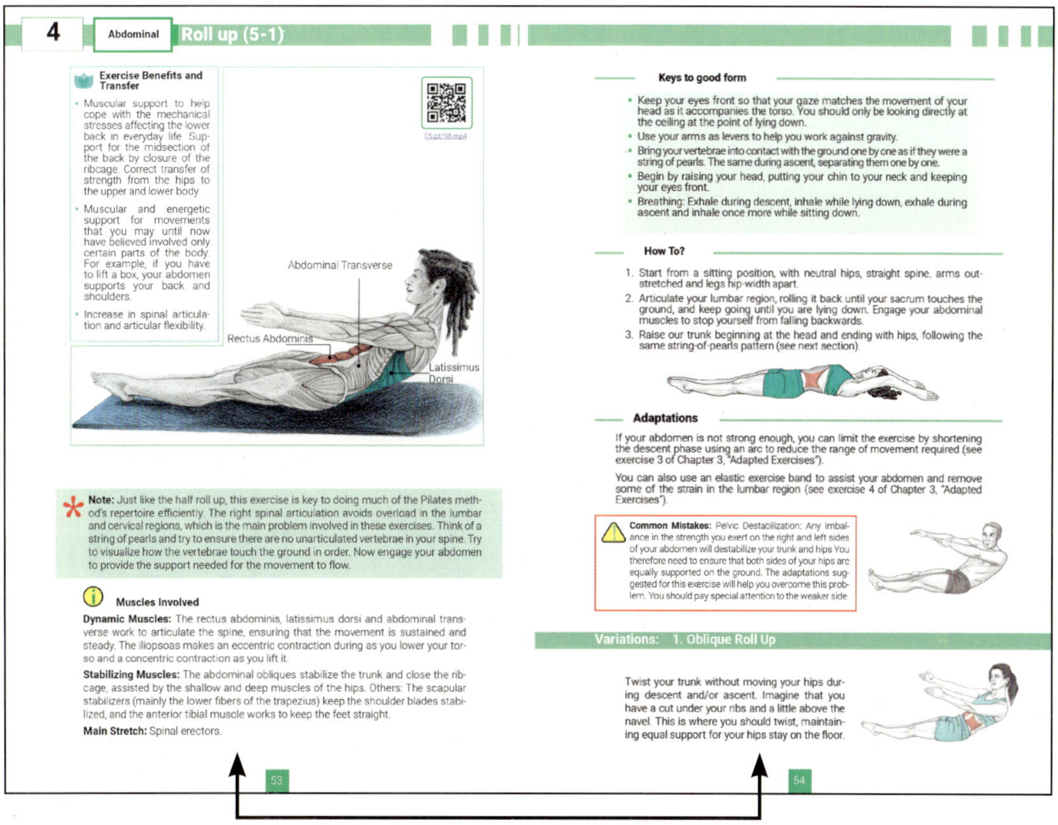

이 책은 양쪽으로 펼쳐 놓고 읽도록 되어 있다.

페이지 하단부에서는 맞은 편 페이지에서 계속되는 동작들이 위치하고 있다.

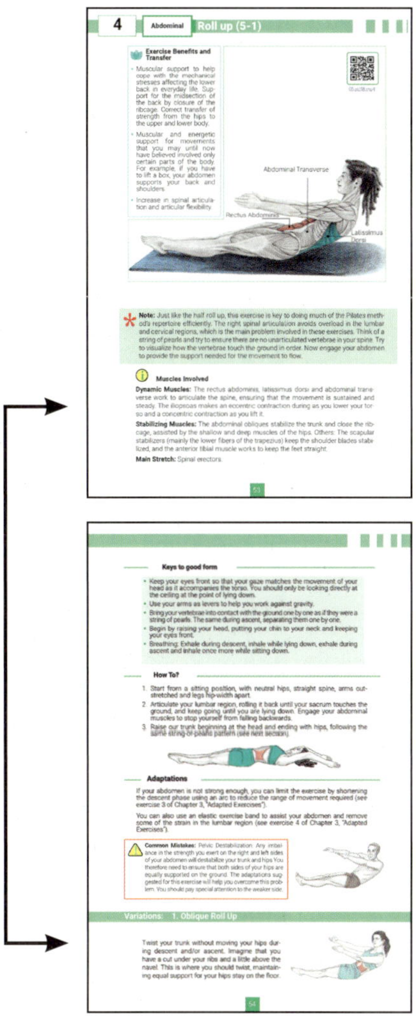

전자책 버전에서 이 책은 수직으로 보도록 되어 있으며, 주요 동작이 먼저 짝수 페이지에서 보이고 변형 동작이 홀수 번호를 지닌 두 번째 페이지에서 보이도록 구성되어 있다.

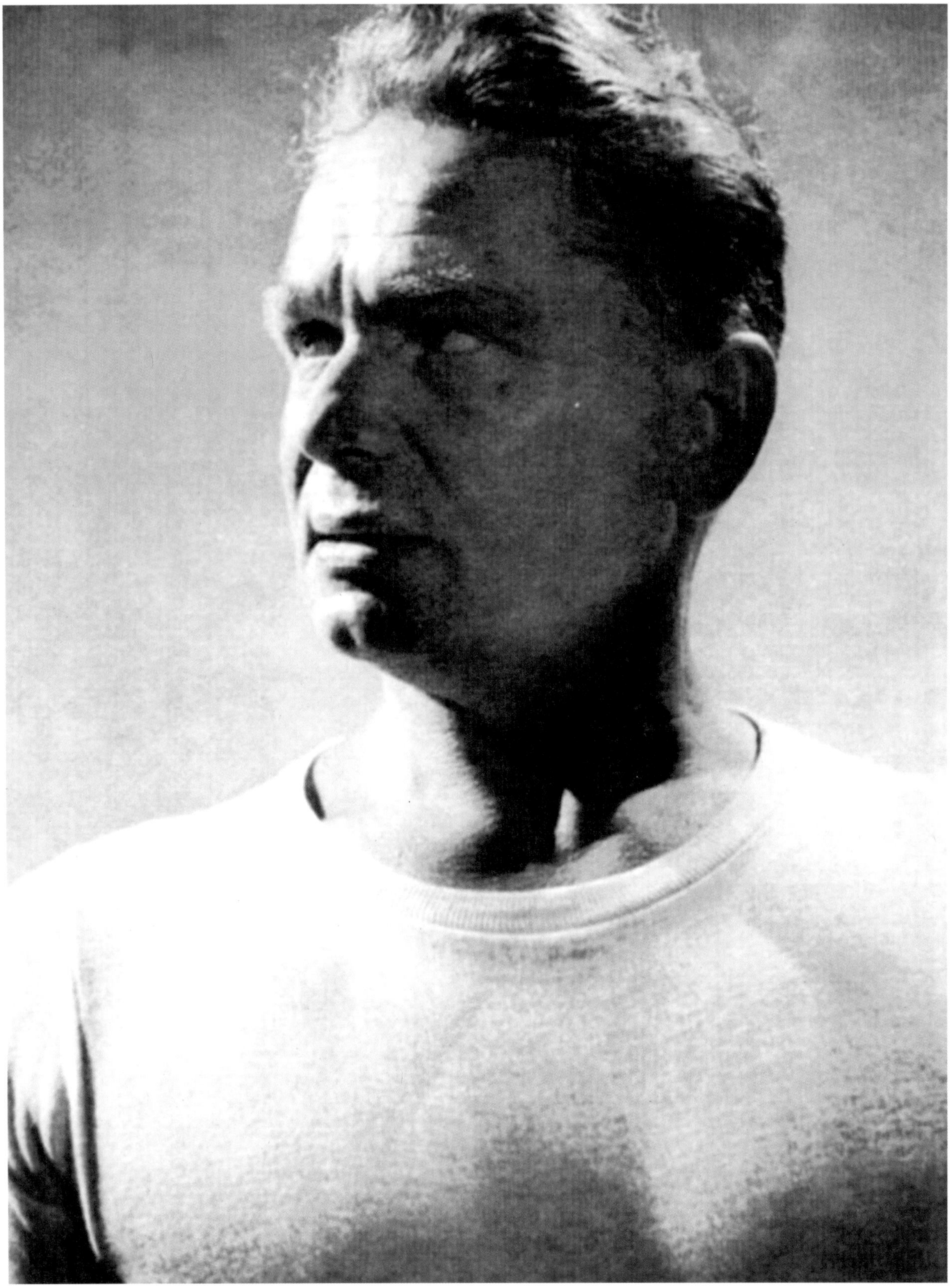

Joseph H. Pilates (1880–1967)

필라테스의 소개

역사적 배경

독일 태생의 조셉 H. 필라테스는 "여러분은 10회 레슨을 하면 차이를 느끼게 되고, 20회 레슨을 하면 차이를 볼 수 있게 되며, 30회 레슨을 하면 완전히 새로운 신체를 갖게 될 것이다."라고 말했다.

필라테스는 특별히 건강한 유년기를 보내지 못했고 더욱이 운동 선수와는 거리가 먼 사람이었다. 그는 학교에서 친구들과 싸움이 붙으면 지기 일쑤였고 달리기 경주에서도 꼴찌로 들어왔다. 급우들이 힘든 일을 마치고 회복된 상태일 때도 그의 몸은 여전히 성한 데가 없었다. 그는 삐쩍 마른 허약 체질이었으며 구루병에 시달리기까지 했다. 하지만 그는 자신의 신체적 제한으로 인해 오히려 모든 종류의 스포츠를 시도해 보며 각 종목의 이점을 학습하여 수많은 동작으로 구성된 운동법을 창안하기에 이르렀다. 이들은 오늘날까지 치료 목적의 체조 분야에서 활용되고 있다. 그는 가동성의 진정한 연구자였던 것이다.

1차 세계 대전이 발발하며 그는 영국의 포로수용소에 수감되게 되었다. 전쟁이란 시험대 앞에서 그는 가동성과 근육 균형에 대한 자신의 지식을 갈고 닦아 나갔고, 부상을 입은 독일 포로들과 함께 의무병으로 일하게 되었다. 필라테스는 침대에 스프링을 설치, 사람들이 저항력을 통해 근육을 강화시킬 수 있는 방법을 고안했고, 혼자서는 서지도 못했던 이들도 이러한 방법을 통해 효과를 보았다. 이러한 환자들의 신체가 강해지며 가동성도 향상되었고, 결국 더 빠르고 탁월한 회복에 이를 수 있었다.

전쟁 후 독일군은 그에게 체육 교사 정규직을 제안했지만 그는 거절하고 미국으로 가 그의 첫번째 스튜디오를 세웠다. 이 때 그의 고객들로는 조지 발란신(George Balanchine), 루스 세인트데니스(Ruth Saint Denis), 테드 숀(Ted Shawn), 마사 그레이엄(Martha Graham) 유명 무용수들이 다수 있었다. 얼마 지나지 않아 그의 명성은 드높아졌고, 모든 이들이 그에게서 배우거나 함께 훈련하려고 아우성이었다. 당시 "조절학(Contrology)"으로 불린 필라테스 방법은 금세 근육과 자세의 조절 능력 발달, 유연성 및 탄성과 민첩성, 지구력/근육 내성 및 근력 향상을 위한 의식적 가동성 기법의 모델이 되었다. 그의 스튜디오는 레녹스 힐 병원의 정형외과에서 보낸 환자들로 가득하게 되었죠.

필라테스 방법은 하나의 상품으로도 성공적으로 그 모습을 갖추기 시작했지만, 당시 아직은 부유한 이들의 전유물이었다.

필라테스가 수강생들에게 요구한 사항들로 미루어 볼 때, 그가 설명하는 원래 운동들을 실행하기 위해서는 탁월한 기술적 뒷받침이 필요하다. 오늘날 필라테스 본인의 매뉴얼은 일반적으로 난이도와 동작 수준에 따라 분류된 운동들에 대한 요약서로 기능한다. 각 필라테스 학파들은 서로 차이를 보이며, 주된 원리은 항상 존중하되 독자적인 사항을 추가하기도 한다. 이러한 원리은 의식적 가동성과 관련해 시장에 새롭게 나타나는 복잡다단한 트렌드들을 하나로 이어주고 있다.

오늘날 마돈나, 줄리아 로버츠, 브래드 피트, 마이클 조던, 우마 서먼 등의 많은 유명 스타들이 규칙적으로 필라테스를 하고 있으며 망설임 없이 필라테스의 효과를 극찬하고 있다. 스타들이야말로 자신의 신체를 활용해 부를 창출하는 사람들이기 때문이다. 이들 유명인사들은 지속적으로 필라테스가 건강, 활력, 미를 위한 가장 중요한 비법이라고 말하고 있다.

희소식은 필라테스가 이제 더 이상 배우나 무용수들의 전유물이 아니라는 것이다. 이제 모든 이들이 피트니스 센터 등의 각종 시설에서 필라테스를 할 수 있게 되었다.

나쁜 소식은 필라테스가 너무도 광범위하게 상업화됨에 따라 누구나 여섯 시간의 교육 과정만 이수하면 강사가 된 것처럼 생각할 수 있게 되었다는 것이다. 이것은 기본 원리를 이해하기에도 벅찬 시간이다.

급진적 변화

필자는 필라테스의 기본 원리들을 학습하며 움직임에 대한 필자의 이해, 더 폭넓게 말하면 피트니스 교육법에 대한 접근 방법에 대한 변화가 일어나는 것을 인식할 수 있었다. 강사가 되었든 수강생이 되었든, 필자와 같은 체험을 한 사람은 이제 다시는 전과 같지 않을 것이다. 이러한 말이 과장처럼 들리지만, 필자로서는 본인의 체험을 이렇게 설명할 수 밖에 없다.

필자는 스스로 정점의 신체 상태에 있다고 생각하며, 피트니스계에서의 경험으로 미루어 볼 때 필라테스 학습에서 어떠한 어려움도 직면하지 않을 줄 알았다. 그러나, 실상은 아니었다. 필자는 부단한 노력을 기울이며 뿌리 깊이 밴 잘못된 움직임 패턴을 타파해야 했다. 필자는 복부 깊숙이 자리잡은 섬유들(복횡근)을 어떻게 쓰는지, 올바른 호흡은 어떻게 하는지 알지 못했다. 그리고 엉덩이를 고정하려 하면서 복부 동작을 8회 반복할 때면 이파리처럼 흔들리기 일쑤였다. 이것은 신체 상태가 좋지 않은 것이 이유는 아니었다. 필자는 "외관상으로만" 신체 상태가 좋았던 것이다. 필자의 동적 근육은 강했지만, 한번도 의식적으로 사용해본 적 없는 정적 또는 자세 근육들은 약했다. 또한 훈련 과정에서 올바른 자세 유지의 중요성에 대해서 생각해본 적도 없었다. 그저 중량과 반복 횟수를 늘리는 데에만 정신이 팔려 있었다. 그러나,(여기에 중요한 열쇠가 있다!) 매일 일상적 동작에서, 한 걸음 내딛을 때마다 좋은 자세를 유지하는 일의 중요성에 대해서는 인지한 적이 없었다.

필라테스는 이제 필자의 가동성의 일부가 되었고, 앞으로도 남은 인생 동안 함께할 것이다. 나쁜 자세는 그 형태나 모습이 무엇이 되었든 이제 필자를 불편하게 만든다. 필자의 자세 근육은 이제 자동적으로 이러한 방법으로 동작하며, 의식적 노력이 거의 없이도 앞으로 항상 이렇게 동작할 수 있도록 훈련을 통해 항상 교정하며 상기한다. 요약하자면 필자의 신체는 보호받으며 이전 그 어느 때보다도 좋은 기분 속에서 불편함이나 통증에서 완전히 자유로워진 것이다.
이 이상 무얼 더 바라겠는가?

그렇기에 필자는 필라테스 기법이 항상 의의가 있다고 믿는다. 필라테스는 가동성을 위한 탁월한 기반을 마련해준다. 새로운 기법과 교육 시스템이 등장할 수 있지만, 좋은 자세가 우리의 관절을 건강하게 유지하는 일의 열쇠라는 것에는 변함이 없다. 조셉 필라테스는 피트니스 역사상 가장 안전하고 가장 효율적이며 가장 유익한 운동 방법 중 하나를 창안하고 구체화시킨 사람인 것이다.

필라테스의 일반적 이점

적절한 수준의 관리, 빈도, 강도를 동반하는 잘 짜여진 운동 프로그램은 신체에 수많은 이점을 안겨다 준다. 개개인은 제각기 다르며 따라서 운동이 이들에게 미치는 영향도 각기 상이하다. 그러나, 건강과 에너지, 긍정적 관점을 안겨준다는 점에는 변함이 없다. 운동 프로그램은 아드레날린, 셀로토닌, 옥시토신과 같은 호르몬의 활동을 늘려주며 이들 호르몬은 기분을 호전시키고 웰빙의 감각을 느끼게 해주며, 성적 매력까지도 향상시킬 수 있다.

위에서 언급한 대로, 운동이 안겨주는 이점에는 무엇보다도 다음과 같은 것들이 있다.

- 자존감, 자신감, 정신 능력의 향상
- 심리 상태 향상, 불안 및 우울 예방
- 스트레스와 긴장 감소
- 에너지와 활력의 증가
- 일반 신체 조건 향상
- 수명 증가, 삶의 질 향상
- 고혈압, 당뇨, 비만, 골다공증, 뼈의 탈회, 불면증, 대장암 위험 감소
- 대사율 향상
- 콜레스테롤 수치 개선
- 성장 호르몬 분비 향상
- 뇌로 향하는 혈류 증가 및 이로 인한 각성도 향상
- 소화 기능 개선
- 면역계 강화

필라테스의 특별한 이점

신체적 측면	정신적 측면
유연성 향상	정신 건강 향상
탄성 향상	자존감 향상
민첩함 대폭 향상	스트레스 수준 감소
기능적 강도 향상	수면의 질 향상
신체 건강 향상	성생활 개선
가동성 회복	신뢰감 증가
가동성 개선	집중력 향상
부상 위험도 감소	주의 지속 시간 증가
신체 인지 능력 향상(고유감각(proprioception))	
균형감 향상	
호흡 조절	
자세 개선	
관절 통증, 근육 피로, 염증 감소	

항목별 운동

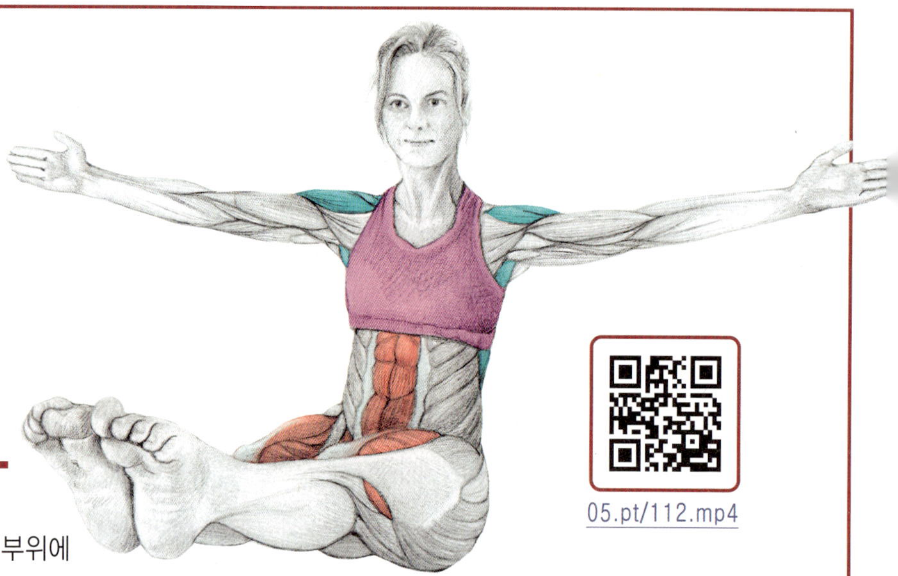

05.pt/112.mp4

운동의 소개

이 책에 실린 운동들은 동작하는 신체 부위에 따라 분류되어 있다. 원리적으로 필라테스는 에너지가 퍼지고 등을 지지하며 일반적으로 신체 전체에서 움직임을 안정화하는 복부를 준비하는 것에서 시작한다.

일차적인 초점은 항상 복부에 둔다고 하더라도, 에너지는 다른 신체 부위에도 또한 퍼져야 한다. 따라서 운동들은 “복부”, “혼합”, “상체”, “하체”, “이완”으로 분류되어 있으며, 추가적으로 “스트레칭” 장이 마련되어 있다.

독자는 신체 부위에 따른 이러한 분류 외에도 각 운동의 수준에 대해서도 알 수 있다. 이를 통해 난이도의 진전에 기초한 운동 계획을 스스로 고안할 수 있을 것이다.

이들 분류(부위별, 난이도별) 정보는 모두 책의 목차에 포함되어 있다.

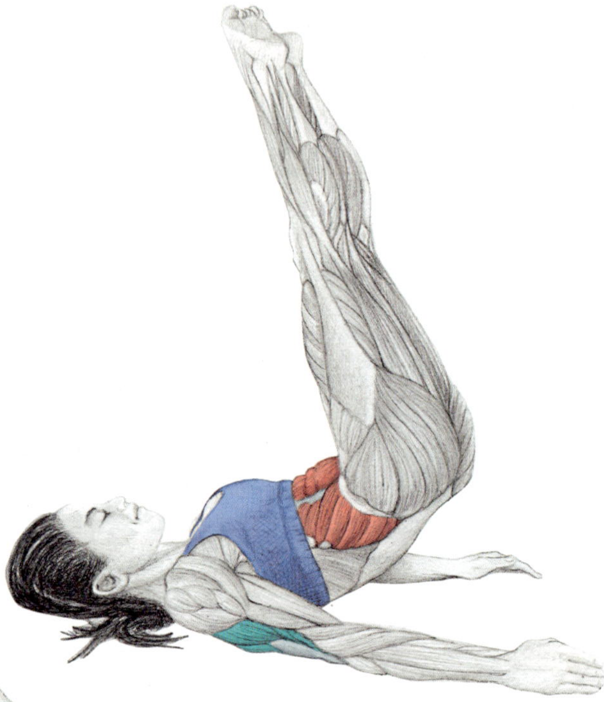

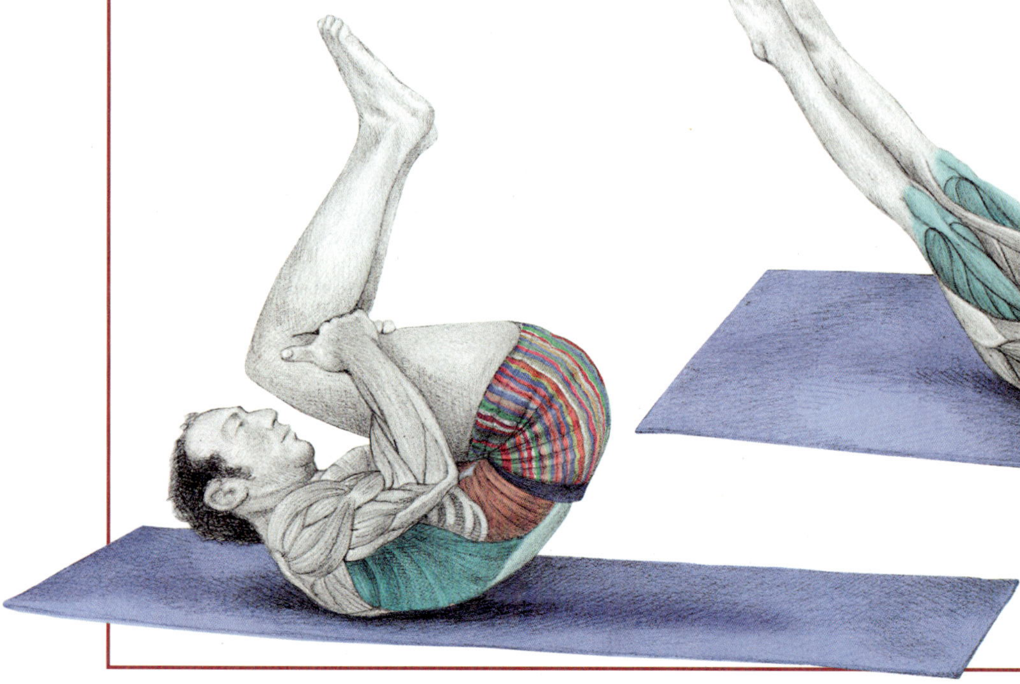

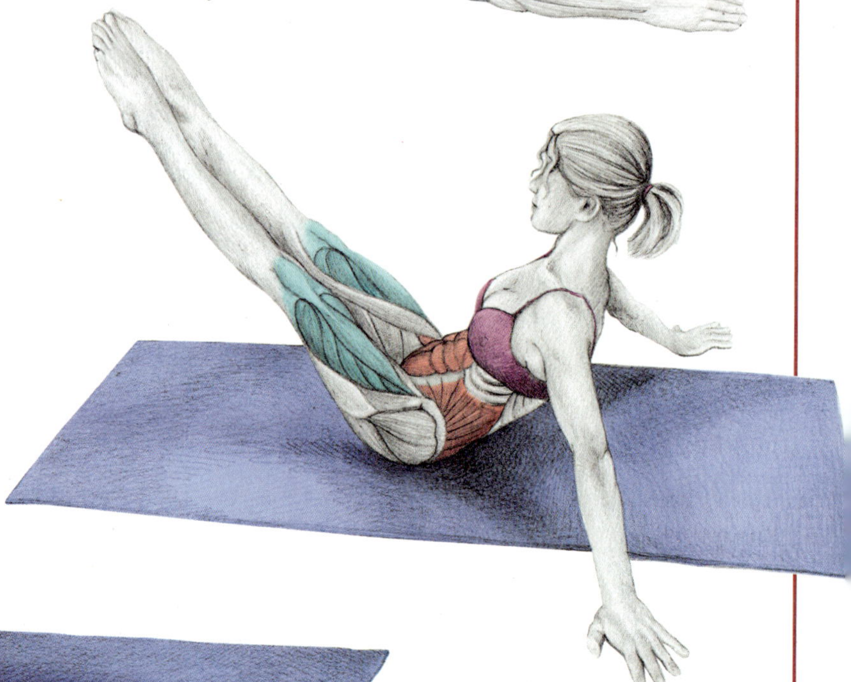

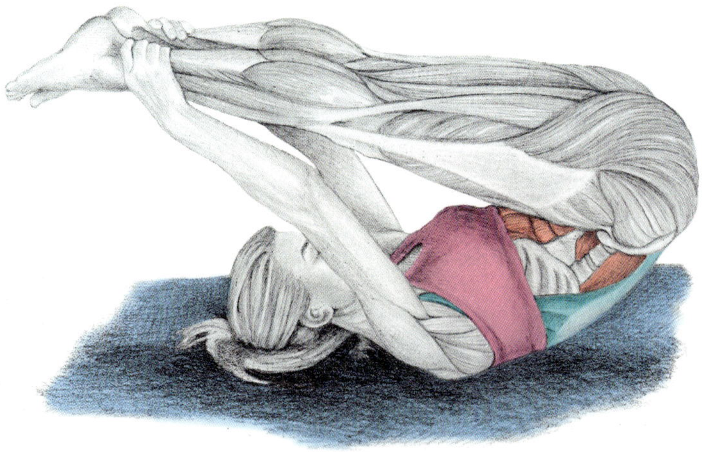

기본 원리

들어가는 말

원리를 익히고 이를 체계적으로 적용하지 않고서는 보상을 얻을 수 없다. 독자 여러분이 이들 기법을 자동적으로 실행할 수 있게 되었다면, 남은 인생 동안 건강한 삶을 유지하는 법을 이미 배운 상태일 것이다. 여러분의 가동성과 자세에 대한 인지는 이미 변화되어 있을 것이다. 그렇기에 이 원리들을 배운 삶은 이전의 삶과 절대로 같지 않을 것이라는 말은 과언이 아니다.

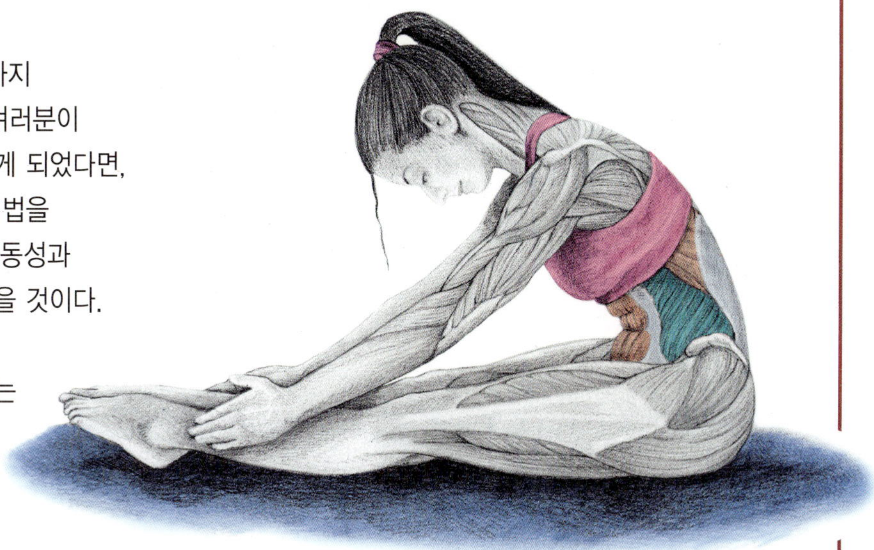

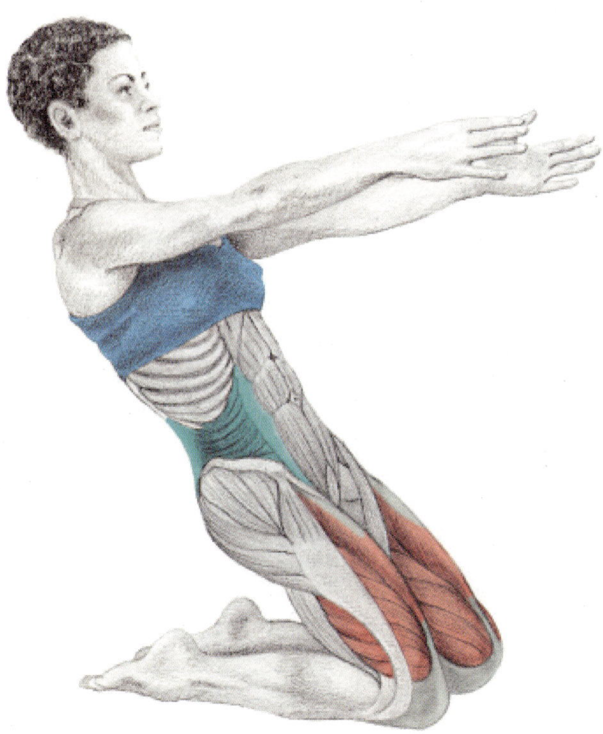

다양한 필라테스 서적에서 이들 원리는 다른 이름으로 나타나기도 한다. 그러나, 실제 실행에 있어 이들은 근본적으로 항상 동일하다.
방법과 원리를 체계화하는 데에는 제대로 가르치는 방법 밖에는 없다. 그렇지 않은 경우 우리는 이 장점을 누릴 수 없게 된다.

이 책에 나오는 운동들의 잠재력을 이해하기 위해서는 우선 이 기본 원리를 학습해야 한다. 필라테스의 실천은 여기서 출발하며, 이를 생략한다면 어떤 신체라도 시설 좋은 체육관의 웨이트 트레이닝 룸이나 특별할 것 없는 체조 강좌에서 흔히 볼 수 있는 스프링이나 기구를 위한 걸이대 이상의 역할을 하지 못할 것이다.

개요

시각적 이미지

필라테스는 시각적 이미지를 활용해 익히는 것이 더 쉽다. 이 때 시각적 이미지는 강사가 제안하는 정신적 이미지의 형태를 띠며, 수강생이 명확하고 효율적인 움직임을 달성하는 데에 도움을 준다. 대부분의 사람들이 이미 머릿속에 이러한 종류의 이미지를 어느 정도 지니고 있긴 그러나, 이 이미지가 오해에 기반하여 긴장 및 나쁜 자세 습관을 초래하고 부상과 기타 신체적 오차로 이어지기도 하는 경우가 있다. 성공적인 필라테스 실행의 비결은 기존 이미지를 수정하고 새로운 이미지를 결합하는 데에 있다. 예를 들어, 목을 앞으로 뻗으며 자신의 어깨를 귀에서 분리하고자 하는 사람의 경우 척추후만증 또는 "곱추" 자세를 악화시킬 뿐이다. 그 결과 등 위쪽은 과도한 부담을 받고 목 근육 및 승모근의 경련과 통증이 유발될 위험이 발생한다.

신체의 다양한 부분들은 신경 연결 통로에 의해 활성화되며, 따라서 시각화가 중요한 것이다. 예로, 집게손가락을 뻗는 상상을 할 때 새끼손가락을 뻗는 상상을 할 때보다 팔을 드는 일이 더 쉽다.

독자 여러분은 아래 필라테스의 기본 원리 논의에 포함된 "원리 체화의 비결" 부분, 그리고 운동 각각에서 소개되고 있는 "올바른 실행의 비결"에서 여러분이 필요한 시각화에 대한 가이드라인을 찾을 수 있을 것이다. 이미지 시각화에 있어 이러한 가이드라인을 활용하며 운동에 임한다면 훨씬 수월하게 동작을 따라할 수 있을 것이다.

이 책에서 논의하는 원리들

1. 두개척추 관절(Cranio–vertebral articulation)
2. 견갑골 안정화
3. 골반 안정화
4. 축의 연장
5. 신체 정렬과 균형
6. 호흡
7. 통합

복근의 연결

복횡근과 복사근은 복직근과 연결되어 있으며 등 건강을 개선해 준다. 이들 근육들은 엉덩이의 안정화와 척추 연장에 있어 핵심적인 역할을 담당하며 흉곽의 개폐를 조절하기 때문이다.

이 책에서 복부의 근육조직을 언급하는 경우 근육 수축보다 연결이라는 용어가 더 많이 활용될 것이다. 복부 근육의 동작을 오랜 기간 동안 훈련하는 데에 목표가 있기 때문이다. 연결을 통해 여러분은 과부하를 피하면서 이러한 훈련을 소화할 수 있을 것이다. 이를 더 잘 이해하기 위해서 전형적인 이두근 컬 운동을 상상해 보자.

필라테스 방법의 원리

손으로는 역기를 들고 굽힌 상태의 팔꿈치를 들어올리는 동작 말이다. 이 때 발생하는 힘은 어느 정도 사용 역기의 무게에 좌우되며, 근육 수축 없이는 팔을 들어올릴 수 없으므로 이 무게는 이두근 수축에 동반되는 강도에 영향을 미치게 된다.

복근의 경우 두 가지 유형의 운동이 요구된다. 하나는 몸통을 구부리기 위한 산발적인 수축을 수반하는, 흔한 방법의 복부 운동이며 이것은 방금 설명한 예와 유사하다. 다른 하나는 해당 자세를 유지하기 위한 복근의 연결을 요하는 운동이다. 이러한 종류의 운동은 모든 필라테스 운동에서 관찰되며, 수축을 수반하는 운동에서도 마찬가지이다.

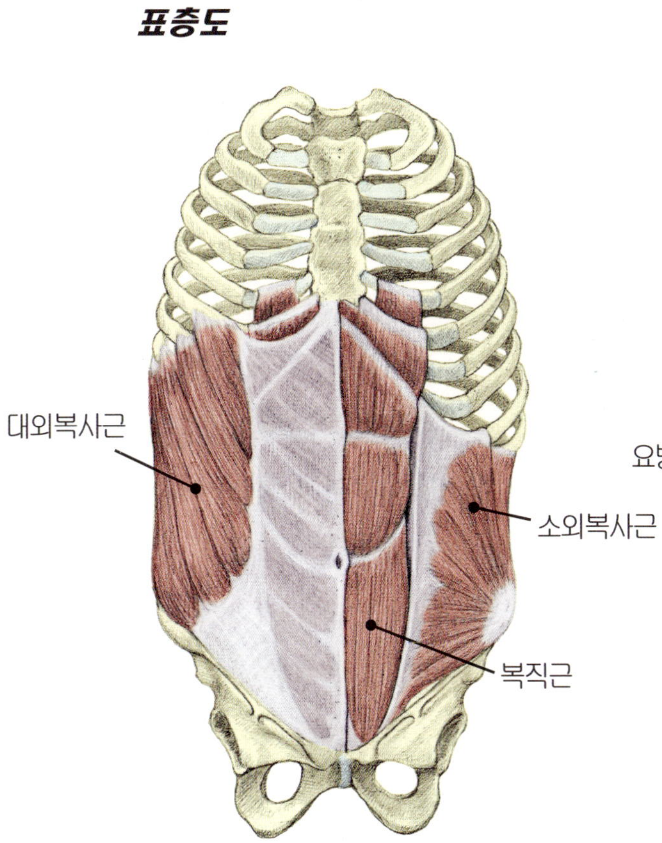

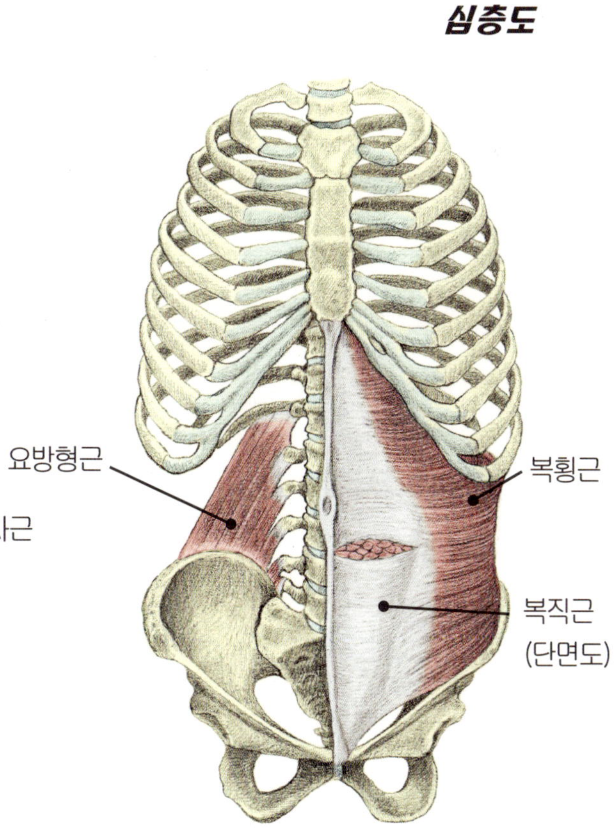

1 두개-척추 관절 운동

머리는 실행하는 동작에 따라 움직여야 하고 시선은 움직임을 따라 가야 한다.
두 가지 요소들 중 어느 하나라도 동작과 일치하지 않으면, 목과 등 상부 근육에 과부하가 걸려 디스크 등 심각한 부상을 초래할 수 있다. 이러한 이유로, 움직임은 협동이 잘 이뤄져야 하고 조화롭게 실행되어야 하는 몸짓들이어야 한다.
이러한 목표를 달성하기 위해서 머리-목 구조가 가장 중요하다.

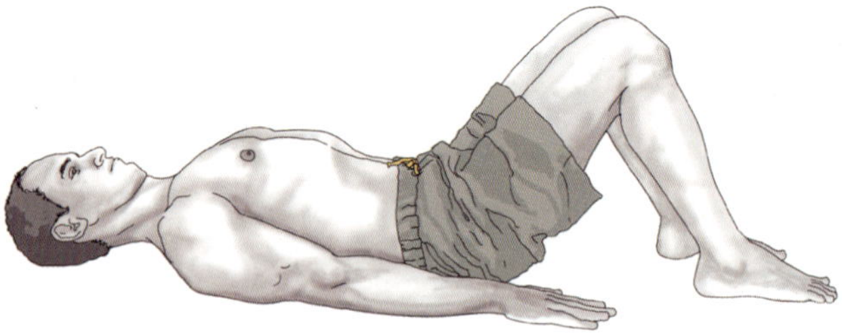

그림 1

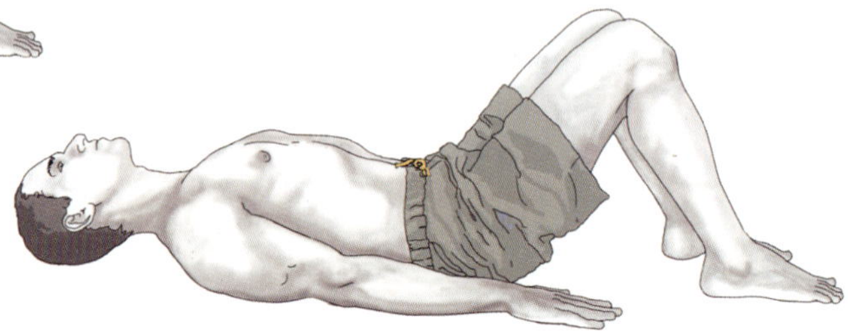

그림 2

두개-척추 관절 운동의 좋은점

- 이 운동은 에너지의 흐름과 분배를 증폭시켜 두통, 긴장, 경추 과부하를 경감하고 심지어 제거한다.
- 이 운동은 머리-목 구조의 좋지 않은 움직임 양상과 해로운 자세를 없애준다.
- 이 운동은 머리와 어깨 그리고 척추 사이에 에너지가 잘 분배될 수 있게 해준다.

두개-척추 관절 운동의 원리를 이해하기 위한 비법

- 시각적 이미지: 턱을 후두 융기 가까이로 붙이고 뒷목을 늘려서, 두개골의 중간 부분이 벽에 닿도록 한다.
- 누워있는 상태에서 일어나고 싶을 때, 턱을 목 가까이로 당기고 시선을 처음부터 정면을 향하도록 한다.
- 턱을 편평하게 하고 목을 이완시킨다.
- 누군가가 당신의 뒤에서 머리를 뒤로 당기고 있다 생각하며 목을 스트레칭한다.
- 숨을 내쉬면서 가슴을 비운다. 이제 가슴의 긴장을 풀고 머리와 척추를 일직선으로 정렬한다 (보통 조금 더 뒤로).

이 원리를 실천하기 위한 운동

- 양 팔을 옆에 두고 누워서 어깨를 귀에서 멀리 떨어뜨린다. 이제 턱을 올렸다 내렸다 하면서 두개골과 맞닿아 있는 마지막 척추뼈만 움직인다. 척추의 나머지 부분은 움직이지 않아야 한다(그림 1, 그림 2).
- 양반다리를 하고 앉아서 정수리로 천장을 닿으려 한다고 생각하며 척추를 위로 뻗어준다. 이 자세를 유지한 채로 머리를 앞뒤로 굽힌 다음, 좌우로 그리고 원을 그리며 앞선 동작들을 모두 합쳐본다(그림 3–6 참고).

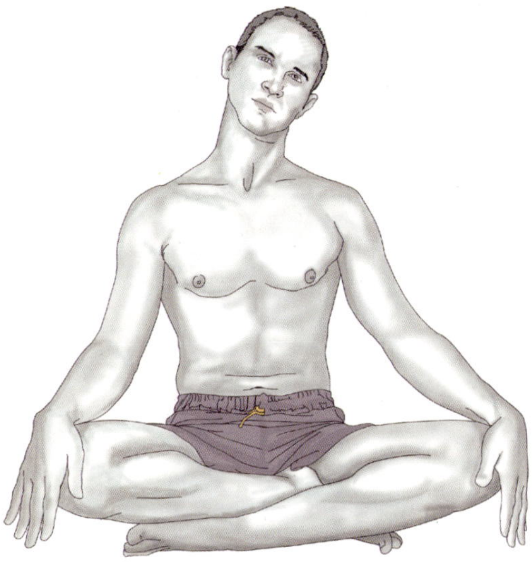

그림 3

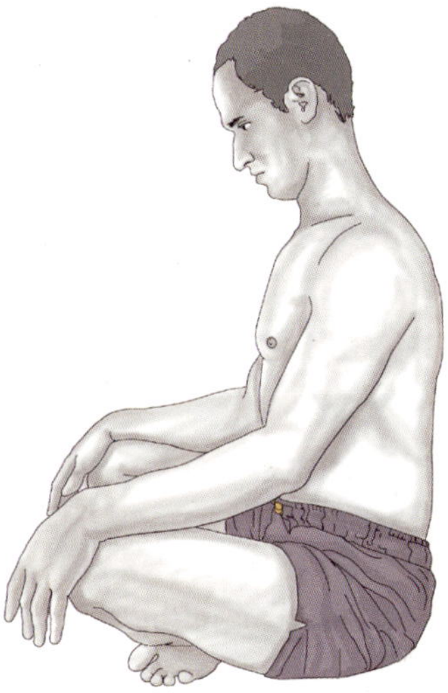

그림 4

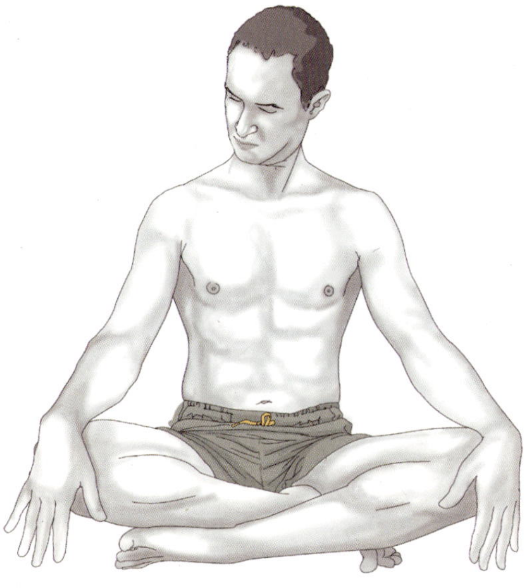

그림 5

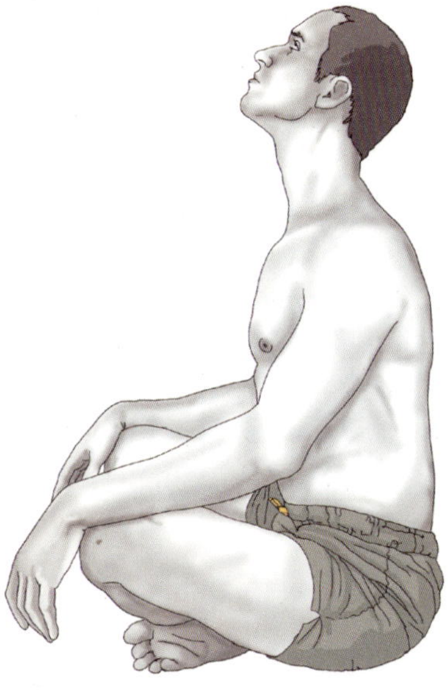

그림 6

2 견갑골 안정화 운동

얼굴, 목, 어깨의 활동은 견갑대, 목, 머리 뒤쪽의 긴장을 증가시킨다.
견갑골 안정화 운동은 당신이 머리, 어깨, 견갑골, 쇄골, 가슴에 집중할 수 있게 도와줄 것이다.
이 원리는 어깨를 귀에서 멀리 놓되 너무 높지도 너무 낮지도 않게 유지하고 편안한 자세로 되돌려 올바른 위치를 만들게끔 하는 것이다.

견갑골은 위아래 및 안쪽과 바깥쪽으로 부드럽게 곡선을 이루며 미끄러져야 한다.
수많은 자세를 취할 수 있지만, 올바른 자세는 아래쪽과 안쪽을 가리킬 때가 가장 중립적인 자세이다.

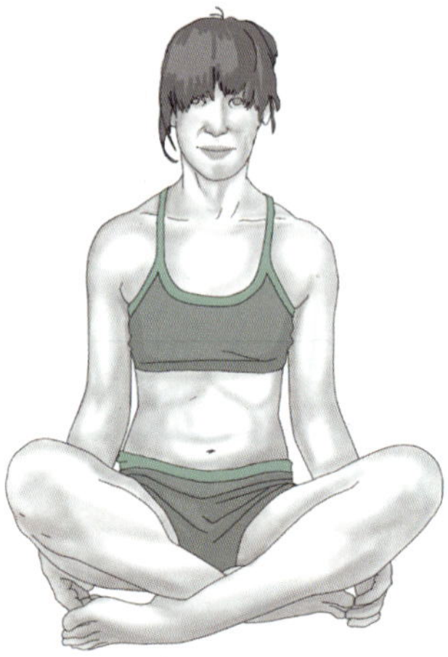

그림 7

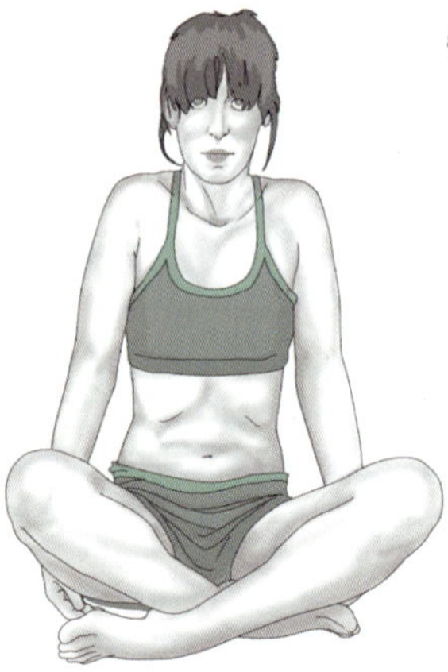

그림 8

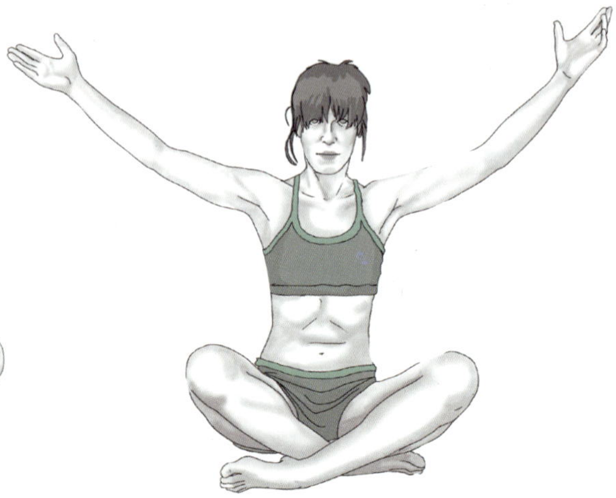

그림 9

견갑골 안정화 운동의 좋은점

- 어깨 근육과 흉부(회전근개, 흉추, 늑골척추관절, 늑간근)의 신경 자극 개선
- 산소 교환 개선과 보다 쉬운 호흡
- 어깨와 가슴 근육의 고유 지각력 향상
- 머리, 팔, 척추를 향한 힘의 전달 향상
- 경추 부상 및 과부하, 두통, 어깨 부상의 위험 감소

견갑골 안정화 운동의 원리를 이해하기 위한 비법

시각적 이미지: 어깨가 귀에서 멀리 떨어지고 뒤쪽을 가리킨다 생각한다.

- 견갑골을 바지 뒷주머니 쪽으로 내린다.
- 숨을 내쉬어서 가슴의 공기를 비운다.
- 당신의 등 근육이 활성화되는 것을 느껴본다.
- 어깨뼈를 등허리로 모은 후, 관련 근육들을 이완시켜 본다.

이 원리를 실천하기 위한 운동

- 양반다리를 하고 앉아서, 어깨를 귀에서 멀리 떨어뜨린 채로 중립 위치를 찾을 때까지 어깨를 올렸다 내렸다 한다(그림 7, 그림 8).
- 양반다리를 하고 앉아서, 어깨를 귀에서 멀리 떨어뜨린 채로 양팔을 이용해 원을 만든다(그림 9).
- 무릎을 세운 채 누운 자세에서, 어깨를 천장을 향해 들어올렸다가 바닥을 터치해 본다. 운동을 하는 동안 어깨가 귀에서 멀리 떨어지도록 한다(그림 10).
- 누운 자세에서 견갑골을 앞뒤로 움직인다(그림 11).
- 누운 자세에서 양팔을 옆으로 쭉 뻗어 십자가 형태를 만들고, 양 손을 같이 가슴 위로 모은 다음 떼어 양팔을 다시 바닥으로 내린다(그림 12).
- 어깨를 귀에서 멀리 떨어뜨린 상태로 양팔을 십자가 형태로 쭉 뻗고 서 있거나 앉아 있는다. 머리를 천장을 향해 위로 뻗은 채, 양옆으로 벽을 만지려는 듯이 팔을 바깥쪽으로 뻗는다(그림 13).

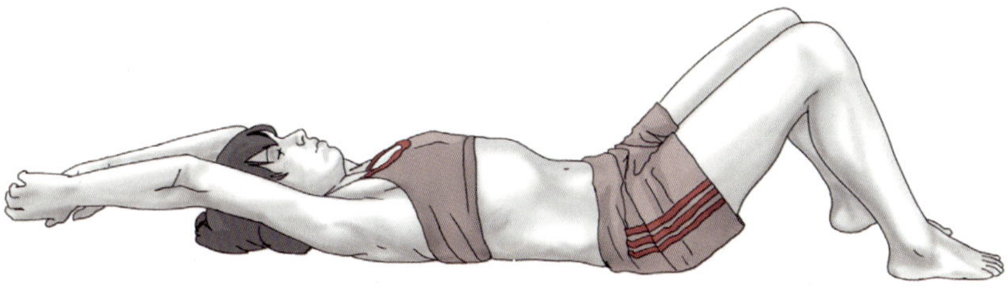

그림 11

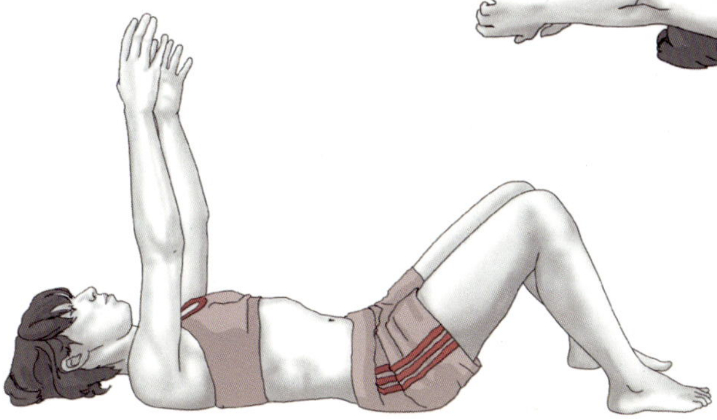

그림 10

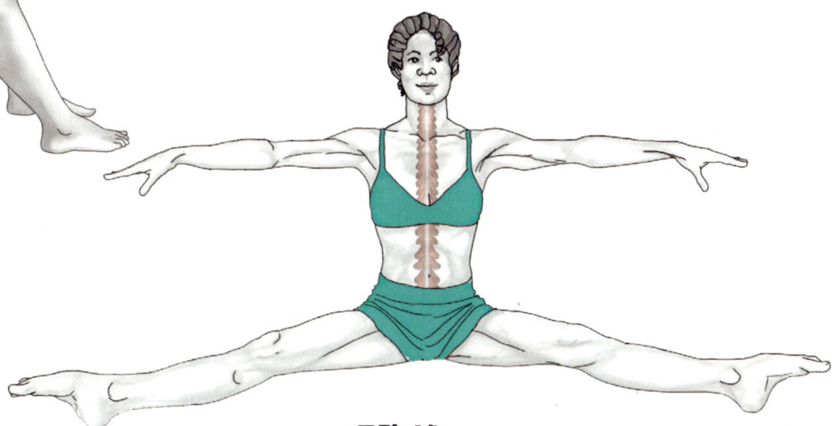

그림 13

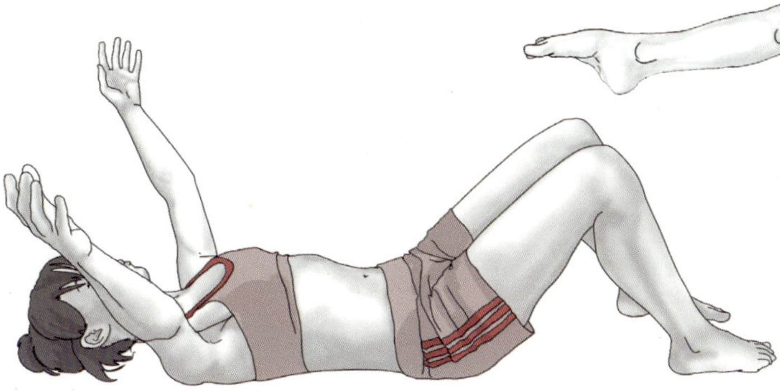

그림 12

3 골반 안정화 운동

골반 안정화의 개념은 엉덩이를 중립 위치에 두는 것을 기반으로 한다. ASIS(전상장골극)과 치골결합이 형성하는 삼각형이 누워있는 자세에서 바닥과 평행하게 위치하고 앉아있거나 서있는 자세에서 천장과 바닥 사이에 나란히 위치하도록 하는 것이 목표이다.

골반이 중립 위치에 있으면 허리 부위(요부)의 관절 스트레스를 방지한다.
골반이 중립 위치에 있고 누운 자세에서, 요추 부위와 바닥 사이에 움푹 들어간 부분이 나타나는 것은 정상이다.
만성 요통으로 통증받거나 해당 부위에 부상을 입었으면 이러한 느낌이 약간 두려울 수 있지만, 구조적으로 요추 만곡에 문제가 있다는 오래되고 잘못된 믿음은 사실상 잘못된 것이다.
모든 사람들은 이런 종류의 곡선을 구조적으로 갖고 있으며 필라테스 운동을 통해 이것에 집중하는 법을 배울 필요가 있다. 이 부위에서 느낄 수 있는 불편함은 시간이 지남에 따라 점차 사라질 것이다.

골반 안정화 운동의 좋은점

- 몸통을 구부리고 펴는 운동 시 허리 부위의 스트레스를 완화한다.
- 요추 곡선이 체중을 올바르게 흡수하도록 해준다.
- 다리 관절의 운동과 척추 관절의 운동의 분리를 도와준다.
- 안쪽 하복부 근육(복횡근)을 안정적으로 조여준다.
- 에너지를 복사근, 복직근, 복횡근 사이에 올바르게 분배하도록 해준다.

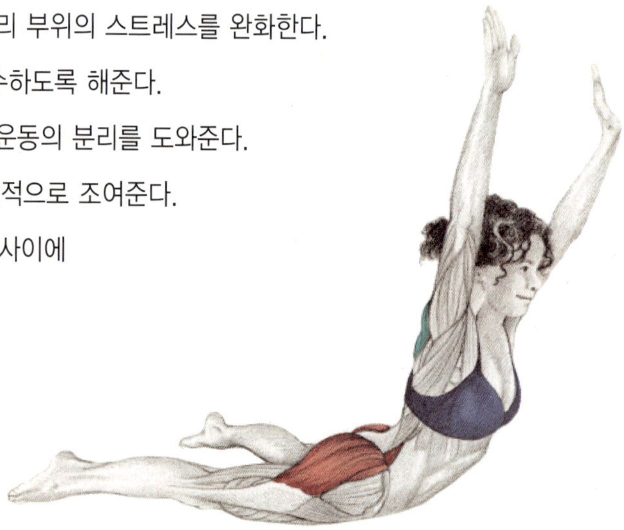

골반 안정화 운동의 원리를 이해하기 위한 비법

시각적 이미지: 서 있을 때 골반이 앞이나 뒤로 밀려있지 않고 중앙에 있는 느낌을 받아야 한다.
누웠을 때 골반이 바닥에 얹혀서 편안한 느낌을 받아야 완만한 요추 곡선이 나타난다.

1. 등 중간과 아래쪽의 긴장을 없애기 위해 가슴의 공기를 비우면, 골반의 위치를 더 잘 잡을 수 있다.
2. 무릎을 풀어준다.
3. 요추 곡선에 집중한다.

필라테스 방법의 원리

안정화의 중요성

필라테스 방법에 있어 안정화는 큰 의미를 가진다. 안정화는 필라테스 방법을 뒷받침하며, 운동을 잘 하고 있는지를 판별하게 해준다.

이러한 세부 사항이 부상에 대한 잠재적인 원인이나 지루함으로 이어질 단순한 오락거리가 아닌 건강과 신체 단련에 유익한 운동으로 만들어 준다.

예를 들어, 파티에서 몇 시간 동안 춤을 추는 것과 같이 운동하는 동안 골반의 안정화가 이뤄지지 않는다면 요통을 유발한다. 이것은 허리 근육에 부담이 많이 가기 때문이다. 그러나, 이러한 상황에서 복근이 자발적으로 활성화되면 운동 부하가 나눠지고 앓고 있던 통증이 빠르게 사라진다.

어깨도 마찬가지이다. 추위, 부끄러움, 분노, 컴퓨터 작업, 무거운 짐 나르기 등 나쁜 자세를 유발할 수 있는 많은 상황들이 있으며, 일반적으로 어깨를 들어올리고 앞을 향해 말아서 승모근에 추가적으로 부담을 주는 반응을 보이는데 이것은 근육 경련과 불편함을 초래한다. 어깨를 귀에서 멀리 떨어뜨린 채 “조절된” 자세를 유지하면 이러한 과부하를 방지할 수 있다.

훈련, 반복, 운동하면서 생각하기, 과부하를 유발하는 자세들을 교정하기, 나쁜 자세 습관에 대한 인식, 새롭게 배운대로 습관을 바꾸고 유지하려는 노력이 건강하고 매력적인 신체에 대한 비결이다.

대부분의 필라테스 운동은 바닥에 누워서 중력에 반대하여 지속적인 싸움을 한다.

이 자세에서, 팔과 몸통 그리고 다리는 항상 위쪽으로 움직인다.

이러한 추가적인 노력은 복근의 도움을 받는데, 이것은 허리가 아프지 않도록 주요 근육군을 형성한다.

자신을 시험하고 문제를 성공적으로 극복하려면 훈련이 필요하다. 이것이 필라테스 방법에서 운동을 강도에 따른 레벨로 나누지 않고 난이도에 따른 레벨로 나누는 이유이다. 전자는 처음부터 이 책에 수록된 어떤 운동이라도 달성할 수 있지만, 어려움은 다양한 수준의 전문지식을 통한 지속적인 훈련과 발전으로만 극복이 가능하다. 어려운 운동은 쉬운 운동이 숙달한 후에야 성공적으로 실행할 수 있다.

“성공”이란 건강상의 이점, 체력 증가 및 고유 감각의 향상을 의미한다.

골반 안정화라는 특정한 경우에 성공은 허리를 지지하기 위한 더 강한 복부 근력을 성공이라 칭한다.

3 골반 안정화 운동

이 원리를 실천하기 위한 운동

앉은 자세에서 골반을 앞뒤로 움직여 중립 자세로 만든다. 중립은 올바른 자세지만, 양 극단에서 밀면 자세 습관의 문제로서 피해야 할 자세를 인지하는데 큰 도움이 될 것이다(그림 14, 그림 15).

"고양이" 자세와 "소" 자세 네발로 딛고서 척추를 아치형으로 만들어 늘린 다음 아래쪽으로 구부는데, 이때 등 상부의 관절보다 골반의 위치에 주의를 기울인다(그림 16, 그림17).

서있는 자세에서 골반을 앞으로 밀었다가 뒤로 당기는 행위를 반복하며 골반의 중립 위치를 되찾는다(그림 18, 그림 19).

서있는 자세에서 골반을 왼쪽과 오른쪽으로 행위를 반복하며 골반의 중립 위치를 되찾는다(그림 20, 그림 21).

누운 상태에서 한쪽 무릎을 굽힌 다음 바닥에 옆으로 떨어뜨린다. 다리가 완전히 일직선이 될 때까지 다른 쪽 다리로 밀어서 마무리 한다(그림 22-24).

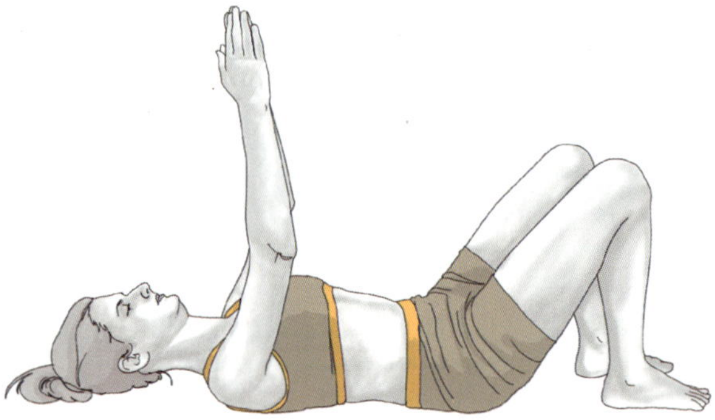

그림 14

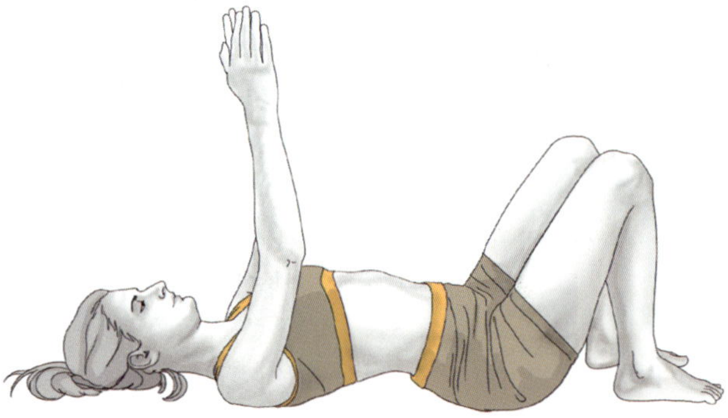

그림 15

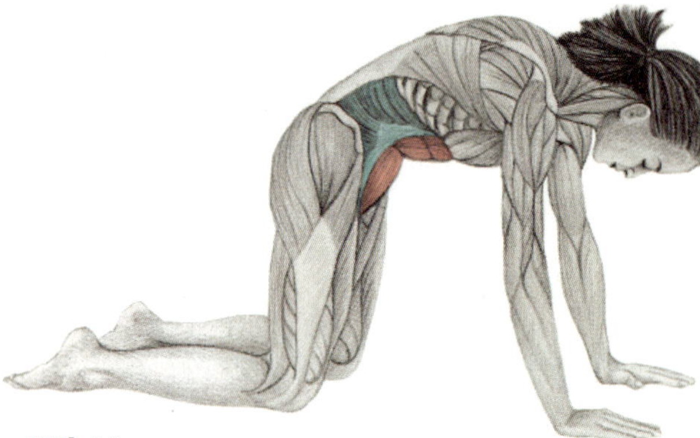

그림 16

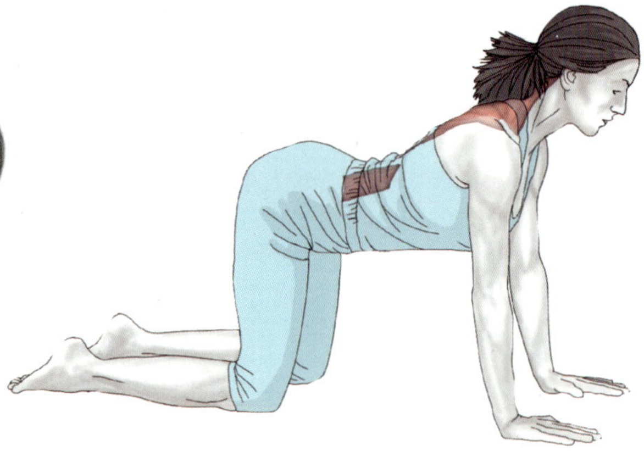

그림 17

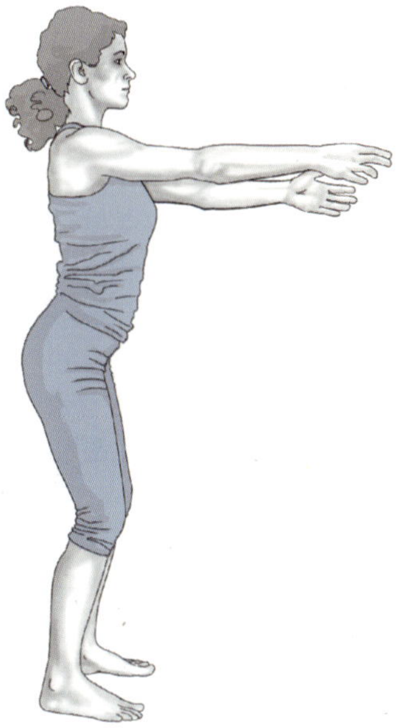

그림 18

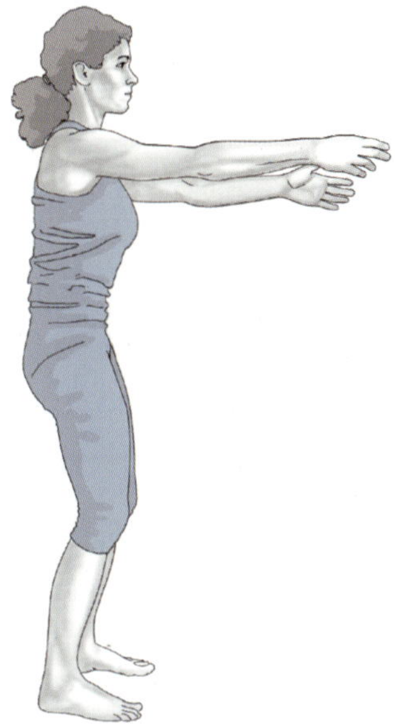

그림 19

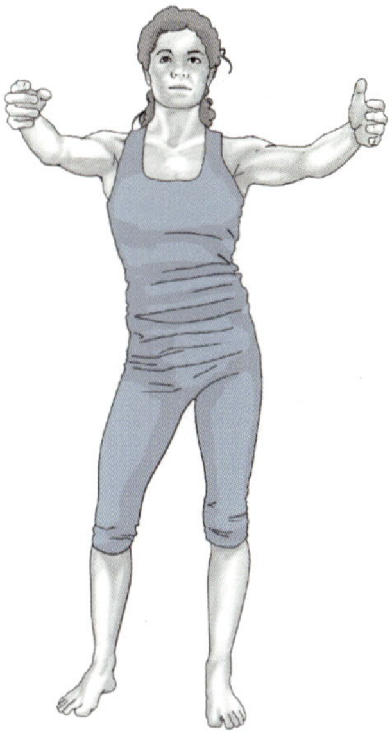

그림 20

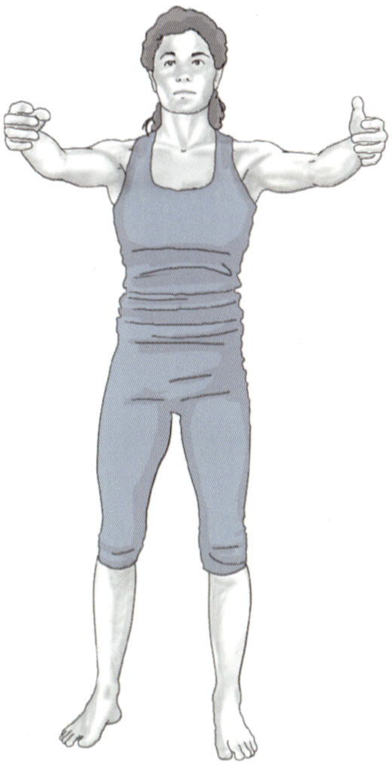

그림 21

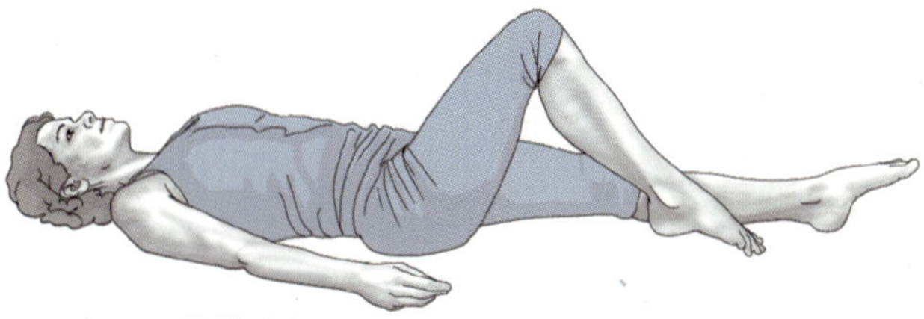

그림 22

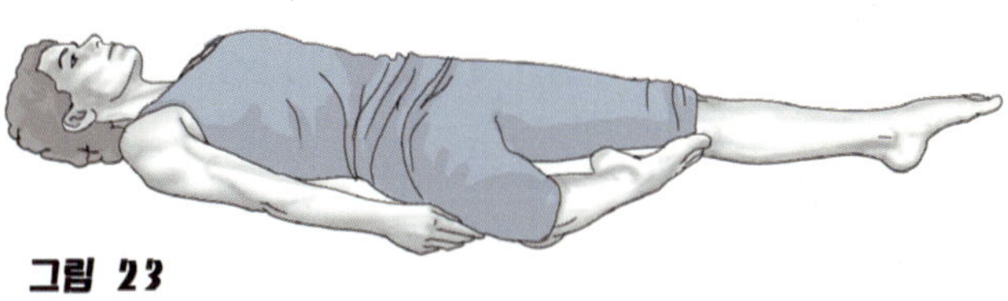

그림 23

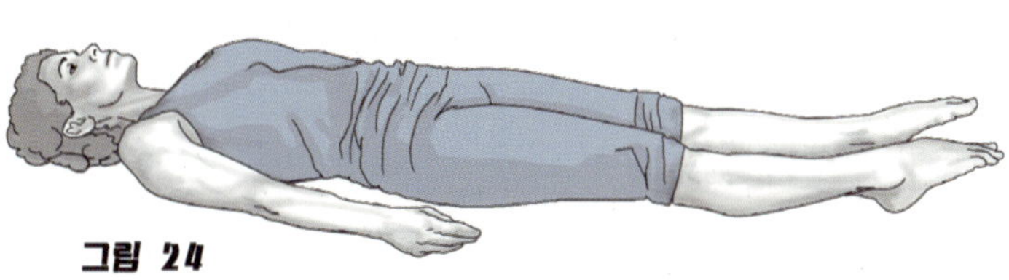

그림 24

4 축방향 신장 운동

척추를 신장시키는 것은 척추뼈가 서로 떨어지면서 두개골 밑부분에서 천골 부위까지 등이 늘어나고 자라는 느낌을 받으며, 추간판들을 연화시키고 윤활액을 공급하는 것으로 구성된다.

반면 척추를 관절로 연결한다는 것은 안정하고 효율적으로 운동을 하나씩 실행하기 위해 필요한 척추뼈를 각각 움직이는 것을 의미한다. 그러나, 축방향 신장없이 관절로만 척추를 연결하면 척추 전단을 유발할 수 있으며 척추 자체와 추간판, 순환계 및 신경계가 손상될 수 있다.
필라테스 운동과 일상적 활동 모두 척추와 관련된 다양한 움직임이 필요하다.
이러한 점에서 관련 움직임의 위치와 방향을 인식하는 것이 매우 중요하다.

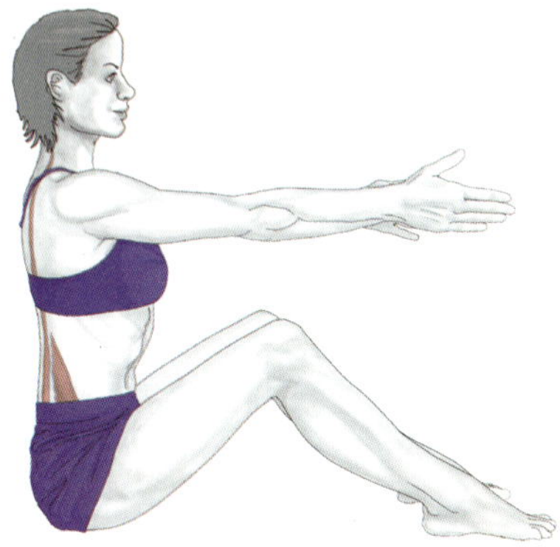

그림 25

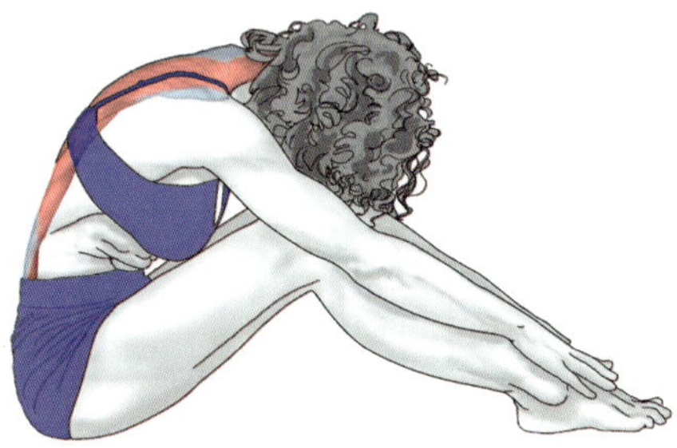

그림 26

축방향 신장 운동의 좋은점

- 분절 운동을 돕고 척추에 가해지는 압력과 전단력을 방지한다.
- 사지의 움직임을 분리함으로써 고유 감각을 향상시킨다.
- 척추의 가동성을 증가시킨다.
- 모든 자세에서 기능적 재교육을 가능케 하며, 스스로 움직이는 방법과 자세를 익히는 데 도움이 되므로 반복적이고 일상적인 몸짓이 부상을 유발하지 않도록 한다.

축방향 신장 운동의 원리를 이해하는 비법

시각적 이미지: 천장을 향해 척추를 위로 뻗으면서 척추뼈가 서로 분리가 된다고 상상해 본다.

1. 척추 사이에 "공기"가 느껴질 때까지 척추를 위로 늘린다.
2. 허리를 굽히지 않고(후만증), 어깨를 귀에서 멀리 떨어뜨린 채 복부의 연결을 유지하며 조절된 자세를 취한다.
3. 누운 자세에서 골반을 바닥에 대고 허리와 바닥 사이에 움푹 들어간 곳이 보이게 하며 몸통을 스트레칭한다.

필라테스 방법의 원리

이 원리를 실천하기 위한 운동

바닥에 앉아 다리를 엉덩이 너비로 벌리고, 몸통을 구부리며 손은 정강이에서 발을 향해 미끄러뜨린다. 이 때 숨을 내쉰다. 숨을 들이쉬며 원래의 앉은 자세로 돌아가고, 머리 꼭대기를 천장에 닿게 하려는 것처럼 척추뼈를 하나씩 뻗는다(그림 25, 26).

무릎을 살짝 구부린 상태로 서고 팔은 십자 모양으로 서로 반대 방향으로 펼친 상태에서 몸통을 엉덩이나 다리를 움직이지 않으면서 한쪽에서 다른쪽으로 굽힌다(그림 27).

잠김 현상을 막기 위해 살짝 무릎을 구부린 상태에서 선 후, 척추뼈를 하나씩 굽히고 머리 꼭대기를 천장에 닿게 하려는 것처럼 편다(그림 28, 29).

등을 바닥에 대고 누워서 머리 꼭대기를 지면에 닿을 것처럼 한다(그림 30).

1단계의 복부 운동을 "복근 운동(AB 프렙 동작)"으로 실시하라(그림 31, 32).

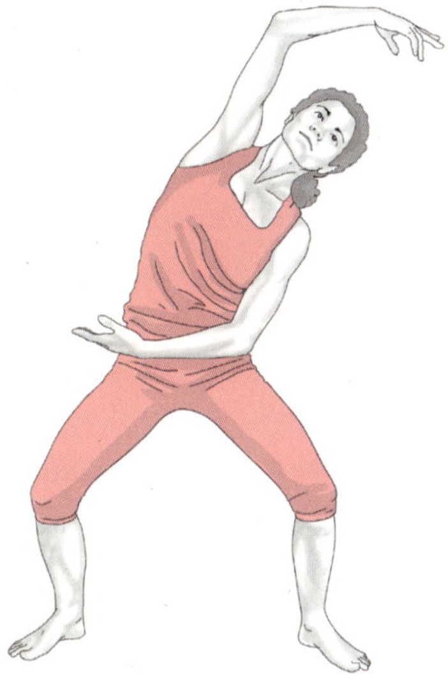

그림 27

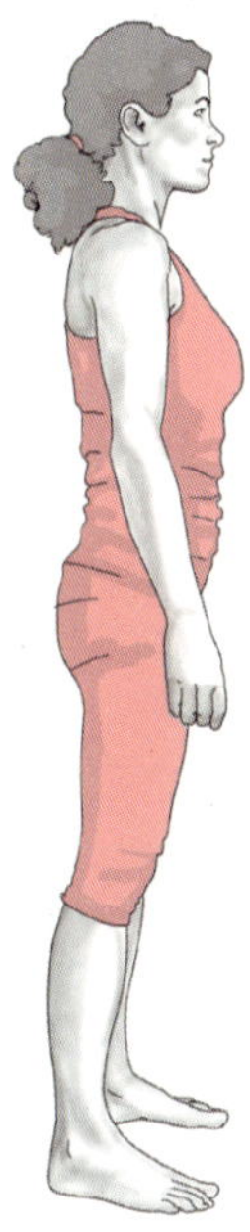

그림 28

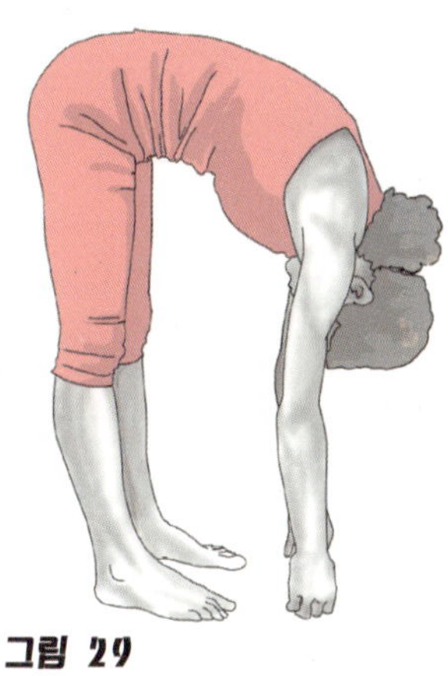

그림 29

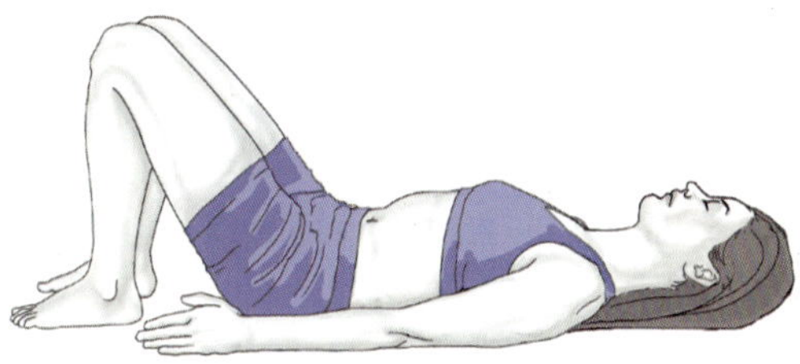

그림 30

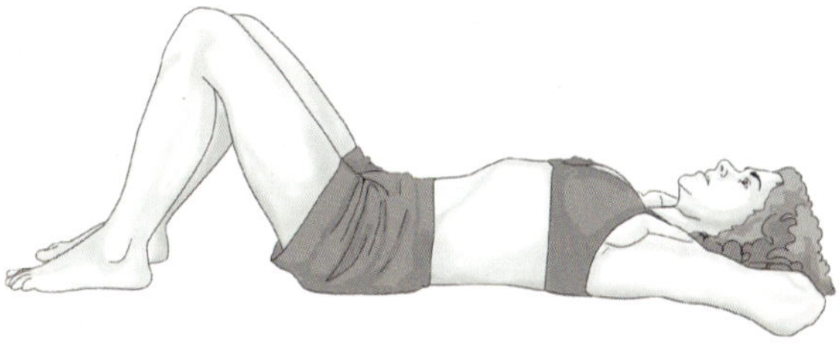

그림 31

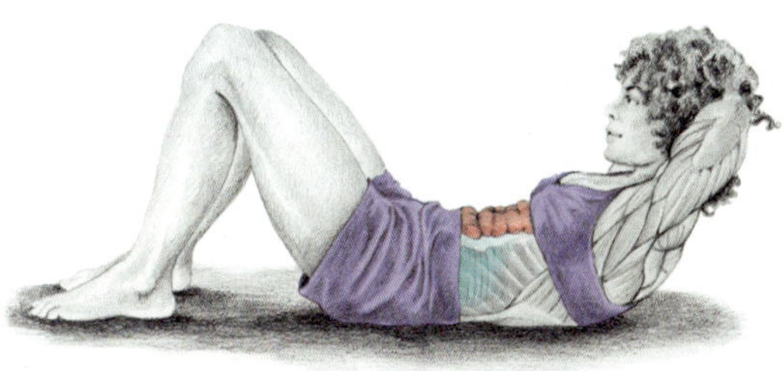

그림 32

5 복근 연결

복직근을 연결하는 횡근과 복사근은 등의 건강 개선을 담당한다. 이들 근육은 엉덩이 안정화에 있어 핵심적 역할을 담당하며 척추를 신장하고 흉곽의 개폐를 조절한다.

복근을 언급하며 필자는 "연결(connection)"이라는 단어를 "수축(contraction)"보다 훨씬 더 자주 사용한다. 우리의 목표는 복부의 근육 훈련을 이들을 자세 근육으로 생각하고 상당히 오랜 시간에 걸쳐 지속하는 것이기 때문이다. 연결을 통해 우리는 과부하를 피하면서 이를 실현할 수 있다.

복근 훈련은 서로 다른 두 가지로 나눌 수도 있는데, 이들은 기존의 일반적 복부 운동(윗몸 일으키기, 복근 운동)과 같은 몸통을 굽히기 위한 정적 수축 그리고 자세 유지를 위한 복근 연결로 구성된다. 후자는 모든 운동에서 활용되며, 여기에는 수축을 포함하는 운동도 포함된다.

여러분이 복근의 연결을 행하면 복부는 편평해지며 단단해지고, 허리둘레가 감소하는 느낌이 무엇인지 직접 보고 느낄 수 있을 것이다.

복근 연결 운동의 좋은점

- 허리 부위의 보호 향상
- 복부 내장 기관 지지
- 척추 신장 개선
- 전신의 에너지 전달 개선
- 복근이 안팎으로 강화

복근 연결 운동의 원리를 이해하기 위한 비법

시각적 이미지: 기침을 하는 것처럼 흉곽을 닫고, 등을 이완하며 운동에서 습득한 근육의 동작을 유지한다. 배변감을 억누르며 배꼽을 안쪽으로 밀어 넣는다.

1. 누워서 천장이 금방이라도 쏟아져 내릴까 봐, 복부를 단단하고 편평하게 하는 상상을 하라.
2. 거울 앞에 서서 배를 밀어 넣었다 밖으로 펼쳤다 하는 것처럼 갈비뼈를 활짝 연다. 그 다음 흉곽을 닫고 복부를 편평하게 한다. 두 번째 자세가 올바른 자세이다.
3. 누군가 주먹으로 배를 치기 직전에 이를 보호하는 상상을 하라. 등을 구부리지 않으면서 복부 보호를 위한 동작을 지속한다.

필라테스 방법의 원리

이 원리를 실천하기 위한 운동

기본 복부 운동 또는 복근 운동. 이 운동에서 여러분은 몸통을 올리면서 흉곽을 닫는 방법과 몸통을 낮추면서 닫힌 흉곽을 유지하는 법을 배우게 된다. 운동 이외의 상황에서는 물론 흉곽을 열어 놓고 있어야 그러나, 운동 도중에는 흉곽이 절대로 열려서는 안 된다.

슈퍼맨. 운동을 하며 배를 안쪽으로 당긴 상태가 유지되도록 주의하고 아래쪽 갈비뼈를 잠근다.

필라테스 운동, 또는 소파 밀기, 잠시 무거운 짐 나르기 등과 같이 큰 호흡이 필요 없지만 잠깐 수고를 들여 힘을 한 번 크게 써서 해야 하는 일이라면 무엇이든지 적용된다.

걷기, 사무실 근무, 에어로빅 등의 상황에서 흉곽이 열리게 하되 배꼽의 연결을 유지하려고 하라. 이러한 분리는 복잡한 일이지만, 연습과 훈련을 통해 성공하게 될 것이다. 처음에는 잘 되지 않는다고 포기하거나 좌절하지 마라. 이 트릭은 익히는 데 시간이 걸린다. 배꼽을 안으로 밀어 넣을 때 배변감을 살살 억누르는 것처럼 괄약근을 조여야 하며, 한편 동시에 숨쉴 때처럼 자연스럽게 흉곽이 개폐되도록 해야 한다.

이것은 운동을 효과를 위해서는 깊게 숨을 쉬어야 하기 때문이다. 횡격막은 갈비뼈 바로 아래에서 신체를 둘로 나누는 근육이다. 들이쉬면 횡격막은 내려가고 소화기관, 배설 기관, 생식 기관을 누른다. 내쉬면 횡격막은 올라가며 심장과 폐를 압박한다. 이러한 "압박"은 생리학의 필수적 현상이며 이를 거스르고자 한다면 신체는 결국 해를 입게 된다.

숨을 완전하고도 깊게 쉬는 것이 핵심이다. 흉내만 내지 않도록 하라. 사실 이렇게 더 자주 숨을 쉴수록 더 좋다.

6 신체 정렬과 균형

팔, 다리, 머리를 정렬하는 데에는 신체 내부의 미세한 노력을 요한다. 우리는 모두 점진적으로 이러한 정렬을 흐트러뜨리는 나쁜 습관을 지니게 되기 때문이다. 머리를 한쪽으로 기울이기, 발 바깥쪽으로 걷기, 발이 바깥쪽으로 향한 상태에서 걷기 등이 여기 해당된다.

또한 신체 양쪽의 근육 균형을 달성하는 것은 의식적 노력을 요하는 일이다. 우리는 자라며 어떤 일은 오른손으로, 어떤 일은 왼손으로 하는 것이 익숙해진다. 장애물을 넘어갈 때도 항상 같은 다리를 사용하게 되는 것도 마찬가지이다.

여러분은 필라테스 방법을 훈련하면서 신체 부위들을 재정렬하고 양쪽 힘의 평형을 맞추려고 하게 될 것이다. 성공적으로 진행되면 신체의 구조적 균형과 근육 균형이 향상될 것이다. 필라테스는 한쪽의 훈련을 인정하지 않으며 신체 양쪽에 동일한 강도를 적용하는 방법을 탐구한다. 이러한 일은 대상자가 해당 목표를 의식적으로 설정할 때만 가능하다. 시간이 지나면 이러한 동작들을 별다른 수고를 들이지 않고도 자동적으로 실행할 수 있게 될 것이다.

불량한 신체 정렬로 인한 나쁜 균형은 에너지 흐름을 방해하고 전신 및 각 신체 부위가 임의의 동작에서 힘을 정확하게 발휘하는 일을 저해한다.

신체 정렬과 균형 운동의 좋은점

- 힘의 사슬 내에서 정확한 에너지 전달 실현
- 한쪽의 과부하로 인한 부상 가능성 감소
- 자세 패턴 개선
- 경제적인 움직임 실현
- 부상 및 긴장 감소

신체 정렬과 균형 운동의 원리를 이해하기 위한 비법

1. 양쪽 엉덩이와 어깨를 같은 높이로 유지
2. 더 약하고 비주도적인 쪽에 대한 생각. 이것은 더 강한 쪽과 마찬가지 강도로 훈련이 되어야 한다.
3. 운동을 하며 매번 신체 양쪽을 시각화
4. 전신에 에너지를 확신시키되 어떠한 부위도 느슨해지거나 처지지 않도록 한다.
5. 한쪽으로 치우치는 것은 나쁜 습관이다. 개선하라 !

이 원리를 실천하기 위한 운동

- 하체 균형 훈련을 위한 스쿼트. 선 자세에서 낮은 의자에 앉는 것처럼 무릎을 구부리고 엉덩이의 굽힘은 스쿼트 시 무릎이 엄지발가락 앞으로 나오지 않도록 한다(그림 33, 34).
- 전신 균형 훈련을 위한 탄력 밴드를 이용한 하프 롤. 다리를 엉덩이 너비로 뻗은 상태에서 앉고 무릎은 살짝 굽힌다. 엉덩이와 아래쪽 등/허리 부위를 조절하여 둥글게 했다가 반대로 중립 위치로 돌아온다(그림 35).
- 상체 균형 훈련을 위한 탄력 밴드를 이용한 이두근 하프 롤. 하프 롤을 유지한 상태에서 팔꿈치를 굽혔다 펴며 탄력 밴드의 저항력을 사용해 훈련한다(그림 36).

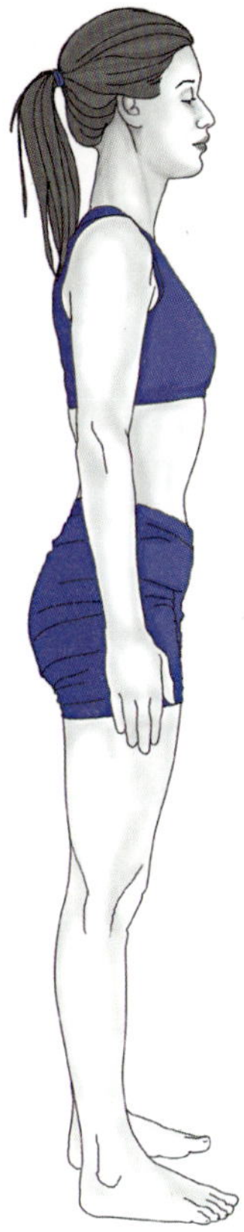

그림 33

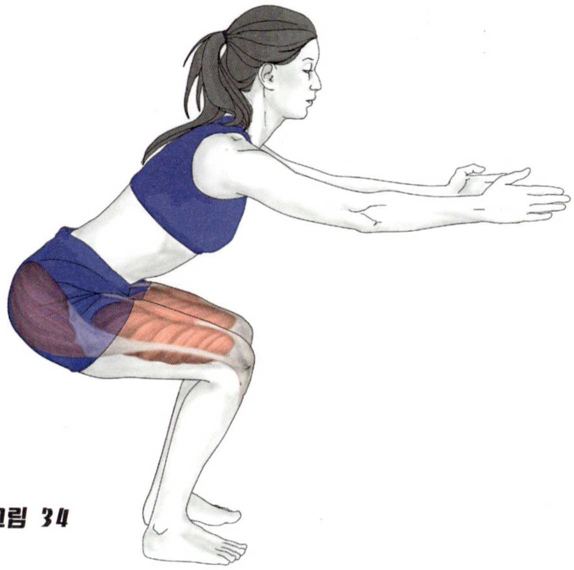

그림 34

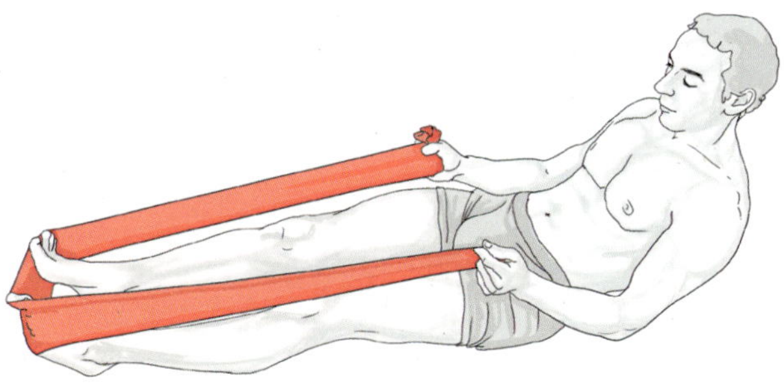

그림 35

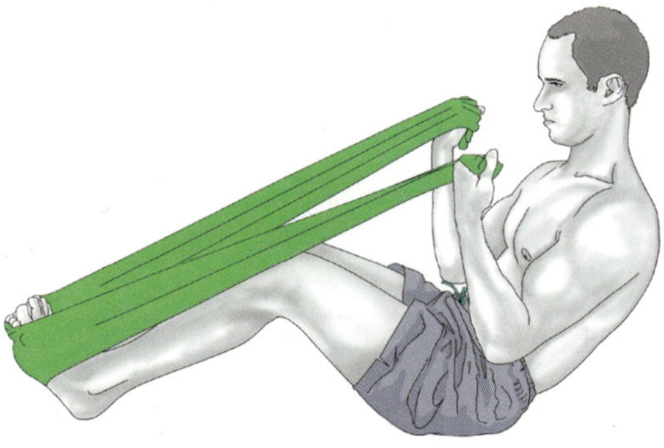

그림 36

7 호흡

호흡은 이 장에서 논의하는 다른 원리들만큼 필라테스 운동의 적절한 실천에 있어 중요한 요소이며, 필라테스 방법의 가장 유명한 요소로서 더 큰 초점이 향하고 있다.

운동 시의 정확한 호흡은 운동 자체와 바른 실행을 돕기 때문에 중요하다. 그러나, 우리는 올바른 호흡을 유지하려고 할 때 마찬가지로 중요한 다른 원리를 잊곤 한다. 제시된 호흡 패턴을 따라하거나 바른 자세로 운동을 실행할 수 없는 경우, 최선의 방안은 운동 매커니즘을 완전히 습득할 때까지 최선을 다해 호흡하는 것이다. 그 후에야 운동에 필요한 호흡 패턴을 적용할 수 있다. 이 과정을 거치고 나면 바른 자세와 함께 모든 것이 얼마나 부드럽게 진행될 수 있는지 느끼게 될 것이다.

필라테스 호흡은 완전히 의식적인 것이다

무의식적으로 이러한 방법의 호흡을 하기란 불가능하다. 필라테스 호흡에 관여하는 근육들은 동적 근육이며, 하루 종일 이러한 호흡이 지속된다면 이들 근육은 탈진에 이르고 말 것이기 때문이다.

이러한 의식적 호흡은 지면(흉곽의 개폐) 및 복부 근육과 평행하게 위치한 늑간근, 톱니근, 횡격막의 움직임을 강화한다.

호흡 운동의 좋은점

- 움직임을 명령한다.
- 견갑골 안정화를 돕는다.
- 척추 관절 개선
- 내쉬기는 복근 연결을 돕는다.
- 운동 시 집중력 향상

호흡 운동의 원리를 이해하기 위한 비법

1. 가슴 속의 공기를 비우며 양초의 촛불을 하늘거리게 만들듯이 나직이 숨을 내쉰다.
2. 호흡 시 복부와 가슴은 가만히 있도록 한다.
3. 어깨를 귀 쪽으로 올리지 않으면서 나직이 숨을 들이쉰다.
4. 여러분이 하는 행동에 딱 필요한 만큼만 숨을 들이쉰다.
5. 일반적으로 가장 힘이 드는 운동 단계 동안 숨을 내쉰다.

필라테스 방법의 원리

호흡하는 법

들이쉴 때 갈비뼈를 양쪽 바깥쪽으로 펼치고 내쉴 때에는 안으로 닫는다.
양 손을 흉곽 양쪽에 각각 얹으면 이러한 움직임을 가장 잘 느낄 수 있다. 복부와 가슴은 호흡 시 움직여서는 안 된다. 움직인다는 것은 너무 많은 공기를 들이마셨다는 것이다.

이러한 방법의 호흡은 견갑골 안정화, 흉곽 폐쇄, 복근 연결, 엉덩이 중립 위치에 두기에 도움이 된다.

흉식 호흡은 흉곽을 올리고 위쪽 등에 과부하를 주는 반면, 복식 호흡은 느슨해야 하는 복근으로 인해 이완된 자세로 이어지게 된다. 그러나, 이것은 흉식/복식 호흡을 멈춰야 한다는 말이 아니다. 반대로 두 가지 모두 필요하며 활동에 따라 다른 경우에 필요할 뿐이다.

각 활동에 있어 올바른 호흡

뛰는 상태에서는 설명한 방법대로의 호흡이 불가능하다. 이러한 조건에서 신체는 흉곽을 옆쪽으로 확장하는 경우보다 훨씬 더 많은 산소를 필요로 하기 때문이다.
이 경우 흉곽은 위쪽으로도 확장된다.

마찬가지로 수면 상태에서도 이러한 방법으로 호흡할 수 없다. 복부는 수면 시 가장 많이 움직이는 신체 부위 중 하나이기 때문이다. 다른 스포츠 또한 종목마다 특별한 호흡 패턴을 요구한다.

따라서 필라테스 호흡은 필라테스 운동을 할 때에만 활용된다.

갈비뼈 아래에서 신체를 둘로 나누는 편평한 근육인 횡격막은 옆쪽뿐 아니라 위아래로도 움직이도록 설계되어 있다는 점을 주의하라. 그러나, 위아래의 움직임은 필라테스 호흡법에서 쓰이지 않는다. 횡격막의 자연스러운 움직임을 의식적으로 거스르려 한다면 횡격막은 내부 장기를 압박하며 이들을 이동하는 일을 멈출 것이다.
이것은 위와 같은 내장의 적절한 기능 실행과 관련해 끔찍한 결과를 초래할 수 있다.

7 호흡

이 원리를 실천하기 위한 운동

- 양손을 흉곽 양쪽에 놓고 들이쉴 때 옆으로 확장하는 것을 느낀다. 내쉴 때에는 갈비뼈가 명치에 닿는다고 생각하라(그림 37).
- 바로 누워 겉으로 보기에는 잘 모를 만큼 숨을 쉬되, 너무 적은 양의 공기를 마시진 않도록 한다.(그림 38).
- 다리를 엉덩이 너비로 유지한 상태에서 앉아 무릎을 절반 정도 구부린다. 팔을 다리를 따라 뉘어 놓고 공기를 등을 향해 위쪽으로 보내는 숨을 쉰다(그림 39).
- 1단계 복부 운동 "헌드레드"를 실시(그림 40).
- 흉식 호흡을 하며 복부는 가만히 유지(그림 41).
- 복식 호흡을 하며 가슴은 가만히 유지(그림 42).
- 다리를 어깨 너비보다 넓게 한 상태에서 서서 팔을 신체 앞뒤에서 교차하며 올렸다가 내린다.(그림 43, 44).

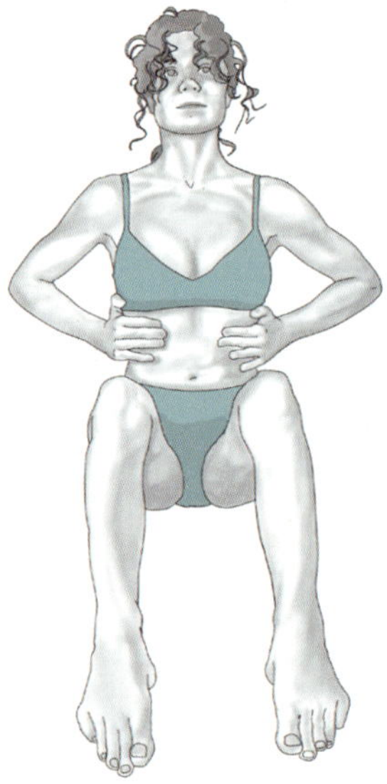

그림 37

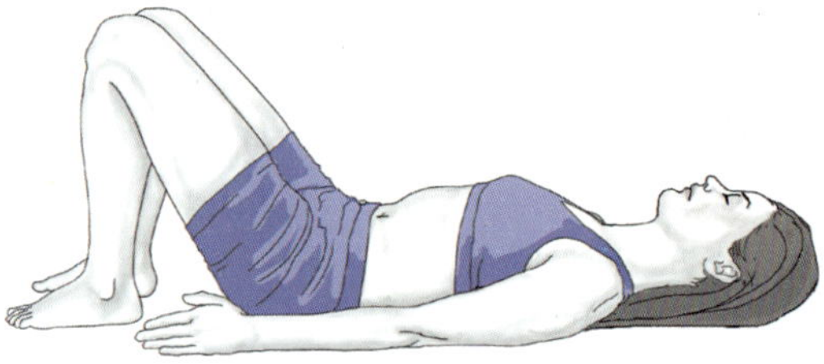

그림 38

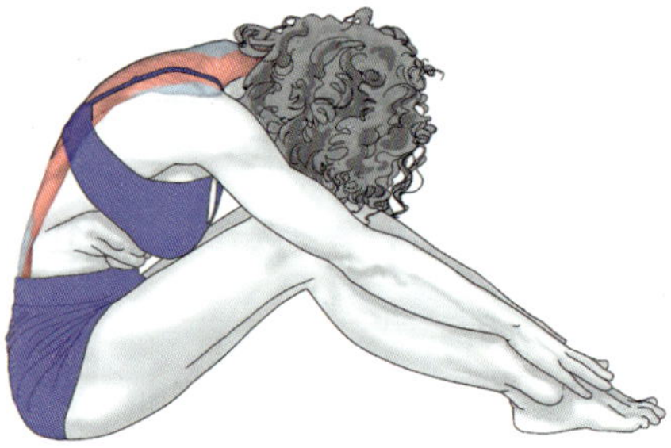

그림 39

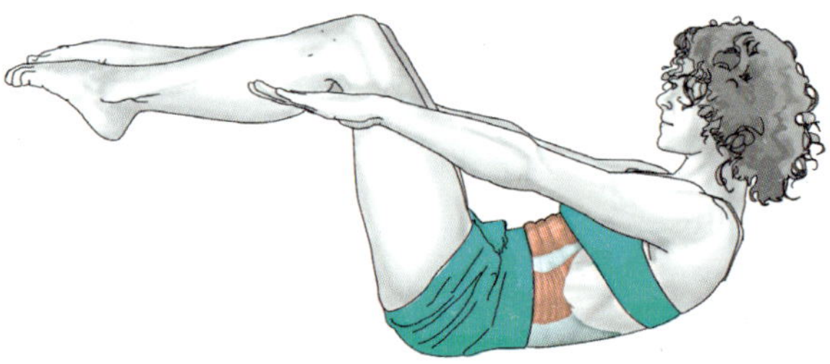

그림 40

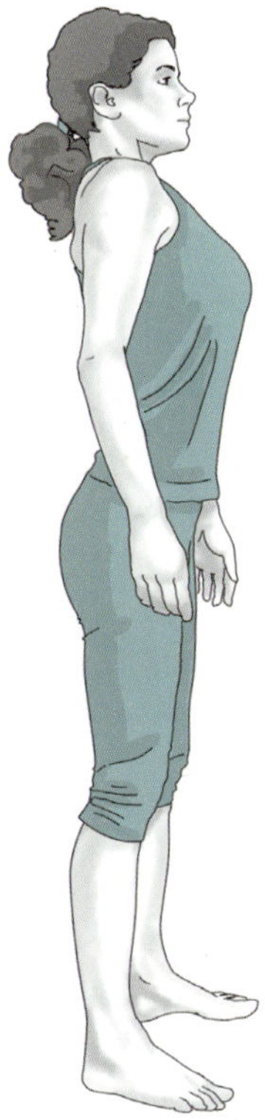

그림 41

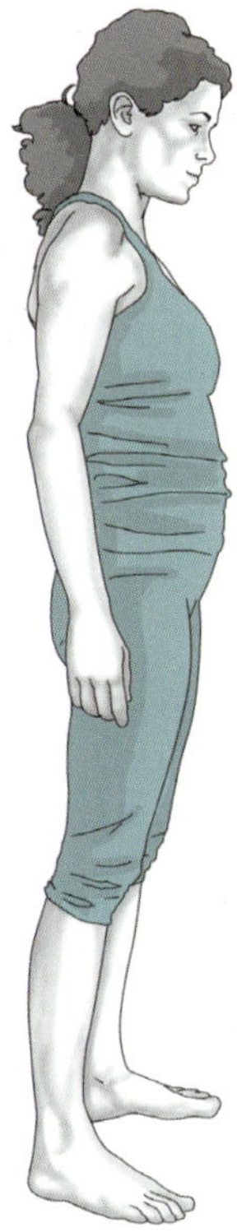

그림 42

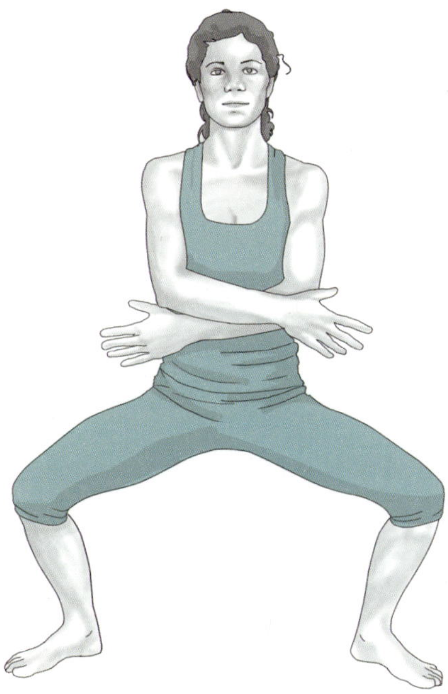

그림 43

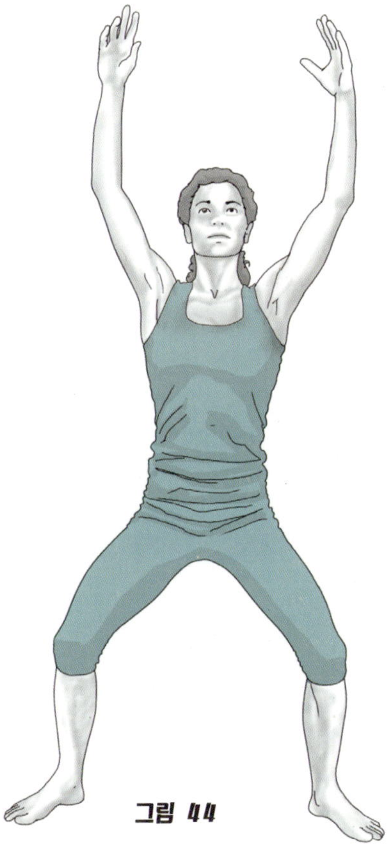

그림 44

8 통합과 조절

통합이란 필라테스 운동을 유연성과 함께 더 적은 힘을 사용해 효율적으로 실행한다는 것이다. 이러한 목표가 달성되면 학습한 내용이 일상 생활로 전이되어 반복적 움직임, 갑작스러운 반응에 따른 부상 위험이 줄어들게 될 것이다.

정리된 움직임은 긴장이 아니라 효율의 느낌을 발생시킨다. 안정화된 영역에서 긴장은 줄어들며 우리는 더 자유롭고 가볍게 움직임을 "느낄" 수 있게 된다. 이것은 거의 신묘한 체험이다.

모든 신체적 학습은 학습 내용이 완전히 익숙해지고 쉽게 재현될 수 있도록 동작의 훈련과 반복에 의해 이뤄진다. 이러한 과정은 다소 쉽지 않으며 각자가 살면서 획득한 운동 습관에 따라 어느 정도 시간을 요하는 일이다.

움직임의 자동화는 신체에 각인되며 이것은 영구히 지속될 수 있다. 그러나, 오랜 기간의 무활동은 더 적은 힘을 통한 운동의 효율성과 경제성을 앗아간다.

팁: 어려운 운동을 단지 되는 대로 해서는 어떠한 이점도 안겨주지 못할 것이며 부상을 초래할 수도 있다. 운동 자체보다 운동 실행에 이르는 과정이 더 중요함을 절대 잊지 마라.

통합이란?

우리의 목표는 필라테스 운동을 통해 학습한 움직임 패턴을 일상 생활로 전이하는 것이다. 필라테스는 지속적 학습 과정으로서, 여러분은 이해해야 하는 것은 이러한 운동들이 신체 훈련이나 건강만을 위해 이뤄지는 것이 아니라는 점이다. 이것은 필라테스 방법의 기본 철학과도 배치되는 것이다. 전이는 필라테스 방법의 핵심 측면이며, 여러분은 "이점의 활용과 전이"라는 제목을 지닌 대목을 대부분의 페이지에서 만나게 될 것이다.

큰 화분 들기, 계단 오르기, 책상 앞에 여덟 시간 동안 앉아 있기, 집안일 하기, 아기 안고 있기 등 이 모든 활동들은 표층 및 심층 근육의 작용, 회복탄력성, 그리고 무엇보다도 좋은 자세를 요하는 행동들이다. 필라테스 운동들은 이러한 행동을 있는 그대로 재현하지는 않지만, 이 운동의 구성 요소를 다루면서 여러분이 이들 행동을 힘 있고 편하게, 그리고 안전하게 행하도록 해준다. 힘, 편안함, 안전함이라는 이 세 가지 요소는 결국 하나의 단어로 수렴한다. 그 단어는 바로 건강이다.

필라테스 방법의 원리

운동 사슬

닫힌 사슬 운동은 양발과 양손을 지지대로 사용한다. 따라서 다른 움직임이 실현될 가능성이 별로 없으므로 동작 조절 기능이 크게 필요하지 않다. 이러한 종류의 운동은 자세 반사를 활성화시키며 새로운 움직임 패턴을 학습하거나 훈련하는 일이 더 쉬워진다.

이러한 의미에서 우선 닫힌 사슬 운동으로 시작하고, 그 후 열린 사슬 또는 반(半) 열린 사슬 운동으로 넘어갈 수 있다. 이를 잘 보여주는 예시는 등을 둥그렇게 구부리고 척추를 굽히는 것이다. 이 훈련은 선 자세에서 실행하기는 매우 어렵지만 손발이 모두 지면을 단단히 짚은 상태에서는 쉽게 이해될 수 있다.

운동 기능 획득을 위한 네 단계의 과정

1. 무의식적 불가능: 대상자는 운동 또는 교육된 훈련에 대해 전혀 아는 것이 없음
2. 의식적 불가능: 대상자는 자신이 운동을 어떻게 하는지 알지 못한다는 것을 지각하고 있음
3. 의식적 가능: 대상자는 자신이 운동을 할 수 있다는 것을 알고 이에 필요한 동작을 의식적 노력을 통해 조절함
4. 무의식적 가능: 대상자가 지식과 기술을 내면화했으며 일상 생활 속에서 실천할 수 있음

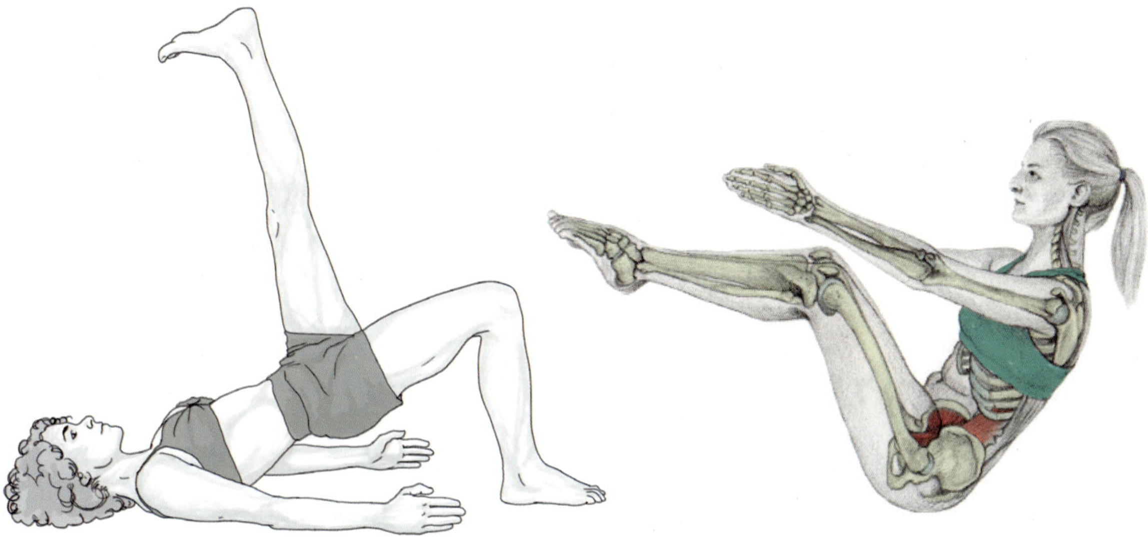

필라테스 방법의 원리

통합과 조절의 원리를 이해하는 비법

- 신체의 모든 평면에서 골반의 움직임을 조절하라.
- 움직임에 대한 이미지를 "가볍고", "조절된", "활짝 펼친" 모습으로 재현하라.
- 앞서 말한 모든 비결들을 분석하여 사용하라.

이 원리를 실천하기 위한 운동

레벨 2 혼합 운동 "사이드 벤드". 그림 45

레벨 2 하체 운동 "브릿지, 변형 1번." 그림 46

레벨 2 복근 운동 "티져, 변형 2번." 그림 47

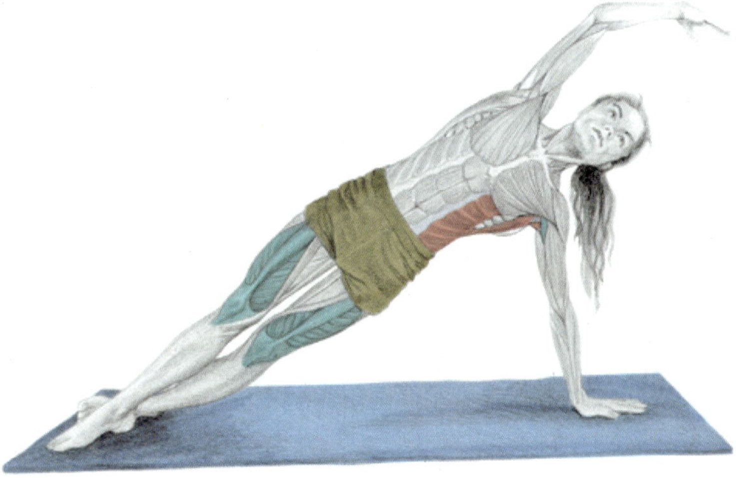

그림 45

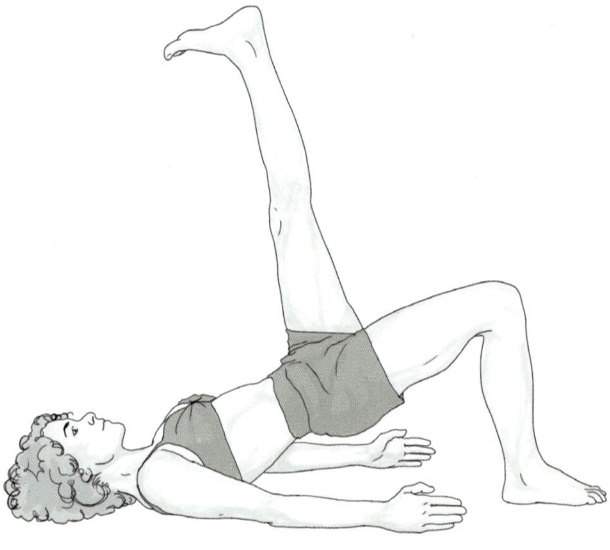

그림 46

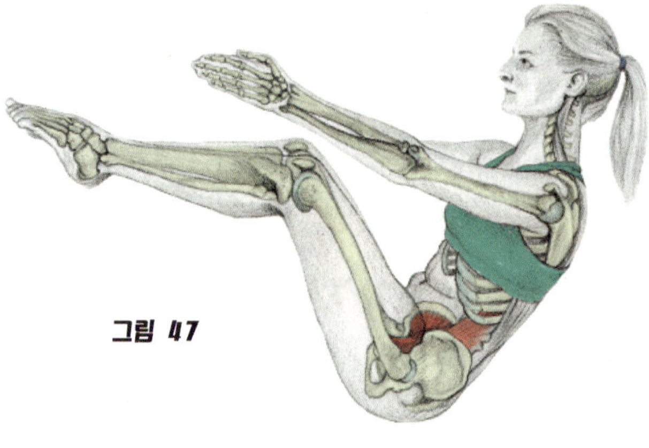

그림 47

복근 준비운동(AB 프렙 동작) (1-1)

05.pt/48.mp4

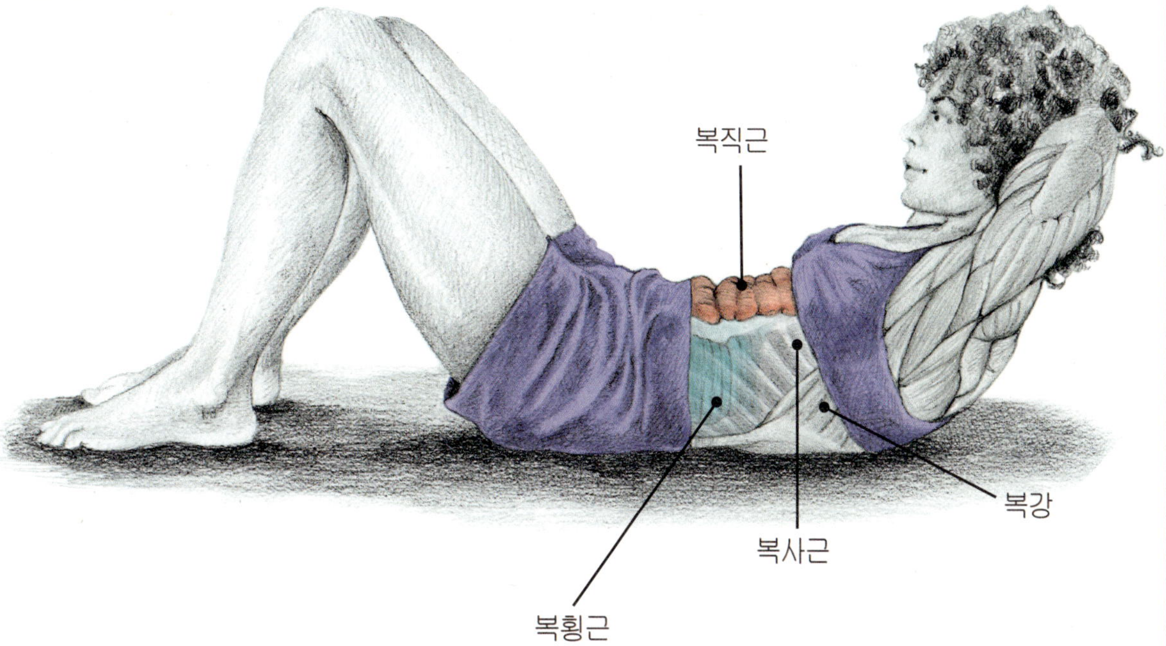

이 운동의 좋은점과 전환

- 일상 생활에서 허리에 가해지는 역학적 스트레스에 대처하는데 도움이 되는 근육 지원.
- 흉곽을 닫음으로써 등의 중간 부분을 지지.
- 엉덩이에서 상체와 하체로 향하는 힘의 올바른 전달.
- 지금까지 여러분이 신체의 특정 부분만을 포함한다 라고 믿었던 움직임에 대한 근육 및 에너지 지원. 예를 들어, 상자를 들어올릴 때는 복근이 등과 어깨를 지지한다.
- 체육관에서 행하는 가장 흔한 운동에 대한 올바른 방법을 배우는 것.

좋은 자세를 위한 비결

- 정면을 봐라. 누워 있을 때는 천장만 바라봐야 한다.
- 목을 척추의 연장선처럼 늘린 채 유지하라. 머리가 앞으로 나오지 않도록 하라.
- 체중을 천골과 허리로 굳건하게 지탱하라.
- 복부를 지지점으로 삼고 이것을 느껴보라.
- 몸 전체를 움직이지 말고 몸통을 들어올린채 유지하라. 이를 실행하기 어렵다면 이 운동을 시작하기 전, 다른 운동을 통해 복근을 길러야 한다.
- 호흡: 처음(준비) 자세에서 숨을 들이쉬고, 2번째 자세에서 숨을 내쉰다.
- 3번째 자세에서 숨을 들이쉬고, 4번째에서 내쉬고, 5번째에서 들이쉬고, 몸통을 다시 뒤로 내리면서 들이쉰다.

운동 방법

1. 머리 뒤에 양손을 대고 눕고, 무릎을 세우며 발은 바닥에 편평하게 올려놓아라.
2. 골반을 중립으로 만들고 팔꿈치를 넓게 벌리면서 몸통을 올리고 내려라.

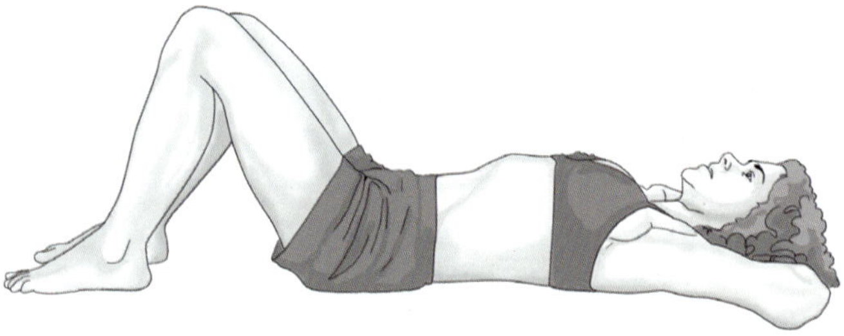

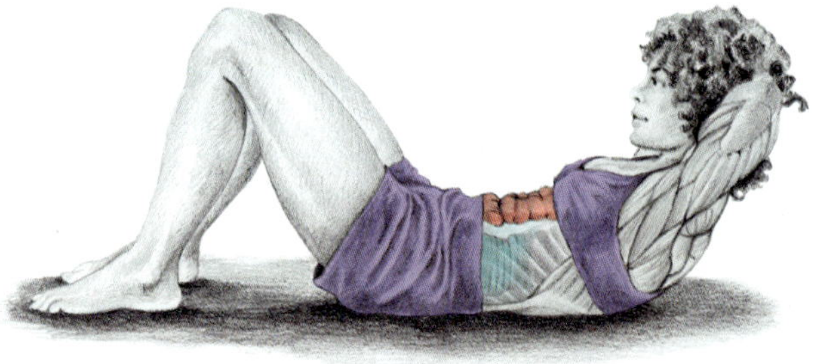

주의사항: 이 운동에는 복사근 AB 프렙 동작, 몸통을 들어올린 채 팔을 움직이기, 다리를 추가적으로 움직이는 등, 원래의 움직임에 영향을 주는 무한한 변형법들이 존재한다. AB 프렙 동작에서 광배근이 몸통 굴곡을 돕기 위해 사용되지 않도록 팔꿈치를 넓게 열어야 한다.

변형법: 1. 무릎 사이에 폼 볼 끼우기

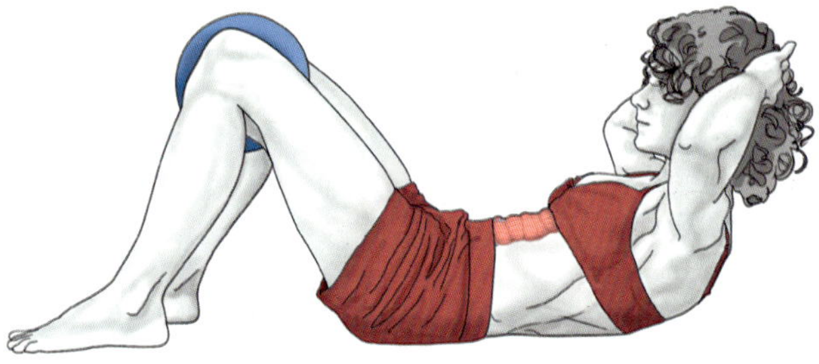

무릎 사이의 공을 누르는 것은 기본 AB 프렙 동작에 추가적인 이점을 더하면서 내전근이 작용하게 한다.
골반 중립과 골반 안정화 원리를 마스터하면 이 변형법을 사용할 수 있다.

수정 방법

목이 아프면, 아크로 등을 지지하여 절반 높이에서 AB 프렙 동작을 할 수 있다 (3장 3번 운동, "수정 운동" 참고).

또한 몸통을 따라 탄성 밴드를 놓고 손으로 당겨 머리와 목을 받쳐줄 수 있다. 이러한 수정 방법을 통해 더 쉽게 운동할 수 있다(3장 3번 운동, "수정 운동" 참고).

흔히 저지르는 실수: 등을 과도하게 뒤로 젖히는 행위. 등 윗부분을 둥글게 말아서 부담을 주면 때때로 흉통을 유발한다. 몸통을 조금 덜 들어올리고 복부의 에너지만 사용하는 것이 더 좋다.

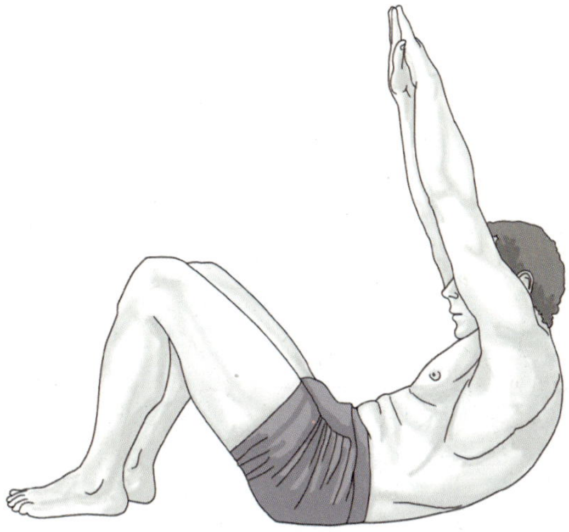

흔히 저지르는 실수: 등을 과도하게 앞으로 젖히는 행위. 복횡근을 연결하지 못하면 허리가 위쪽으로 곡선을 그리게 되고, 허리 근육이 활성화된다. 이를 방지하기 위해서, 몸 앞쪽 근육들을 연결하고 등을 이완시켜라. 골반을 중립으로 유지하면서 골반 안정화의 원리를 적용하라.

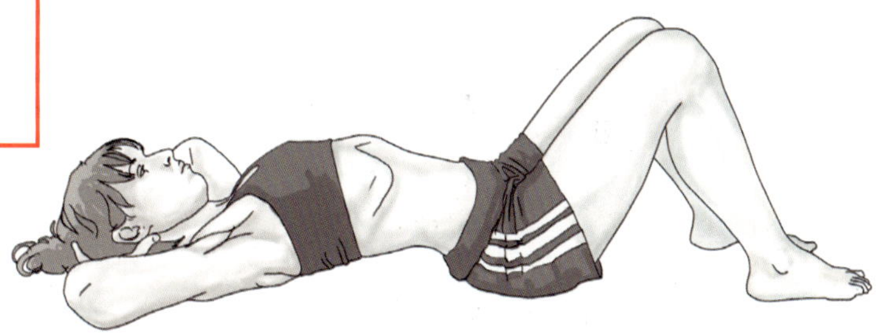

사용되는 근육들

움직임에 사용되는 근육들: 복직근은 척추 굴곡근 중 하나로, 복근 운동과 AB 프렙 동작에서 몸통을 들어올리는 주요 근육이다. 복사근은 복직근과 같이 흉곽을 닫는 작용을 한다.

안정화에 사용되는 근육들: 복횡근은 골반을 안정화하며, 허리의 긴장을 방지한다. 승모근의 아래쪽 섬유들은 견갑골을 안정화시킨다.

기타: 골반 내회전근과 외회전근은 다리를 일직선으로 유지시킨다.

주요 신장근: 척추기립근.

헌드레드 (3-1)

05.pt/52.mp4

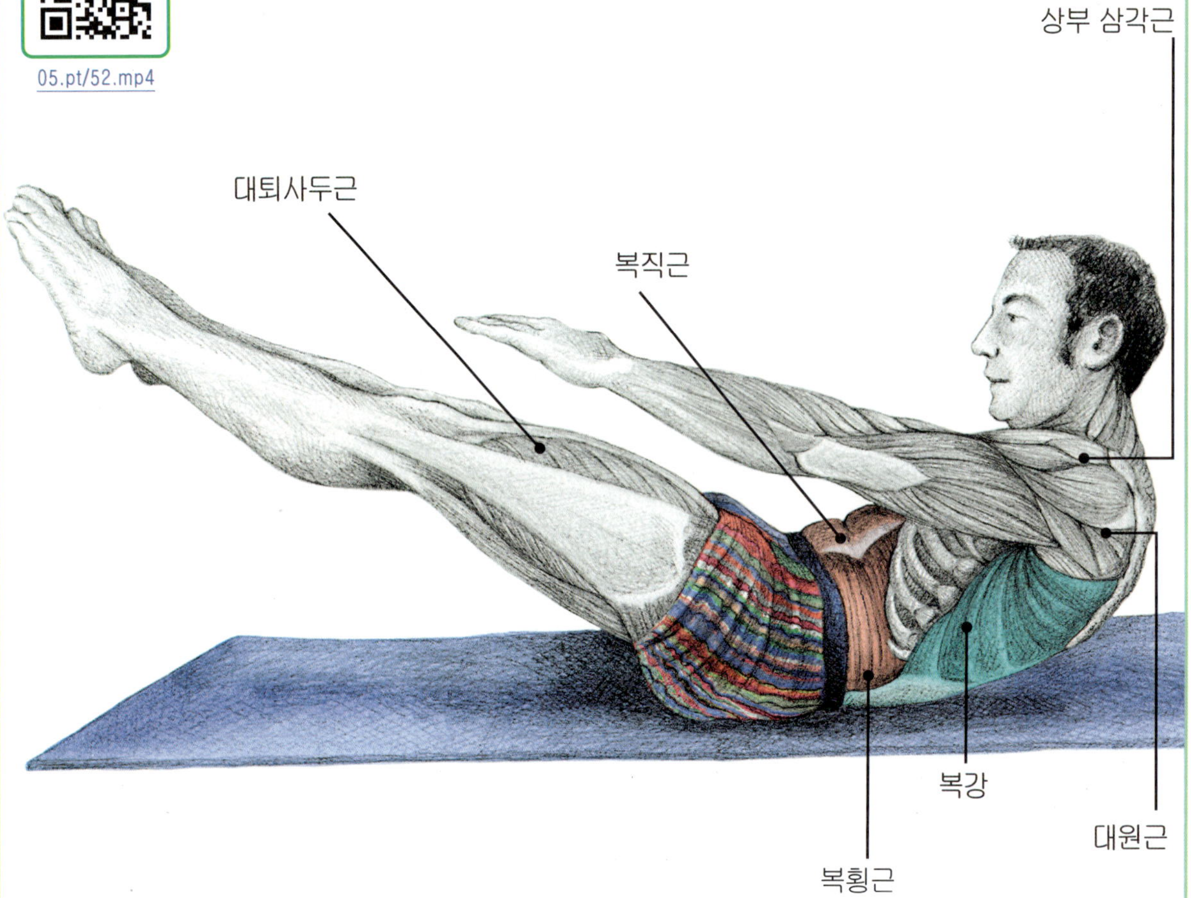

이 운동의 좋은점과 전환

- 폐 호흡 능력의 증가.
- 유산소 운동 능력의 증가.
- 세포의 산소 교환 능력 증가.
- 보다 강한 호흡 근육.

좋은 자세를 위한 비결

- 정면을 쳐다봐라.
- 팔을 움직일 때 몸통은 움직이지 않아야 한다.
- 호흡을 팔에 맞추지 말고, 팔의 움직임을 호흡에 맞춰라.
- 호흡: 척추를 굽힌 상태로, 숨을 들이쉬고 내쉬고를 5회 반복하라.
  짧은 스타카토 호흡 대신 끊기지 않게 (5초간) 숨을 들이쉬고 내쉴 수도 있다.

운동 방법

1. 몸통을 구부려 머리를 들어올리고, 척추를 C자 모양으로 만들어라. 자세를 유지하라.
2. 양팔을 앞으로 뻗고 복근의 능력에 따라 다리를 높게 또는 낮게 들어올려라. 다리를 낮게 들어올려 바닥에서 가깝게 유지할수록, 허리가 바닥에서 곡선을 만들며 올라가지 않은 채 등을 안정적으로 유지하기가 더 어려워진다.
   이런 상황이 발생하면 다리를 천장쪽으로 높게 들어올려야 한다.
3. 이 운동은 자세를 유지하면서 호흡을 100회 반복하는 운동이다. 자세를 잡고서 숨을 1회 들이쉰 다음, 즉시 짧게 5회 내쉰다. 이후, 5회 들이쉬고 5회 내쉰다. 이런 식으로 100회의 호흡까지 계속하라. 각 호흡의 리듬에 따라 팔을 올리거나 내려라.

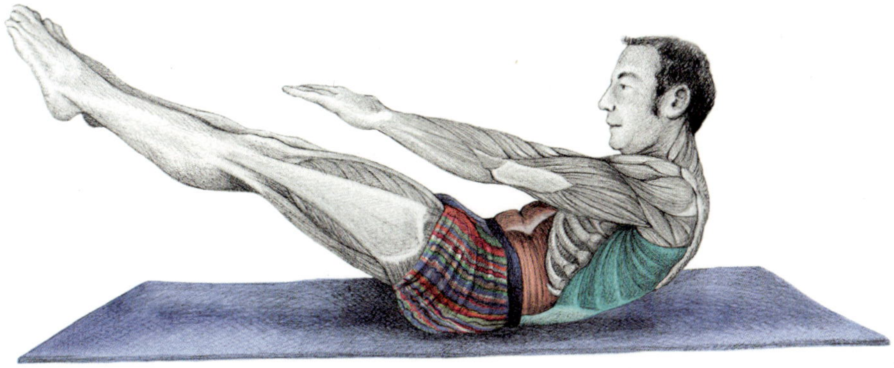

변형법: 1. 앉은 자세 헌드레드

등을 대고 양반 다리를 하고 앉아서 팔만 움직이며 호흡을 100회까지 완료한다.
이 운동에는 주로 상부 삼각근, 대원근, 늑간근이 사용된다.

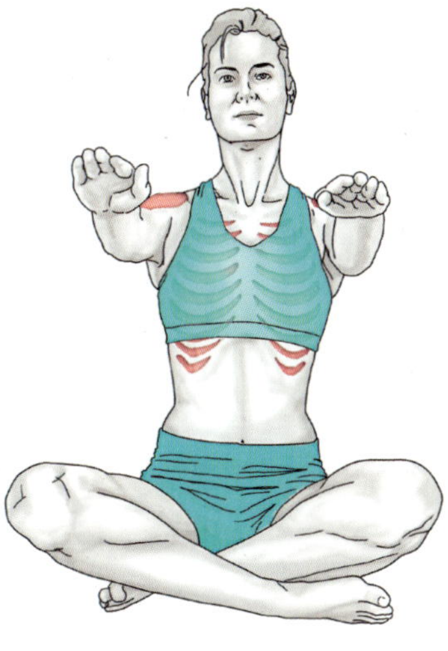

수정 방법

복근이 몸통을 굽히고 있을만큼 강하지 않다면, 등을 지지하기 위해 아크를 사용해도 된다 (3장 3번 운동, "수정 운동" 참고).

이 운동은 호흡 운동이므로 복근 운동을 안하고 앉은 자세로 할 수 있다(변형법 1 참고).

사용되는 근육들

움직임에 사용되는 근육들: 상부 삼각근, 광배근, 대원근은 팔을 움직인다.
이 운동의 목적은 환기(호흡)이기 때문에, 신체의 나머지 부분은 거의 움직이지 않아야 한다.

안정화에 사용되는 근육들: 운동 자세에서 신체가 움직이지 않도록 유지하는 근육은 복직근, 복사근, 복횡근, 대퇴사두근, 요근이다.
견갑골을 안정화시키는 승모근의 아래쪽 섬유들도 있다.

기타: 늑간근은 측면 호흡(lateral breathing)을 할 때 흉곽의 움직임을 담당하기 때문에 활발히 작용한다. 이 운동은 짧고 움직임이 거의 없어서, 신체적인 관점에서는 인지하기 어렵다.

흔히 저지르는 실수: 요추 만곡. 복근이 약해서 허리가 위로 굽은 느낌이 들면, 다리를 더 높게 들어올려 요추 부위가 바닥에 편평하게 유지되도록 자세를 교정할 수 있다. 다리를 더 높게 들어올릴수록 복근에 가는 부담은 점점 줄어든다.

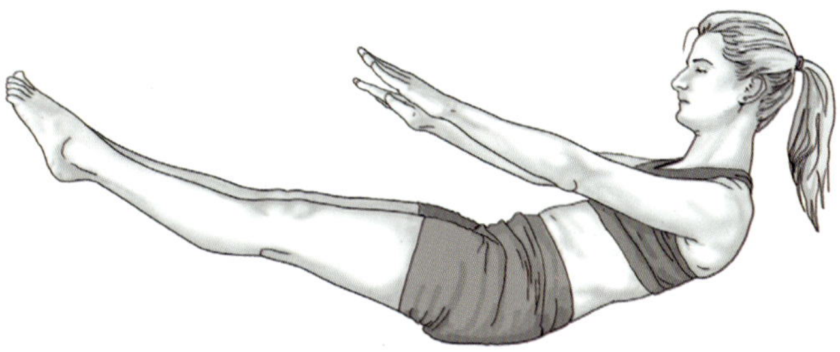

주의사항: 여러분은 호흡의 리듬을 다양하게 바꿀 수 있다. 들이쉬기와 내쉬기를 5회 반복하는 대신 5초 간격으로 속도를 일정하게 유지하며 호흡해도 된다.
사용되는 근육들은 다르게 작용하며 스포츠로 전환하면 단거리나 중거리 달리기보다 더 깊은 호흡을 사용하는 장거리 달리기와 같은 지구력을 요하는 활동에 더 가깝다.

2. 무릎으로 하는 헌드레드

헌드레드의 기본 동작을 취하고 무릎을 굽혀라.
팔은 움직이지 않고 5초간의 호흡 주기마다 무릎을 굽혔다 펴라.

이 운동은 복직근, 복횡근, 대퇴사두근을 사용한다.

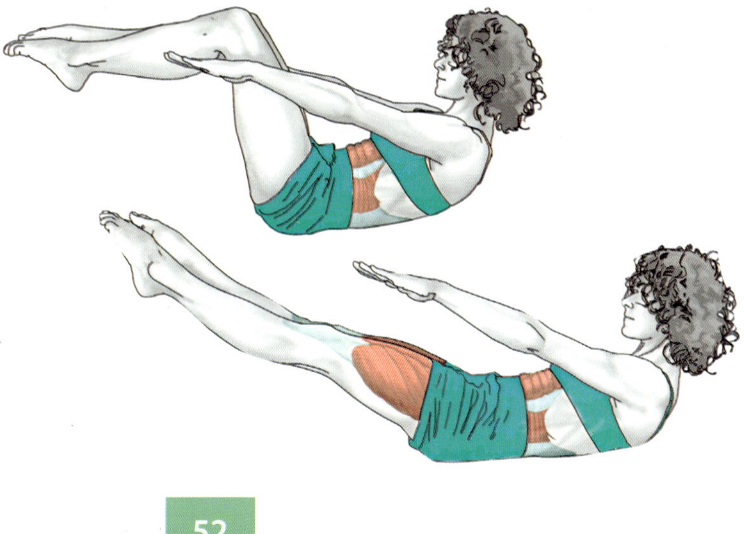

하프 롤 백 (4-1)

05.pt/56.mp4

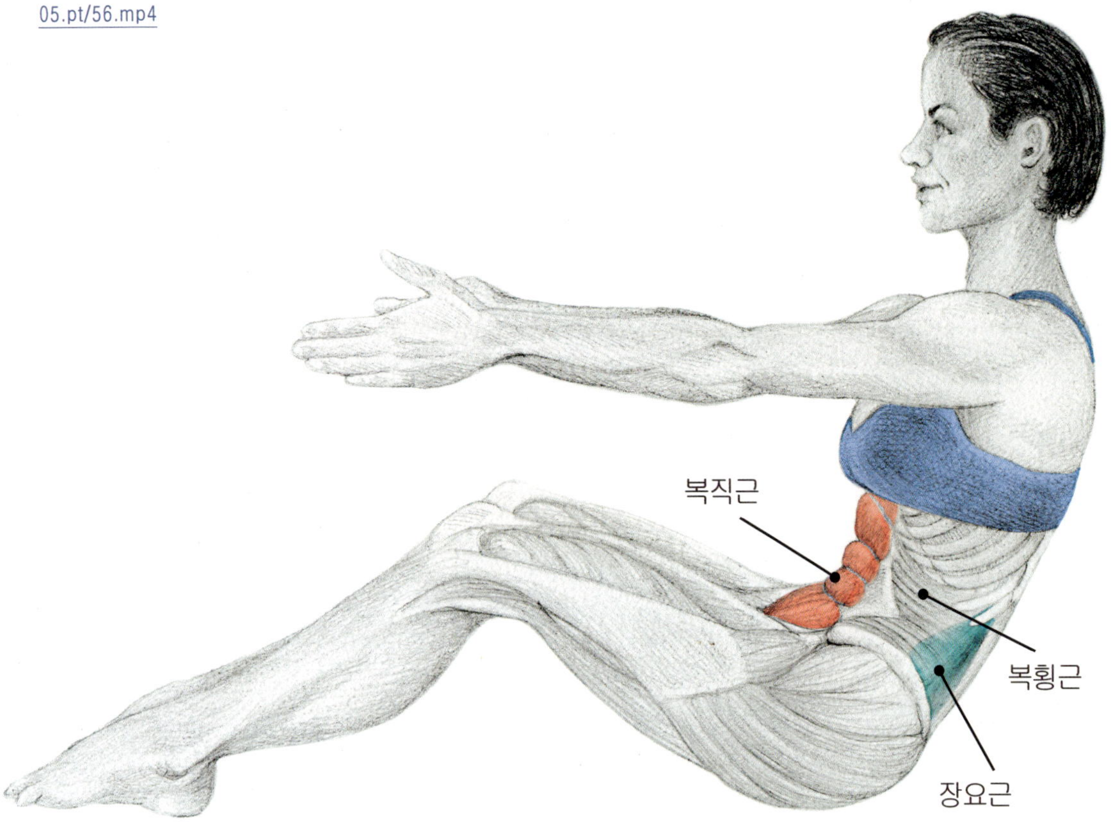

이 운동의 좋은점과 전환

- 일상 생활에서 노출되는 허리 부분의 기계적 스트레스에 대한 근육 지지.
- 흉곽을 닫음으로써 등의 중간 부분을 지지.
- 엉덩이에서 상체와 하체로 향하는 힘의 올바른 전달.
- 지금까지 여러분이 신체의 특정 부분만을 포함한다 라고 믿었던 움직임에 대한 근육 및 에너지 지원. 예를 들어, 상자를 들어올릴 때는 복근이 등과 어깨를 지지한다.

좋은 자세를 위한 비결

- 시선은 정면을 봐라.
- 모든 반복 및 연속된 운동 내내 흉곽은 닫혀있어야 한다.
- 어깨가 앞으로 구부러져 말리지 않도록 하고, 뒤쪽으로 당겨 귀와 멀리 떨어지게 하라.
- 첫 번째 움직임은 펑퍼짐한 엉덩이나 "후굴(retroversion)"이 필요하며, 척추 나머지 부분에서 정상적인 곡률을 유지한다.
- 가슴-어깨 구조가 열린 상태를 유지하며 상체가 조절된 자세를 취하도록 하라.
- 다리를 골반 너비로 벌리고 평행하게 유지하라.
- 호흡: 숨을 들이쉰다.

운동 방법

1. 팔을 뻗고 무릎을 굽혀 세운 채 앉아라.
2. 천골이 바닥에 편안하게 놓일 수 있도록 허리를 둥글게 만들고 늘려라.
3. 골반이 중립 위치에 오고 척주가 똑바른 상태인 시작 자세로 돌아올 때까지, 골반이 후굴하지 않도록 하며 몸통을 들어올려라.

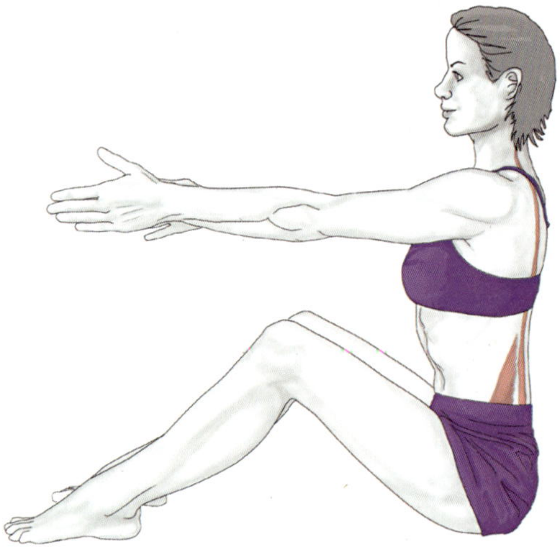

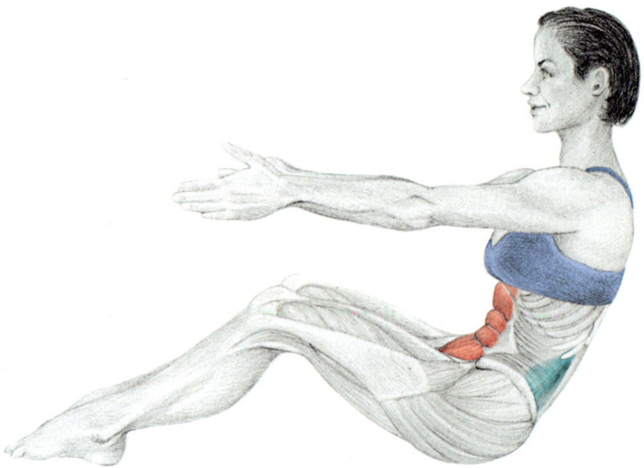

변형법: 1. 바짝 굽힌 무릎

이 변형 운동은 원래의 운동과 같은 방법으로 이루어지지만, 복횡근이 더 많은 일을 해야 한다.
무릎을 가슴에 가까이 가져오면 운동 강도가 엄청나게 증가하고, 따라서 기본적인 하프 롤 백 운동을 할 때 견갑골 안정화와 요추 확장(둥그렇게)을 완전히 조절할 있을 때만 이 변형 운동법을 실행해야 한다.

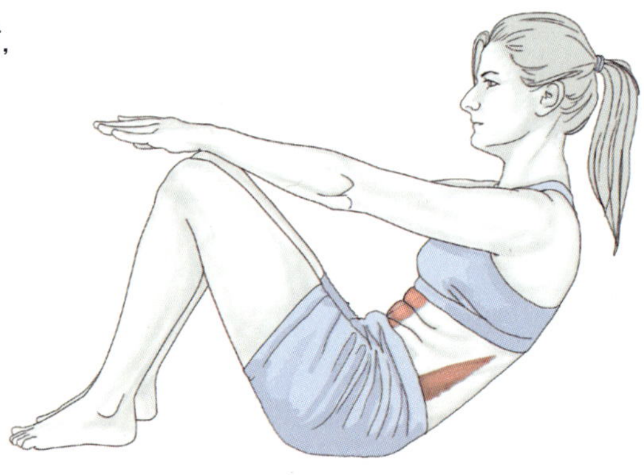

수정 방법

허리를 긴장하지 않고 몸통을 절반 높이로 유지할 수 없다면 3장 “수정 운동”의 운동 3번 및 4번이 도움이 될 것이다.

사용되는 근육들

움직임에 사용되는 근육들: 복직근과 장요근의 상부 섬유들은 척추 하부와 골반의 굴곡과 신장에 관여한다.

안정화에 사용되는 근육들: 복횡근은 허리 아래쪽 부위에 무리가 가지 않도록 신체의 전면부에 가해지는 긴장을 담당한다. 복사근은 흉곽을 닫는 역할을 한다.

기타: 깊은 곳에 위치한 등 근육들(주로 횡돌기극근과 배측 최장근)은 척추를 늘리는 역할을 하며, 깊은 곳에 위치한 둔부 근육들은 다리의 평행과 정렬을 유지하게 한다.

주요 신장근: 척추기립근.

흔히 저지르는 실수: 허리를 과도하게 앞으로 젖히는 행위. 이것은 허리를 앞으로 굽혀 아치를 만드는 것과 복근이 충분히 강하지 못하기 때문에 발생한다. 이런 일이 발생하면 주의하고 골반을 더 둥글게해서 골반의 기저부(좌골)가 반대쪽 벽을 향하도록 자세를 교정해라.

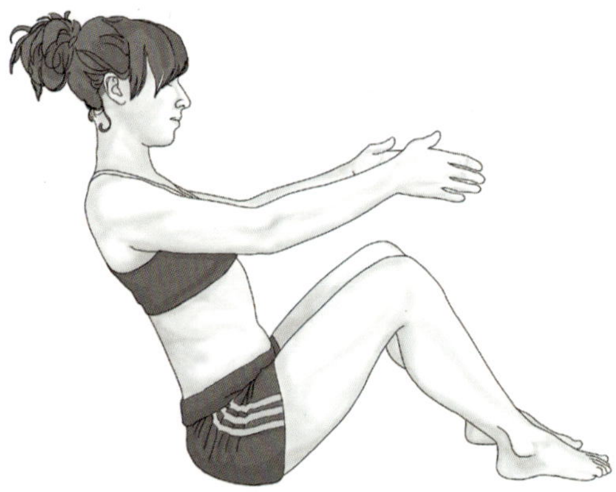

흔히 저지르는 실수: 등을 과도하게 뒤로 젖히는 행위와 목의 중립성 부재. 이것은 마치 하프 롤 백 자세를 유지하기 위해 무언가를 잡으려고 하듯이 팔을 앞으로 내뻗을 때 발생할 수 있다. 이것은 견갑골을 불안정하게 하여 승모근과 척추에 엄청난 부담을 준다.

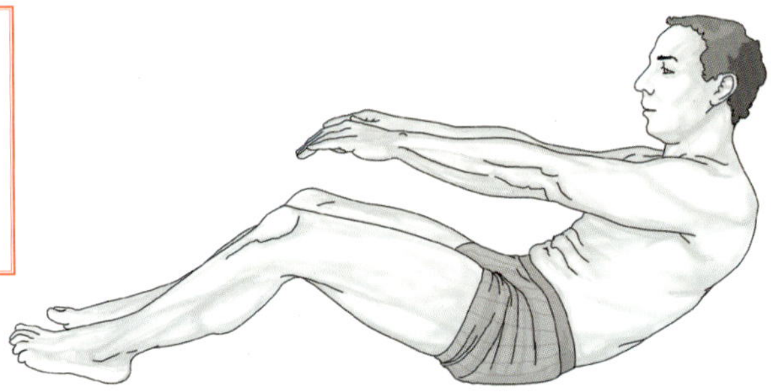

주의사항: 예를 들어, 비스듬한 하프 롤 백이나 팔을 회전하는 동안 자세를 유지하는 것을 포함하여 원래의 움직임 패턴에 작은 변형들을 적용하면 끝없는 변형법들을 실행할 수 있다. 하부 척추의 생체 역학적 측면에서 둥글게 말리는 것은 신장의 한 형태이다.

이것은 골반의 생체역학에 대한 통상적인 오해(목과 관련하여 일반적으로 알려져 있음)를 고려하면 중요하다. 많은 사람들이 골반을 신장시키거나 스트레칭하려면 엉덩이를 내밀어야 하고 목을 스트레칭하거나 올리려면 턱을 위로 올려야 한다고 생각한다. 사실, 이 반대가 두 가지 모두에서 정답이다: 신장은 둥글게 만 자세를 취할 때를 의미한다.

롤 업 (5-1)

이 운동의 좋은점과 전환

- 일상 생활에서 허리에 가해지는 역학적 스트레스에 대처하는데 도움이 되는 근육 지원. 흉곽을 닫음으로써 등의 중간 부분을 지지. 엉덩이에서 상체와 하체로 향하는 힘의 올바른 전달.
- 지금까지 여러분이 신체의 특정 부분만을 포함한다 라고 믿었던 움직임에 대한 근육 및 에너지 지원. 예를 들어, 상자를 들어올릴 때는 복근이 등과 어깨를 지지한다.
- 척추 관절 및 관절 유연성 증가.

05.pt/58.mp4

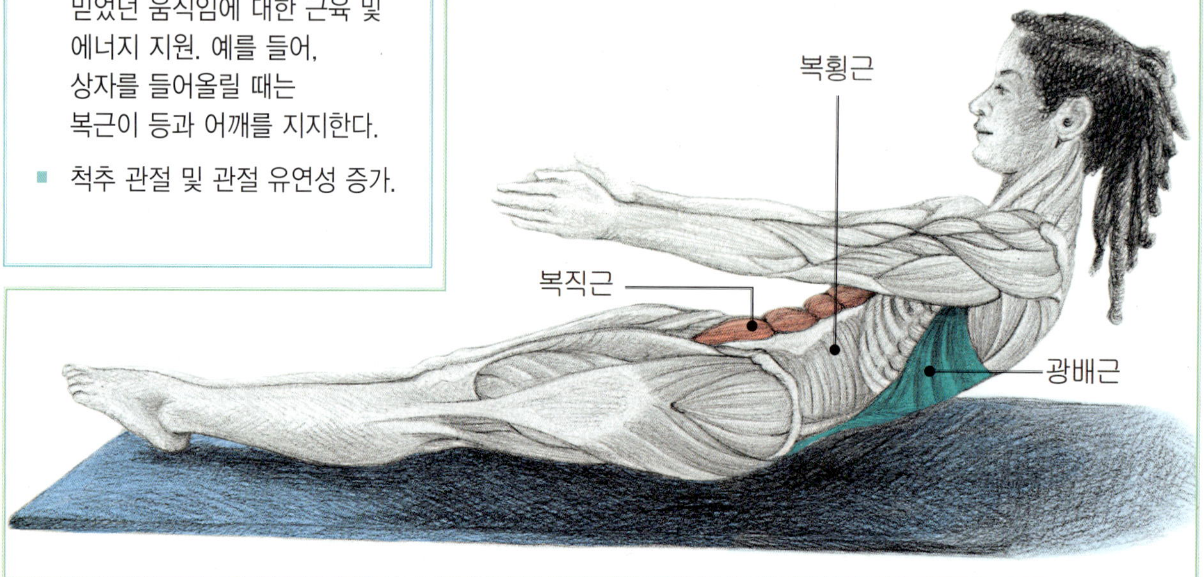

주의사항: 하프 롤 업과 마찬가지로 이 운동은 필라테스 방법의 많은 레퍼토리들을 효율적으로 실행하는 핵심이다. 올바른 척추 관절은 이러한 운동들과 관련된 주요 문제인 요추 및 경추의 과부하를 방지한다. 한 줄의 진주들을 생각하고 척추에 서로 이어져 있지 않은 척추뼈가 없도록 해라. 척추뼈가 어떻게 바닥에 닿는지 순서대로 시각화를 해 보아라. 이제 복근을 사용하여 움직임의 실행을 지원하라.

사용되는 근육들

움직임에 사용되는 근육들: 복직근, 광배근, 복횡근은 척추를 연결하여 일정하고 안정적으로 움직이게 한다. 장요근은 몸통을 낮출 때 편심성 수축(eccentric contraction)을 하고, 들어올릴 때 동심성 수축(concentric contraction)을 한다.

안정화에 사용되는 근육들: 복사근은 둔부의 얕고 깊은 근육들의 도움으로 몸통을 안정시키고 흉곽을 닫는다.

기타: 견갑골 안정근(주로 승모근의 하부 섬유)은 견갑골을 안정되게 유지하고 전경골근은 발을 똑바르게 유지하기 위해 작용한다.

주요 신장근: 척추기립근.

좋은 자세를 위한 비결

- 시선을 정면을 향하게 하여 몸통의 움직임에 따라 같이 움직이는 머리와 시선을 맞춰라. 누워있는 자세에서는 천장만 똑바로 보고 있어야 한다. 팔을 지렛대로 사용하여 중력에 맞서 운동하는 것을 도와라.
- 척주를 땅에 내려놓을 때는 마치 진주를 꿰어놓은 실을 내려놓듯이 하나씩 닿게 하라.
- 바닥에서 떼어 일으킬 때도 마찬가지로 하나씩 분리하라.
- 머리를 들고, 턱을 목에 가까이 가져가며, 시선을 정면으로 두는 것으로 시작하라.
- 호흡: 몸통을 내리면서 숨을 내쉬고, 누운 상태에서 숨을 들이쉬고, 다시 올라가면서 내쉬고, 앉은 자세에서 한 번 더 들이쉰다.

운동 방법

1. 앉은 자세에서 시작하며, 골반 중립과 곧은 척추를 유지하며, 양팔을 뻗고, 다리는 골반 너비로 벌린다.
2. 허리 부분을 연결하여, 천골이 지면에 닿을 때까지 뒤로 감아 굴리고 완전히 누울 때까지 계속 진행하라. 뒤로 넘어지지 않도록 복근을 사용한다.
3. 한 줄의 진주 패턴과 동일하게, 몸통을 들어올릴 때 머리에서 시작하여 골반으로 끝낸다.

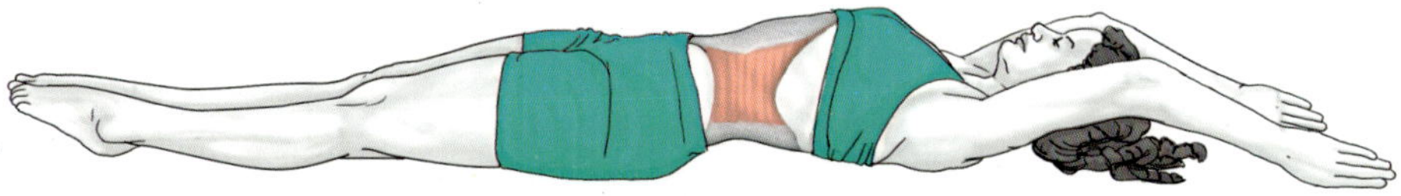

수정 방법

복근이 충분히 단련되지 않은 경우, 필요한 운동 범위를 줄이기 위해 아크를 사용해 내려오는 단계를 단축하여 운동을 제한할 수 있다(3장 "수정 운동"의 3번 운동 참고).

또한 탄력 밴드를 사용하여 복근을 보조하고 허리 부분의 긴장을 다소 제거할 수 있다 (3장 "수정 운동"의 4번 운동 참고).

흔히 저지르는 실수: 골반 불안정: 복부의 오른쪽과 왼쪽에서 가해지는 힘의 불균형은 몸통과 골반을 불안정하게 한다. 그러므로 골반의 양쪽을 지면에서 똑같은 힘으로 받쳐지도록 할 필요가 있다. 이 운동을 위해 제안된 수정법은 이 문제를 극복하는데 도움이 될 것이다. 약한 쪽에 특별히 신경을 써야 한다.

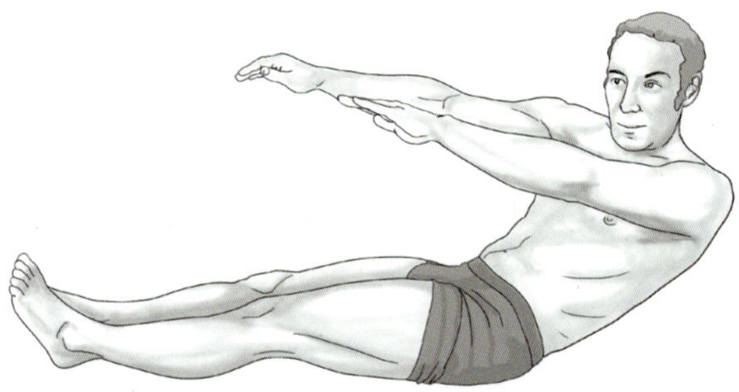

변형법: 1. 비스듬한 롤 업

하강 및/또는 상승 중에 골반을 움직이지 않은 채 몸통을 비틀어라. 갈비뼈 밑과 배꼽 조금 위에 베인 상처가 있다고 상상하라. 이곳이 골반 양쪽이 바닥에 놓여 동일하게 받쳐지는 상태로 몸통을 비틀어야 할 곳이다.

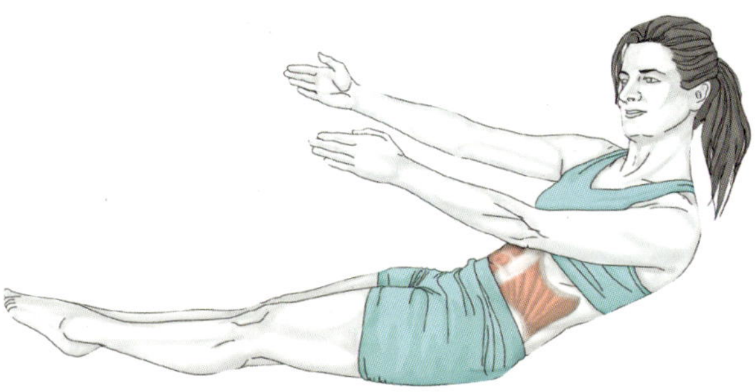

공처럼 몸 굴리기 (8-1)

05.pt/60.mp4

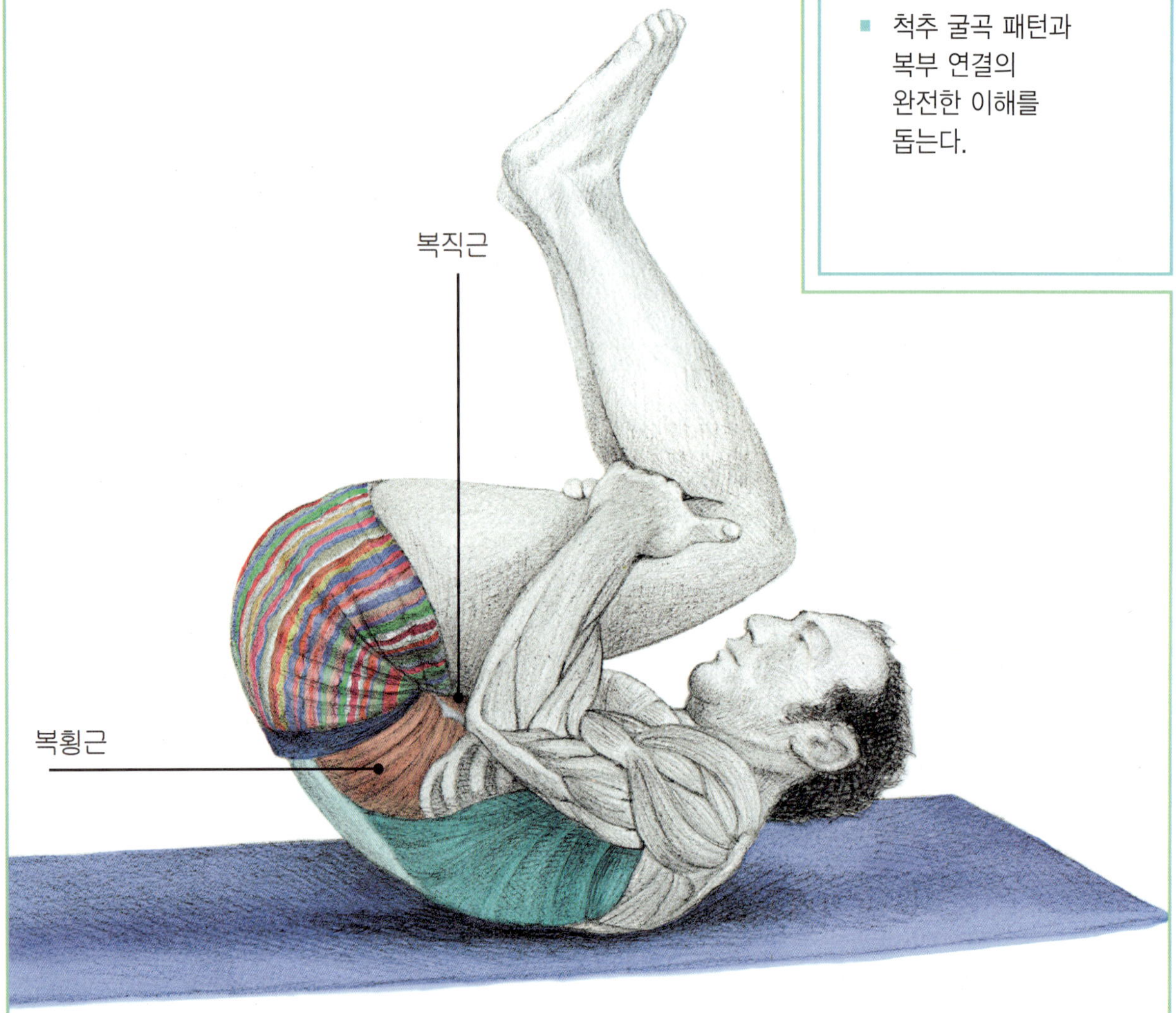

이 운동의 좋은점과 전환

- 척추기립근 마사지.
- 흉곽의 뒷부분 확장.
- 척추 굴곡 패턴과 복부 연결의 완전한 이해를 돕는다.

사용되는 근육들

움직임에 사용되는 근육들: 없음. 이 운동에서 근육들은 등척성 수축(isometric contraction) 작용을 한다. 따라서, 신체 부위나 관절의 움직임이 존재하지 않는다. 안정화에 사용되는 근육들: 복직근, 복횡근, 광배근, 대원근.

기타: 이두근, 삼두근, 비골근은 조절된 운동 실행과 좋은 기술을 보장하기 위해 작용한다.

주요 신장근: 척추기립근.

*** 주의사항**: 등을 둥글게 말아 유지하는 것은 척추 전체의 유연성에 달려 있으므로, 항상 가능한 것은 아니다. 이러한 경우, 수정 운동 8번을 하라 (부록 1, "수정 운동" 참고).

이 운동은 척추기립근에 접촉하여 마사지를 해주고, 운동을 하는 동안에는 느끼지 못하지만, 이후에 그 효과를 느낄 수 있다.

좋은 자세를 위한 비결

- 견갑골 안정화에 특별히 신경을 써야 한다.
- 상승 단계에서 시선을 바닥으로 내려라.
- 운동하는 내내 비골근과 허벅지 사이에서 손이 눌려지는 것을 느껴야 한다.
- 눈을 떠라. 구조 및 근육의 불균형은 시선이 한 점에 고정되어 있지 않고, 특히 바닥이 불안정한 경우, 회전선에서 벗어나는 경향이 있음을 의미한다.
- 호흡: 뒤로 구를 때 숨을 들이쉬고, 앞으로 구를 때 호흡을 내쉰다.

운동 방법

1. 앉은 자세에서 무릎을 굽혀서 세우고 무릎 뒤쪽으로 손을 넣어 양손을 연결하지 말고 다리 뒤쪽을 잡아라. 팔꿈치를 굽힌 채 어깨를 뒤로 펴고 귀에서 멀리 떨어트려라.
2. 하강 단계에서 머리를 바닥에 닿지 않거나 다시 돌아올 때 발바닥이 바닥에 닿지 않고 등을 굴리는 두 단계의 운동 모두에서 등을 둥글게 유지하라. 발뒤꿈치는 전체적으로 둔근에 가깝게 두어야 한다. 그렇지 않으면 운동이 2번 변형 운동(편안한 버전)으로 바뀐다.

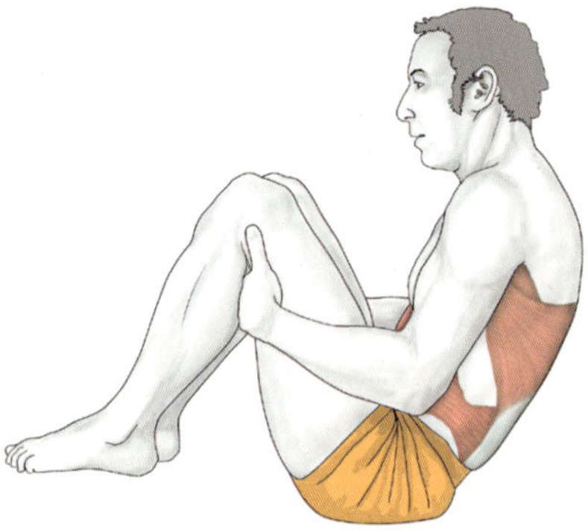

수정 방법

3장 "수정 운동"의 8번 운동 참고.

흔히 저지르는 실수: 하강 또는 복귀 단계에서 척추 확장. 하강 단계에서 척추를 펴게 되면 바닥에 불편하게 부딪혀 운동의 좋은점들을 잃게 된다. 마찬가지로, 올라올 때 척추를 펴게 되면 골반의 지속적인 굴곡과 신전으로 인하여 허리 부위에 무리가 갈 수 있다. 따라서, 이 운동은 척추를 조금도 굽히는 일이 없는 신체의 완전한 안정화가 필요하다.

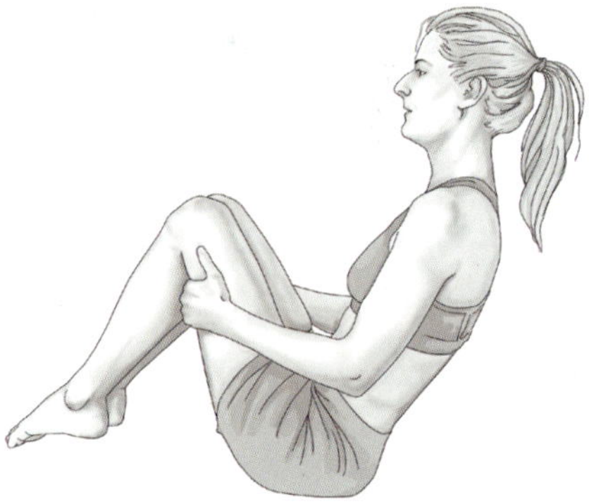

변형법: 1. 발뒤꿈치와 엉덩이 사이의 공

비골근과 햄스트링 사이에 공을 잡으면, 복근에 더 많은 힘이 가해지고 햄스트링이 활성화된다.

이 변형 운동법은 발뒤꿈치를 둔근에 가깝게 유지한다는 개념을 완전하게 이해하는데 도움이 된다.

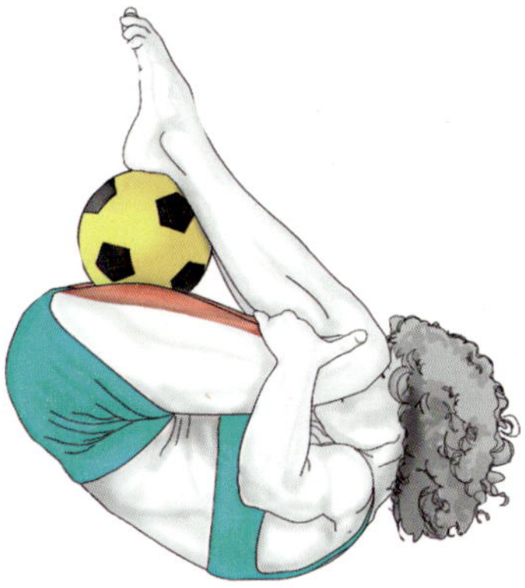

2. 편안한 버전

이 변형 운동법은 발뒤꿈치를 둔부에 붙여야 한다는 필수조건을 제외한 운동을 포함한다.

다리에서 운동량을 얻게 함으로써, 이 버전은 몸통을 지속적으로 굽히는데 필요한 복부의 부담을 줄여준다.

원 레그 스트레치 (9-1)

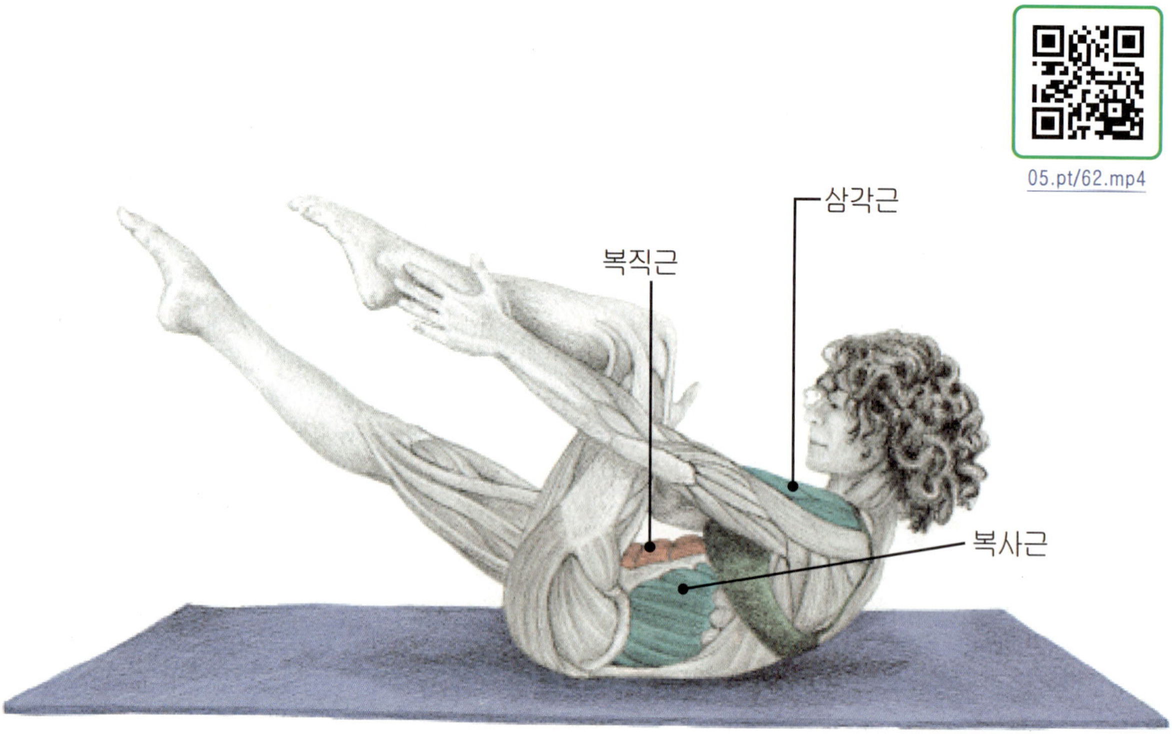

사용되는 근육들

움직임에 사용되는 근육들: 복직근은 척추 굴곡근 중 하나로, 복근 운동에서 몸통을 들어올리는 주요 근육이다. 복사근은 이 운동에서 복직근을 도와주는데, 특히 다리를 굽힌 방향에 작용한다.

안정화에 사용되는 근육들: 승모근의 아래쪽 섬유들은 견갑골을 안정화시킨다. 처음 봤을 때는 이것이 중요한 지를 모를테지만, 안정화가 이뤄지지 않으면 곱사등 또는 척주과다후만증(dorsal hyperkyphosis)이 된다(흔히 저지르는 실수 부분 참고).

기타: 골반 내회전근과 외회전근은 다리를 평행하게 정렬하여 유지시킨다. 반면에, 장요근은 골반의 굴곡과 신전에 관여하는데 배꼽, 엄밀히 말하자면, 복횡근의 도움을 받는다.

주요 신장근: 척추 굴근, 대둔근, 후방 삼각근.

이 운동의 좋은점과 전환

- 일상 생활에서 허리에 가해지는 역학적 스트레스에 대처하는데 도움이 되는 근육 지원.
- 흉곽을 닫음으로써 등의 중간 부분을 지지.
- 엉덩이에서 상체와 하체로 향하는 힘의 올바른 전달.
- 지금까지 여러분이 신체의 특정 부분만을 포함한다 라고 믿었던 움직임에 대한 근육 및 에너지 지원. 예를 들어, 상자를 들어올릴 때는 복근이 등과 어깨를 지지한다.
- 하체 상부 협동력 증가.
- 목 근육 강화.

주의사항: 팔 동작과 관련된 운동에서 목 뒤에 손을 얹으면, 팔의 움직임을 상쇄할 수 있어 견갑대(shoulder girdle)를 더 쉽게 안정화할 수 있다. 이 원리를 아직 통합하지 않은 경우, 유사한 운동에 이 변형을 적용하는 것으로 시작해야 한다. 복근에 강도 높은 부하가 걸릴 것이며, 필요한 복부 근력을 얻으면 필요로 하는 팔의 움직임을 실행할 수 있다.

좋은 자세를 위한 비결

- 시선은 정면을 보며, 머리의 움직임을 예측하지 않고 따라가라. 누워있는 자세에서는 천장만 똑바로 보고 있어야 한다.
- 목을 척추 나머지 부분의 연장이라 생각하며 길게 늘린 채 유지하라.
- 모든 반복 및 연속된 운동 내내 흉곽은 닫혀있어야 한다.
- 경골과 발목까지 닿지 않더라도 어깨가 앞으로 나오지 않도록 하고 뒤로 당겨 귀에서 멀어지게 하라.
- 다리를 움직일 때 골반이 움직이지 않아야 하고, 양쪽 둔부가 같은 압력으로 바닥에 놓여 있어야 한다.
- 다리를 평행하게 유지하며 골반 너비로 벌려라.
- 호흡: 몸통을 들어올리며 숨을 내쉬고 몸통을 내리며 숨을 들이쉰다.

운동 방법

1. 목 뒤에 양손을 대고 누워서, 무릎을 세우며 발은 바닥에 편평하게 올려놓아라.
2. 그림과 같이 한쪽 다리의 경골과 발목을 향해 손을 뻗고, 무릎을 굽힌 상태에서 몸통을 들어 올려라. 반대쪽 다리를 바닥에서 들어올리되 천장을 향하지 않고 쭉 뻗어라.
3. 다시 시작 자세로 돌아와서 팔과 다리를 반대쪽과 자세를 바꾸면서 다시 한번 몸통을 들어 올려라.

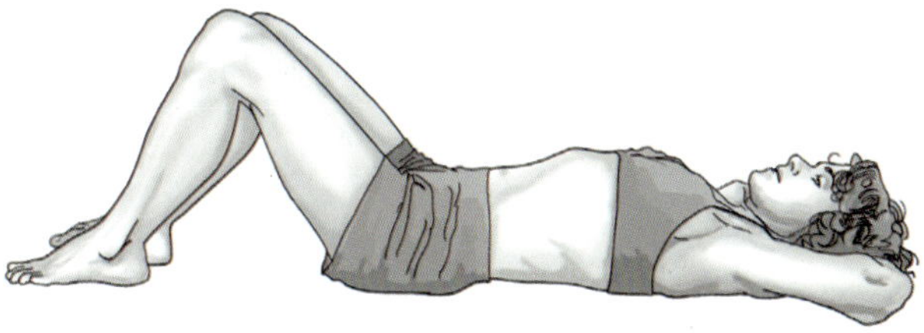

수정 방법

목이 아프면, 등을 지지하는 곡선을 사용하여 절반 높이에서 이 운동을 한다. 그러나, 이 변형법을 통해서는 척추 신장이 발생하지 않기 때문에 운동을 완전히 실시할 수는 없다는 것을 알아야 한다. (3장 운동 3 수정 운동 참고)

흔히 저지르는 실수: 등을 과도하게 뒤로 젖히는 행위. 등을 둥글게 말면 등 상부에 과부하가 걸리고 흉통을 유발할 수 있다. 몸통을 조금 덜 들어올리고 복부에서 필요한 모든 에너지를 사용하는 것이 더 좋다. 몸통의 높이를 낮추면, 손으로 경골과 발목에 닿을 수 없다. 이것은 처음에는 중요하지 않지만 나중에 달성해야 할 목표로 남겨둘 수 있다.

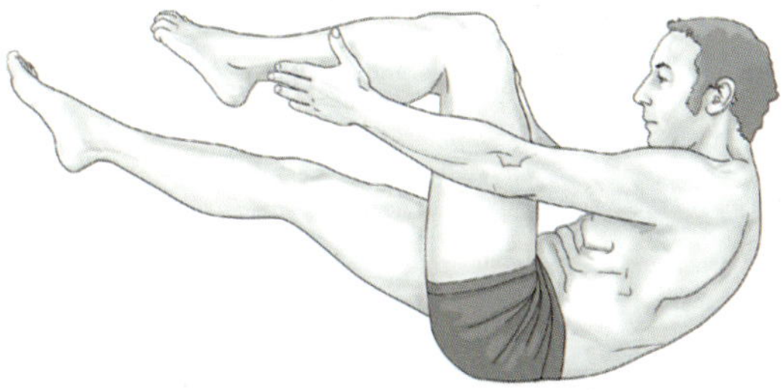

변형법: 1. 머리 뒤로 손 올리기

이것은 상체가 있는 지렛대의 무게를 증가시키기 때문에 운동의 강도를 증가시킨다. 그러나, 실제로는 수정 요소를 제거하기 때문에 실행하기는 더 쉽다. 또한, 복직근의 표면 섬유들에 대한 수요를 증가시킨다.

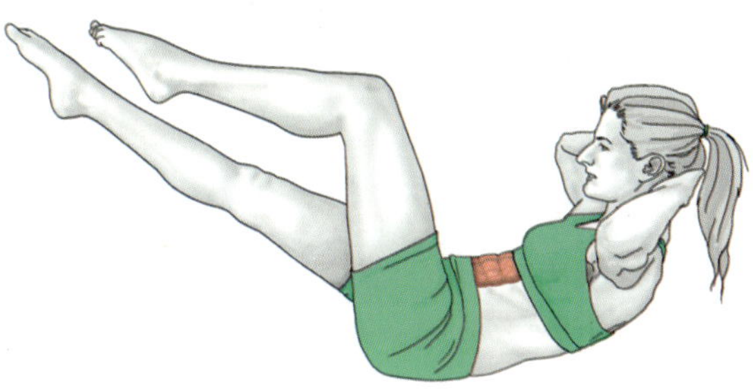

원 레그 스트레치 오블리크 (10-1)

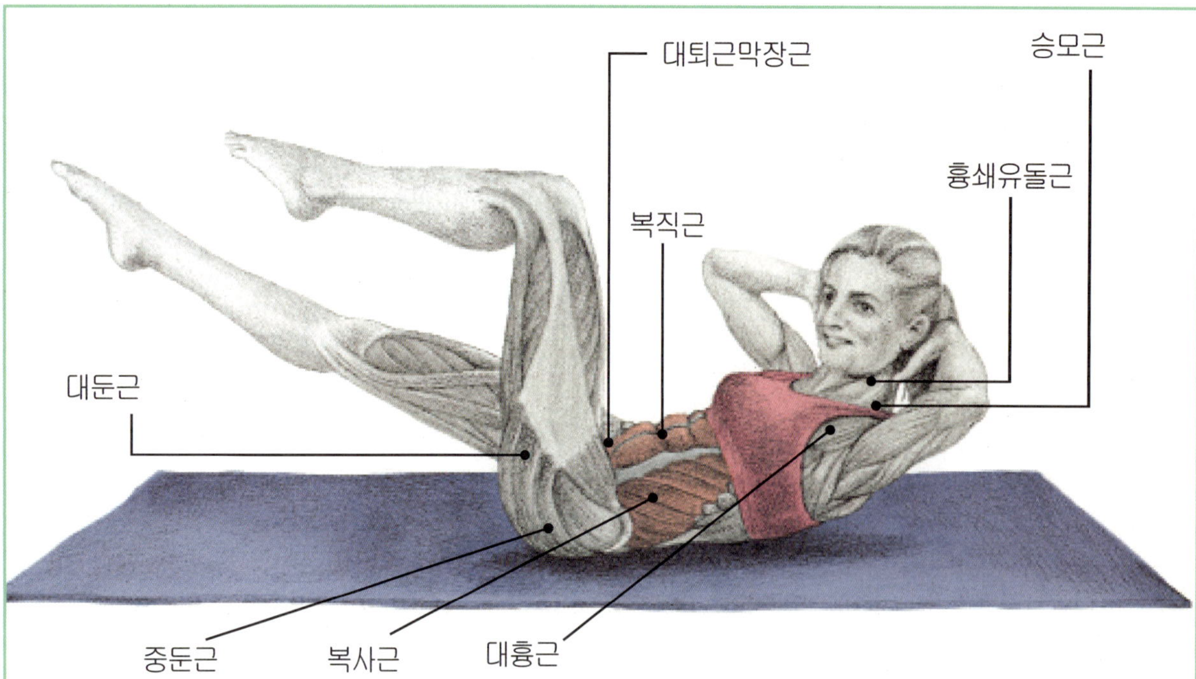

사용되는 근육들

움직임에 사용되는 근육들: 복직근은 척추 굴곡근 중 하나이고 그러므로 복근 운동에서 몸통을 들어올리는 주요 근육으로 복사근의 도움을 받는다. 이 운동에서 다리를 굽힌 방향의 근육이 더욱 큰 작용을 한다. 구체적으로 말하자면, 작용하는 근육은 다리를 굽힌 쪽의 내복사근이고 다리를 편 쪽의 외복사근이다.

안정화에 사용되는 근육들: 승모근의 아래쪽 섬유들은 견갑골을 안정화시킨다. 복횡근은 골반의 위치를 잡아준다.

기타: 골반 내회전근과 외회전근은 다리를 평행하게 정렬하여 유지시킨다. 반면에, 장요근은 골반의 굴곡과 신전에 관여하는데 배꼽, 엄밀히 말하자면 복횡근의 도움을 받는다.

주요 신장근: 회전하는 방향의 척추기립근과 요방형근.

이 운동의 좋은점과 전환

- 일상 생활에서 허리에 가해지는 역학적 스트레스에 대처하는데 도움이 되는 근육 지원.
- 흉곽을 닫음으로써 등의 중간 부분을 지지.
- 엉덩이에서 상체와 하체로 향하는 힘의 올바른 전달.
- 지금까지 여러분이 신체의 특정 부분만을 포함한다 라고 믿었던 움직임에 대한 근육 및 에너지 지원. 예를 들어, 상자를 들어올릴 때는 복근이 등과 어깨를 지지한다.
- 하체 상부 협동력 증가.
- 목 근육 강화.
- 회전이 가미된 척추 굴곡 운동의 잠재적으로 위험한 움직임에 대한 올바른 실행.
- 잘못된 실행은 척추 전단과 추간판 탈출증을 유발할 수 있다.

주의사항: 양손을 목 뒤에 두고 사선방향 복근 운동을 할 때는, 항상 양쪽 팔꿈치를 같은 정도로 벌리고 같은 자세에서 움직임이 없어야 한다. 올린 무릎에 팔꿈치를 갖다 대거나 무릎이 올라가지 않은 경우에 몸통의 측면으로 팔꿈치를 가까이 가져가는 것은 잘못된 것이다. 이 동작은 광배근을 사용하여 몸통을 구부리며 복근을 이완시킨다. 또한 목이 너무 구부려지지 않도록 머리를 앞으로 움직여야 한다.

기억할 점: 양손 위에 머리를 편하게 놓고 잡고 있어야 하지만 양팔을 이용하여 몸통을 들어올려야 한다.

좋은 자세를 위한 비결

- 시선은 머리의 움직임을 따라가야 하고 상체를 돌릴 때 측면을 바라보지 않도록 해야 한다.
- 모든 반복 및 연속된 운동 내내 흉곽은 닫혀있어야 한다.
- 팔꿈치는 닫히기 보단 열려있어야 하지만 긴장해서는 안된다.
- 굽힌 무릎에 팔꿈치를 가져다 대려고 하지 말아라. 물론 닿을 리는 없겠지만 가슴이 무릎에 닿도록 하는 것이 좋다.
- 다리의 움직임은 골반의 움직임을 유발하면 안된다. 양쪽 둔부가 동일한 압력으로 바닥에 놓인 것을 느껴라.
- 다리를 평행하게 유지하며 골반 너비로 벌려라.
- 호흡: 몸통을 들어올리며 숨을 내쉬고 몸통을 내리며 숨을 들이쉰다 .

운동 방법

1. 목 뒤에 양손을 대고 누워서, 무릎을 세우며 발은 바닥에 편평하게 올려놓는다.
2. 몸통을 들어올려 한쪽 다리 방향으로 비틀고, 다른쪽 다리를 들어올리는 동안 이 다리를 굽힌 상태로 유지해야 한다.
3. 시작 자세로 돌아가라.

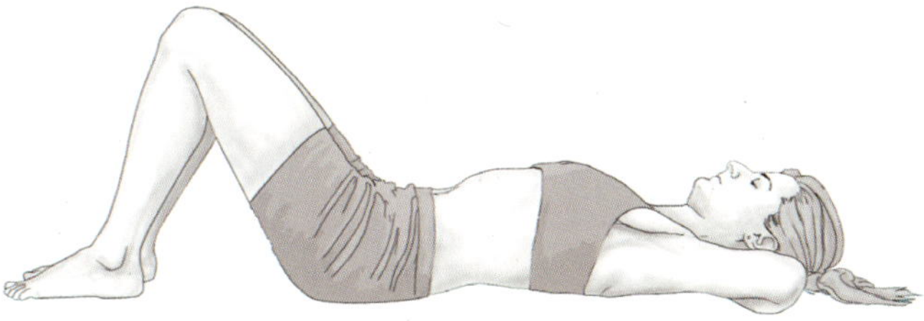

수정 방법

목이 아프면, 등을 아크로 지지하여 절반 높이에서 이 운동을 행한다 (3장 운동 3번 "수정 운동" 참고).

흔히 저지르는 실수: 몸통–골반 구조의 불안정

이 문제는 다리를 완전히 뻗지 못했을 때 발생한다. 상체와 다리가 모두 들어올려졌을 때 균형을 유지해야 한다. 그렇지 않으면 둘 중 하나가 지지 구조를 불안정하게 한다. 이러한 경우, 허리와 골반이 다리의 지지점이 된다.

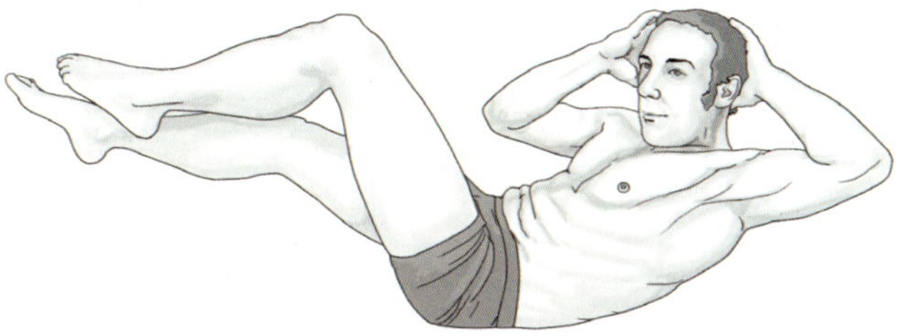

변형법: 1. 무릎 사이에 링 끼우기

이 변형 운동법은 내전근도 사용하게 되므로 운동 강도가 높아진다. 또한 이 변형법은 운동을 실행하는데 도움을 주는 한편, 골반 안정성을 더 높여준다.

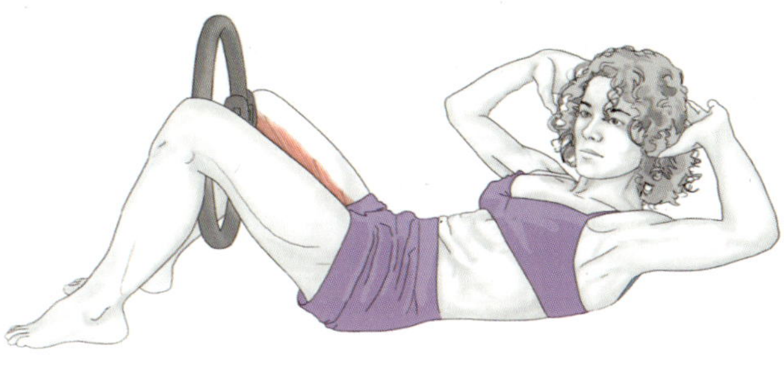

더블 레그 스트레치 (11-1)

05.pt/68.mp4

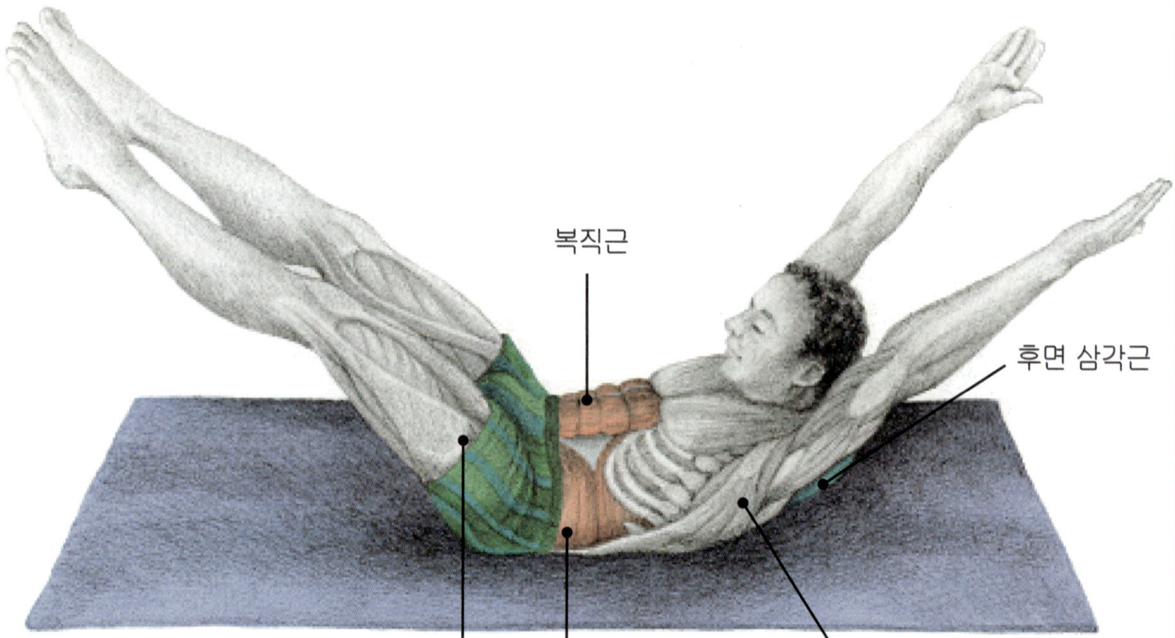

이 운동의 좋은점과 전환

- 일상 생활에서 허리에 가해지는 역학적 스트레스에 대처하는데 도움이 되는 근육 지원.
- 흉곽을 닫음으로써 등의 중간 부분을 지지.
- 엉덩이에서 상체와 하체로 향하는 힘의 올바른 전달.
- 지금까지 여러분이 신체의 특정 부분만을 포함한다 라고 믿었던 움직임에 대한 근육 및 에너지 지원. 예를 들어, 상자를 들어올릴 때는 복근이 등과 어깨를 지지한다.
- 하체 상부 협동력 증가.
- 목 근육 강화.
- 팔을 들고 뻗는 일상적인 동작으로 전환함과 힘든 상황에서의 견갑골 안정화 원리의 내재화.

운동 방법

1. 누워서 팔을 머리 뒤로 쭉 뻗고 골반과 무릎이 90°를 만들도록 굽혀라.
2. 팔을 앞으로 내밀면서 몸통을 들어올려라(발을 모으고, 무릎을 벌리며, 양손을 다리 바깥쪽으로 가져와 골반의 외회전을 할 수도 있다).
3. 몸통의 자세를 유지하고 팔꿈치를 굽혀라.
4. 몸통을 제 위치에 유지하고, 무릎을 뻗으며 팔을 머리 위로 직선이 되게 들어 올려라.
5. 척추 하나씩 바닥에 닿도록 몸통을 내려 놓으면서 무릎을 굽히고, 이두근은 귀 옆에 둔 채 팔은 일직선으로 유지하라.

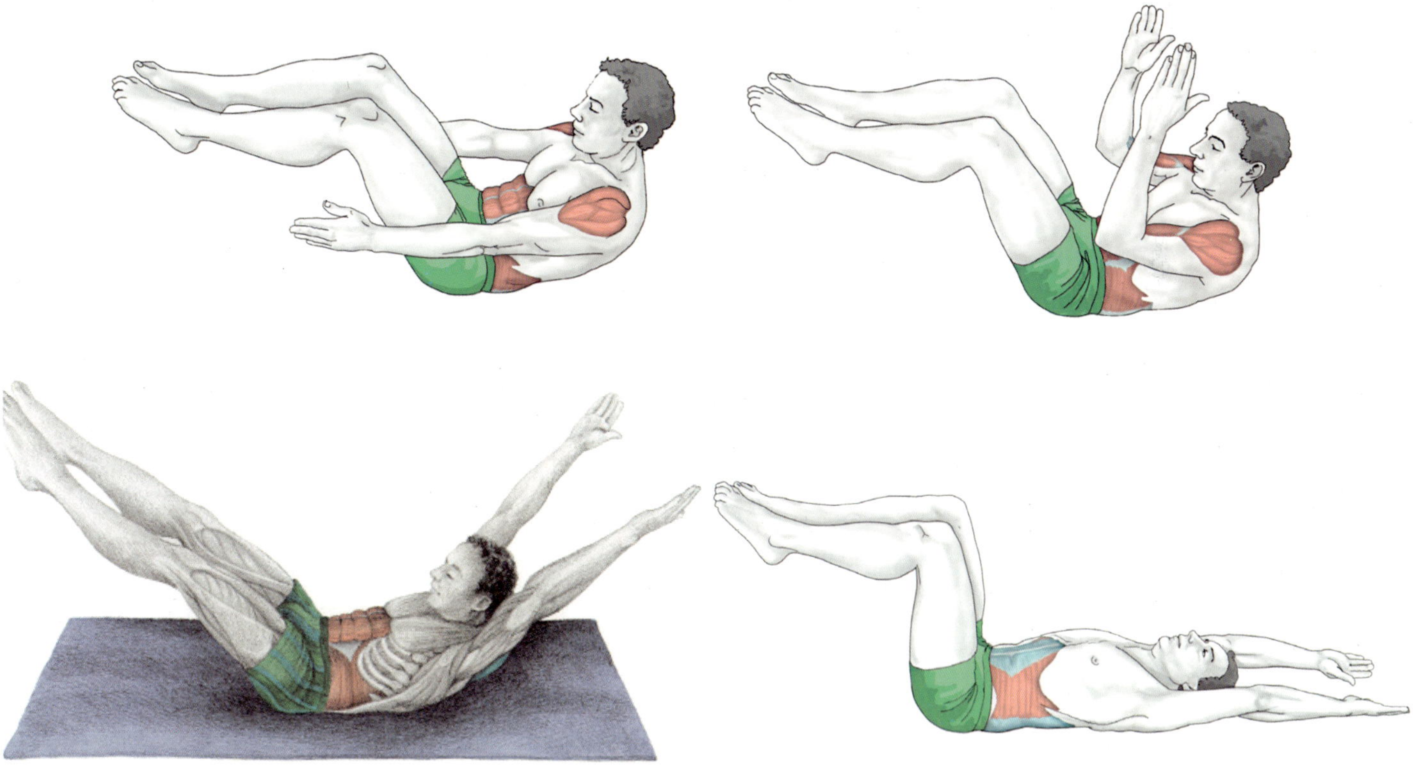

변형법: 1. 탄성 밴드 사용하기

저항을 제공하기 위해 탄성 밴드를 사용하면
상체에 대한 이 운동의 난이도가 증가하지만
밴드가 다리를 지지해주기 때문에
복근의 사용이 줄어든다.

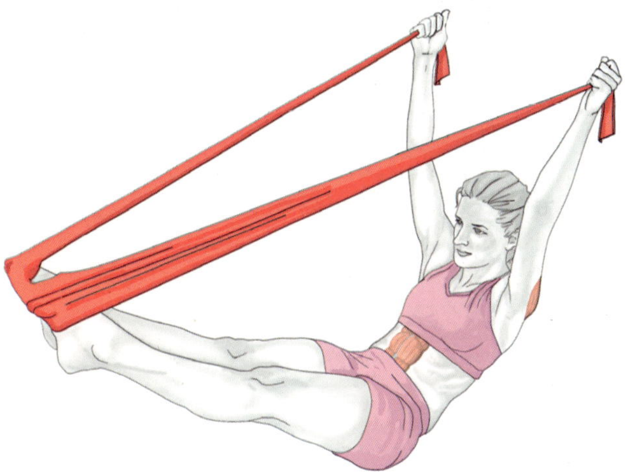

좋은 자세를 위한 비결

- 시선은 정면을 봐라. 편평하게 누워있는 자세에서는 천장만 똑바로 보고 있어야 한다.
- 목을 척추의 연장선처럼 늘린 채 유지하고, 머리가 앞으로 나오지 않도록 하라.
- 체중을 천골과 허리로 굳건하게 지탱하라.
- 지지점이 되는 복근을 느껴라.
- 다리를 평행하게 유지하며 골반 너비로 벌려라.
- 호흡: 1번 자세에서 숨을 내쉬고, 2번 자세에서 숨을 들이쉬며, 3번 자세에서 다시 내쉬고, 4번 자세에서 숨을 들이쉰다.

흔히 저지르는 실수: 머리가 앞으로 나오는 것

머리가 척추와 일직선이 되지 않도록 머리를 앞으로 쭉 뻗으면, 목 근육에 긴장과 부하가 발생한다. 또한 이렇게 하면 경추(목)의 한 지점이 앞으로 나오게 되며, 추간판을 앞으로 밀어 신경 뿌리에 압박을 줄 수 있다.

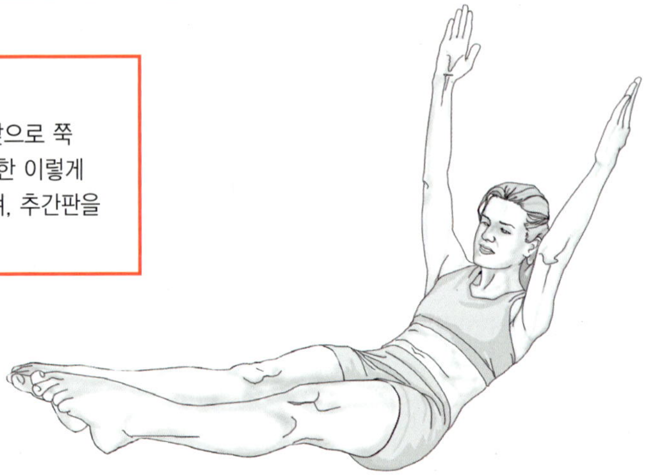

수정 방법

허리 부위나 그 위 등쪽에 통증이 느껴지면 등을 곡선으로 만들어 지지함으로써 척추 관절의 경로를 제한할 수 있다. 이렇게 하면 흉곽이 열리는 것을 방지하므로 등에 과부하가 걸리지 않고 더 많은 반복을 할 수 있다(3장 "적응 운동" 운동 3번 참고).

주의사항: 이와 같이 움직임의 범위가 넓은 운동에서 탄성 밴드를 사용하면 운동 강도가 엄청나게 높아진다. 2M 길이의 약한 탄성 밴드를 사용하라. 모든 단계에서 운동 경로가 제대로 지켜지지 않으면 운동이 아무런 효과가 없음을 기억하라.

사용되는 근육들

움직임에 사용되는 근육들: 2번째 자세에서 복직근은 척추굴곡근으로, 이두근은 팔꿈치굴곡근으로 작용한다. 오훼완근, 상완이두근, 대흉근, 전방 삼각근, 견갑하근은 3번째 자세에서 팔을 들어올리는 반면, 대퇴사두근은 무릎을 곧게 펴준다. 반건양근, 반막상근, 대퇴이두근, 봉공근, 슬와근, 내비골근, 외비골근은 무릎을 굽히는 작용을 한다.

안정화에 사용되는 근육들: 승모근의 아래쪽 섬유들은 견갑골을 안정화시킨다. 장요근과 복횡근은 골반을 제 자리에 잡아둔다. 외복사근과 내복사근은 흉곽을 닫아준다.

기타: 골반 내회전근과 외회전근은 다리를 평행하게 정렬하여 유지시킨다. 반면에, 장요근은 골반의 굴곡과 신전에 관여하는데 이에 배꼽(엄밀히 말하자면, 복횡근)의 연결이 도움을 준다.

주요 신장근: 척추기립근.

시저즈 (12-1)

05.pt/70.mp4

이 운동의 좋은점과 전환

- 일상 생활에서 허리에 가해지는 역학적 스트레스에 대처하는데 도움이 되는 근육 지원.
- 흉곽을 닫음으로써 등의 중간 부분을 지지.
- 엉덩이에서 상체와 하체로 향하는 힘의 올바른 전달.
- 지금까지 여러분이 신체의 특정 부분만을 포함한다 라고 믿었던 움직임에 대한 근육 및 에너지 지원. 예를 들어, 상자를 들어올릴 때는 복근이 등과 어깨를 지지한다.
- 상체와 하체에 가해지는 부하의 분리.
- 보다 강한 목 근육.
- 장경인대와 대둔근에 대한 능동적인 유연성 운동.
- 체육관에서 행하는 가장 흔한 운동 중 하나에 대한 올바른 방법을 배우는 것.

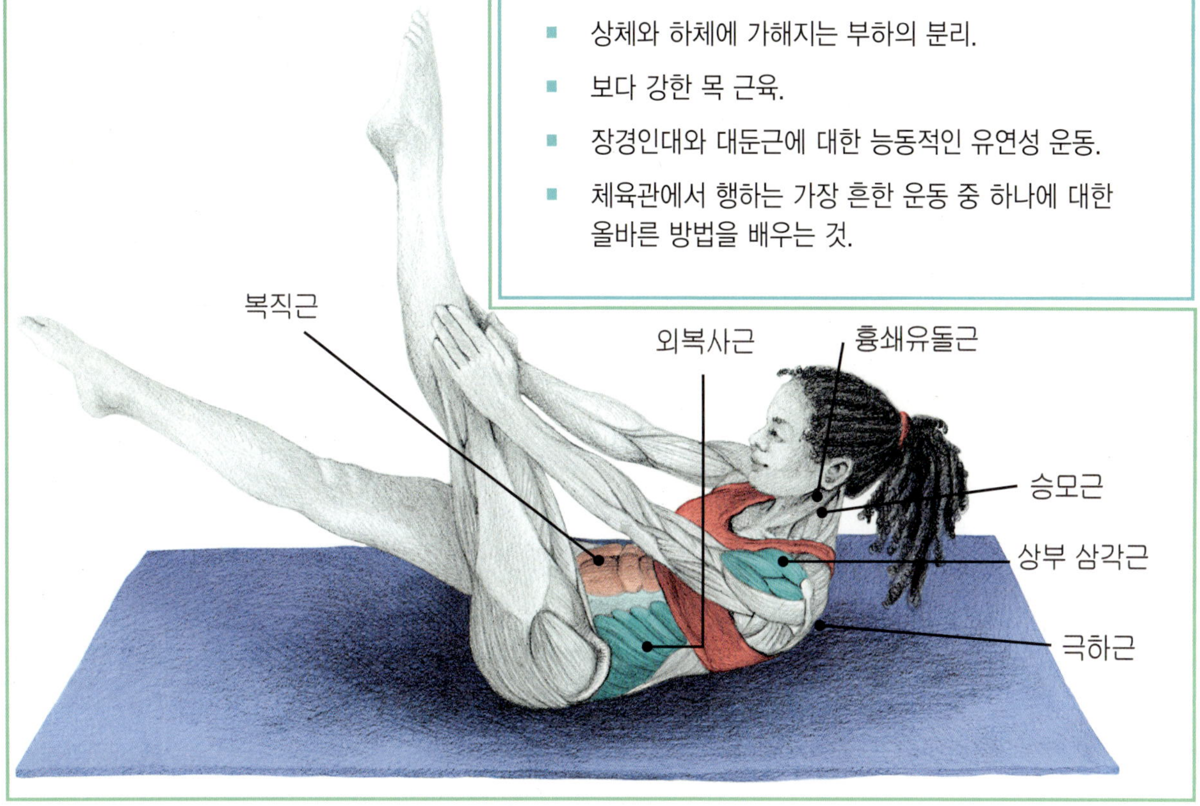

사용되는 근육들

움직임에 사용되는 근육들: 복직근은 척추 굴곡근 중 하나로, 복근 운동에서 몸통을 들어올리는 주요 근육이다. 복사근은 복직근에 가해지는 부하를 도와주고 흉곽을 닫는 역할을 가진 주요 근육이다. 이 운동에서는 몸통을 향해 들어올린 다리 쪽 복사근이 더 많은 작용을 한다.

안정화에 사용되는 근육들: 승모근의 아래쪽 섬유들은 견갑골을 안정화시킨다. 전방 삼각근, 대흉근, 오훼완근은 팔을 들어올린 자세가 유지되게 한다(굽힘).

기타: 내부 및 외부 골반 회전근들은 다리를 평행하고 정렬된 상태로 유지시킨다. 복횡근은 골반 안정화에 도움을 준다.

주요 신장근: 척추기립근. 다리를 올린 상태에서 장경인대와 대둔근. 후면 삼각근.

* **주의사항**: 크고 불안정한 가위 자세보다 작고 안정적인 자세가 좋다. 가위 운동을 반복하는 내내 몸통은 들어올린 상태를 유지해야 한다. 이것은 상당한 근력이 필요하기 때문에 일반적으로 각 다리마다 8회를 1세트로 하여 운동을 실행한다.

좋은 자세를 위한 비결

- 시선은 항상 정면을 향해서 머리의 움직임을 따라가게 하라.
  편평하게 누워있는 자세에서는 천장만 똑바로 보고 있어야 한다.
- 목을 척추 나머지 부분의 연장이라 생각하며 길게 늘린 채 유지하고
  머리가 앞으로 나오지 않게 하라.
- 모든 반복 및 연속된 운동 내내 흉곽을 닫은 상태로 유지하라.
- 다리에 손이 닿지 않더라도 어깨가 앞으로 나오지 않도록 하고, 뒤쪽으로 잡아
  귀와 멀리 떨어지게 다리의 움직임으로 인해 골반과 몸통의 자세가 밀리지 않도록 하라.
- 양쪽 요방형근이 바닥에 같은 압력으로 놓여 있는 것을 느껴라.
- 다리를 평행하게 유지하며 골반 너비로 벌리고, 골반의 외회전을 막아라.
- 호흡: 몸통 쪽으로 한쪽 다리를 들어올릴 때 숨을 들이쉬고 다른 쪽 다리를 올릴때 숨을 내쉰다.
  또한, 스타카토처럼 끊어서 두차례 숨을 들이쉬어도 되며 각 다리 당 총 8번의 호흡을 센다.

운동 방법

1. 척추가 잘 굽혀질 때까지 몸통을 들어올려라.
2. 다리는 천장을 향하게 하여 상체와 하체의 균형점을 찾아라. 골반과 허리가 받침점을 형성한다.
3. 이 자세를 유지하면서 다리를 당기지 말고 "가위"와 같은 자세를 취해라.
   움직임을 해내려면 각 다리 자체의 근력과 복근을 사용하라.
4. 몸통을 올렸다 내렸다하면 이 운동을 역동적인 복근 운동으로도 사용할 수 있다.
   이렇게 하려면 누워있는 동안 다리를 움직이지 말고 몸통을 들어올리면서 시저스 운동을 하라.

수정 방법

이 운동을 실행하는 동안 몸통을 들어올리고 있기가 힘들면,
아크로 등을 지지하여 절반 높이에서 이 운동을 한다
(3장 "수정 운동" 운동 3번 참고).

이 경우 아래팔을 바닥에 놓을 수도 있다
(3장 "수정 운동"의 운동 3번 참고).

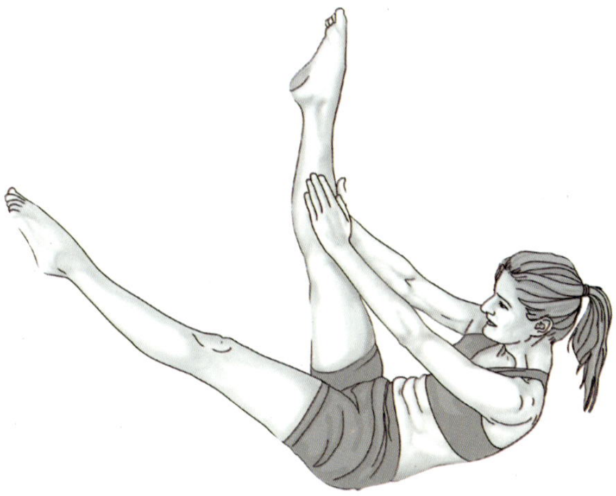

흔히 저지르는 실수: 머리가 앞으로 나오는 것: 머리를 앞으로 내밀면 목 근육에 긴장과 부하를 유발한다. 또한 이렇게 하면 경추(목)의 한 지점이 앞으로 나오게 되며, 추간판을 앞으로 밀어 신경 뿌리에 압박을 줄 수 있다.

변형법: 1. 햄스트링 스트레칭

이 변형 운동법은 몸통을 올리고 그 방향으로 다리를 부드럽게 올려 햄스트링의 유연성을 길러준다. 이를 통해 실행되는 추가적인 스트레칭은 반대편 다리와의 거리를 증가시켜, 시저스 운동의 움직이는 범위를 넓힐 수 있다.

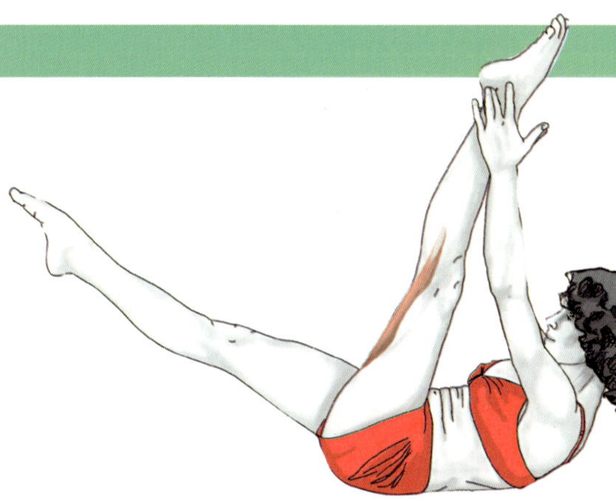

하프 롤 백 오블리크 (15-1)

05.pt/74.mp4

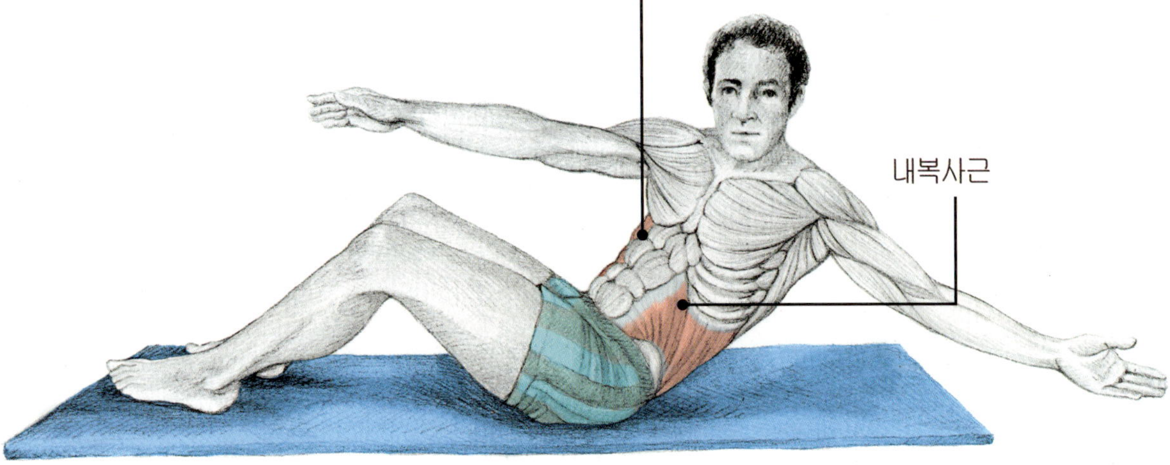

이 운동의 좋은점과 전환

- 일상 생활에서 허리에 가해지는 역학적 스트레스에 대처하는데 도움이 되는 근육 지원.
- 흉곽을 닫음으로써 등의 중간 부분을 지지.
- 상체와 하체에 가해지는 부하의 분리.
- 엉덩이에서 상체와 하체로 향하는 힘의 올바른 전달.
- 지금까지 여러분이 신체의 특정 부분만을 포함한다 라고 믿었던 움직임에 대한 근육 및 에너지 지원. 예를 들어, 상자를 들어올릴 때는 복근이 등과 어깨를 지지한다.

좋은 자세를 위한 비결

- 하프 롤 백 운동을 하는 내내 시선을 정면을 향하고 몸통을 돌릴 때 시선에 손이 따라가야 한다.
- 모든 반복 및 연속된 운동 내내 흉곽을 닫은 상태로 유지하라.
- 어깨가 앞으로 나가지 않도록 하고, 뒤쪽으로 당겨 귀와 멀리 떨어지게 하라.
- 첫 동작으로 골반을 둥글게 말고 나머지 척추는 일반적인 곡선을 유지한 채 곧게 유지하라. 두번째 동작은 갈비뼈 라인 아래쪽으로 몸통을 회전하는 것이다.
- 부드러운 연계 동작이 될 수 있도록 몸통의 두 가지 움직임을 합쳐라.
- 가슴-어깨 구조가 열린 상태를 유지하며 조절된 자세를 취하도록 하라.
- 다리를 평행하게 유지하며 골반 너비로 벌려라. 양쪽 좌골(골반의 아랫부분)이 동일한 압력으로 바닥 위에 얹혀있는 것을 느껴라.
- 호흡: 하프 롤 백 오블리크 운동을 하는 동안 숨을 들이쉬고 되돌아 오면서 내쉰다.

운동 방법

1. 앉은 자세에서 팔을 앞으로 뻗고 다리를 굽혀서 세우며 하프 롤백과 같이 등을 둥글게 펴라.
2. 한쪽 팔을 뒤로 움직이고 몸통을 돌리면서 시선은 손을 따라 가라.
3. 몸통을 들어올리고 팔을 시작 위치로 되돌리면서 회전을 풀어라.
4. 회전을 되돌려라.

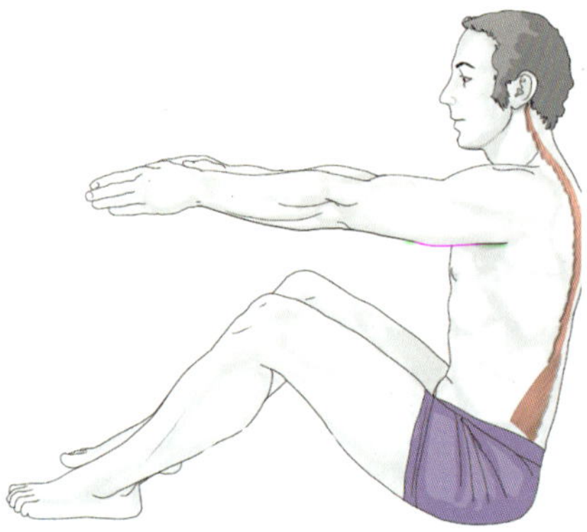

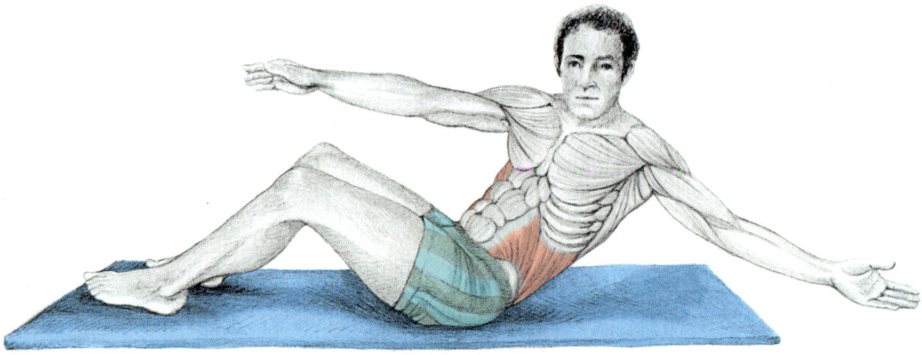

변형법: 1. 탄성 밴드 사용하기

이 변형 운동법은 상체 운동을 포함하며, 특히 외회전 전반에 걸쳐 소원근, 극하근, 후면 삼각근을 포함한다. 상부 삼각근과 극하근은 외전에서 작용한다. 신체적 능력과 이 운동의 숙달을 감안하여 적절한 저항력이 있는 밴드를 선택하라.

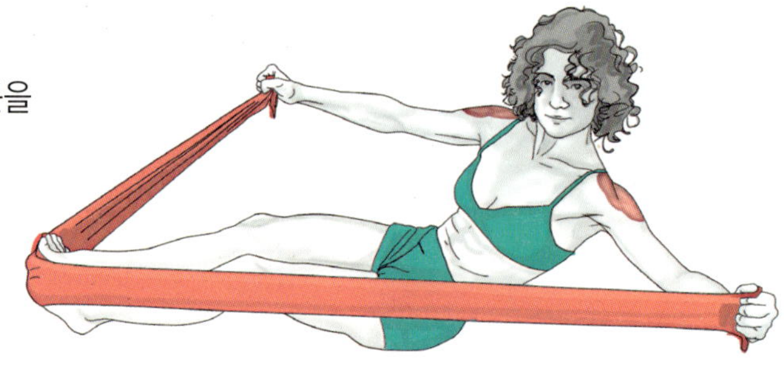

수정 방법

몸통을 중간 높이에서 유지하는데 허리에 과부하가 걸린다면 3장 "수정 운동"의 3번 운동을 참고하면 도움이 될 것이다.

3장의 운동 4번의 수정 방법은 하프 롤 백 운동을 실행하는데 도움이 되지만, 복사근과 상체에 가해지는 부하가 커져서 문제가 될 수 있다. 그러나, 낮은 저항의 운동 밴드를 사용하고 팔 회전의 움직임이 짧으면 적용이 가능하다.

사용되는 근육들

움직임에 사용되는 근육들: 복직근과 장요근의 상부 섬유들은 요추와 골반의 굴곡과 신장에 관여한다. 복사근은 몸통을 회전시킨다(내복사근은 회전 방향으로, 외복사근은 회전 반대방향으로).

안정화에 사용되는 근육들: 복횡근은 요추 아래 부분에 과부하가 걸리지 않도록 신체 앞쪽의 긴장에 관여한다. 복사근은 갈비뼈를 닫고 관련된 근육 섬유들에 따라 움직임 및 안정화의 역할을 한다.

기타: 깊은 곳에 위치한 등 근육들(주로, 횡돌기극근과 광배근)은 척추를 늘리는 역할을 하면서 깊은 곳에 위치한 둔부 근육들은 다리의 평행과 정렬을 유지하게 한다.

주요 신장근: 척추기립근.

흔히 저지르는 실수: 골반 불안정

이것은 상체와 하체의 부하 분리에 실패하면 발생한다("주의 사항" 참고).

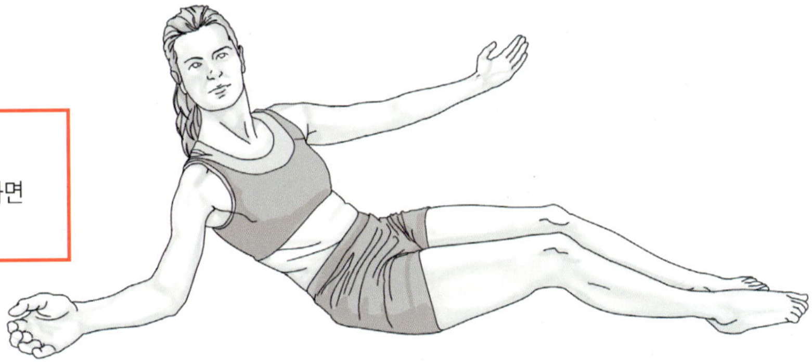

주의사항: 사선 방향으로 움직이는 복근 운동에서 골반 불안정과 다리 정렬의 부재가 자주 발생한다. 이것은 상체가 움직이는 동안 하체가 움직이지 않게 유지하는데 필요한 상체와 하체의 부하 분리가 이뤄지지 않아서 발생한다. 이 운동에서 분리를 하려면 몸의 절반만 움직일 수 있는 인형처럼 몸이 반으로 갈라져 있다고 상상하는 것이 도움이 될 수 있다.

2. 목 뒤로 손 올리기

복직근과 복사근 양 복근에 더 큰 자극을 주는 운동.

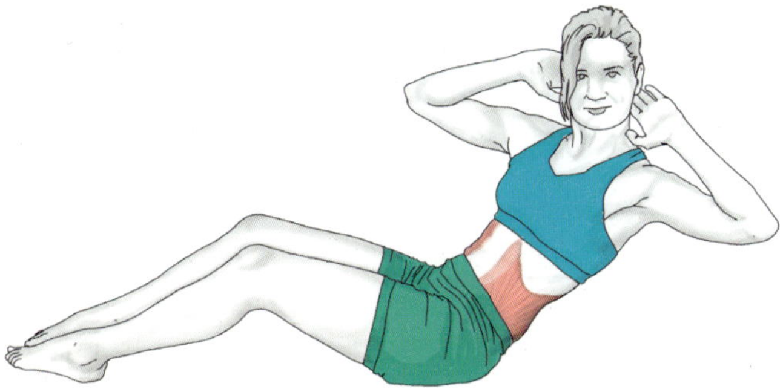

액시얼 플렉스 (19-1)

05.pt/76.mp4

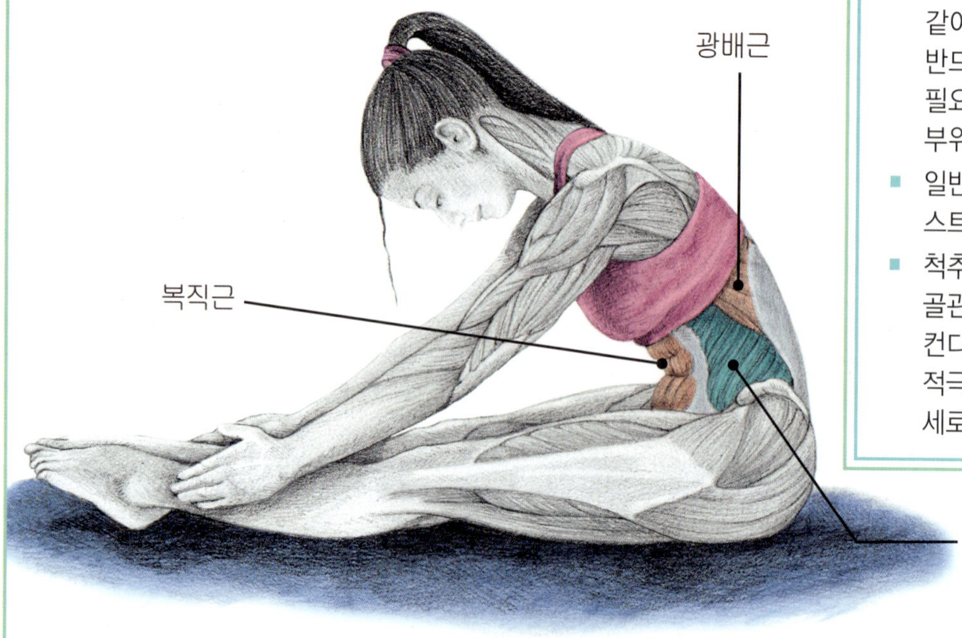

이 운동의 좋은점과 전환

- 척추 신장근들의 강화.
- 척추 굴곡과 중립 골반 같이 서로 가깝지만 반드시 같이 움직일 필요가 없는 신체 부위들의 움직임 분리.
- 일반적인 골반 스트레칭(후면 근육).
- 척추 측만증이나 골관절염과 같이 등허리 컨디션을 위해 적극적으로 추천하는 세로축 자세 재교육.

사용되는 근육들

움직임에 사용되는 근육들: 장요근의 허리쪽 섬유들, 척추를 굽힐 때는 주로 복직근. 척추옆근과 광배근은 척추를 신장시킨다.

안정화에 사용되는 근육들: 복횡근은 골반을 안정화시키고 복사근은 흉곽을 닫은 채 유지시킨다. 승모근의 아래쪽 섬유들은 견갑골을 제 위치에 잡아두고, 견갑대를 안정화시킨다. 두직근과 두장근은 경추를 신장시킨다.

기타: 횡돌기극근은 세로축 신장을 도와주며 대퇴사두근은 무릎의 신장을 돕는다.

주요 신장근: 척추기립근, 햄스트링, 대둔근.

주의사항: 복직근이 척추의 굴곡을 다루는 근육이기 때문에, 대부분 이 운동에서는 복근이 사용된다. 그러나, 신체 후면을 담당하는 근육 사슬 전체의 신전을 고려하면, 해당 근육이 팽팽하면 다리도 신장됨을 느낄 것이다. 이것은 매우 유연한 사람들에게는 문제가 되지 않겠지만, 기술이 부족하면 골반을 굽히게 되고 다리가 앞으로 나오게 되며 이것은 이 운동에서 복부 운동이 이뤄지지 않게 한다.

변형법: 1. 링 누르기

팔꿈치를 살짝 굽히고 있는 상태에서 지지를 위해 손을 편안하게 놓을 수 있을 만큼 링을 충분히 앞에 놓아라. 복부에서 힘이 나온다고 상상하면서 링을 지면을 향해 눌러라.

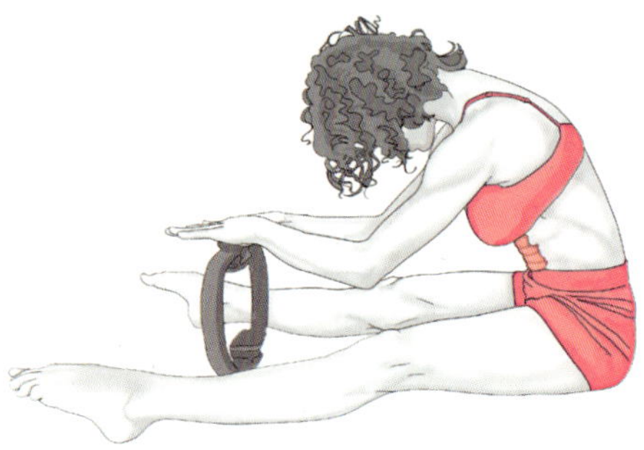

좋은 자세를 위한 비결

- 척추뼈 하나와 다음 척추뼈 사이의 거리를 늘리려는 것처럼 운동하는 내내 척추를 길게 늘린 채 유지하라.
- 운동하는 동안 골반을 안정적인 중립 상태로 유지하라. 이것을 해내기 위해서는 양쪽 좌골이 바닥에 닿아 있어야 한다.
- 목표는 몸통을 다리 쪽으로 낮추는 것이 아니라, 척추를 굽힐 때 오히려 다리에서 멀어지게 하여 반대 힘의 반작용을 유발하는 것이다.
- 호흡: 중립 자세에서 숨을 들이쉬고 몸통을 굽히면서 내쉰다. 중립 자세로 돌아가면서 다시 한번 숨을 들이쉰다.

운동 방법

1. 앉은 자세에서 골반을 중립 자세로 만들고 척추를 늘리며, 양 다리를 골반 너비로 벌린 채 손을 편안하게 놓아라.
2. 척추를 늘린 채 골반을 중립 자세로 유지하면서 몸통을 굽혀라.
3. 척추와 골반이 중립된 시작 자세를 유지하기 위해 몸통을 한 번 더 신장시켜라.

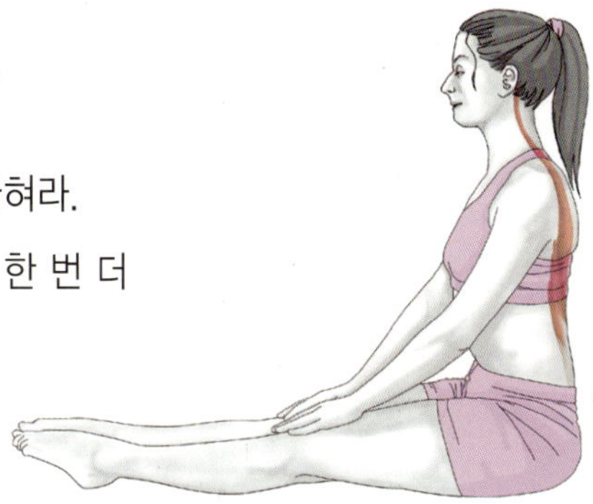

수정 방법

다리를 쭉 뻗고 앉는 것이 어렵다면 쿠션 위에 앉아 지지점의 높이를 높여도 된다(3장 "수정 운동"의 운동 7번 참고).

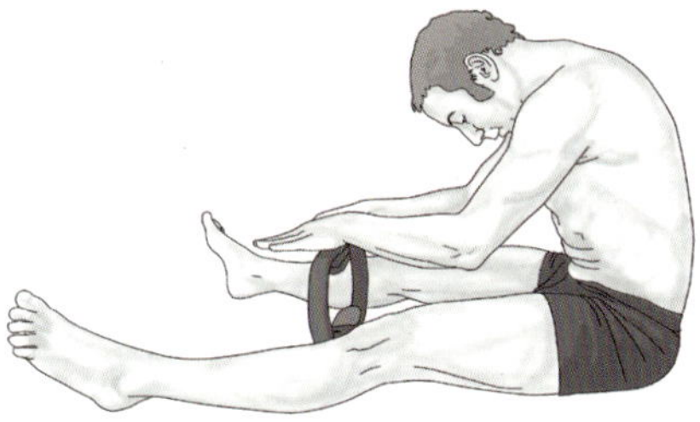

흔히 저지르는 실수: 머리가 앞으로 나오는 것. 이것은 일반적으로 척추 관절이 부족하다는 느낌에 대한 반응으로 무의식적으로 발생한다. 등 상부와 목(주로 승모근)의 신근들을 이완시킴으로써 이 실수를 교정한다는 인식을 가지기만 하면 된다.

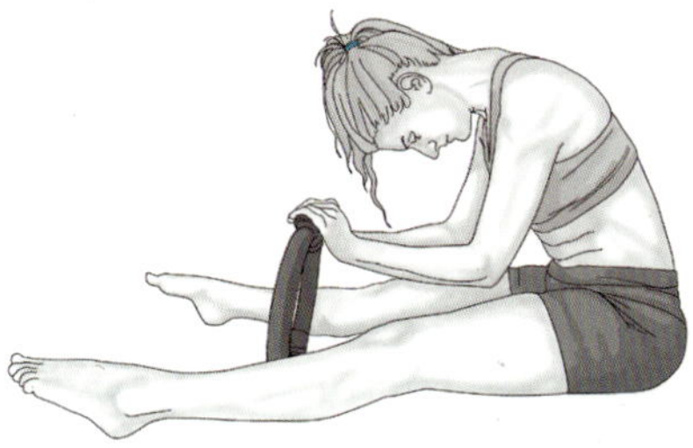

흔히 저지르는 실수: 등을 과도하게 뒤로 젖히는 행위. 척추의 긴장 증가를 위해 등 상부와 중간부에 과도한 긴장을 부여하는 행위. 이것은 확실히 신장을 더 시키지만, 축신장의 원리에 어긋나게 되며 이로 인해 관절에 대한 운동의 좋은 점을 잃게 된다.

2. 사선으로 링 누르기

첫번째 변형 운동법 에서와 같이 링을 누르되 다리를 벌리고 그 중 하나는 링 안쪽에 둬라. 이것은 링에 넣은 다리 방향의 내복사근과 반대편의 외복사근에 자극을 준다.

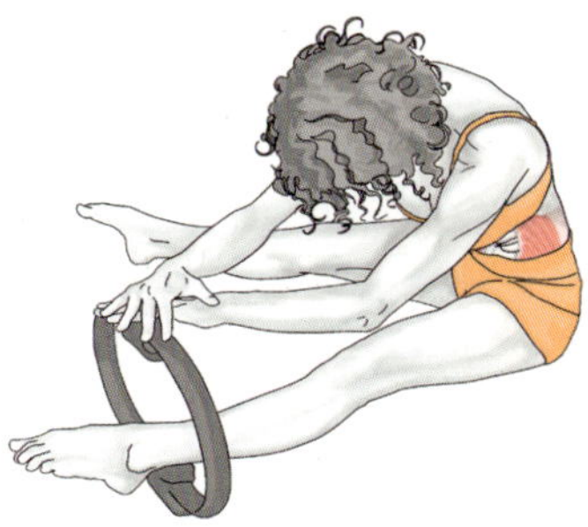

3. 발목 굽히기

이 변형 운동법은 하체 전체, 특히 비골근의 신장을 증가시키는 동시에 앞쪽 경골(정강이 앞쪽을 따라 내려가는 근육)을 강화한다.

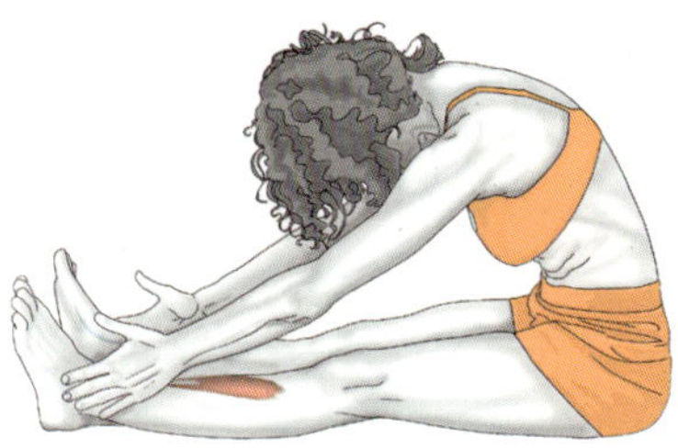

씰 (21-1)

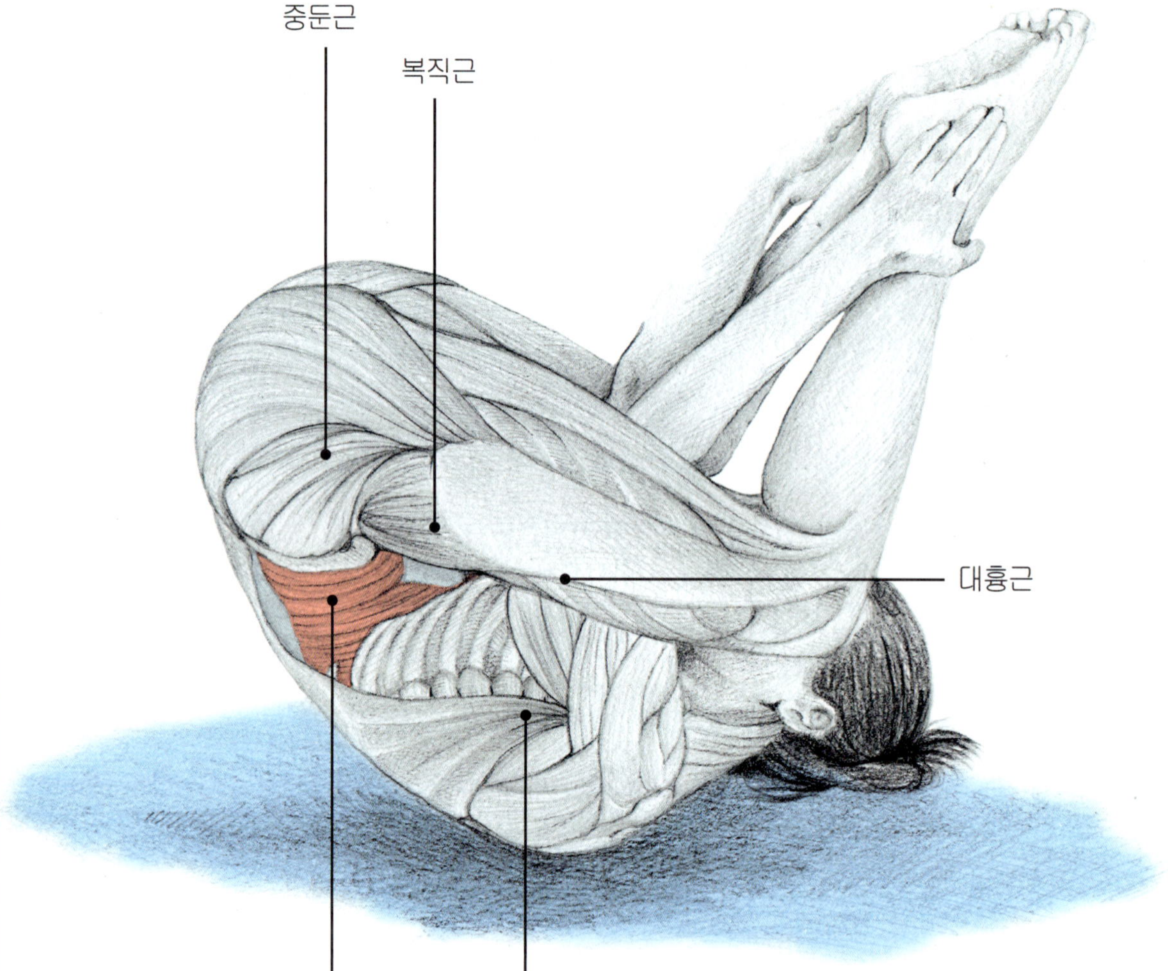

이 운동의 좋은점과 전환

- 척추기립근 마사지. 흉곽 뒤쪽 상부 확장.
- 복직근 운동과 긴밀하게 관련된 척추 굴곡 패턴의 완전한 이해.
- 재미 있음. 이것은 필라테스 세션 동안의 긴장을 마무리하는데 좋은 운동이다.

사용되는 근육들

움직임에 사용되는 근육들: 봉공근, 중둔근, 소둔근, 추체근은 주로 다리의 내전에 관여하지만, 움직임의 경로가 매우 짧기 때문에 이 근육들의 사용을 거의 감지할 수 없다.

안정화에 사용되는 근육들: 복직근, 복횡근, 광배근, 대원근, 상부 삼각근.

기타: 이두근과 삼두근은 박수치는 몸짓을 할 때 처럼 양팔을 모아준다.

주요 신장근: 척추기립근, 대둔근, 중둔근.

* **주의사항**: 이 운동은 "공처럼 몸 굴리기"와 유사하지만, 더욱 강도가 높고 실행하기 어렵다. 많은 사람들이 단순히 시작 자세에서 손으로 다리를 붙잡는 것을 하지 못하며 아래 제안된 변형 운동법을 실행해야 한다. 일반적이지 않은 붙잡음을 제외하고, 이 운동은 다리로 운동량을 모을 수 없기 때문에 등으로 구를 때 복부의 모든 힘을 사용해야 한다.

좋은 자세를 위한 비결

- "작동 버튼"은 배꼽이고 움직임의 추진력을 생성하려면 이 지점에 집중해야 한다.
- 팔에 큰 공을 들고 있다고 상상하라.
- 시선을 한 곳에 고정하지 않으면 특히 기초가 매우 불안정할 때, 구조적 불균형과 근육의 불균형으로 인해 일직선으로 구르지 못하게 된다.
- 박수를 3회 치는 것이 어렵다면, 박수를 한 번 치기 시작하고, 복부로부터의 움직임의 조절을 향상시키면서 박수의 횟수를 늘려라.
- 호흡: 뒤로 구르면서 숨을 들이쉬고 앞으로 구르면서(상승) 내쉰다.

운동 방법

1. 이 운동은 "공처럼 몸 굴리기"와 유사하다. 무릎을 벌리고 발은 모아라. 손이 발 바깥쪽에 닿을 때까지 팔은 바깥쪽에서 안쪽으로 가야한다.
2. 머리가 땅에 닿지 않도록 유의하며, 뒤로 구르면서 몸의 움직임이 멈출 때까지 발로 박수를 3회 쳐라.
3. 발이 땅에 닿지 않도록 유의하며, 앞으로 구르면서 몸의 움직임이 멈출 때까지 발로 박수를 3회 쳐라.

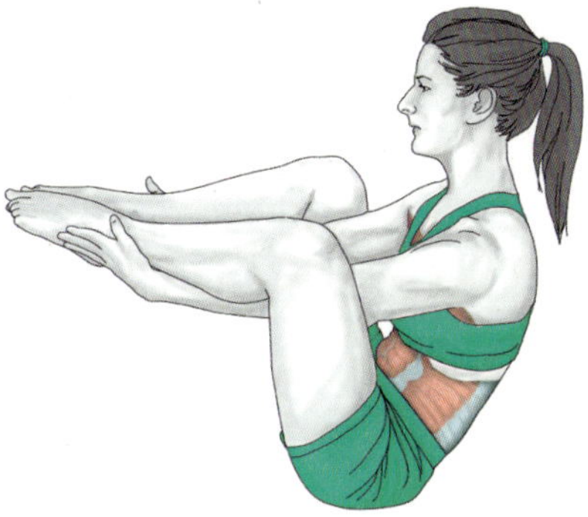

수정 방법

이 경우에는 복근에 대한 조절력과 굴곡된 척추 관절을 개선할 수 있을 때까지 "몸을 공처럼 굴리기"를 실행하여 운동 강도를 낮추는 것이 수정 방법이다.

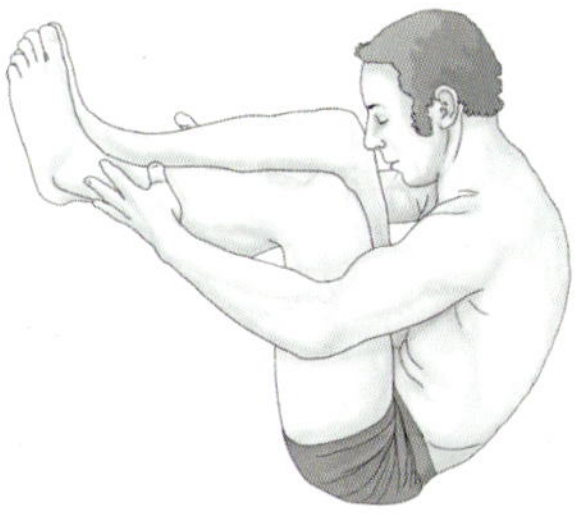

흔히 저지르는 실수: 등을 과도하게 뒤로 젖히는 행위.

팔의 자세로 인해 어깨를 귀까지 들어올리고 "등을 굽히는" 것이 일반적이다. 이 두 동작은 허리 건강에 좋지 않으므로 지양해야 한다. 여기에 적용 가능한 원리는 견갑골 안정화와 척추 신장이다.

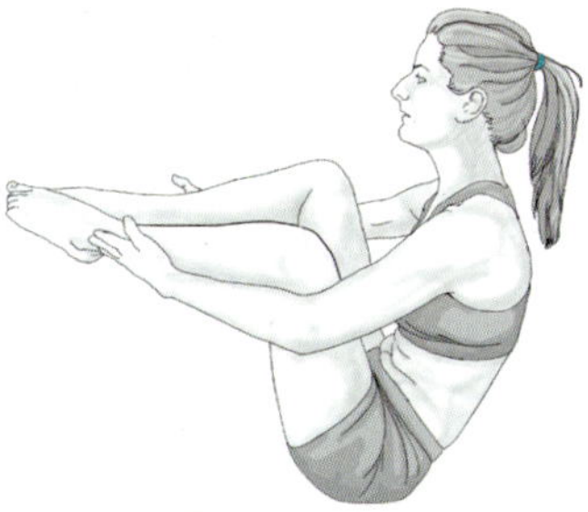

흔히 저지르는 실수: 머리가 앞으로 나오는 것.

복근의 힘이 충분하지 않는 경우, 일반적으로 움직임의 부족에 대한 보상 작용으로 머리를 앞으로 밀어내는 반응이 나타난다. 이것은 등과 목 근육에 심각한 손상을 잠재적으로 유발할 수 있는 과도한 긴장을 유발한다.

변형법: 1. 팔을 바깥으로 빼기

이 수정 동작에서는 팔이 안쪽에서 바깥쪽으로 나가는 것이 아니라, 바깥쪽에 위치하게 한다. 이 변형 방법은 다리나 복부가 돌출된 경우와 하체 근육의 안정성이 부족할 때 추천한다.

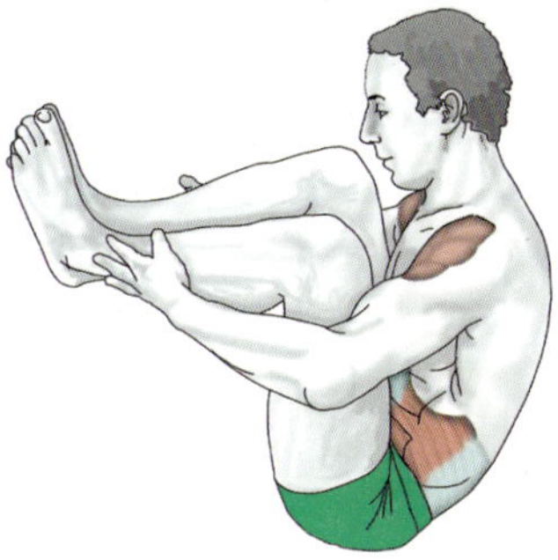

몸통 회전 (24-1)

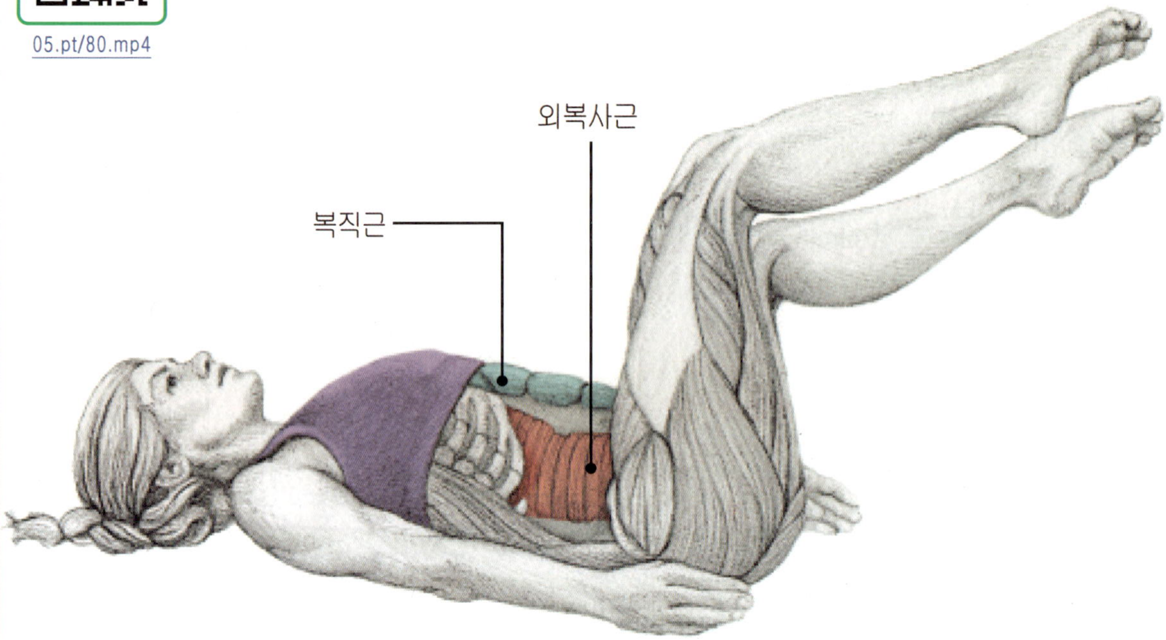

이 운동의 좋은점과 전환

- 허리 근육의 유연성 증가.
- 척추의 중간 및 아랫 부분의 유연성 증가.
- 정맥 환류의 증가.
- 마디별 척추 관절의 내부화.

사용되는 근육들

움직임에 사용되는 근육들: 회전하는 방향의 내복사근과 회전 반대 방향의 외복사근.

안정화에 사용되는 근육들: 장요근과 복횡근은 골반을 고정된 자세로 유지시켜준다.

기타: 복직근과 요방형근 하부.

주요 신장근: 요방형근, 늑간근, 광배근의 회전 반대 방향 하부 섬유.

주의사항: 이 운동은 허벅지가 몸통에 가까워지고 움직임의 범위가 감소된 상태에서 무릎을 깊게 굽히게 되므로 요통이 존재하는 경우, 긴장을 풀고 요추 부위를 이완하는 것이 좋다. 결과적으로 이 운동은 천골 하부의 섬유들과 요방형근 하부를 마사지한다.

좋은 자세를 위한 비결

- 회전 반대 방향의 어깨와 견갑골을 바닥에 붙여라.
- 복사근은 회전의 작용을 하지만 흉곽을 닫는 작용에도 관여하므로, 위쪽에서 아래쪽 섬유까지 활성화된 상태를 유지해야 한다.
- 회전 방향의 팔로 최대한 몸을 지탱하라.
- 머리가 다리의 움직임을 따라가거나 반대 방향으로 돌아가지 않도록 하라.
- 느리고 깊게 회전을 실행하며 에너지를 조절하려 시도하라.
- 호흡: 시작 자세에서 숨을 들이쉬고 몸통을 회전하고 되돌리면서 내쉰다.

운동 방법

1. 누워서 무릎과 골반을 90°로 굽혀라.
2. 몸통을 한쪽으로 돌리고 시작 자세로 돌아가라.
3. 양 방향을 번갈아가며 여러 번 반복하라.

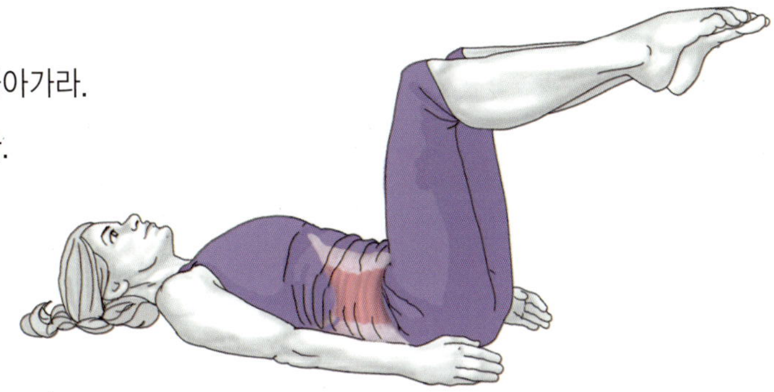

수정 방법

"주의사항"에서 설명한 바와 같이 이 운동을 하면 요통의 강도가 상당히 감소한다.

장요근에 과도한 긴장이 발생하는 경우, 골반 아래에 쿠션을 깔아라(3장 "수정 운동"의 운동 6번 참고).

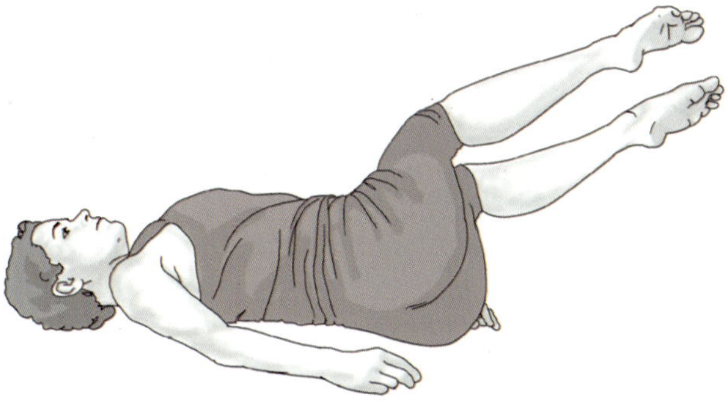

흔히 저지르는 실수: 축방향 신장 운동 원리의 부재

허리를 아치형으로 만들면 부하가 발생한다. 이에 대한 해결책은 모든 운동에서 필요로 하는 복부의 연결을 잃지 않도록 흉곽을 완전히 닫고 복횡근을 연결하는 것이다.

변형법: 1. 무릎을 편 상태로 하기

무릎을 펴게 되면 대퇴사두근이 같이 작용하게 되고 하체가 더 긴 지렛대를 만들어 이에 대항하는 운동을 하게 되므로, 회전하는 동안 복사근의 활성화를 증가시킨다.

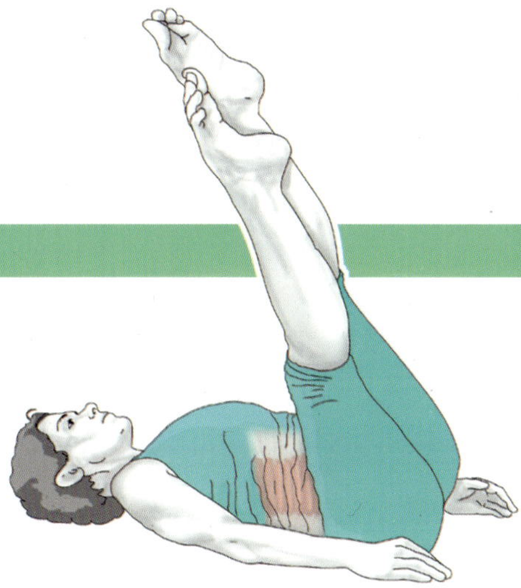

복근 운동 시리즈 (26-1)

05.pt/84.mp4

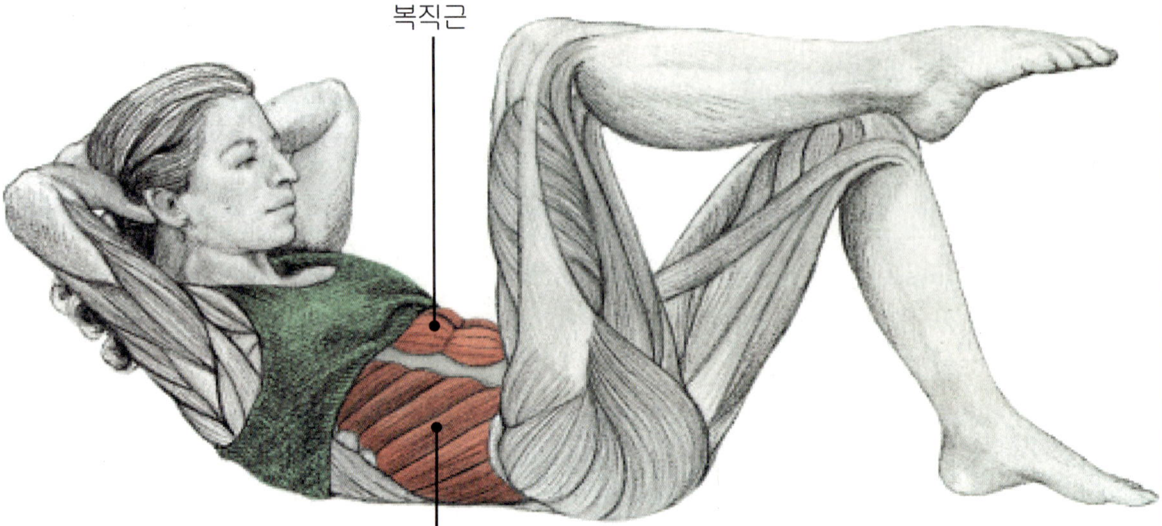

이 운동의 좋은점과 전환

- 일상 생활에서 허리에 가해지는 역학적 스트레스에 대처하는데 도움이 되는 근육 지원.
- 흉곽을 닫음으로써 등의 중간 부분을 지지.
- 엉덩이에서 상체와 하체로 향하는 힘의 올바른 전달
- 지금까지 여러분이 신체의 특정 부분만을 포함한다 라고 믿었던 움직임에 대한 근육 및 에너지 지원. 예를 들어, 상자를 들어올릴 때는 복근이 등과 어깨를 지지한다.
- 체육관에서 행하는 가장 흔한 운동 중 하나에 대한 올바른 방법을 배우는 것.
- 4개의 복근 그룹에 대한 고유 감각 향상.

좋은 자세를 위한 비결

- 시선은 머리의 움직임을 미리 따라가지 말고 일치시켜야 한다. 누워있는 자세에서는 천장만 똑바로 보고 있어야 한다.
- 머리는 양손에 기대며, 손으로 머리를 들어올리지 말고 지지만 해줘야 한다. 복근에서 생성된 에너지만을 사용하여 몸통을 들어올려라.
- 모든 반복 및 연속된 운동 내내 흉곽은 닫혀 있어야 한다.
- 어깨가 앞으로 나가지 않도록 하고, 뒤쪽으로 당겨 귀와 멀리 떨어지게 하라.
- 상체가 조절된 자세를 취하도록 유지하며 가슴-어깨 구조가 열린 상태를 유지하도록 하라.
- 다리를 평행하게 유지하며 골반 너비로 벌려라.
- 상체와 다리를 들어올릴 때 거친 움직임은 지양하라.
- 호흡: 올라오면서 숨을 들이쉬고 내려가면서 내쉰다.

운동 방법

1. 무릎을 굽힌 채 눕고 발바닥은 바닥에 단단히 고정시켜라.
2. 가슴을 향해 무릎을 들어올릴 때 회전하지 않도록 유의하며 몸통을 들어올려라.

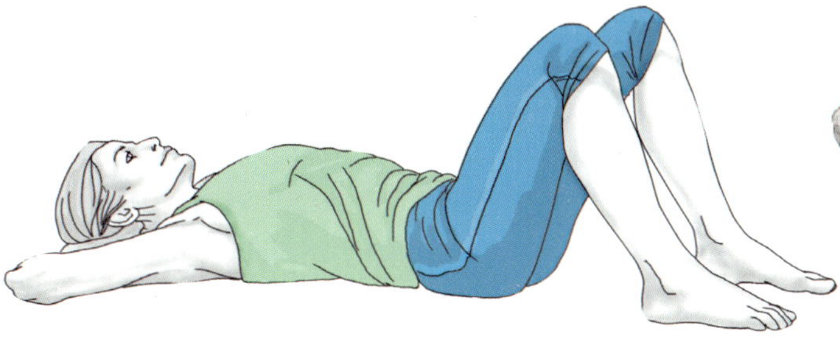

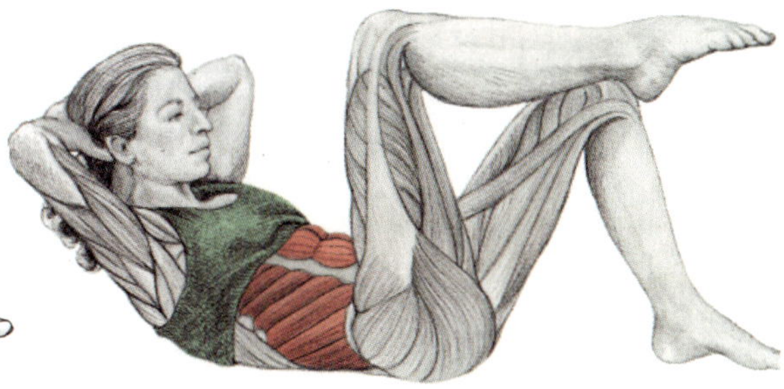

변형법: 1. 테이블 위에 올려놓은 듯한 운동 2. 사선방향 운동

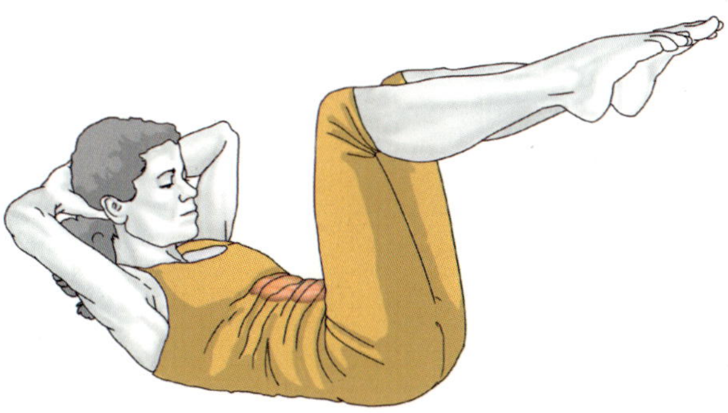

다리를 들어올리고 90°로 굽힌 채 복근 운동 시리즈를 실행하라. 이 변형 운동법은 복직근과 복횡근에 더 많은 자극을 준다.

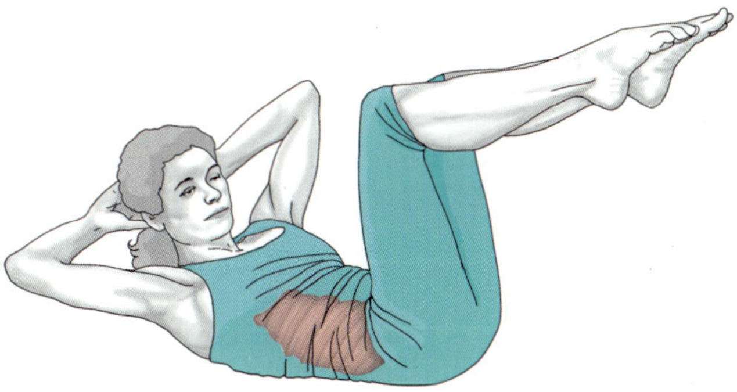

다리를 들어올리고 90°로 굽힌 채 사선방향 복근 운동 시리즈를 실행하라. 이 변형 운동법은 복사근에 더 많은 자극을 준다.

수정 방법

목이 아프면, 등을 지지하는 곡선을 사용하여 절반 높이에서 이 복근 운동을 실행하라 (3장 "수정 운동"의 3번 운동 참고).

상체 아래에 운동 밴드를 위치시키고 끝이 자유로운 부분을 사용하여 머리와 목을 지지할 수도 있다.

사용되는 근육들

움직임에 사용되는 근육들: 척추를 굽힐 때 복직근. 회전 방향의 내복사근, 회전 반대방향의 외복사근. 이 운동에서 골반이 신장되고 굴곡될 때, 장요근의 부하가 증가한다(원래의 운동과 변형 운동법 3번).

안정화에 사용되는 근육들: 복횡근은 골반을 안정화하며, 허리의 과부하를 방지한다. 승모근의 아래쪽 섬유들은 견갑골을 안정화시키고, 복사근은 흉곽을 닫는다.

기타: 내부 및 외부 골반 회전근들은 다리를 평행하고 정렬된 상태로 유지시킨다

주요 신장근: 척추기립근.

* **주의사항**: 원래의 운동 방법과 변형 운동법들을 혼합하고 번갈아 실행하도록 구성함으로써 복근에 대해 매우 높은 강도의 루틴을 만들 수 있다. 이 방법으로 운동을 실행하고 싶다면, 세트 당 8회의 반복을 실행하고 다음 세트를 실행하기 전 몇 초간의 휴식을 가져라. 이렇게 하면 전반적으로 좋은 자세를 유지할 수 있게 될 것이다.

3. 한쪽 다리 뻗기

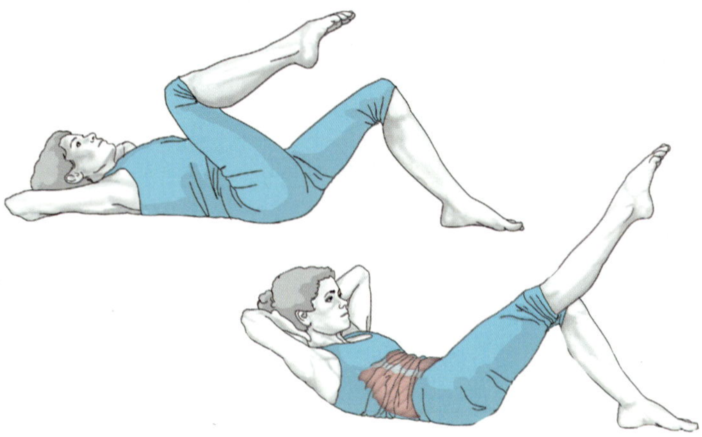

한쪽 무릎을 가슴에 대고 굽힌 상태로 누워서 굽힌 다리를 쭉 뻗으면서 몸통을 들어올려라. 이 변형 방법에서는 다리를 뻗은 방향의 복횡근 및 복사근 그리고 들어올린 다리의 대퇴사두근이 사용된다.

4. 직각 자세

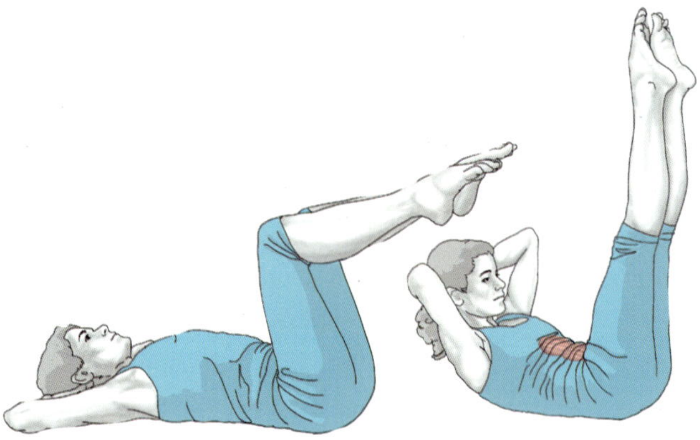

양쪽 무릎을 90°로 굽힌 채 누워서, 몸통을 들어올리고 양 다리를 천장을 향해 뻗어라. 이 변형 방법은 모든 복근의 부하를 증가시키고, 대퇴사두근 또한 이것에 관여시킨다.

느린 더블 레그 스트레칭 (1-2)

05.pt/88.mp4

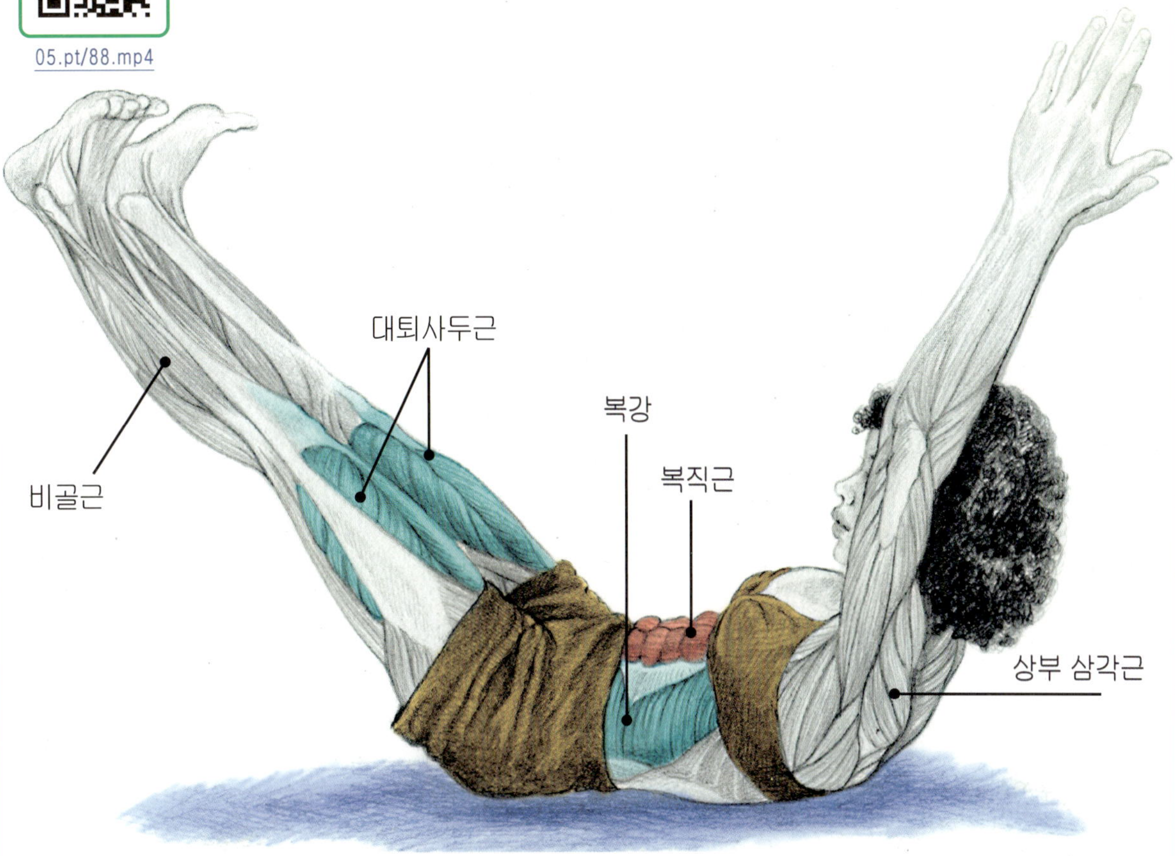

이 운동의 좋은점과 전환

- 일상 생활에서 허리에 가해지는 역학적 스트레스에 대처하는데 도움이 되는 근육 지원.
- 흉곽을 닫음으로써 등의 중간 부분을 지지.
- 엉덩이에서 상체와 하체로 향하는 힘의 올바른 전달.
- 지금까지 여러분이 신체의 특정 부분만을 포함한다 라고 믿었던 움직임에 대한 근육 및 에너지 지원. 예를 들어, 상자를 들어올릴 때는 복근이 등과 어깨를 지지한다.
- 하체 상부 협동력 증가.
- 상체와 하체 그리고 팔, 무릎, 골반의 각 영역과 몸통의 분리.
- 보다 강한 목 근육.
- 어려운 자세에서 견갑골 안정화 원리의 내부화. 머리 위로 손을 뻗어 잡아야 하는 일상 생활에서의 행동으로 전환하라.

좋은 자세를 위한 비결

- 시선은 전방을 향하라. 누워있을 때는 천장만 똑바로 보고 있어야 한다.
- 목을 척추의 연장선처럼 늘린 채 유지하고, 머리가 너무 앞으로 나오지 않도록 하라.
- 천골과 허리를 움직이지 않는 지지점으로 유지하라.
- 복근을 느끼며 지지점으로 만들어라.
- 운동 내내 몸통을 들어올린 채 움직이지 말아라. 이를 실행하기 어렵다면 이 운동을 시작하기 전 다른 운동을 통해 복근을 길러야 한다.
- 호흡: 1번 자세에서 숨을 들이쉬며, 2번 자세에서 다시 내쉬고, 3번 자세에서 숨을 들이쉬고, 4번 자세에서 숨을 내쉬었다가, 5번 자세에서 숨을 들이쉬고 휴식을 위해 내려오면서 내쉰다.

수정 방법

허리나 그 위쪽에 통증이 느껴진다면, 등을 아치형으로 만들어 지지하고 척추 관절의 연결 경로를 단축할 수 있다. 이렇게 하면 흉곽이 열리고 등에 과부하가 걸리지 않아 더 많은 반복을 실행할 수 있다(3장 "수정 운동"의 운동 3번 참고).

목에 과부하가 걸린다면 머리 뒤에 손을 받쳐도 되는데, 이것은 운동에서 팔의 운동을 없앤다.

또한 아래팔을 바닥에 내려 놓으면, 복근에 도움이 되고 허리의 부상 위험을 예방할 수 있다 (3장 "수정 운동"의 운동 28번 참고).

흔히 저지르는 실수: 허리를 과도하게 앞으로 젖히는 행위

맨 몸으로 운동을 하든 탄성 밴드를 사용하든, 팔을 들어 올릴 때 허리에 곡선이 커질 수 있다. 이것은 명백하게 바람직하지 않은 효과이며 복근의 강화를 통해 교정할 수 있다.

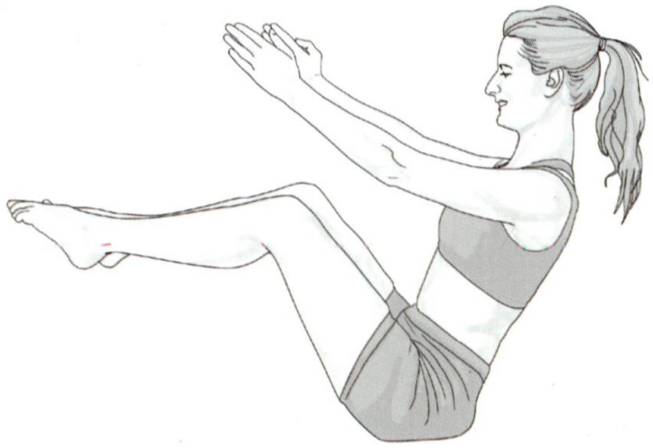

변형법: 1. 탄성 밴드 사용하기

탄성 밴드의 저항력에 대항하며 운동하면 상체에 대한 이 운동의 강도가 증가하지만, 다리를 지지하게 되므로 복근의 부하를 감소시킨다. 움직임과 관절 범위의 완전한 자유를 위해 이 운동을 할 때 길고 저항력이 약한 밴드를 선택하라.

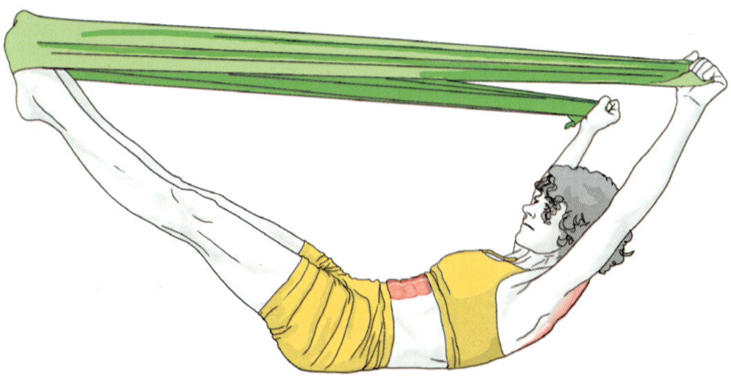

운동 방법

1. 누워서 손을 무릎 바깥쪽에 두고 골반과 무릎을 분리하여 90°로 굽혀라(골반의 외회전).
2. 팔꿈치를 굽히고 무릎을 골반 너비만큼 모은 상태에서 몸통을 들어올려라.
3. 몸통의 자세를 유지하면서, 팔과 무릎을 뻗어라.
4. 몸통의 자세를 유지하면서, 팔을 들어올리고 발목을 굽혀라.
5. 바닥과 평행이 될 때까지 팔을 내리고, 발목을 펴라(족저 굴곡).
6. 양손을 무릎 옆에 얹은 상태에서 무릎을 벌린 채, 척추뼈를 하나씩 내리면서 몸통을 내리고 무릎을 굽힌다.

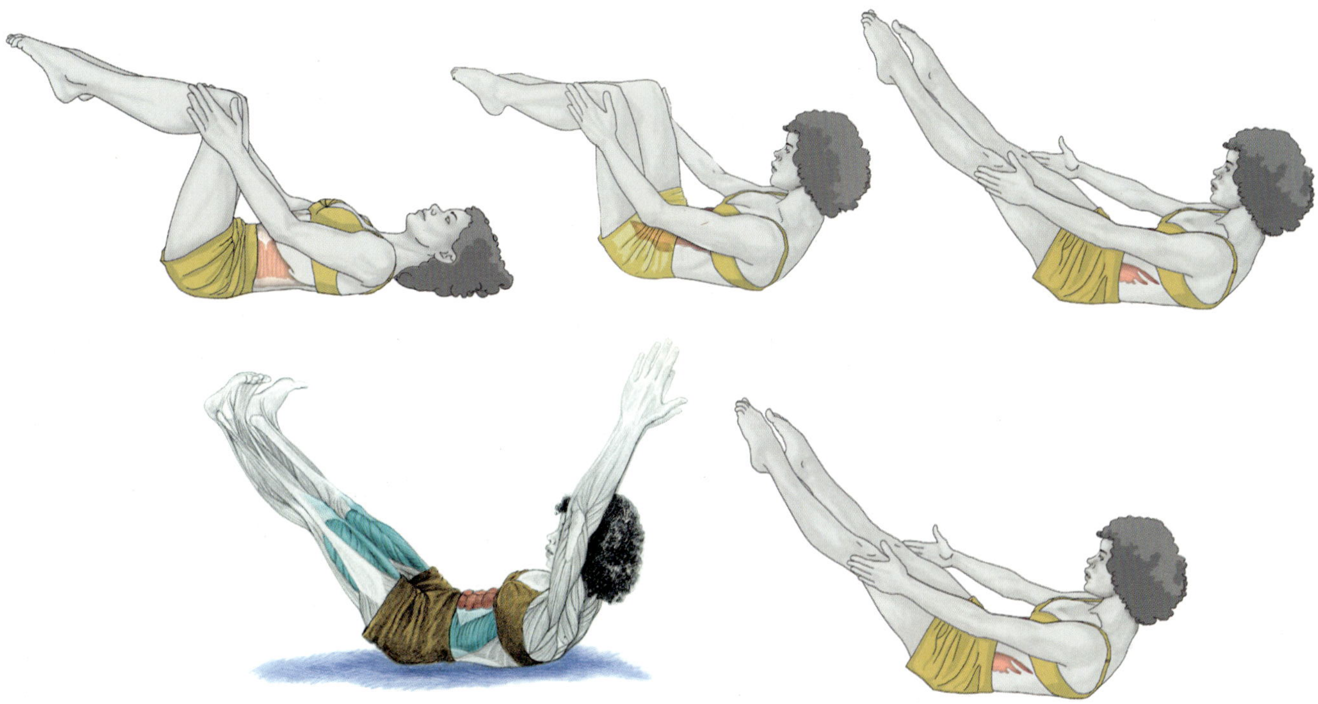

* **주의사항**: 복합 운동에서 다양한 변형법과 수정법들은 움직임의 일부를 제거하도록 설계되었다. 이를 통해 일부 근육 그룹과 관절 구조에 대한 부하가 제거된다. 운동의 강도는 감소하지만 부상 위험이 없어 시작하기에 좋은 방법이다.

사용되는 근육들

움직임에 사용되는 근육들: 복직근은 척추 굴근의 역할을 한다. 오훼완근, 대흉근, 전방 삼각근, 견갑하근은 4번 자세에서 팔을 들어올리는 작용을 한다. 대퇴사두근은 3번, 4번, 5번 자세에서 무릎을 뻗는 작용을 한다. 반건양근, 반막상근, 대퇴이두근, 봉공근, 박근, 슬와근, 내비골근, 외비골근은 무릎을 굽히는 작용을 한다. 골반의 외회전근들(그 중에서도 추체근, 하체 내전근들, 대퇴이두근) 또한 골반에 작용을 한다.

안정화에 사용되는 근육들: 승모근의 아래쪽 섬유들은 견갑골을 안정화시킨다. 장요근과 복횡근은 골반을 안정화시킨다. 외복사근과 내복사근은 흉곽을 닫아준다.

기타: 내부 및 외부 골반 회전근들은 다리를 평행하고 정렬된 상태로 유지시킨다. 장요근은 주로 골반의 굴곡과 신장에 관여한다. 복부 연결(해부학적 용어로 하면, 복횡근의 사용)은 이 작용을 도와준다.

주요 신장근: 척추기립근.

롤 오버 (3-2)

05.pt/90.mp4

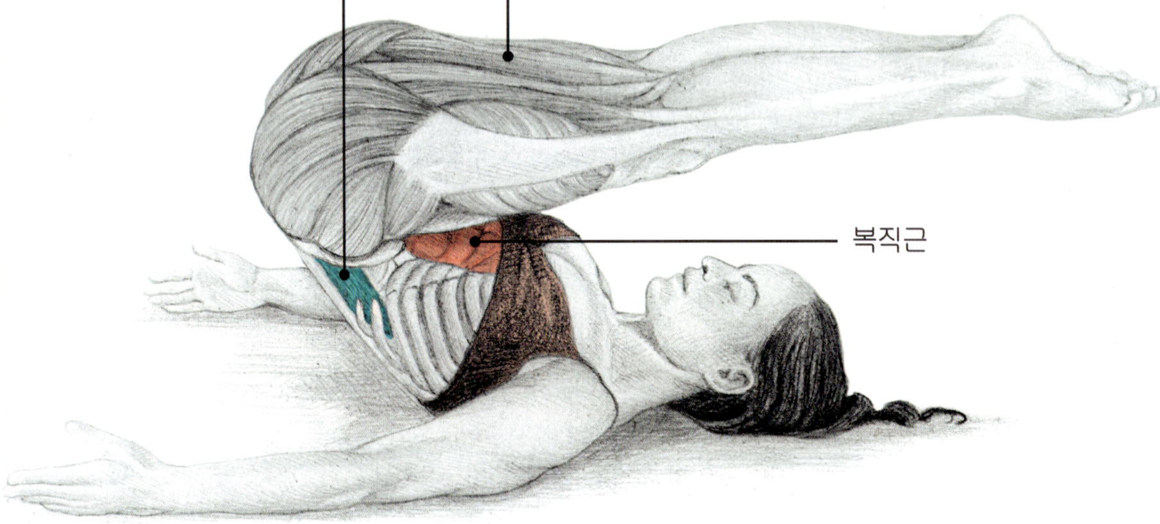

이 운동의 좋은점과 전환

- 척추 신장 근육의 강화.
- 하체 전반에 걸친 스트레칭.
- 중력에 대항하는 복근 운동을 통한 근력 증가.

사용되는 근육들

움직임에 사용되는 근육들: 복직근은 주로 척추 굴곡 시, 골반 굴곡과 무릎 신전 시 장요근과 대퇴사두근, 척추 신전 시 척추옆근과 광배근.

안정화에 사용되는 근육들: 복횡근은 골반을 안정화시키고 복사근은 흉곽을 닫은 채 유지시킨다. 승모근의 아래쪽 섬유들은 견갑골을 안정화시킨다. 두장근과 전두직근은 경추를 신장시킨다.

기타: 횡돌기극근은 척추의 신장을 돕고, 삼두근은 운동하는 내내 사용된다(중요한 역할을 하지는 않지만).

주요 신장근: 척추기립근.

변형법: 1. 다리 바깥으로 링을 끼운 자세

이 운동은 근육의 부하, 특히 링이 떨어지는 것을 막기 위해 계속해서 활성화된 상태를 유지해야 하는 내전근들에 대한 부하를 증가시키는 것을 제외하면 동일하다.

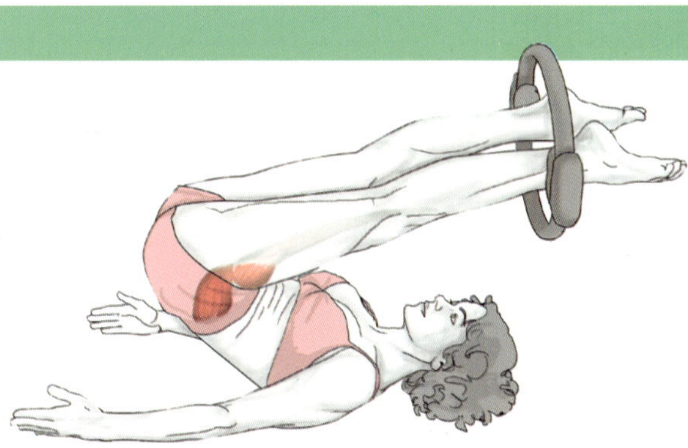

좋은 자세를 위한 비결

- 4 가지 모든 복근 그룹들(복직근, 복횡근, 외복사근, 내복사근)이 운동하는 내내 작용을 하고 있어야 한다. 반동을 이용하지 마시오.
- 목을 뻗고, 등을 길게 늘려라.
- 견갑골을 안정적으로 유지하는 동안 양팔을 바닥에 대고 몸을 지지하는데 사용할 수 있다. 시간이 지남에 따라 복근이 강해지면, 팔로 지지하지 않고도 이 운동을 실행할 수 있다.
- 최종 지지점은 목이 아니라 등 상부여야 한다.
- 호흡: 시작 자세에서 숨을 들이쉬고, 몸통을 굽히고 들어올리면서 숨을 내쉰다. 끝까지 올라가면 부드럽게 숨을 들이쉬고, 척추를 뻗고 내려오면서 숨을 내쉰다.

운동 방법

1. 누워서 팔은 몸 옆에 붙이고 다리는 절반의 높이로 들어올려라.
2. 다리가 바닥과 평행을 이루며 머리를 넘어 뒤로 갈 때까지 몸통을 천천히 점진적으로 굽혀라.
3. 시작 위치로 돌아올 때까지 척추뼈 하나씩 바닥에 붙이며 몸통을 내려놓아라.

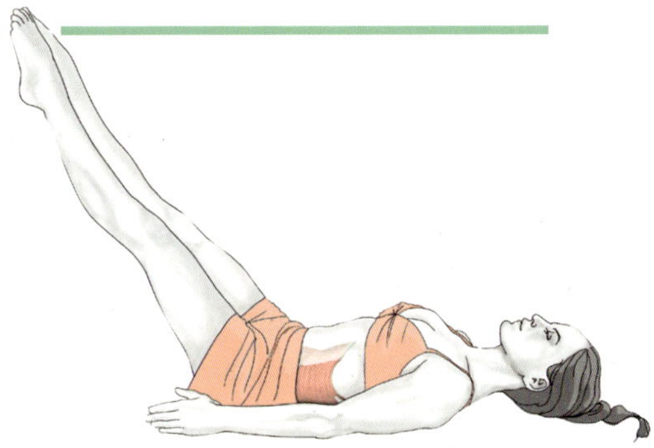

수정 방법

지지할 수 있는 곳에 골반을 올린 상태에서 이 운동을 실행할 수 있으며, 이것은 허리의 부담을 없애준다(3장 "수정 운동"의 운동 29번 참고).

하체 근육 사슬이 과도하게 긴장되있거나 복근들이 너무 약해서 들어올릴 수 없다면, 다리를 굽혀서 지렛대의 길이를 줄여라(3장 "수정 운동"의 운동 20 참고).

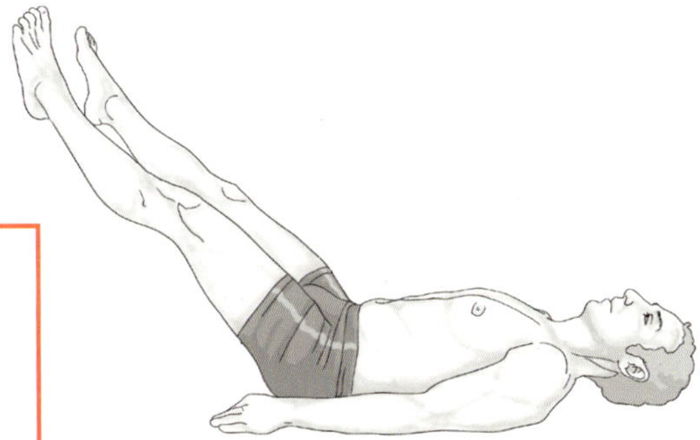

흔히 저지르는 실수: 축방향 신장과 견갑골 안정화의 결핍.

이 실수는 복근 대신 등 근육을 사용하여 운동할 때 발생한다. 흉곽이 열리고, 허리가 스스로 말리며, 긴장이 증가하고, 어깨가 귀에 접근하여 등 상부와 목에 과부하가 걸린다.

주의사항: 롤 오버 운동에서 가장 힘든 일은 운동하는 내내 골반에서 목까지 축방향 신전을 유지하는 것이다. 필라테스의 핵심 원리를 준수하지 않고 단순히 몸통을 들어올리는 것은 의미가 없으며, 위험할 수 있다. 서두르지 마라. 척추 관절 운동과 다른 운동으로 얻어질 복부 근육의 힘은 결국 이 운동의 난이도를 낮춰줄 것이다.

2. 다리 사이에 링을 끼운 자세

다리 바깥으로 링을 끼운 변형 운동법과 유사하게, 이 변형 운동법도 원래의 운동방법에서는 기본적으로 사용되지 않는 근육 그룹들, 이 경우에는 내전근들을 포함한다.

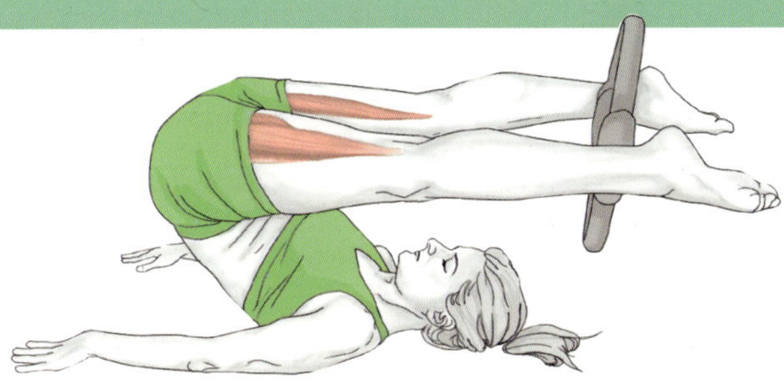

오픈 레그 라커 (5-2)

05.pt/92.mp4

이 운동의 좋은점과 전환

- 척추기립근 마사지.
- 흉곽 후면 확장.
- 복부 연결과 함께 하는 척추 굴곡 패턴의 완전한 이해를 돕는다.

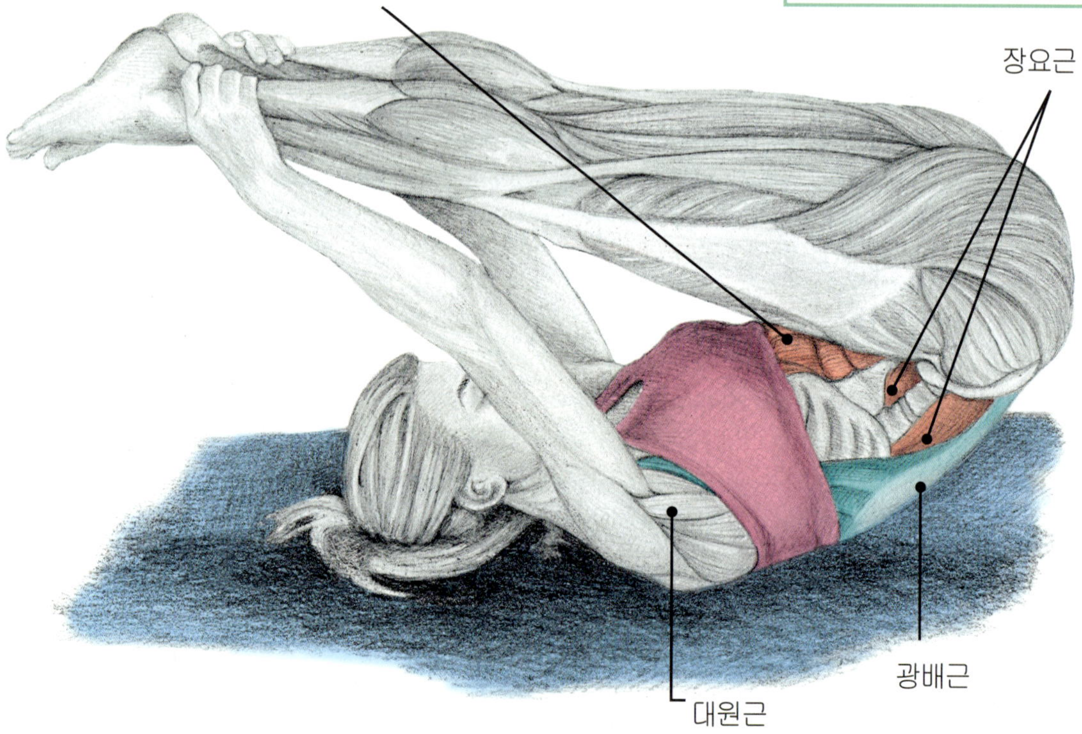

사용되는 근육들

움직임에 사용되는 근육들: 골반 신장근의 역할을 하는 햄스트링이 있으며, 편심성 수축 운동을 하는 장요근이 다리를 들어올린다.

안정화에 사용되는 근육들: 복직근, 복횡근, 광배근, 대원근, 복사근, 승모근 하부 섬유가 견갑골과 골반의 안정화 및 척추 굴곡을 유지시킨다.

기타: 목 신장근은 머리의 균형을 잡아주고 대흉근의 측면 섬유들은 견갑골의 안정화를 도와준다.

주요 신장근: 척추기립근, 둔근, 햄스트링.

주의사항: 이것은 어려운 운동은 아니지만, 모든 사람이 유연한 움직임을 보여줄 수 없기 때문에 후면 사슬의 유연성에 달려 있다. 당신이 이것을 하기 어려운 사람이라면, 예를 들어, 이 운동과 유사하고 이어질 수 있는 "공처럼 몸 굴리기"의 탄력적인 변형 운동법과 같은 다른 운동을 선택해야 한다.

좋은 자세를 위한 비결

- 견갑골 안정화의 원리에 특히 주의를 기울여라.
- 운동을 실행하는 동안 반동을 느끼지 못해야 한다. 이 자세에서 앞뒤로 흔드는 것이 자연스럽고 쉬워야 한다.
- 핵심은 척추의 관절에 있으며, 이것은 과도하게 둥그렇게 말지 않아도(잘못된 자세일 수 있음) 완벽해야 한다.
- 특정 자세들에서 내재된 구조적 불균형과 근육의 불균형으로 인하여 고정된 한 지점에 집중하지 않으면 회전선을 놓치게 되는 경향이 있으므로, 눈을 뜨고 있어라. 이러한 경향은 바닥에 맞닿은 부분이 불안정한 운동에서 특히 그렇다.
- 호흡: 뒤로 구르면서 숨을 들이쉬고, 앞으로 구르면서 내쉰다.

운동 방법

1. 무릎을 펴고 앉은 자세에서 발목 높이를 손으로 잡아라.
2. 앞뒤로 흔들면서 척추를 길게 늘이고 부드럽게 굽혀라.

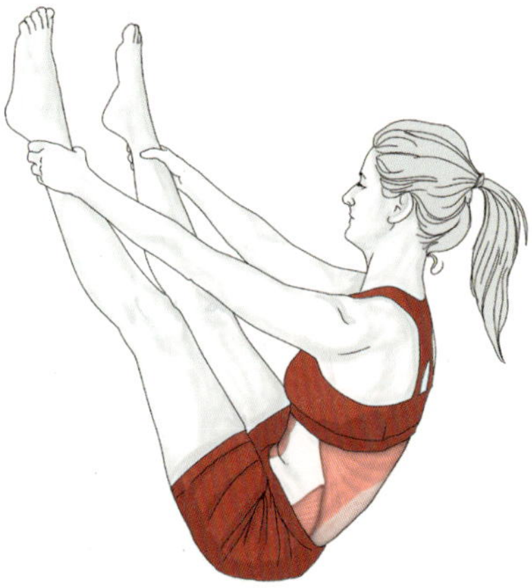

수정 방법

이 경우 수정 방법은 "공처럼 몸 굴리기"만큼은 아니지만 후방 신장의 부족으로 인한 제동을 없애기에 충분하도록 무릎을 굽히는 것으로 구성된다.

흔히 저지르는 실수: 등을 과도하게 뒤로 젖히는 행위.

발목에 손이 쉽게 닿지 않는 경우, 후방 근육 사슬이 팽팽하여 견갑골이 불안정해지고 이로 인해 등의 곡선이 심해지게 된다. 이것은 건강에 해로운 후만증을 유발한다.

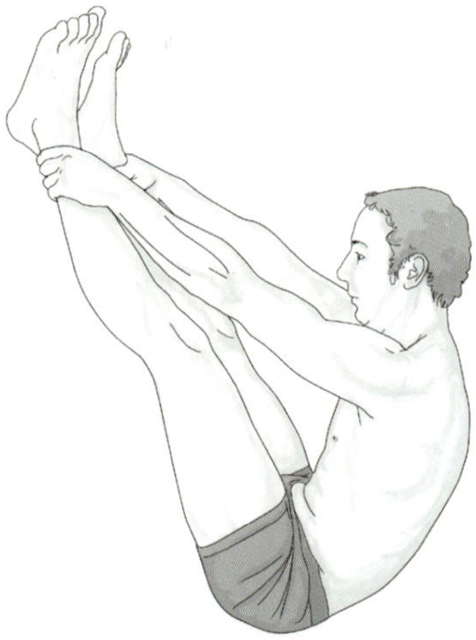

변형법: 1. 엄지발가락을 잡은 채 무릎 굽히기

무릎을 굽히면 자세를 잡기가 쉬워지지만, 엄지발가락을 잡으면 발목의 발등 굽힘으로 인해 비골근이 늘어나기 때문에 더 어렵다.

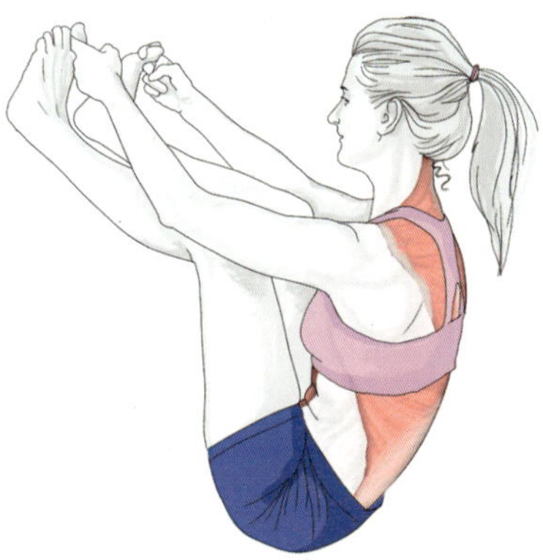

롤 업 어드밴스드 (6-2)

05.pt/96.mp4

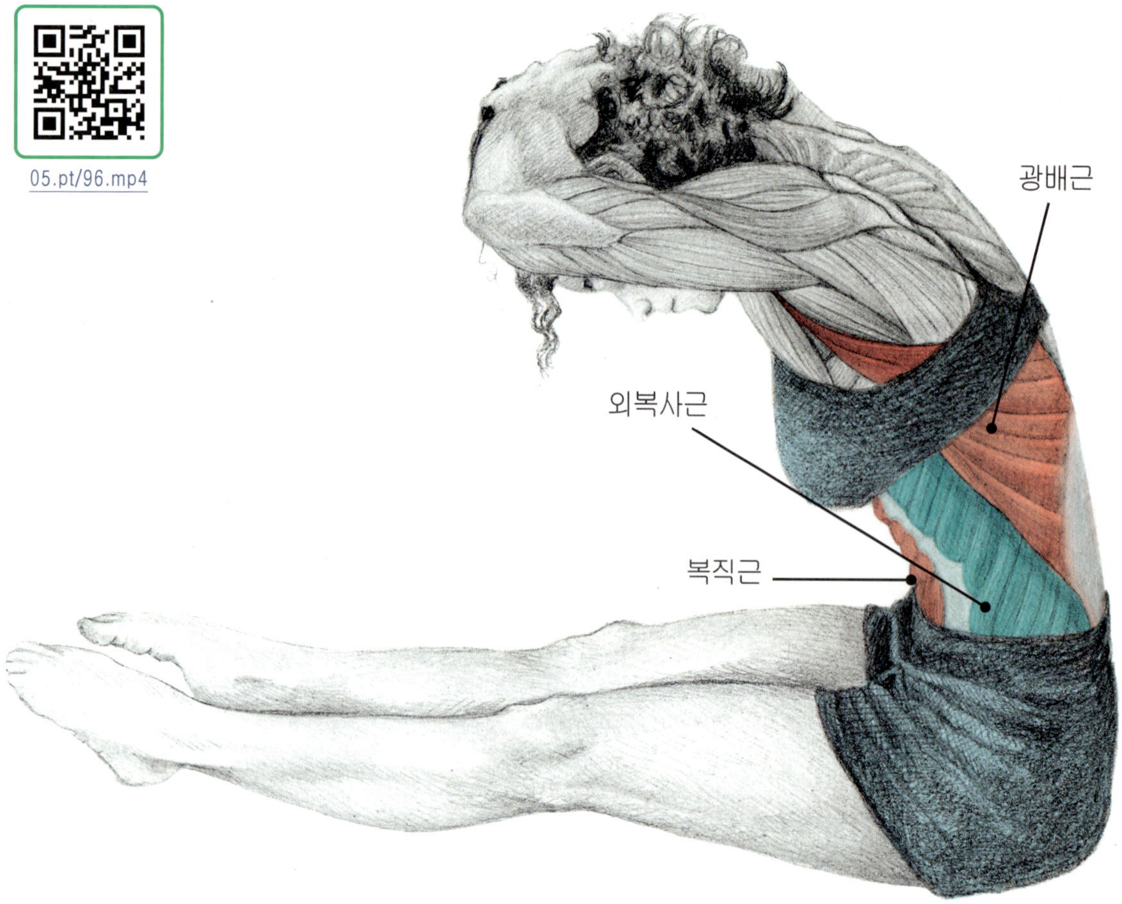

이 운동의 좋은점과 전환

- 척추 신장 근육의 강화.
- 척추 굴곡과 골반 중립의 분리. 이 두 가지 신체 부위들은 서로 밀접하지만, 움직임이 동일할 필요는 없다.
- 후면 사슬 전반에 걸친 스트레칭.
- 복횡근과 장요근에 대한 강도 높은 운동.
- 척추 굴곡근으로서 복직근을 대신하여 작용하지만, 보조하는 역할인 광배근에 걸리는 부하에 대한 근육 균형.

운동 방법

1. 다리를 골반 너비로 벌린 후 양손을 목 뒤에 두고 누워라.
2. 다리를 뻗고 척추를 길게 늘린 상태로 척추뼈 하나하나를 굽혀서 몸통을 들어올려라.
3. 레벨 1 운동 축방향 굴곡의 주요 자세에 도달할 때까지 몸통을 계속 굽히되 양손은 목 뒤에 둔다. 골반을 중립으로 유지하면서 몸통을 다리 쪽으로 굽혀야 한다.
4. 길게 늘린 중립 자세에 도달할 때까지 척추를 펴고 뒤로 기대라(골반을 부드럽게 펴주면서).
5. 거기에서 척추를 굽히고 몸통을 낮춰서 등을 눕히되 척추뼈 하나씩 바닥에 놓아라.

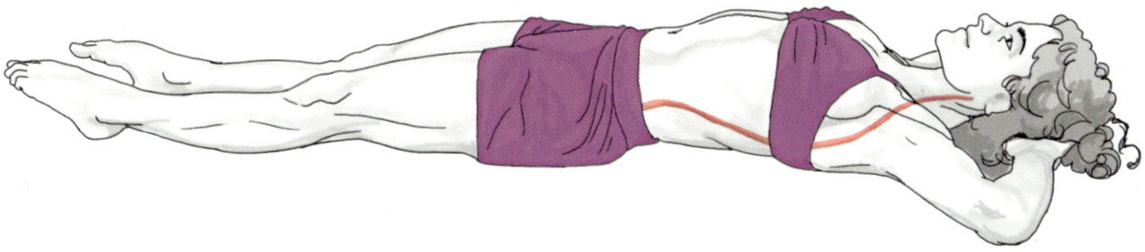

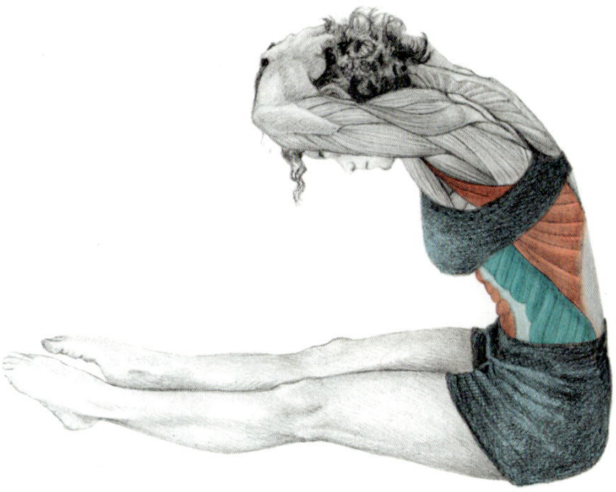

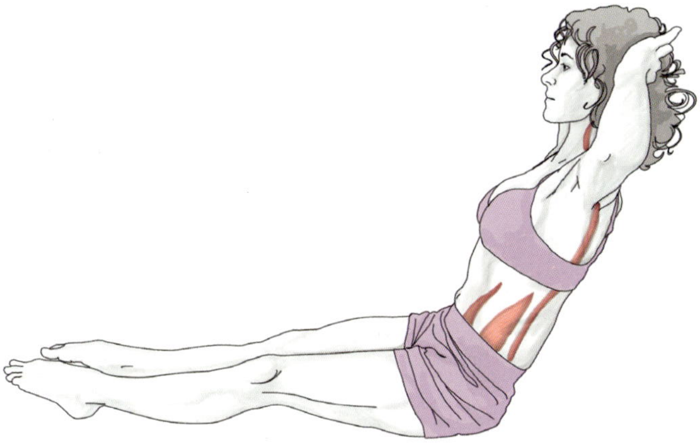

변형법: 1. 비틀기

앉은 자세에서 골반은 움직이지 않은 채 몸통을 비틀어라. 몸통을 다리 쪽으로 굽히기 전후에, 또는 뒤로 기대면서 척추를 신장시키기 전에 이것을 실행할 것인지 결정할 수 있다. 이 변형 운동법은 복사근을 활성화시켜 부하를 추가한다.

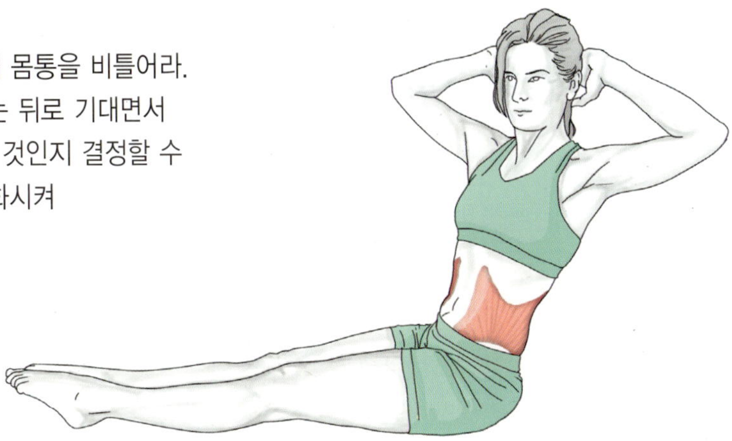

좋은 자세를 위한 비결

- 각각의 척추뼈와 다음 척추뼈 사이의 거리를 늘리려는 것처럼 운동하는 내내 척추를 길게 늘린 채 유지하라.
- 몸통을 들어올릴 때 골반은 살짝 말려야 한다. 일단 앉고 뒤로 기대면, 골반이 중립 위치에 놓인다. 허리를 다시 낮추면 골반이 다시 말리게 된다.
- 앉을 때 몸통을 굽힌다고 해서 골반이 굽혀지는 것은 아니다. 이 운동은 스트레칭이 아니다.
- 팔꿈치는 닫힌 상태보다 열린 상태로 유지하되 긴장을 주지는 말아라.
- 호흡: 누운 자세에서 숨을 들이쉬고, 몸통을 굽히고 들어올리면서 숨을 내쉰다. 앉은 자세에서 한 번 더 숨을 들이쉬고 몸통을 다리쪽으로 굽히면서 내쉰다. 척추와 골반을 뻗을 때 다시 한번 숨을 들이쉬고, 척추뼈를 하나씩 움직여 몸통을 내리면서 마지막으로 숨을 내쉰다.

흔히 저지르는 실수: 골반을 굽힘.

이 운동이 스트레칭으로 취급된다면 골반을 굽히는 것이 맞을 것이다. 그러나, 사실상 몸통을 다리 쪽으로 굽힐 때 중립 자세의 골반과 움직이는 척추 사이의 분리와 복직근의 작용을 무효화함은 잘못된 것이다.

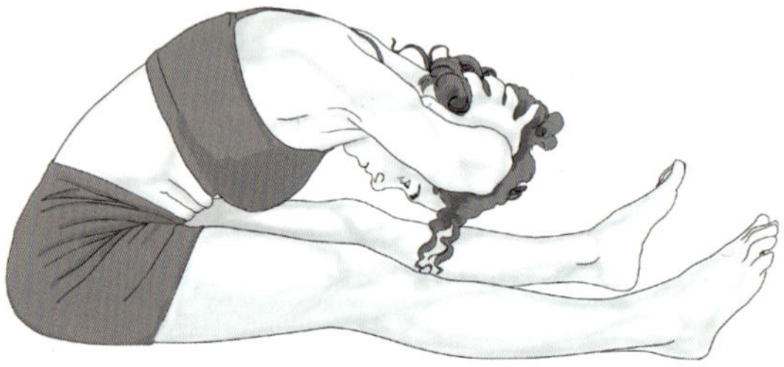

사용되는 근육들

움직임에 사용되는 근육들: 주로 척추 굴곡에서 복직근 및 장요근의 허리쪽 섬유들, 척추 신장에서 척추옆근과 광배근. 광배근은 양쪽 팔꿈치를 가까이 유지할 때 척추 굴곡에도 도움을 준다. 장요근은 골반의 신전과 몸통이 뒤로 기울어질 때 편심성 수축을 한다.

안정화에 사용되는 근육들: 복사근이 흉곽을 닫은 채 유지시키는 동안 복횡근은 골반을 안정화시킨다. 승모근의 아래쪽 섬유들은 견갑골을 제 자리에 고정시킨다.

기타: 횡돌기극근은 세로축 신장을 도와주고 대퇴사두근은 무릎을 뻗는데 도움을 준다.

주요 신장근: 척추기립근.

수정 방법

등은 아치를 만들어 지지되어 몸통을 올리고 내리는 움직임의 일부를 제거할 수 있다 (3장 "수정 운동"의 운동 3번 참고).

* 다른 책에서는 이 운동을 "넥 풀"이라는 이름으로 소개하는 것을 볼 수 있다. 본 책에서는 관련된 움직임 패턴 사이의 유사성을 강조하기 위해 롤 업으로 분류한다. 넥 풀 운동은 몸통을 뒤로 기대고 골반을 펴는 부분을 제외하고는 척추 관절의 측면에서 볼 때 거의 모든 부분이 롤 업의 전제들을 따른다. 따라서, 롤 업은 목을 당기는 방향으로 진행되는 운동이다. 머리 뒤에 손을 얹고 몸을 들어올리는 것은 기술적으로는 정확하지만, 복근에게 힘든 일이다. 이 운동은 많이 어렵지는 않지만, 매우 강도가 높다.

잭 나이프 (7-2)

05.pt/98.mp4

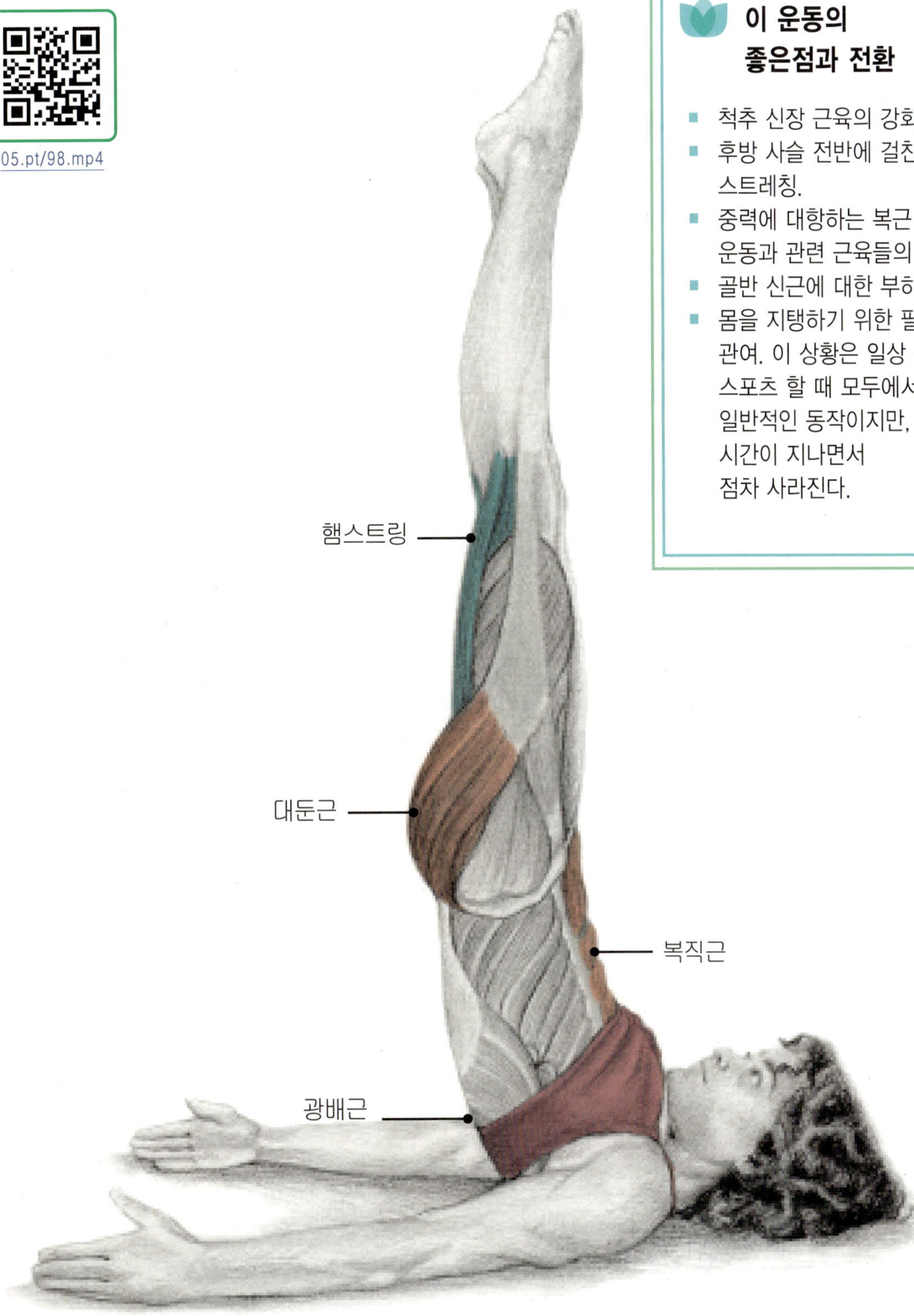

이 운동의 좋은점과 전환

- 척추 신장 근육의 강화.
- 후방 사슬 전반에 걸친 스트레칭.
- 중력에 대항하는 복근 운동과 관련 근육들의 강화.
- 골반 신근에 대한 부하.
- 몸을 지탱하기 위한 팔의 관여. 이 상황은 일상 생활과 스포츠 할 때 모두에서 일반적인 동작이지만, 시간이 지나면서 점차 사라진다.

주의사항: 필라테스 방법에서 역으로 지지하는 것은 짧은 시간 동안만 유지된다. 사실상 자세를 취하고 즉시 이 자세를 풀어야 한다. 이러한 운동은 반복 횟수가 적지만, 유동적이고 연속적이어야 하며 운동을 실행하는 동안 중간에 휴식이 없어야 한다. 반동을 조절하는 조절력 부족으로 인해 몸통을 목으로 지탱하지 않도록 해야 한다. 따라서 이 경우 둔근과 햄스트링과 관련된 후방 사슬의 운동과 함께 복근 운동이 중요하다.

좋은 자세를 위한 비결

- 4 가지 복근 그룹들(복직근, 복횡근, 외복사근, 내복사근)이 운동하는 내내 활동적으로 작용을 하고 있어야 한다.
- 목은 길게 늘려져야 하고 뒤로 더 길어야 한다.
- 양팔을 바닥에 대고 지탱하라. 삼두근이 관여하는 것을 분명하게 느낄 것이다.
- 최종 지지점은 목이 아니라 등 상부여야 한다.
- 몸통의 대각선 기울기는 목이 최종 지지점으로 사용되지 않는데 필요한 최소값이어야 한다.
- 호흡: 시작 자세에서 숨을 들이쉬고, 몸통을 굽히고 다리를 다시 바닥과 평행하게 만들면서 숨을 내쉰다. 그 다음 자세를 바꾸지 않은 채 숨을 들이쉬고 다리와 몸통을 다시 들어올리면서 숨을 내쉰다. 롤 오버 운동의 주요 자세로 돌아갈 때 숨을 들이쉬고 해당 자세를 풀고 시작 자세로 돌아갈 때 숨을 내쉰다.

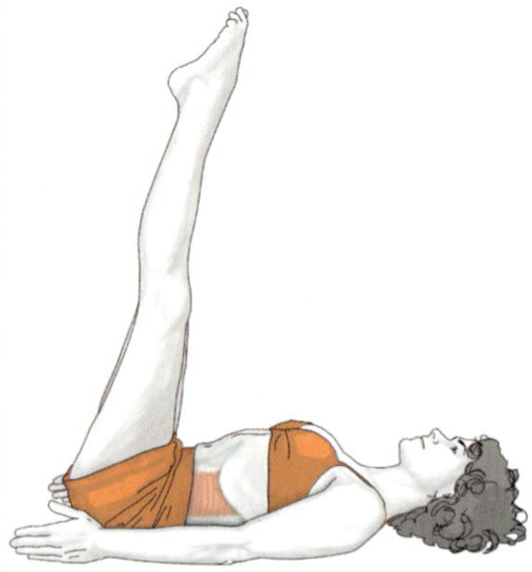

운동 방법

1. 누워서 팔은 몸 옆에 붙이고 골반의 중립을 유지하면서 다리를 천장을 향해 들어올려라.
2. 척추뼈 하나씩 다리가 바닥과 평행하게 될 때까지 척추를 굽혀라.
3. 척추와 골반을 펴고 다리를 천장을 향해 들어올려 약간 대각선을 그리는 자세를 목표로 해라. 등 상부와 팔로 스스로를 지탱하라.
4. 척추와 골반을 굽혀서 2번 자세로 돌아가라.
5. 천골이 바닥에 놓이고 골반이 중립인 시작 자세에 도달할 때까지 척추뼈 하나씩 척추를 늘려라.

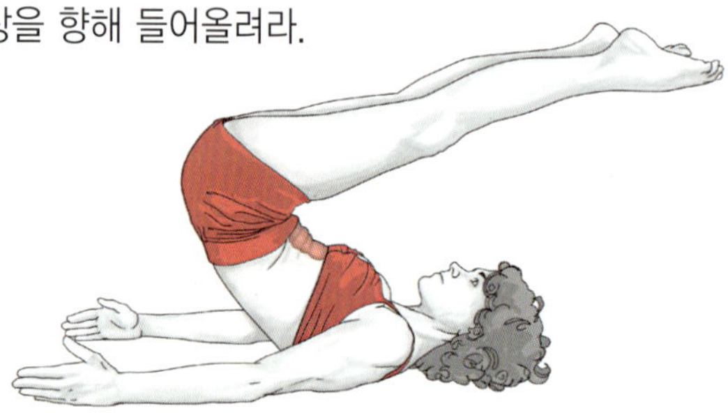

수정 방법

이 운동은 골반을 이미 더 높은 위치로 올린 상태에서 시작할 수 있으므로 허리 운동이 이미 실행되었다. 이 경우 골반이 중립이 되는 위치까지 몸을 낮출 수 없기 때문에 아주 적은 횟수의 반복만을 해야 한다(3장 "수정 운동"의 운동 29번 참고).

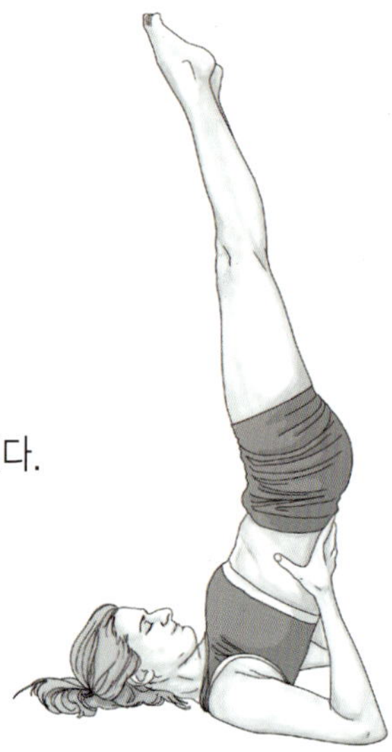

사용되는 근육들

움직임에 사용되는 근육들: 주로 척추 굴곡 시 복직근, 골반 굴곡 시 장요근, 척추 신장 시 척추옆근과 광배근, 몸을 들어올리는 동안 골반 신전 시 햄스트링과 대둔근.

안정화에 사용되는 근육들: 복횡근은 골반을 안정화시키고 복사근은 흉곽을 닫은 채 유지시킨다. 승모근의 아래쪽 섬유들은 견갑골을 제 위치에 잡아두고, 어깨를 귀에서 멀리 유지시킨다. 두장근과 전두직근은 경추 신장의 작용을 한다.

기타: 횡돌기극근은 축방향 신전에 도움이 되며, 삼두근은 들어올릴 때와 최종 자세를 유지하는 동안 몸을 안정화하기 위해 강력한 작용을 한다.

주요 신장근: 척추기립근, 둔근, 햄스트링.

> **흔히 저지르는 실수**: 목으로 지탱하는 것.
>
> 필라테스 방법에서 목을 사용한 역방향 지지는 축방향 신전을 상실하기 때문에 사용하지 않는다. 이 경우 목으로 지탱하면 안정성을 유지하는데 도움이 되더라도 이 운동의 근육 운동 목표를 무효화할 수 있기 때문에 해서는 안 된다.

변형법: 1. 무릎을 굽히기

이 변형 운동법은 정확히 같은 방법으로 실행되지만, 무릎을 굽히면 운동의 강도와 난이도가 감소한다. 둔근과 햄스트링에 주어지던 부하가 사라지고, 삼두근과 복횡근도 자극이 줄어든다.

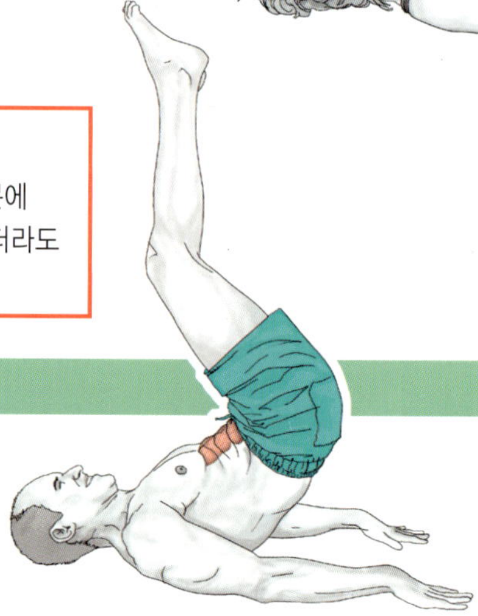

티저 운동 (9-2)

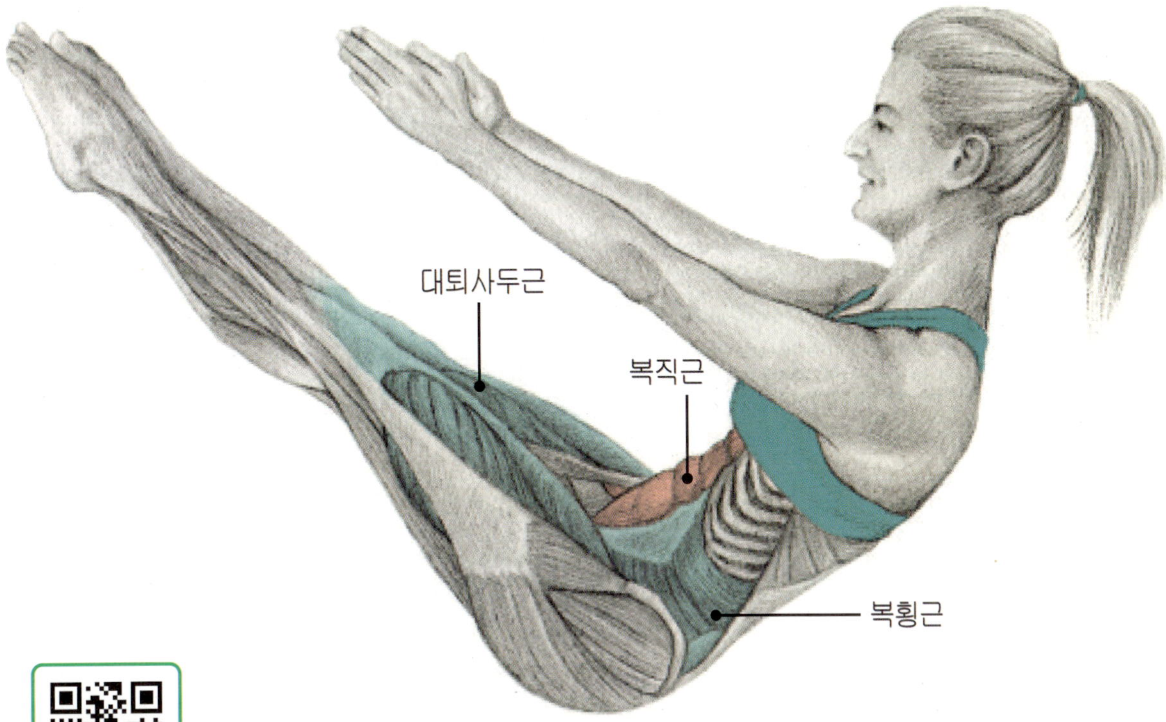

05.pt/102.mp4

이 운동의 좋은점과 전환

- 후방 사슬 전반에 걸친 스트레칭.
- 중력에 반대하여 저항함으로 인한 복부 근육의 힘 증가.
- 움직임이 없는 상태를 유지하는 하체와 움직이는 상체의 분리.
- 살짝 말려진 허리와 척추 나머지 부분의 신장 사이의 분리.

좋은 자세를 위한 비결

- 4 가지 복근 그룹들(복직근, 복횡근, 외복사근, 내복사근)이 운동하는 내내 활동적으로 작용을 하고 있어야 한다.
- 반동 없이 몸통을 들어올리면서 척추를 연결하고 복부 근육의 섬유 하나하나에서 에너지를 끌어와라.
- 목은 길게 늘려야 하고 뒤로 더 길어야 한다.
- 몸통을 들어올릴 때 실제로는 전혀 움직이지 않는 다리도 올린다 상상하라. 이러한 상상은 다리가 바닥으로 떨어지지 않도록 해준다.
- 신전 없이는 좋은 티저 자세를 실행할 수 없기 때문에, 운동하는 내내 조절된 자세를 유지하라.
- 호흡: 운동 강도가 약한 부분인 누워서 티저 자세를 유지하는 동안 숨을 들이쉬고 몸통을 올리고 내릴 때 숨을 내쉰다.

운동 방법

1. 누워서 팔은 몸 옆에 붙이고 다리는 절반의 높이로 들어올려 대각선을 만들어라.
2. 다리를 움직이지 않도록 하면서, 머리부터 골반까지 몸통을 들어올려라. 양팔은 다리와 평행하게 유지해야 한다. 다리와 몸통 사이 각도는 90°를 이루도록 하라.

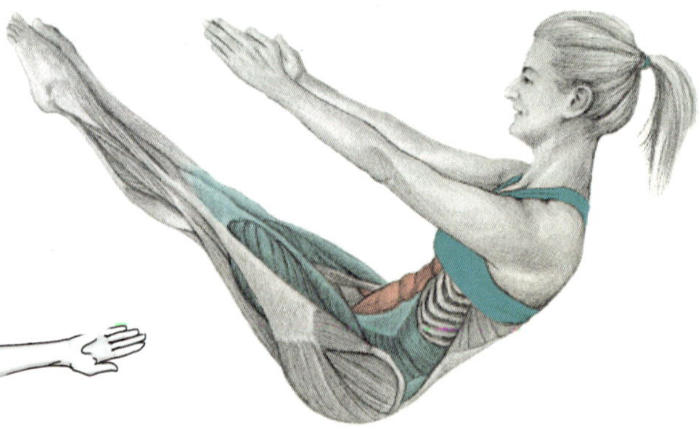

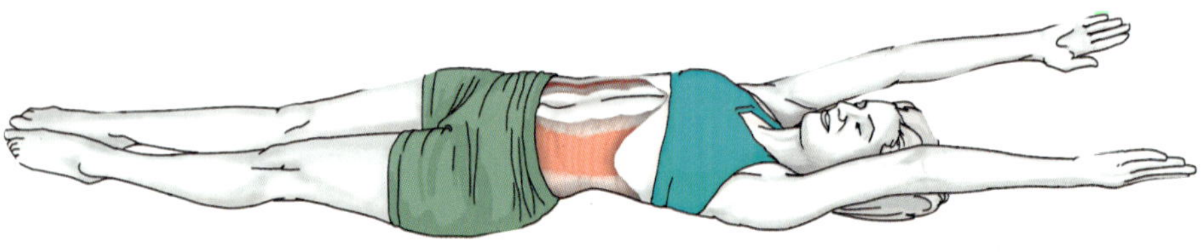

변형법: 1. 한쪽 다리만 사용하기

이 변형 운동법은 필요한 운동의 강도를 현저히 감소시키며 티저 운동을 점진적으로 배우기에 좋은 운동법이다. 이 변형 운동법은 원래의 티저 운동과 매우 유사하다. 근육을 중심으로 살펴보면 이 차이점은 들어올린 다리 방향의 외복사근 및 내복사근이 더 많은 자극을 받는다.

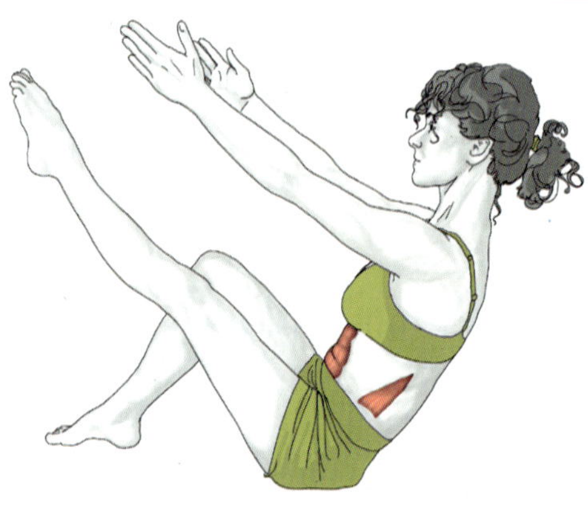

수정 방법

지지할 수 있는 곳에 골반을 올린 상태에서 이 운동을 실행할 수 있으며, 이것은 허리의 부담을 없애준다(3장 "수정 운동"의 운동 29번 참고).

하체 근육 사슬이 과도하게 긴장되있거나 복근들이 너무 약해서 들어올릴 수 없다면, 다리를 굽혀서 지렛대의 길이를 줄여라(3장 "수정 운동"의 운동 20 참고). 1번 변형법 또한 수정 운동으로 작용한다.

사용되는 근육들

움직임에 사용되는 근육들: 주로 척추 굴곡 시 복직근, 골반 굴곡 및 신전 시 장요근과 복횡근, 척추 신전 시 척추옆근과 광배근.

안정화에 사용되는 근육들: 복사근은 흉곽이 닫힌 상태를 유지시킨다. 승모근의 아래쪽 섬유들은 견갑골을 제 위치에 잡아두고, 어깨를 귀에서 멀리 유지시킨다. 두장근과 전두직근은 경추를 신장시킨다.

기타: 횡돌기극근은 세로축 신장을 도와주고 대퇴사두근은 무릎을 뻗는데 도움을 준다.

주요 신장근: 둔근과 햄스트링.

흔히 저지르는 실수: 등을 과도하게 뒤로 젖히는 행위.

이 실수는 척추 신장에 집중하는 대신 척추를 굽히기 위해 복직근을 과도하게 사용해야 할 때 발생한다. 어깨를 굽히면 팔도 멀리 뻗어져 견갑골의 불안정을 유발하고, 이로 인해 머리가 앞으로 떨어질 수 있다.

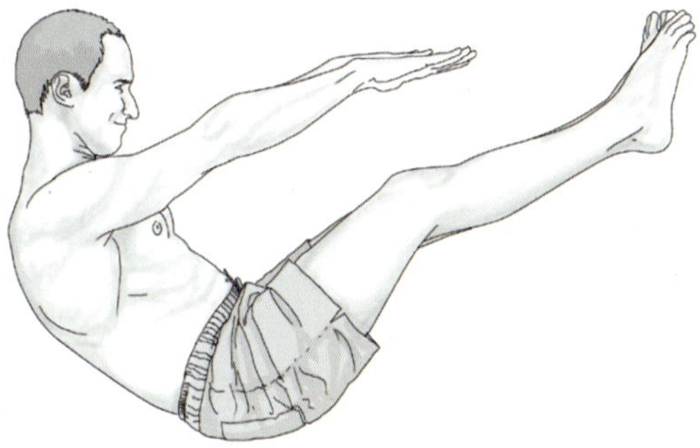

주의사항: AB 프렙 동작, 하프 롤 백 운동, 롤 업 운동, 원 레그 티저 변형 운동으로 시작하는 올바른 진행을 따라가면 티저 운동을 더 쉽게 실행할 수 있다. 이 운동은 척추에 적당히 열이 오르게 하고, 관절 운동을 증가시키며, 복근들을 준비시킨다. 이렇게 하면 척추를 움직이는데 필요한 움직임들을 더 쉽게 이해하고 통합할 수 있다.

2. 핏볼을 이용한 지지

누운 자세에서 핏볼 위에 무릎부터 발까지 올려 놓아라. 다리를 쭉 뻗을 때 몸통을 들어올리고, 발을 더 단단히 받치면서 핏볼을 앞으로 밀어내라. 공이 하체의 무게를 흡수하여 운동을 더 쉽게 만든다. 이러한 움직임은 동시에 이루어져야 한다. 그렇지 않으면 변형 운동법이 운동을 더 어렵게 만들 뿐이다.

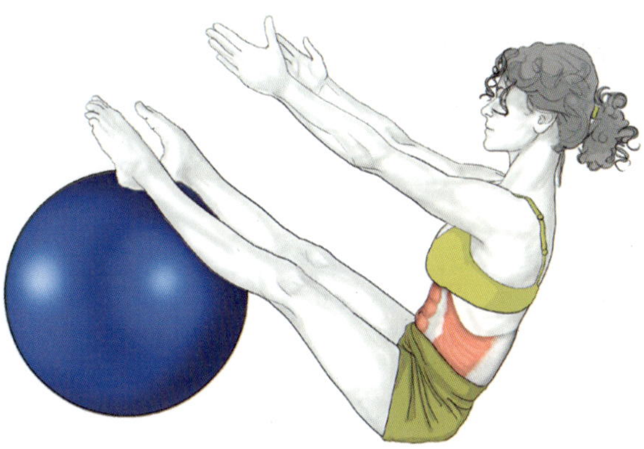

힙 트위스트 (12-2)

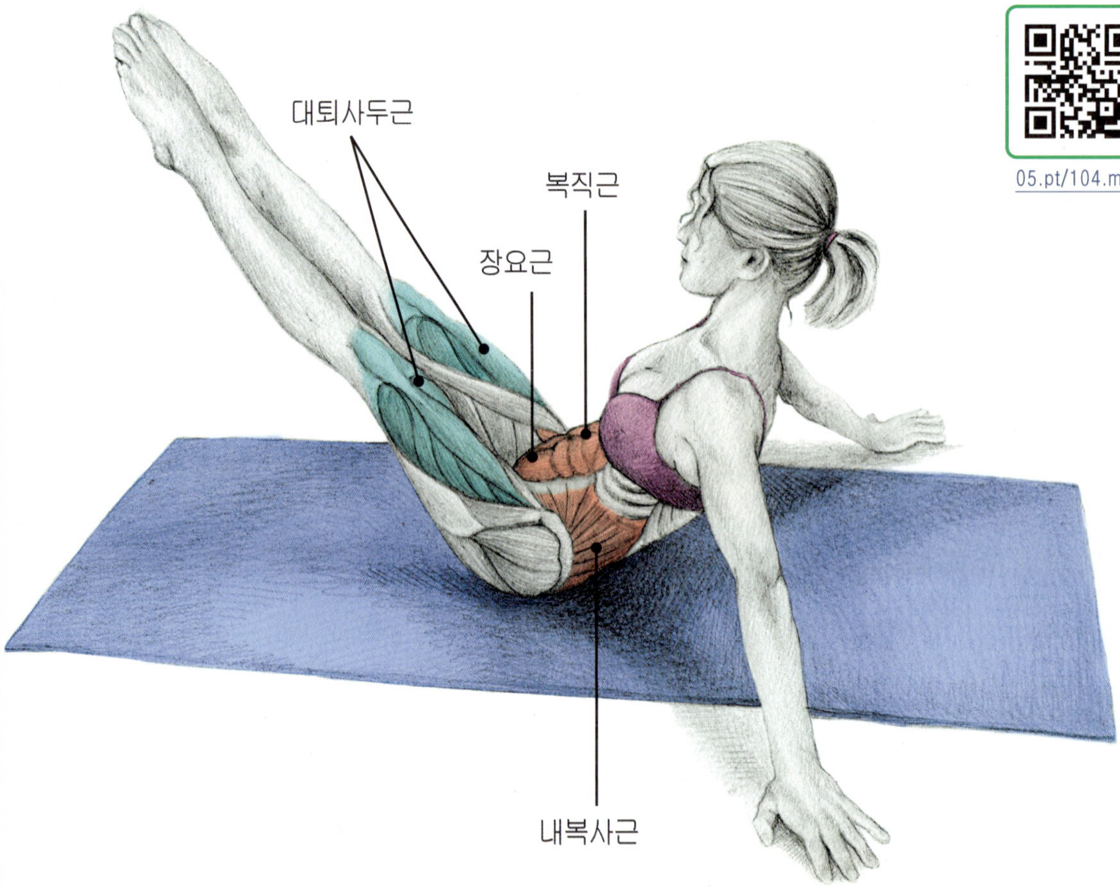

05.pt/104.mp4

이 운동의 좋은점과 전환

- 후방 사슬 전반에 걸친 스트레칭.
- 중력에 반대하여 저항함으로 인한 복부 근육의 힘 증가.
- 움직이는 하체와 움직이지 않는 상체의 분리. 운동 전체가 복근의 힘을 사용한다.
- 살짝 말려진 허리와 척추 나머지 부분의 신장 사이의 분리.
- 스포츠카에 탔을 때 처럼 먼저 앉고 나서 다리를 제자리에 고정하는 움직임으로의 전환.

사용되는 근육들

움직임에 사용되는 근육들: 복사근은 다리를 좌우로 움직이는 작용을 한다. 이 운동은 다리를 움직이는 방향의 내복사근과 반대편의 외복사근에 의해 실행된다. 척추옆근과 광배근은 척추를 신장시킨다.

안정화에 사용되는 근육들: 복사근은 흉곽이 닫힌 상태를 유지시킨다. 장요근과 복횡근은 골반의 굴곡을 유지시킨다. 승모근의 아래쪽 섬유들은 견갑골을 안정화시키고, 어깨를 귀에서 멀리 유지시킨다.
두장근과 전두직근은 경추를 신장시킨다.

기타: 횡돌기극근은 세로축 신장을 도와주고 대퇴사두근은 무릎을 뻗는데 도움을 준다. 또한 광배근은 움직임의 방향에서 작은 역할을 한다.

주요 신장근: 요방형근과 회전 반대 방향의 외전근들.

좋은 자세를 위한 비결

- 목은 직선으로 뻗어야 하고 뒤로 길게 유지해야 한다.
- 하체 움직임의 원점으로 갈비뼈 아래에 "잘린 부분"이 있다고 상상해라.
- 복근을 사용하여 다리를 통해 돌출된 먼 벽에 기하학적인 도형을 "그려라".
- 호흡: 이 운동에서는 자유롭게 호흡해도 된다. 예를 들어, 두 번 반복하는 동안 숨을 들이쉬고 다음 두 번을 위해 숨을 내쉬거나, 한쪽으로 비틀 때 숨을 들이쉬고 다른 쪽으로 비틀 때 숨을 내쉬어도 된다. 두 번째 선택지를 골랐다면 반대 방향으로 두 번째 반복을 실행해야 한다.

운동 방법

1. 앉은 자세에서 몸통을 뒤로 젖히고 손을 바닥에 대고 팔꿈치를 살짝 굽힌 상태에서 다리를 들어 몸통과 90° 각도를 만들어라(티저 자세).
2. 상체는 전혀 움직이지 않고서 하체를 좌우로 반원을 그리며 움직여라.
3. 다리를 움직여서 다른 패턴들을 그려라(예: 8자, 정사각형, 원).

수정 방법

후방 사슬이 팽팽하거나 복근의 힘이 부족하여 다리를 들어올릴 수 없는 경우, 단순히 다리를 굽히는 것으로 지렛대의 길이를 줄일 수 있다. 이러한 경우 수정 운동법도 변형 운동법이다.

몸통을 지탱하는 것이 힘들다면 전완을 바닥에 대고 지지해도 된다. 이렇게 하면 견갑골의 불안정이 방지된다(3장 "수정 운동"의 운동 23번 참고).

흔히 저지르는 실수: 신전 불이행.

이 실수는 복횡근, 복사근, 장요근이 충분히 강하지 않아서 부하를 감당하지 못해서 복직근이 척추를 올리고 굽힌 상태를 유지하는 작용을 대신해야 할 때 발생한다. 이것은 복부 근육들 중 가장 강한 근육이며 일반적으로 다른 근육이 역할을 제대로 하지 못할 때 최후의 수단으로 활성화된다. 이 문제를 해결하려면 더 짧은 시리즈를 실행하는 것이 좋다.

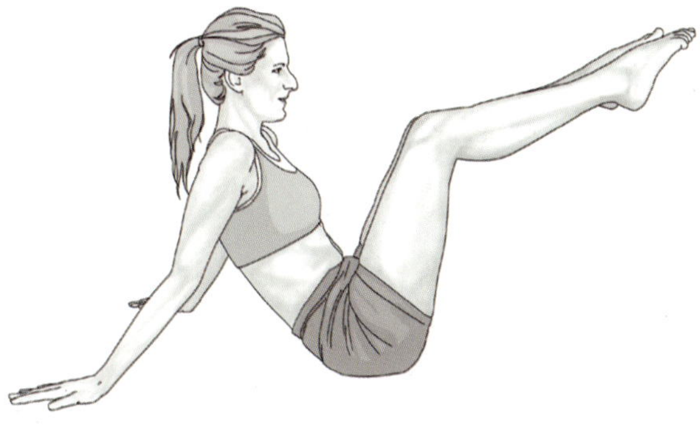

변형법: 1. 무릎을 굽힌 자세

하체의 지렛대를 짧게 하면 운동 강도가 상당히 줄어든다. 그러나, 무릎을 굽히면 새로운 분리가 추가되므로 운동의 난이도가 높아진다. 이 변형 운동법은 복사근을 제외하고 관련된 거의 모든 근육의 부하를 감소시킨다.

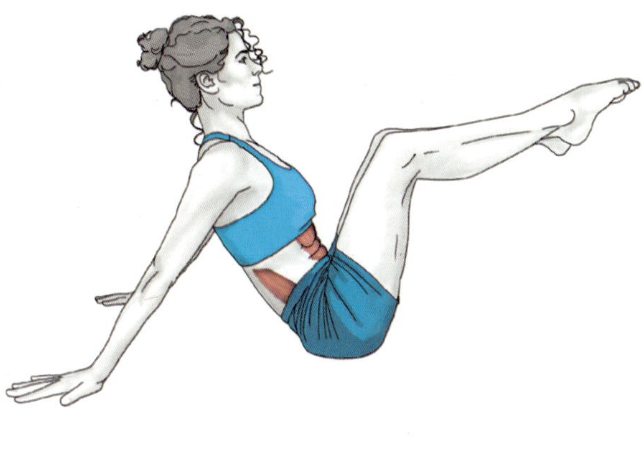

티저 운동 시리즈 (2-3)

05.pt/106.mp4

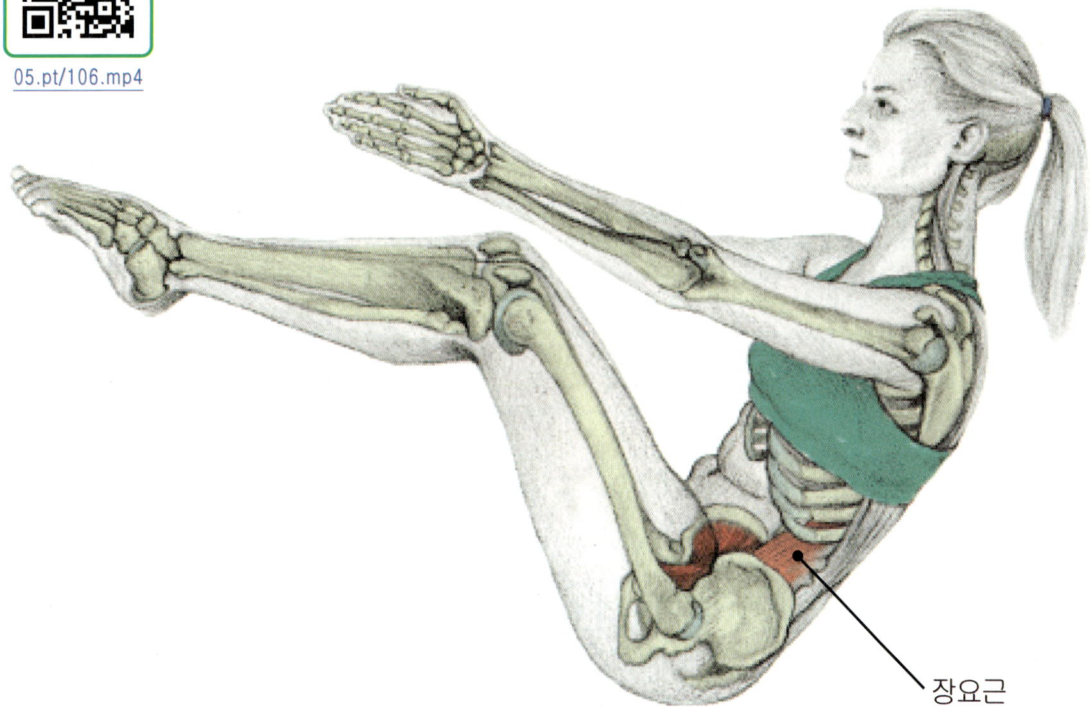

이 운동의 좋은점과 전환

- 후방 사슬 전반에 걸친 스트레칭.
- 중력에 반대하여 저항함으로 인한 복부 근육의 힘 증가.
- 하체와 상체 분리.
- 살짝 말려진 허리와 척추 나머지 부분의 신장 사이의 분리.
- 몸통의 회전과 골반의 안정화 사이의 분리.

* **주의사항**: 분리는 필수적이고 이를 익히기 위해서는 시간이 필요하다. 신체가 부분적으로 작동한다고 생각하라. 일부는 안정화시키는 장치 그리고 다른 일부는 움직이고 있다 생각하라. 이를 위해서는 정적인 상태를 유지해야 하는 신체 부위를 "조절"해야 하는데, 정적인 상태는 수많은 신경근들의 집중을 필요로 한다. 이 운동은 심화 레벨 3 운동이 아니다.

사용되는 근육들

움직임에 사용되는 근육들: 주로 척추 굴곡 시 복직근, 골반 굴곡 및 신전 시 장요근과 복횡근, 척추 신전 시 척추옆근과 광배근.

안정화에 사용되는 근육들: 복사근은 흉곽이 닫힌 상태를 유지시킨다. 승모근의 아래쪽 섬유들은 견갑골을 제 위치에 잡아두고, 어깨를 귀에서 멀리 유지시킨다. 두장근과 전두직근은 경추를 신장시키는 역할을 한다.

기타: 횡돌기극근은 세로축 신장을 도와주고 대퇴사두근은 무릎을 뻗는데 도움을 준다.

주요 신장근: 둔근과 햄스트링.

좋은 자세를 위한 비결

- 4 가지 모든 복근 그룹들(복직근, 복횡근, 외복사근, 내복사근)이 운동하는 내내 활발한 작용을 하고 있어야 한다.
- 반동 없이 몸통을 들어올리고 척추를 연결하며 복부 근육에서 섬유 별로 힘을 끌어내라.
- 목은 직선으로 뻗어야 하고 뒤로 길게 유지해야 한다.
- 몸통을 들어올릴 때 실제로는 움직이지 않는 다리도 올리고 있다고 상상하라. 이것의 의도는 다리가 바닥으로 떨어지지 않도록 하는 것이다.
- 운동하는 내내 조절된 움직임과 자세를 유지하라: 신장 없이는 좋은 티저 자세를 취할 수 없다.
- 호흡: 운동 강도가 가장 약한 부분인 누워서 티저 자세를 유지하는 동안 숨을 들이쉬고 몸통을 올리고 내릴 때 숨을 내쉰다.

운동 방법

티저 시리즈 운동은 어느 한쪽이 움직이는 동안 상체와 하체의 분리를 유지하기가 어렵기 때문에 심화 티저 운동(복근 카테고리 레벨 2 운동 9 번)으로 간주된다. 이 시리즈는 모두 티저 자세에서 실행되는 3가지 각기 다른 개별 운동으로 구성된다. 각 운동은 수차례 반복되며, 원하는 경우 운동 간 결합을 통해 높은 레벨의 운동 체인을 만들 수 있다.

1. 사선방향 티저 운동: 몸통을 회전시킬 때는 다리와 골반을 움직이지 말아라.
2. 골반 티저 운동: 골반의 굴곡과 신장 시 몸통을 움직이지 않도록 하고, 항상 무릎을 90° 각도로 굽혀라.
3. 골반과 무릎 티저 운동: 몸통이 움직이지 않게 유지하면서 골반과 무릎을 굽히고 펴고, 무릎을 가슴 쪽으로 또는 가슴에서 멀어지게 올렸다 내렸다 해라.

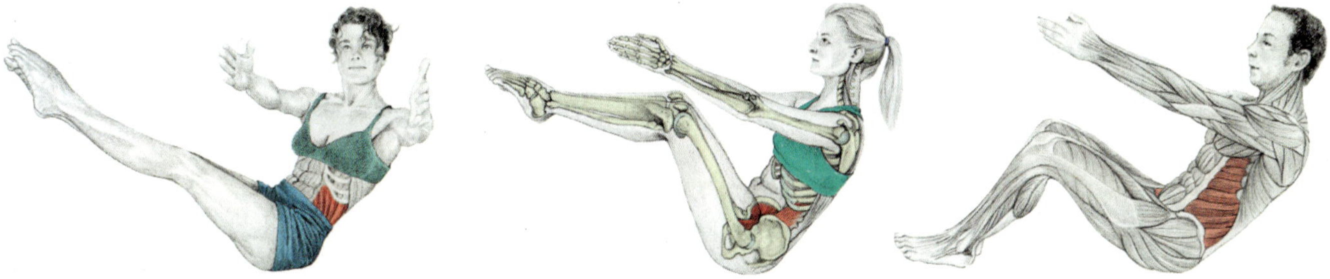

수정 방법

지지할 수 있는 곳에 골반을 올린 상태에서 이 운동을 시작할 수 있으며, 이것은 허리의 부하를 없애준다 (부록 1편 "수정 운동"의 운동 29번 참고).

하체 근육 사슬이 과도하게 긴장되있거나 복근들이 너무 약해서 들어올릴 수 없다면, 적어도 한 번 지렛대의 길이를 줄이기 위해 다리를 굽혀라(복근 운동 카테고리 속 레벨 2 티저 운동의 1번 수정 운동법 참고).

흔히 저지르는 실수: 골반 불안정

이 실수는 분리에 실패했을 때, 즉 모든 근육 그룹이 이 운동에 관여하고 움직여야 한다는 이미지를 가질 때 발생한다. 일부 근육들은 움직이고, 일부는 안정화시키는 역할을 하며, 일부는 도움을 주고, 일부는 스트레칭을 하는데 모두 동시에 행해지기 때문에 이러한 움직임의 개념은 필라테스 방법에서는 어긋난다.

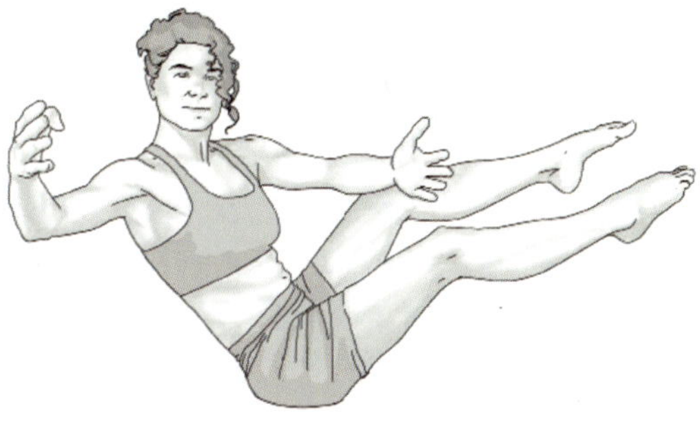

콕스크류 (6-3)

05.pt/108.mp4

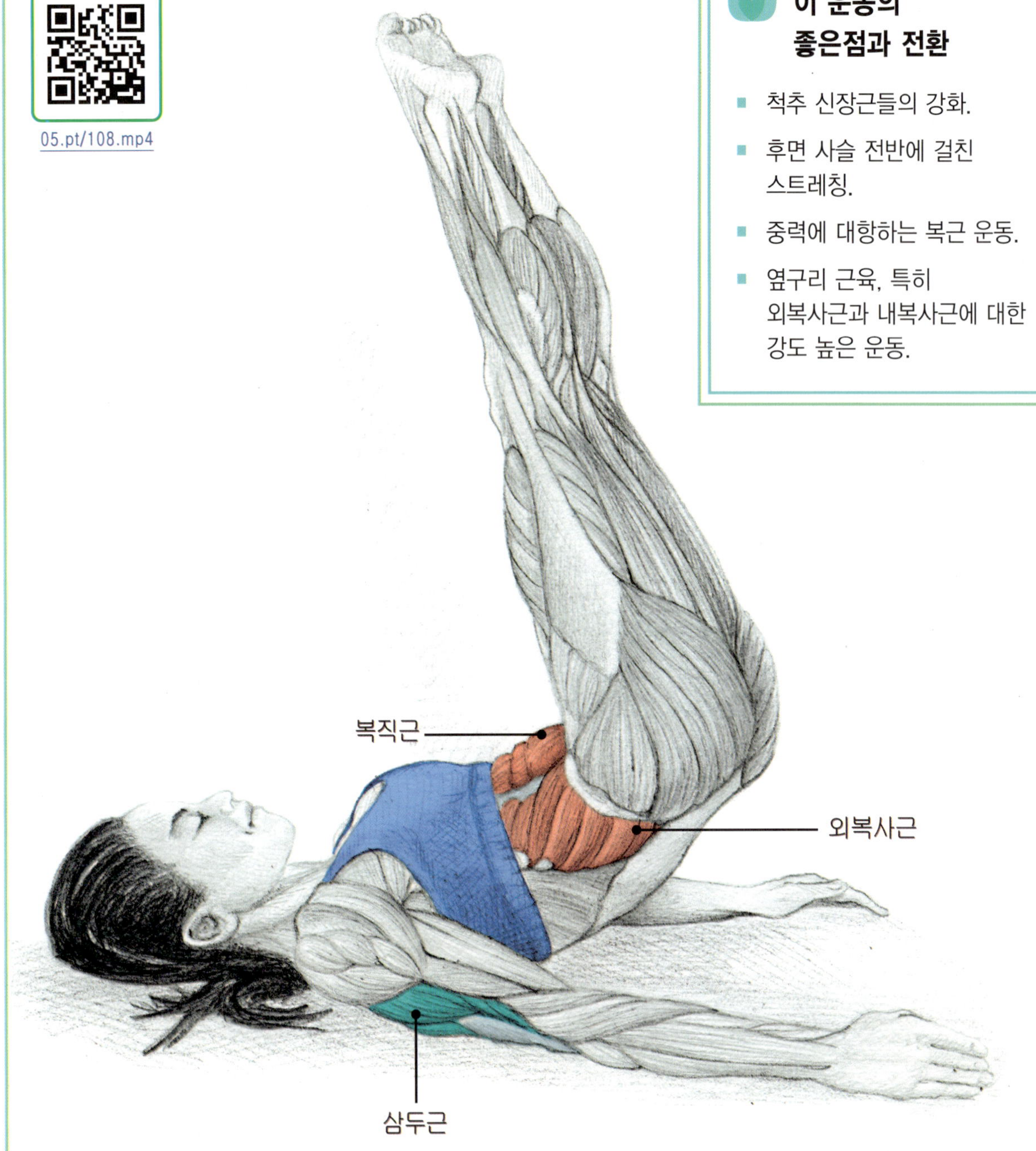

이 운동의 좋은점과 전환

- 척추 신장근들의 강화.
- 후면 사슬 전반에 걸친 스트레칭.
- 중력에 대항하는 복근 운동.
- 옆구리 근육, 특히 외복사근과 내복사근에 대한 강도 높은 운동.

사용되는 근육들

움직임에 사용되는 근육들: 주로 척추 굴곡에서 복직근, 회전에서 복사근, 골반을 굽히고 무릎을 펼 때 장요근과 대퇴사두근, 척추 신장에 있어서 척추옆근과 광배근.

안정화에 사용되는 근육들: 복횡근이 골반을 안정화시키는 동안, 복사근은 흉곽을 닫은 상태로 유지시킨다. 승모근의 아래쪽 섬유들은 견갑골을 제 위치에 잡아두고, 어깨를 귀에서 멀리 유지시킨다. 두장근과 전두직근은 경추를 신장시킨다.

기타: 횡돌기극근은 세로축 신장에 도움을 주고, 삼두근은 관련된 주요 근육은 아니지만 운동 전반에 걸쳐 작용한다.

주요 신장근: 척추기립근, 둔근, 햄스트링.

좋은 자세를 위한 비결

- 4 가지 모든 복근 그룹들(복직근, 복횡근, 외복사근, 내복사근)이 운동하는 내내 활발한 작용을 하고 있어야 한다.
- 몸통을 회전시키는 동안 복사근을 한쪽씩 교대로 활성화하라.
- 필요한 경우 팔을 사용하여 신체의 자세를 안정화시켜라.
- 마치 상자에 갇혀 다리로 벽을 만지는 것을 피해야 하는 것처럼, 회전 움직임을 "자신의 내부에서" 만들어라.
- 목은 직선으로 뻗어야 하고 뒤로 길게 유지해야 한다.
- 최종적으로 지지하는 역할은 목이 아니라 등 상부가 해야 한다.
- 호흡: 시작 자세에서 숨을 들이쉬고, 몸통을 굽히고 들어올리면서 숨을 내쉰다. 회전하는 동안 완전히 굽힌 자세에서 부드럽게 한 번 숨을 들이쉬고 돌아오면서 숨을 내쉰다.

운동 방법

1. 누운 상태에서 팔은 옆구리에 붙이고 다리는 골반 각도가 90° 이상 되도록 뻗어라.
2. 다리가 바닥과 평행이 될 때까지 몸통을 점진적으로 굽혀라.
3. 진행하면서 척추뼈 하나씩 몸통을 작게 회전시켜 시작 자세로 돌아가라.

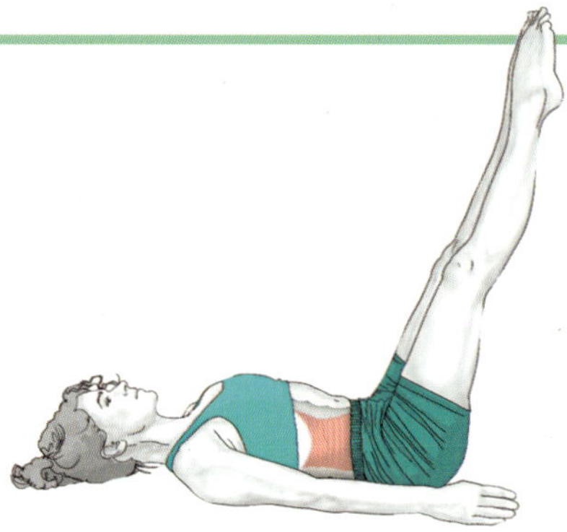

주의사항: "롤 오버"는 형태가 비슷하지만, 강도가 덜하고 덜 복잡하기 때문에, 이 운동에 대한 좋은 진행이 될 것이다. 논리적으로 롤 오버 운동을 올바르게 실행하려면 알맞은 진행에 따라 실행해야 한다.

수정 방법

이 수정 운동법은 골반을 들어올린 상태에서 시작해도 되고, 이것은 허리 운동을 제거한다 (부록 1 "수정 운동"의 운동 29번 참고).

하체 근육 사슬이 과도하게 긴장되있거나 복근들이 너무 약해서 들어올릴 수 없다면, 다리를 굽혀서 지렛대의 길이를 줄여라(부록 1 "수정 운동"의 운동 20 참고).

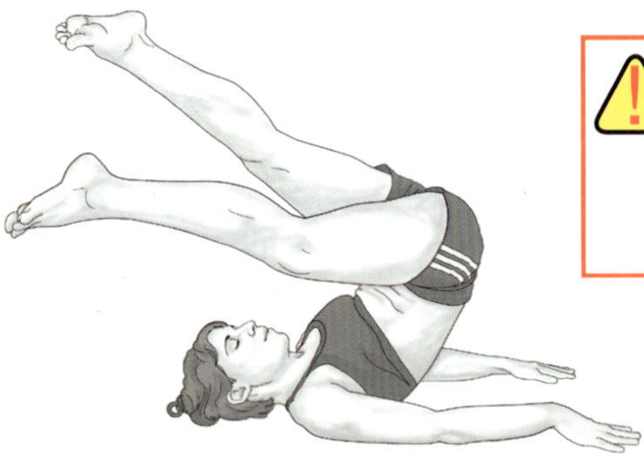

흔히 저지르는 실수: 과도한 회전 및 안정성 손실.

이 실수는 복근이 충분히 활성화되지 않아 허리에서 힘을 끌어내야 할 때 발생한다. 다리를 올리고 몸통을 굽힐 때 과도한 반동과 조절력 부족으로 인해 발생할 수도 있다.

변형법: 1. 다리 사이에 링을 끼운 자세

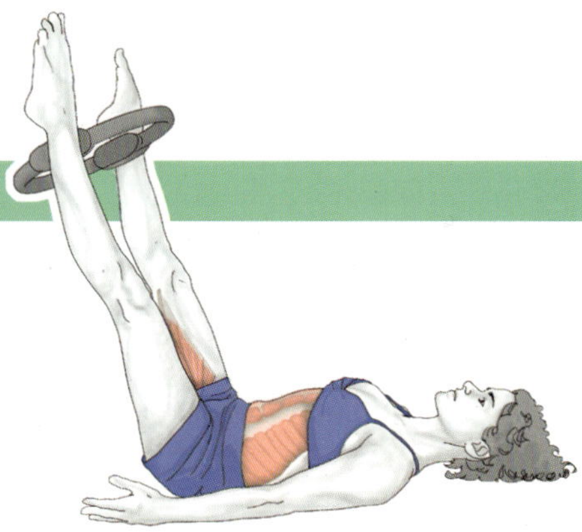

이 변형 운동법은 같은 방법으로 실행되지만, 링이 있으면 관련된 근육 특히 내전근의 운동이 강화된다. 이러한 근육들은 지속적으로 활성화 된 상태를 유지해야 하며 그렇지 않으면 링이 떨어진다.

부메랑 (9-3)

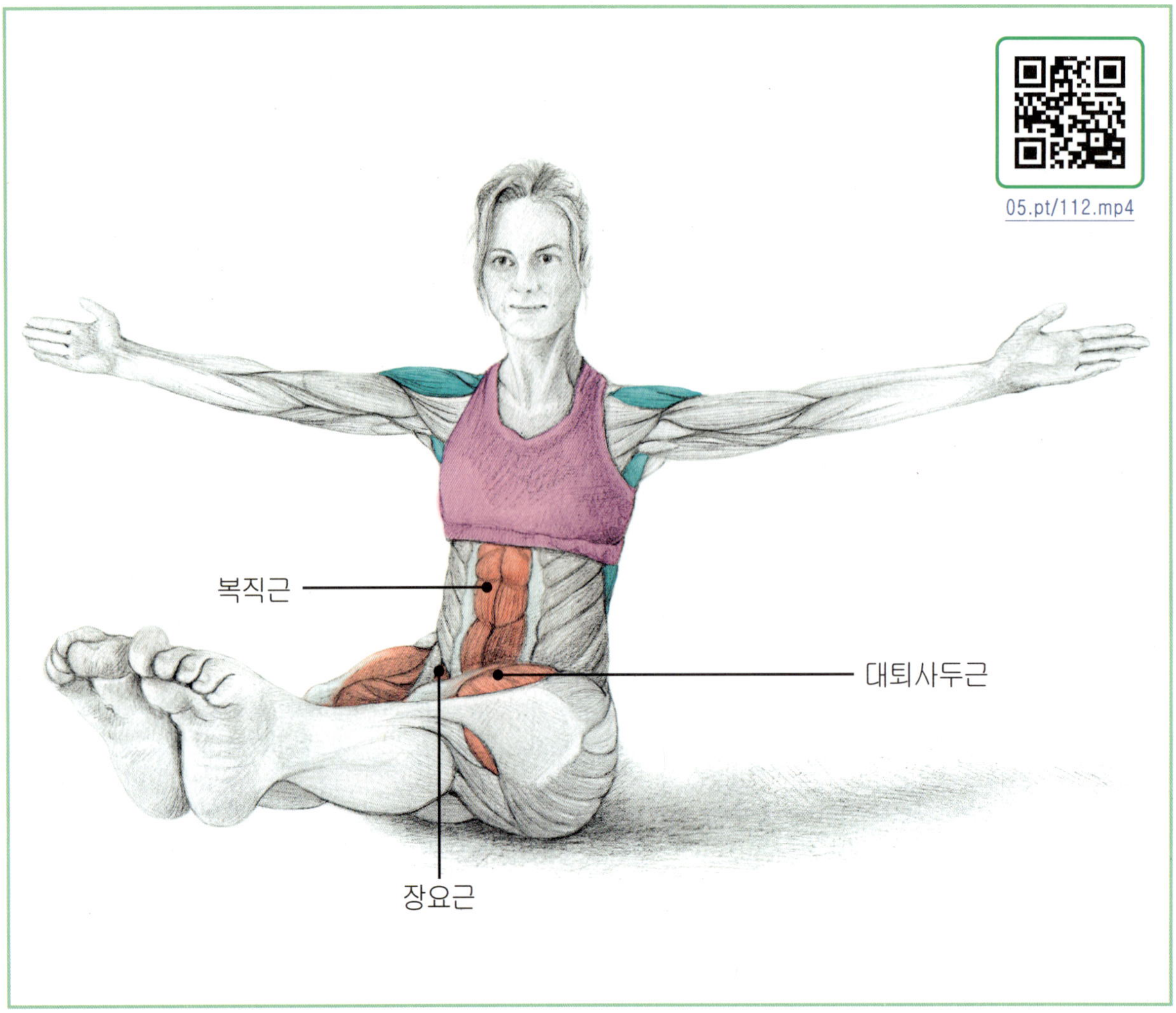

이 운동의 좋은점과 전환

- 척추 안정화 근육들의 강화.
- 후면 사슬 전반에 걸친 스트레칭.
- 중력에 대항하는 복근 운동.
- 통합 원리의 명확한 예시.
- 심화 과정을 위한 도전.

운동 방법

1. 다리를 쭉 뻗어서 몸통을 굽히고 팔을 양쪽으로 편안하게 내려놓은 채 앉은 자세에서 시작하라.
2. 롤 업 운동의 하강 단계를 실행하고 롤 오버 운동으로 연결하여 다리가 바닥과 평행이 되도록 하라.
3. 롤 오버 운동을 그만두고 중간 티저 운동의 중간 부분으로 연결하라.
4. 양팔을 십자 모양으로 뻗은 상태에서 티저 포즈를 유지하고 손으로 원을 “그려라”.
5. 원을 닫으면서 팔을 바닥과 평행하게 만들고 몸통을 굽힌 상태에서 다리를 바닥에 올려놓고 몸을 지지하라.

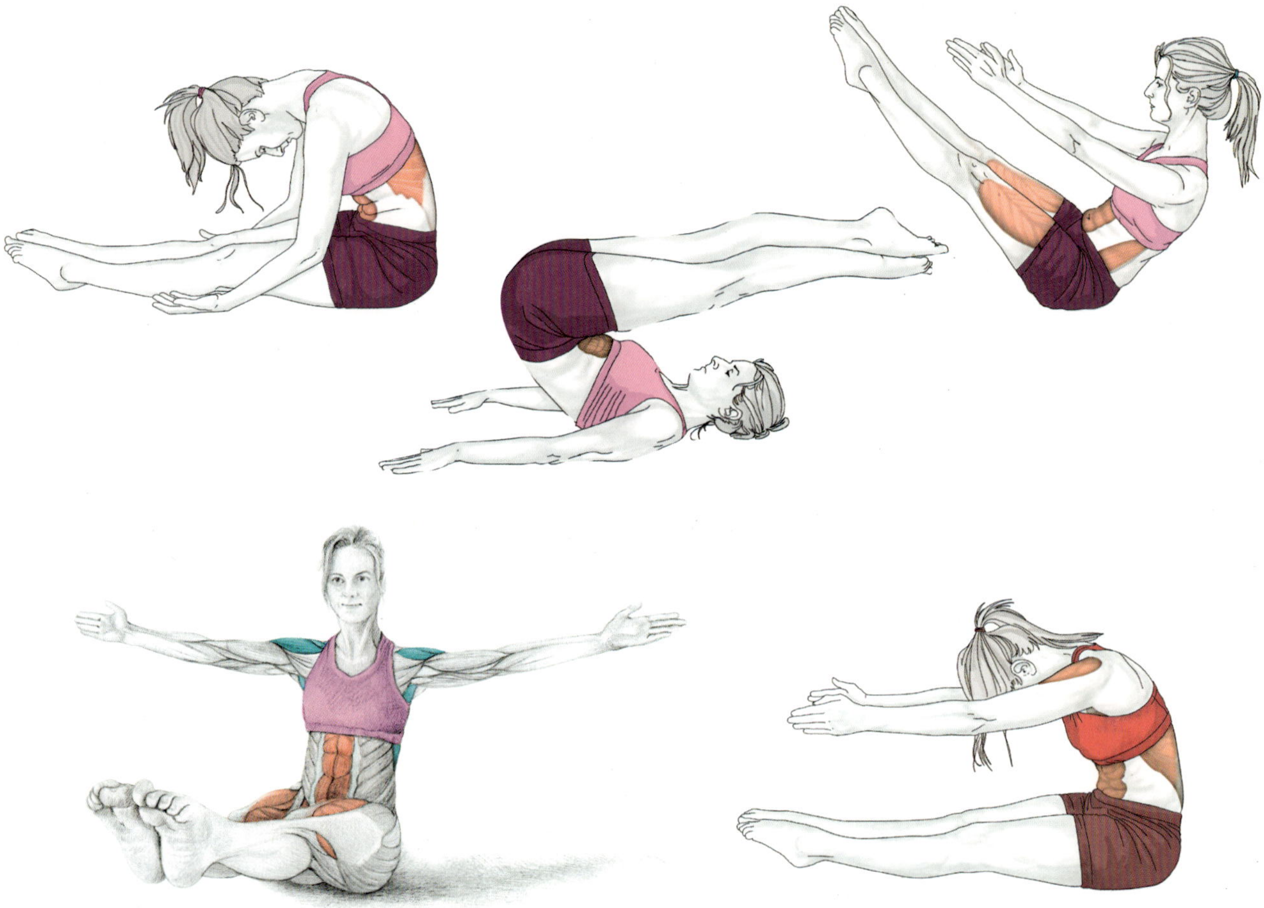

변형법: 1. 양팔을 들어올린 자세

팔로 원을 그리는 대신 4번 자세에서 양팔을 들어 올려라. 이 변형 운동법이 더 간단한 동작이기 때문에 흉곽의 닫힘을 더 잘 조절할 수 있을 뿐만 아니라, 티저 자세를 유지하는데 필요한 시간과 운동의 어려움을 전반적으로 줄여준다.

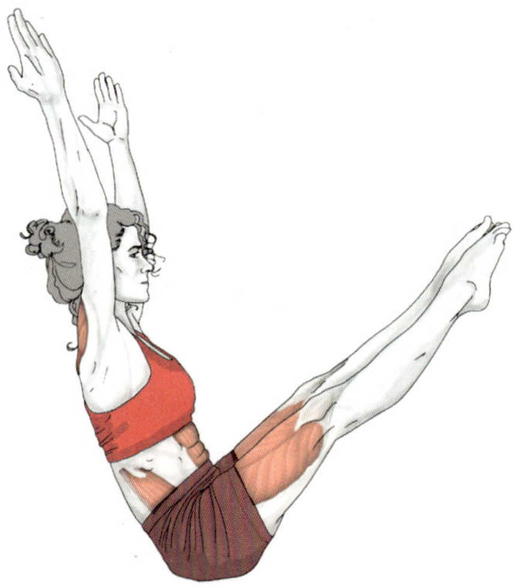

좋은 자세를 위한 비결

- 4 가지 모든 복근 그룹들(복직근, 복횡근, 외복사근, 내복사근)이 운동하는 내내 활발한 작용을 하고 있어야 한다.
- 장요근과 복횡근의 힘을 이용해서 다리의 무게를 지탱하라.
- 최종적으로 지지하는 역할은 목이 아니라 등 상부가 해야 한다.
- 이 운동의 흐름을 올바르게 실행하려면 모든 구성 요소들을 좋은 자세로 할 수 있어야 한다.
- 호흡: 시작 자세에서 숨을 들이쉬고, 2번 자세에서 숨을 내쉬고, 마지막에 한 번 더 들이쉰다. 그런 다음 티저 자세로 올라올 때 숨을 내쉬고, 팔을 돌릴 때 숨을 들이쉬고, 운동이 끝나면 내쉰다.

흔히 저지르는 실수: 척추의 과신전.

이 실수는 흉곽이 열리도록 허용하고 팔로 원을 그릴 때 발생한다. 이 실수의 결과는 허리에 해로우며 상쇄를 위해서는 복사근을 더욱 강하게 연결시켜야 한다.

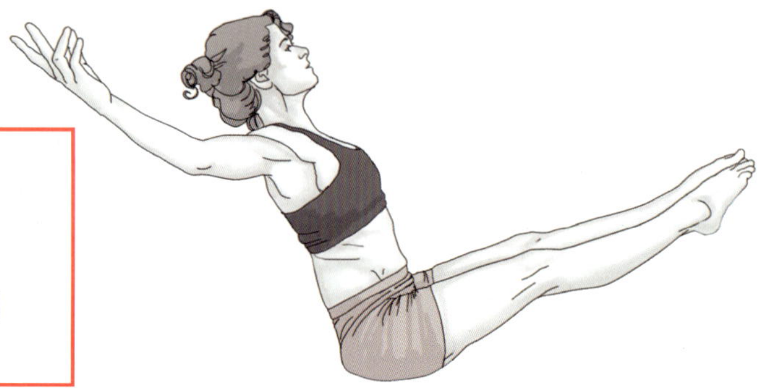

흔히 저지르는 실수: 골반을 굽힘.

운동의 마지막에 골반이 아닌 몸통을 굽혀야 하며, 골반은 운동 내내 중립을 유지해야 한다.

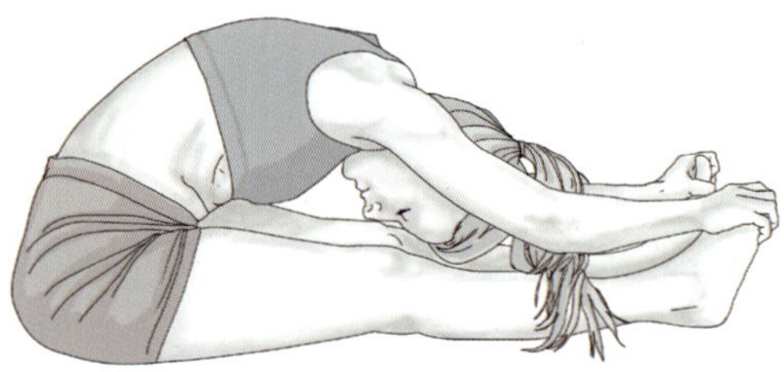

수정 방법

이 운동의 흐름을 구성하는 요소들에 대한 모든 수정 방법들은 위에서 설명했다.

주의사항: 이 운동을 구성하는 일부 요소들은 부메랑의 설명에 분석적으로 설명되어 있다. 이 운동을 성공적으로 실행하기 위한 비결은 이 모든 것들을 역동적이고 조화로운 흐름으로 결합하는 것이다.

사용되는 근육들

움직임에 사용되는 근육들: 복직근은 몸통을 굽히는 작용을 한다. 복횡근과 장요근은 골반의 굴곡과 신전에 관여한다. 어깨 근육들은 팔의 움직임에 다양한 방법으로 개입한다.

안정화에 사용되는 근육들: 복사근은 팔로 원을 그리는 동안 흉곽의 닫힘을 유지한다. 대퇴사두근은 무릎이 펴진 상태를 유지시킨다.

기타: 요방형근, 광배근, 흉근.

주요 신장근: 척추기립근, 허리, 둔근, 햄스트링.

트위스트 (7-1)

05.pt/114.mp4

이 운동의 좋은점과 전환

- 척추신장근 강화.
- 유사한 움직임으로 인한 부상 확률 감소. 몸통을 비틀 때는 보통 등 근육이 사용되는데 이 운동을 통해 이를 복근의 힘을 이용해 올바로 실행하는 방법을 배울 수 있다.
- 엉덩이의 외회전근 강화.

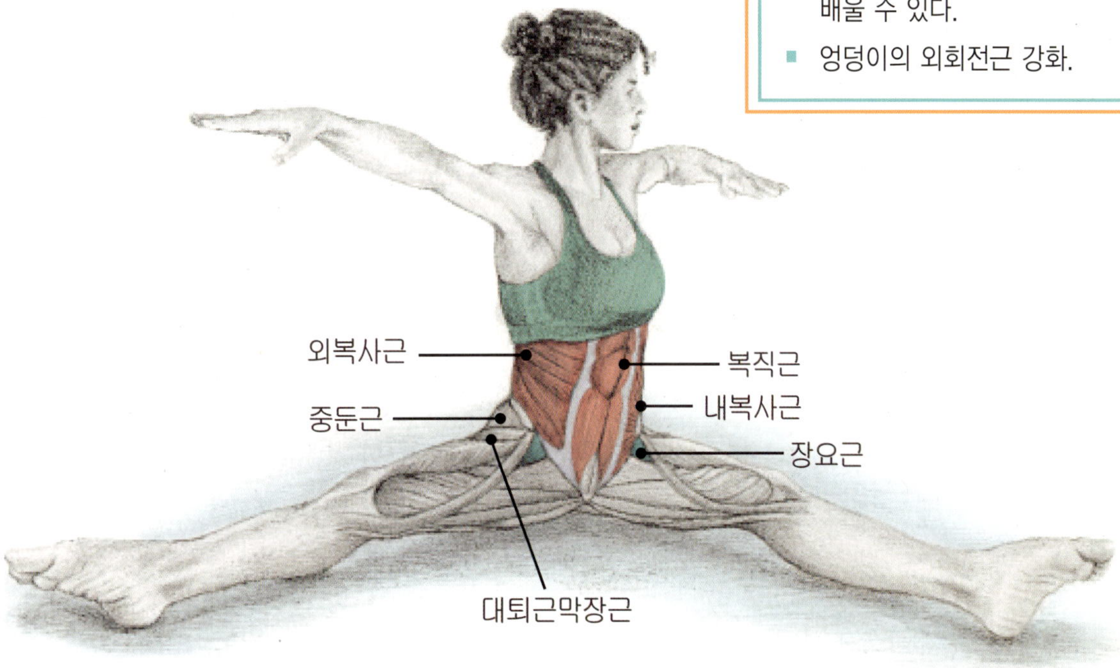

사용되는 근육들

움직임에 사용되는 근육: 대개 내외복사근으로 몸통을 비틀 때 이들 근육이 쓰인다. 척추옆/배측 최장근이 척추를 신장한다.

안정화에 사용되는 근육: 복직근은 몸통을 지지하고, 복횡근은 엉덩이를 안정화한다. 승모근의 아래쪽 근섬유는 견갑골의 위치를 유지하고, 이것은 다시 견갑대를 안정화한다.

기타: 장요근, 대퇴근막장근, 중둔근이 골반대의 안정화를 유지한다.

주요 신장근: 햄스트링, 몸통 틀기 반대편의 요방형근.

* **주의사항**: 바깥으로 다리를 펴고 앉기가 어려우면 수정 방법에 나오는 것처럼 쿠션을 사용할 수 있다. 그러나, 엉덩이가 중립 위치를 유지하는 경우 무릎은 필요한 만큼 구부릴 수 있다. 이것은 척추 신장에 있어 필수적이다.

트위스트를 비롯해 어떤 운동에서든지 필라테스 방법의 원리를 적용하지 않으면 의미가 없다는 것을 기억하라. 이 운동의 경우 사용되는 원리는 척추 신장, 어깨부위 안정화, 골반 안정화이다.

좋은 자세를 위한 비결

- 머리 꼭대기가 천장 방향으로 자라나는 것처럼 상상하라.
- 위쪽으로의 신장을 위해서는 흉곽을 닫고 배꼽으로 닿아야 한다. 또한 척추뼈 디스크 사이에 더 많은 공간이 생기도록 척추뼈의 점진적 분리를 상상한다.
- 호흡: 트위스트를 할 때는 들이쉬고, 중앙으로 돌아올 때는 내쉰다. 이러한 호흡 패턴은 운동을 쉽게 해 준다.

운동 방법

1. 엉덩이는 중립 위치에 있고 척추는 신장되며, 팔다리는 뻗은 상태에서 앉아 시작한다.
2. 엉덩이의 중립 상태와 뻗은 팔을 유지하면서 몸통을 비튼다.
3. 자세를 유지하면서 비틀림을 되돌리고 다시 반대 방향으로 비튼다. 엉덩이는 운동 내내 반드시 중립과 안정을 유지해야 한다. 이를 이루기 위해서는 양쪽 좌골이 지면 위에서 균등하게 지지되어야 하며 양 다리를 동등하게 뻗어야 한다.

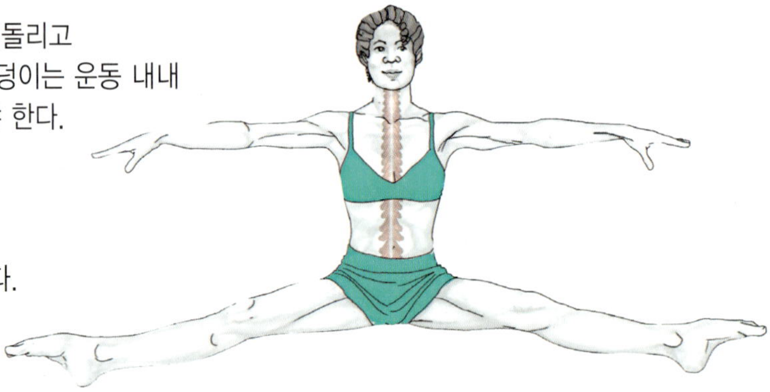

수정 방법

다리를 뻗은 상태에서 앉는 것이 어려우면 쿠션 위에 앉아 지지 위치를 올릴 수 있다. (3장의 운동 7 수정 운동 참고).

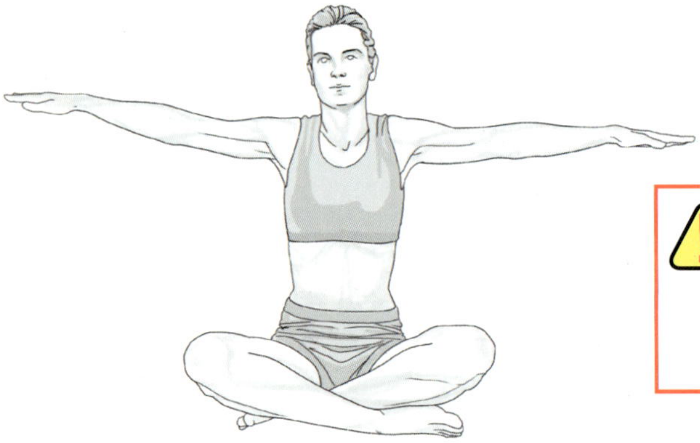

흔히 하는 실수: 어깨에서 귀로

어깨를 올릴 때 발생하는 견갑대의 불안정화. 이 자세는 목 뒤와 등 위쪽의 근육, 특히 승모근의 위쪽 근섬유에 과부하를 준다.

변형법 1. 탄력 밴드

책상다리를 하고 탄력 밴드위에 앉아 밴드의 저항에 맞서 트위스트를 실행한다. 운동의 강도는 밴드가 짧을수록 증가한다. 밴드로 손을 싸지 말고 주먹 안에 동그랗게 뭉쳐서 혈류가 차단되지 않도록 한다. 밴드의 저항에 맞서 당기는 동작에서는 숨을 내쉬고 강도가 낮은 복귀 동작에서는 숨을 들이쉰다.

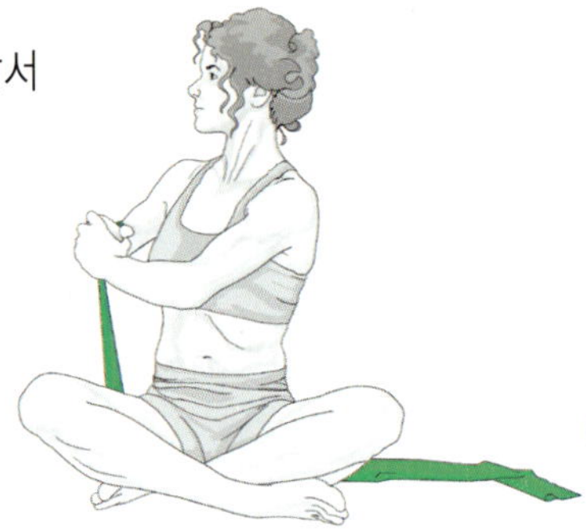

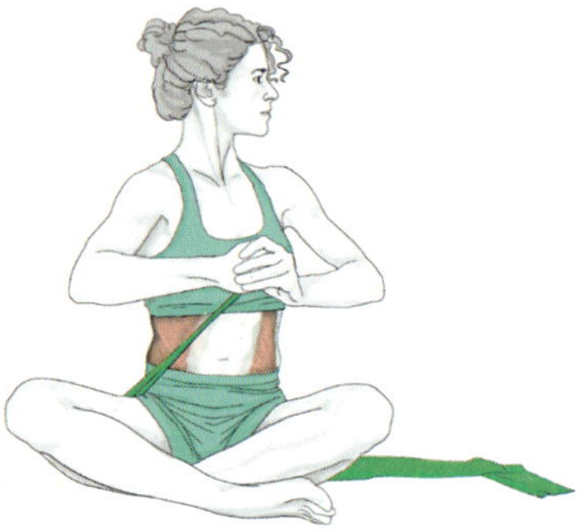

쏘우(상체비틀기) (14-1)

05.pt/116.mp4

이 운동의 좋은점과 전환

- 상 · 하체 간의 조화 강화.
- 새로운 동작 패턴 소개.
- 익숙하지 않은 위치에서의 새로운 안정화 학습.

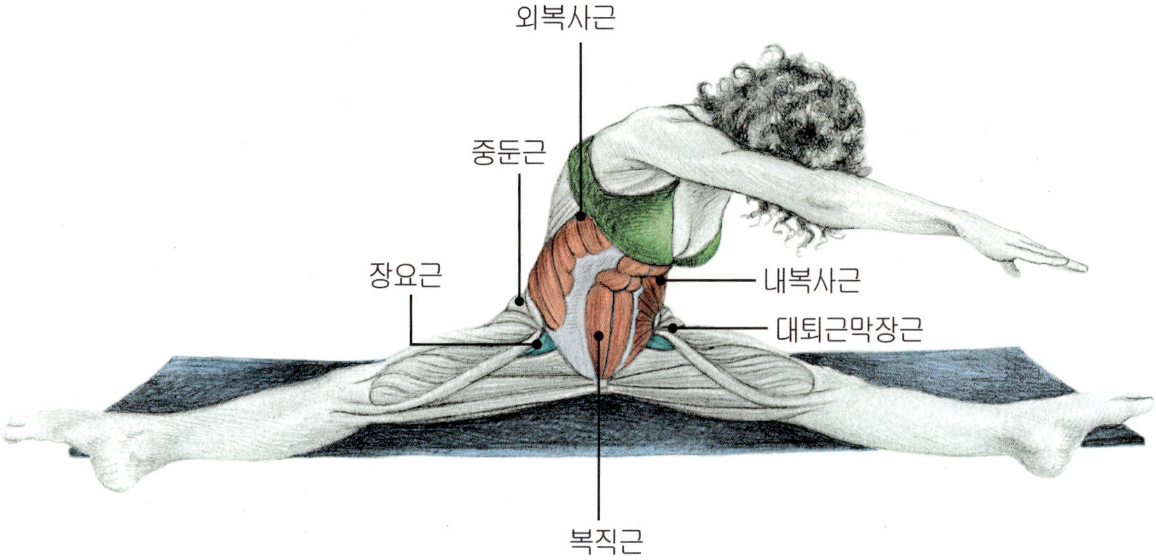

사용되는 근육들

움직임에 사용되는 근육: 주로 내외복사근으로 몸통을 비트는 근육이다. 척추옆/배측 최장근은 척추를 신장한다.

안정화에 사용되는 근육: 복직근은 몸통을 지지하고, 복횡근은 엉덩이를 안정화한다. 중둔근과 소둔근, 대퇴근막장근, 추체근, 봉공근은 벌린 다리를 유지한다(외전). 승모근의 아래쪽 근섬유는 견갑골의 위치를 유지하고, 이것은 다시 견갑대를 안정화한다.

기타: 대퇴이두근, 추체근, 하퇴방형근이 엉덩이의 바깥 회전을 실행한다.

주요 신장근: 비틀기 방향 반대편 상 측면 요방형근, 대둔근, 햄스트링.

주의사항: 쏘우는 엉덩이, 둔근, 다리뿐 아니라 복근을 위한 동작이기도 하다. 후면 근육 사슬의 신장에 달려 있는 운동이기 때문이다. 앉아서 하는 운동에서 이러한 차별점은 더욱 도드라진다. 이러한 이유와 더불어 이 부위의 근육이 대부분의 사람들에게서 매우 경직되어 있기 때문에, 해당 부위를 위한 운동으로 쏘우를 포함시키기로 했다. 그러나, 몸통을 굽히고 회전하는 근육은 복근이라는 점을 기억해야 한다.

좋은 자세를 위한 비결

- 머리 꼭대기를 천장 방향으로.
- 위쪽으로의 신장을 위해서는 흉곽을 닫고 배꼽으로 닿아야 한다. 또한 척추뼈 디스크 사이에 더 많은 공간이 생기도록 척추뼈의 점진적 분리를 상상한다.
- 엉덩이는 운동 내내 반드시 중립과 안정을 유지해야 한다. 이를 이루기 위해서는 양쪽 좌골이 지면 위에서 균등하게 지지되어야 하며 양 다리를 동등하게 뻗어야 한다.
- 호흡: 앉은 자세에서 비틀기를 완료할 때까지 숨을 들이쉬고, 몸통을 굽힐 때 내쉰다. 원래 상태로 되돌아가며 중앙으로 복귀하며 반대 방향으로 비틀기를 할 때 다시 들이쉰다. 몸통을 반대방향으로 굽힐 때 내쉰다.

운동 방법

1. 팔다리를 벌리고 척추를 신장한 상태에서 엉덩이를 중립으로 하여 앉은 상태에서 시작한다.
2. 벌린 팔과 척추 신장을 유지하며 몸통을 비튼다.
3. 비틀기 후에는 엉덩이를 움직이지도, 구부리지도 말고 척추를 굽힌다.
4. 척추뼈 하나씩 굽힘과 비틀림을 푼다.
5. 반대편을 향해서도 같은 동작을 항상 척추 신장을 유지하며 실시한다.

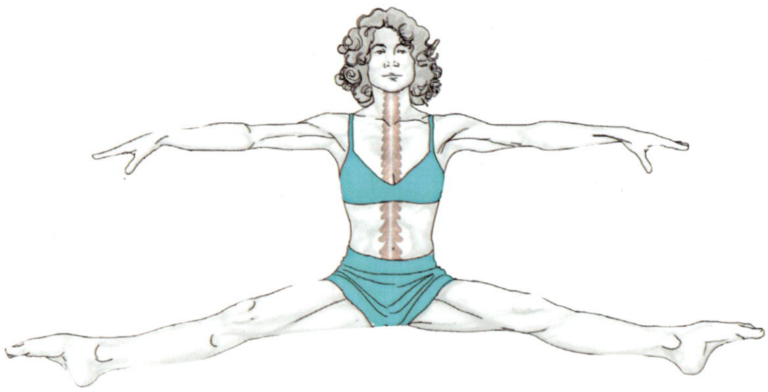

수정 방법

다리를 뻗은 상태에서 앉는 것이 어려우면 쿠션 위에 앉아 지지 위치를 올릴 수 있다. (3장의 운동 7 수정 운동 참고)

흔히 하는 실수: 축 신장 부족, 견갑골 불안정화

어깨를 올려 발생하는 견갑대 불안정화와 축 신장 상실로 인해 바닥으로 기울어지게 된다. 전자는 목 뒤와 등 위쪽, 특히 승모근의 위쪽 근섬유의 과부하를 초래한다. 후자는 척추 굽힘 및 회전시 척추뼈 사이의 엇갈림 또는 과도한 마찰을 초래한다.

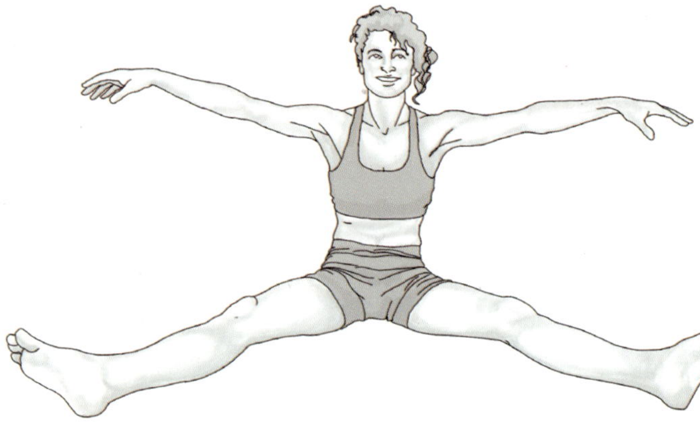

변형법 1. 엉덩히 굽히기

이 변형법에서 엉덩이를 굽히는 것은 실수가 아니라 고의로 이뤄지는 것이다. 이것은 햄스트링, 둔근, 요방형근이 운동 중 훈련되게 한다. 몸통을 굽힐 때 원래 운동과 같이 엉덩이의 중립을 유지하는 것은 스포츠에 있어서 흔한 습관이 아니기 때문에 이 변형법은 운동을 쉽게 만든다.

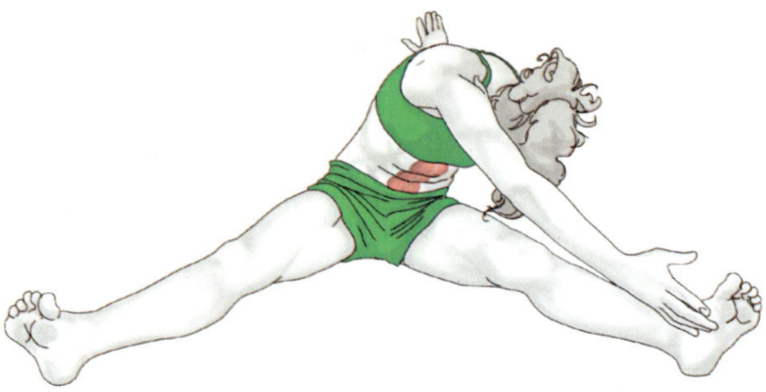

몸통과 다리 옆으로 올리기 (18-1)

05.pt/118.mp4

이 운동의 좋은점과 전환

- 중력에 대한 대항을 최소화한 상태에서의 등 근육 발달, 등 질환을 지닌 사람들에게 추천.
- 옆으로 누운 상태에서의 새로운 동작 패턴 학습. 옆으로 눕기는 서 있는 노인들 및 등 질환을 지닌 사람들이 흔히 취하는 자세.
- 측면 근육 훈련의 고유 감각 향상.
- 복직근의 도움 없이 할 수 있는 훌륭한 복사근 훈련.

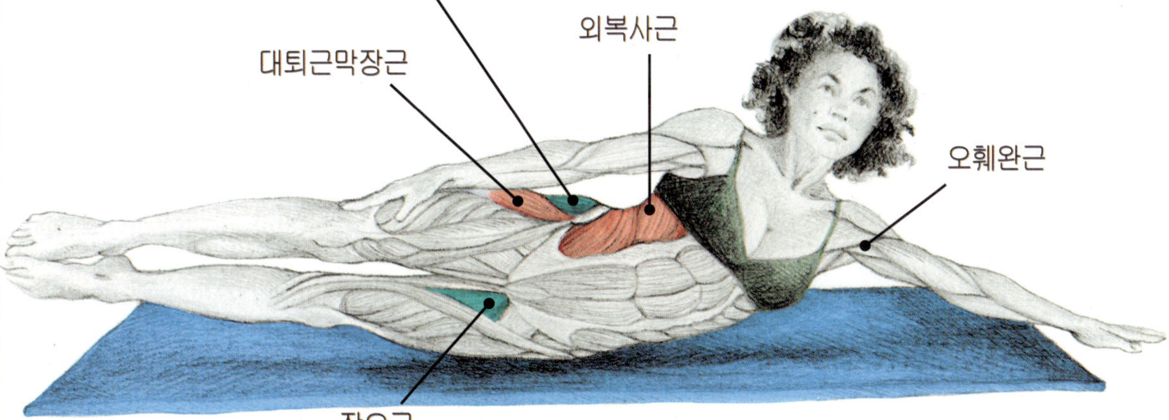

주의사항: 이 운동에 돌입하기 전에 다리의 사이드 운동과 목 뒤에 손을 놓고 하는 사이드 킥 변형 운동을 익혀야 한다. 이 두 운동은 몸통의 측면 굽힘 시 복사근의 힘, 견갑대 근육의 안정화 힘을 훈련시켜준다. 그렇지 않고서는 승모근이 과부하된다(복합 운동은 여러 부위를 동시에 사용하는 운동).

사용되는 근육들

움직임에 사용되는 근육: 중둔근, 대퇴근막장근은 다리를 외전시킨다. 또한 중둔근, 소둔근, 대퇴근막장근은 사두근과 장요근의 힘을 끌어올 때 흔히 발생하는 바깥 회전을 방지한다. 올려진 다리 쪽의 내복사근, 반대쪽의 외복사근 역시 사용된다. 마지막으로 전경골근은 무릎을 굽히게 한다.

안정화에 사용되는 근육: 복횡근은 엉덩이를, 승모근은 견갑대를 안정화한다. 척추 신전근은 다리를 들 때 몸통의 굽힘을 방지한다. 대둔근은 햄스트링과 함께 엉덩이를 신전한다.

기타: 지면 위 다리의 사두근은 무릎 신전을 유지하고, 대둔근 및 햄스트링은 지면에 면한 엉덩이의 측면 신전을 유지한다. 거근, 오훼완근, 대흉근은 크지 않은 정도로 어깨의 지지가 안정화되도록 한다.

주요 신장근: 지면에 면한 쪽의 요방형근.

좋은 자세를 위한 비결

- 새끼손가락에서 출발해 옆을 지나 다리를 거쳐 새끼발가락에 이르는 선을 상상하라. 지면 위로 이 선만을 지지하기 위해 다른 모든 것을 "모아들인"다고 생각하라.
- 신체를 옆으로 지지해 주는 주요 자세가 무너지지 않게 하며 전신을 길게 뻗어 느끼라.
- 다리를 들 때 사타구니에서 발까지 양 다리를 서로 "접착"하라.
- 몸통은 거의 움직이지 않고 상승한 다리는 매우 제한, 조절되어 있는 상태가 되어야 한다.
- 등 위쪽의 과부하를 피하기 위해 어깨는 이완되어야 한다.
- 다리를 들 때 목을 뒤에서 길게 펴야 한다. 목 부위의 연장하면 척추를 굽히려는 경향을 더 쉽게 물리칠 수 있을 것이다.
- 호흡: 시작 자세에서 들이쉬고 한쪽 다리를 들 때 내쉰다. 양쪽 다리가 같이 만나면 들이쉬고, 양쪽 다리를 들 때 내쉰다.

운동 방법

1. 옆으로 누운 자세에서 시작한다. 팔, 몸통, 다리는 완전히 밖으로 펴고 머리는 팔로 받친 상태에서 지면에 놓는다.
2. 발목을 굽힐 때 훈련 다리를 엉덩이 너비보다 10cm 정도 더 든다.
3. 항상 신장과 근긴장을 추구하며 한쪽 다리가 다른 다리에 닿을 때까지 낮춘다.
4. 뻗은 양 다리를 다시 한 번 들었다가 내리고, 한쪽 다리만으로 다시 운동을 시작한다.

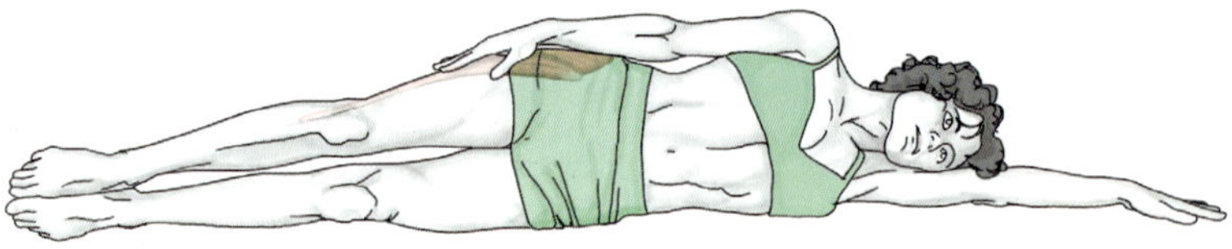

수정 방법

이 운동의 변형법 1에 나와 있듯이 지지하는 무릎을 굽혀서 다리의 높이를 줄여라.
(부록 1 운동 27의 수정 운동 참고)

움직이는 다리의 무릎을 굽히거나, 두 수정 방법을 모두 적용해 운동을 할 수 있다.

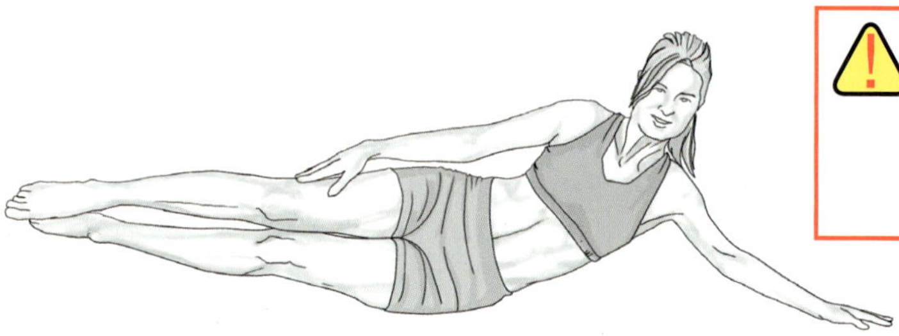

흔히 하는 실수: 엉덩이 굽힘

배의 복사근 힘이 부족해 생김. 사람들은 이러한 실수를 하며 사두근과 장요근의 힘을 끌어오려고 하는데 이것은 운동의 효과를 거의 없애 버린다.

변형법 1. 지지하는 무릎을 굽힘

이 변형법은 한쪽 다리만 들기 때문에 운동의 강도를 낮춘다. 다리 높이로 인한 무게가 줄어들면 복사근의 에너지가 덜 필요하다. 또한 낮은 다리의 무릎이 굽혀져 있기 때문에 균형 문제가 제거된다.

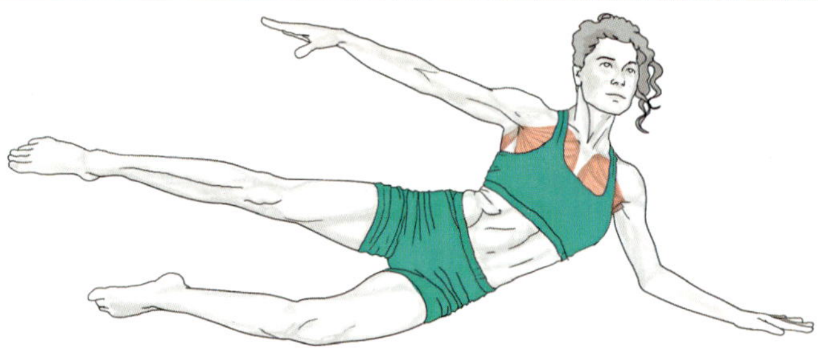

고양이와 말 (23-1)

05.pt/122.mp4

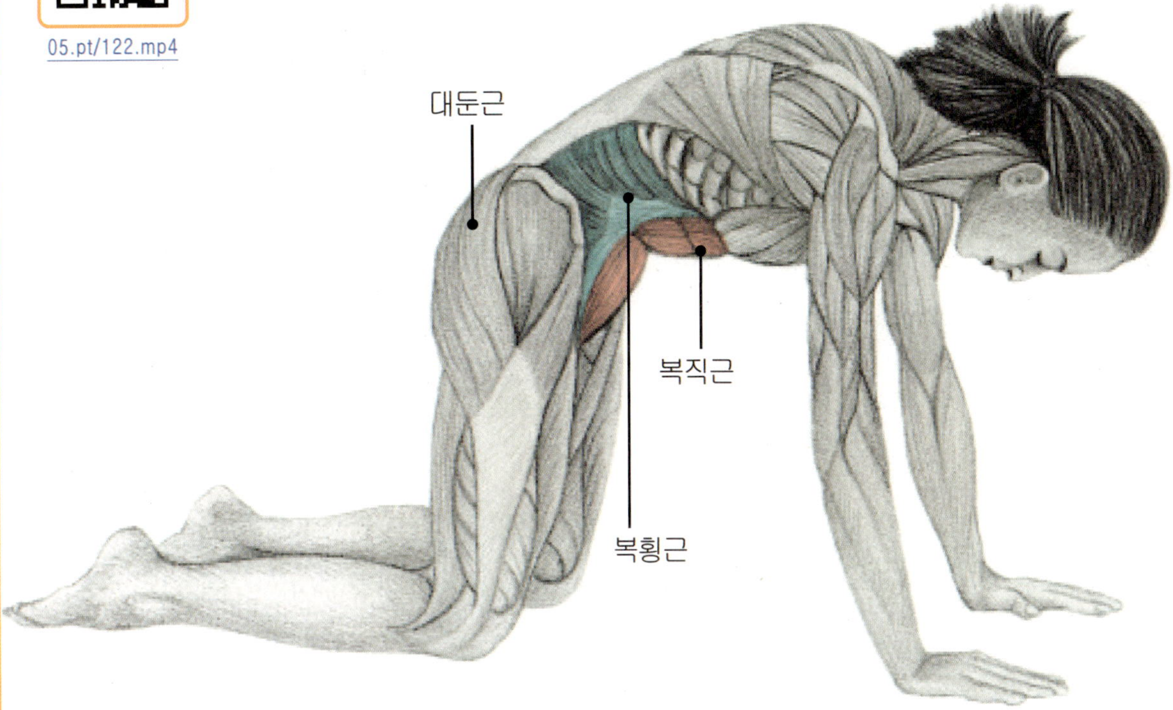

이 운동의 좋은점과 전환

- 척추, 특히 등 아래쪽의 전반적인 유연성.
- 네발 짚기 위치에서 견갑골 안정화.
- 등의 스트레스 경감.
- 에너지가 살짝 향상, 하루를 시작하기에 좋은 운동.

좋은 자세를 위한 비결

- 아래 복근(복횡근)의 활성을 운동 내내 유지한다.
- 머리를 움직이지 않는다. 머리를 움직이면 척추의 움직임도 반드시 동반된다
- 손목의 과부하를 피하려면 천장을 향해 자라는 것처럼 상상하라. 이를 위해 모든 복근 근육군을 활성화하고 운동 내내 이를 유지해야 한다.
- 무릎과 손이 바닥 속이 아닌 바닥 밖을 향하며 분리되도록 해보라.
- 호흡: "말" 동작 동안 들이쉬고, "고양이" 동작 동안 내쉰다.

운동 방법

1. 척추는 중립 상태에서 네발 짚기로 시작한다.
2. 척추를 펴며 등 아래쪽을 둥글게 한다
3. 척추를 둥글게 하며(확장) 천천히 변경한다.

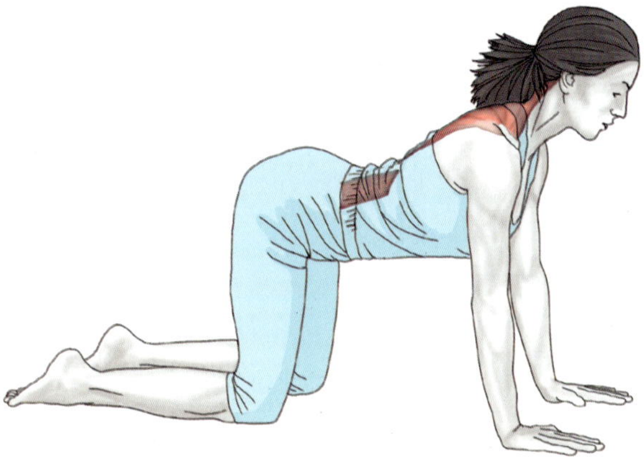

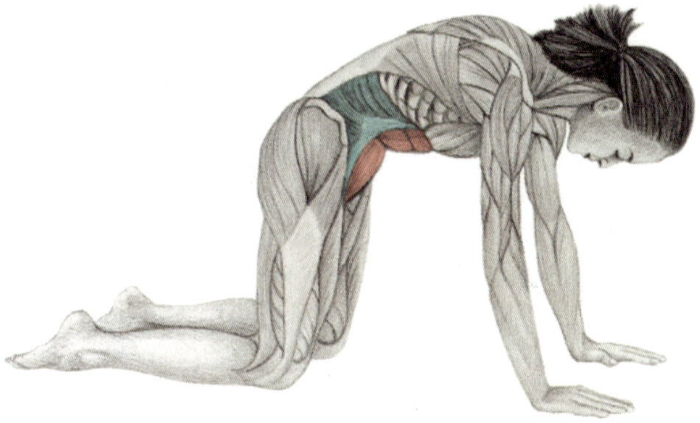

* **주의사항**: 대개 어깨를 앞쪽으로 밀고 등에 과부하를 주는 버릇으로 인해 등 위쪽이 "고양이" 동작 동안 둥글게 되기 쉽다. 따라서 여러분은 이러한 유혹에 맞서며 등 아래쪽을 둥글게 하는 데 주의를 기울여야 한다. 이를 위해서는 일반적으로 스트레칭과 관절 조절이 필요하다.

변형법 1. 슈퍼맨

네발 짚기 자세에서 한 손과 반대편 다리를 들고 이 둘을 끝까지 길게 펴며 몸통의 위치를 유지해 신체가 마치 지면에서 이륙하는 것과 같이 만든다.

이 변형법은 다리를 올렸을 때는 둔근, 뻗었을 때는 위쪽 및 뒤쪽 삼각근, 그리고 다리와 같은 쪽의 복사근을 훈련시킨다.

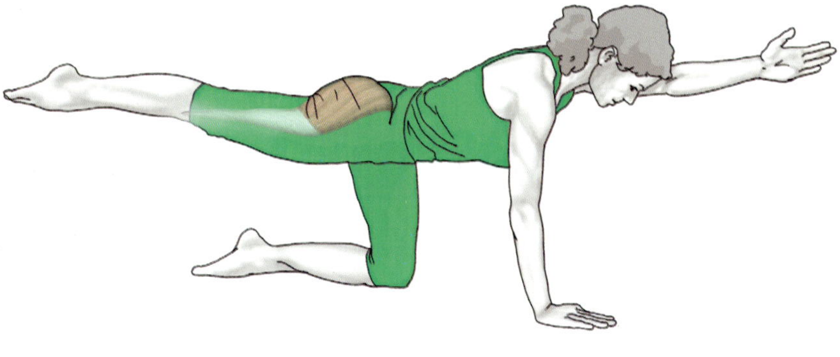

수정 방법

손목에 통증이 있을 때에는 이 운동의 변형법 2가 좋다. 지지를 위해 팔뚝을 지면에 놓을 수도 있다(3장의 운동 25, 수정 운동 참고).

사용되는 근육들

움직임에 사용되는 근육: "말" 단계에서는 요방형근이 강하게 사용, "고양이" 단계에서는 복직근, 복사근, 복횡근이 강하게 사용된다.

안정화에 사용되는 근육: 복횡근은 "말"에서 "고양이"로 전환될 때 엉덩이를 안정화. 사두근은 무릎을 90°로 고정. 승모근은 운동 내내 어깨를 귀에서 떨어지게 한다.

기타: "고양이" 단계에서 엉덩이를 굽힐 때 둔근 사용.

주요 신장근: "고양이" 단계에서는 척추기립근과 등 및 허리 근육들. "말" 단계에서는 대흉근 및 특이한 방법으로는 복직근도 사용된다.

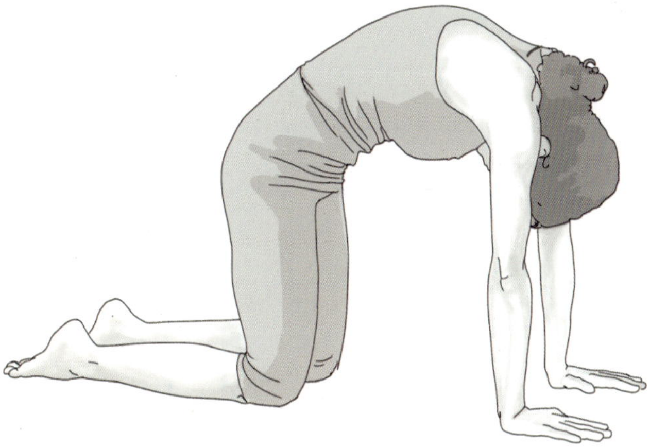

흔히 하는 실수: 등쪽으로의 과도한 척추후만.

등 위쪽을 너무 둥글게 하는 것. 이것은 나쁜 습관으로 인해 쉽게 일어날 수 있는데 견갑골이 불안정해지고 목 부위와 승모근에서 과부하가 발생하게 된다.

2. 아랍인의 기도

이 변형법은 손의 지지 없이 척추를 조절할 수 있게 해 준다. 무릎을 굽혔다 펴며 신체를 들썩이는 파도처럼 바꾸어라. "말" 상태의 하강에서는 열린 자세를 하고, "고양이" 상태의 상승에서는 몸을 둥글게 한다. 이 변형법은 사두근의 훈련도 추가해 준다.

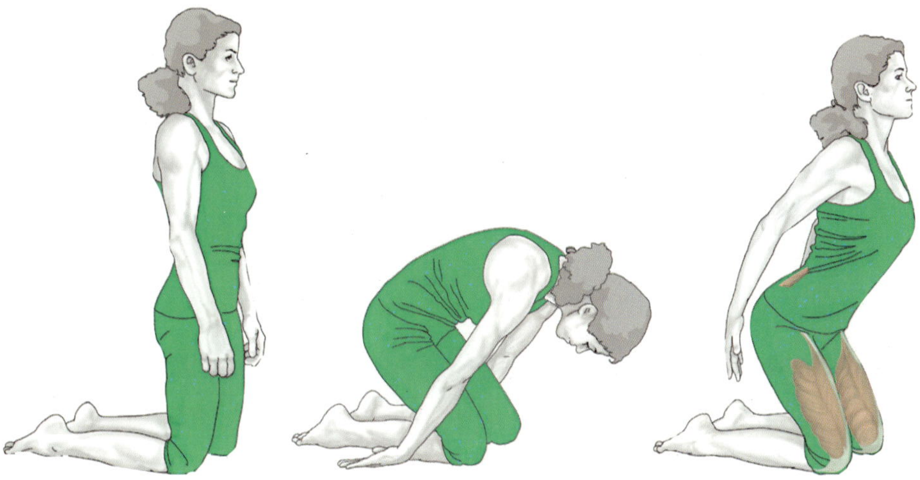

수파인 스쿼드 (25-1)

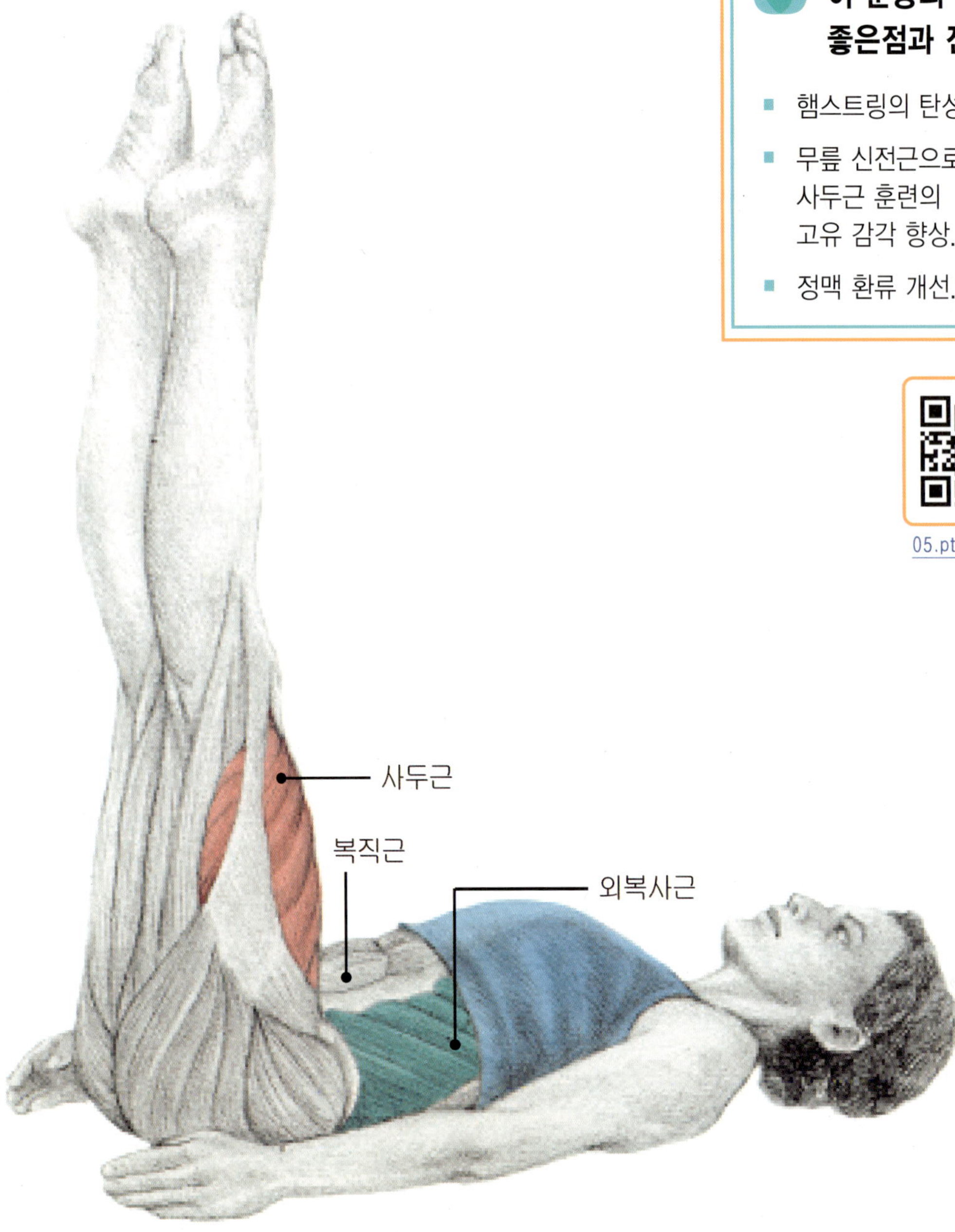

이 운동의 좋은점과 전환

- 햄스트링의 탄성 향상.
- 무릎 신전근으로서의 사두근 훈련의 고유 감각 향상.
- 정맥 환류 개선.

05.pt/124.mp4

변형법 1. 수영

일정한 속도로 크롤 킥을 상황에 따라 다양한 너비와 속도로 실시한다. 원래 운동과 같은 근육군이 훈련되지만 강도는 증가할 것이다.

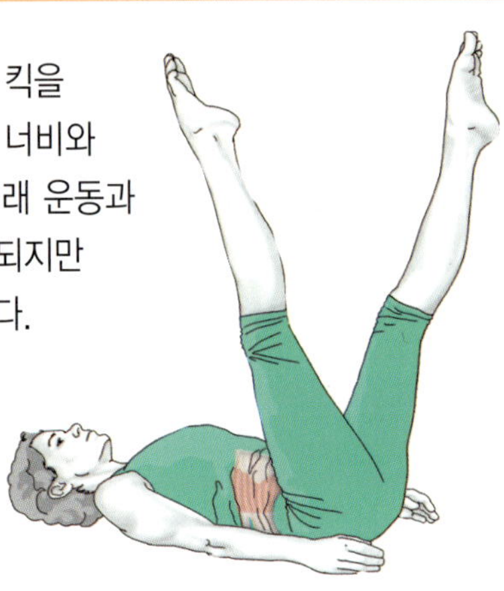

2. 자전거

엉덩이 유연성 개선에 좋다. 이 변형법을 통해 원래 운동과 마찬가지의 근육을 다른 감각으로 훈련시킬 수 있다.

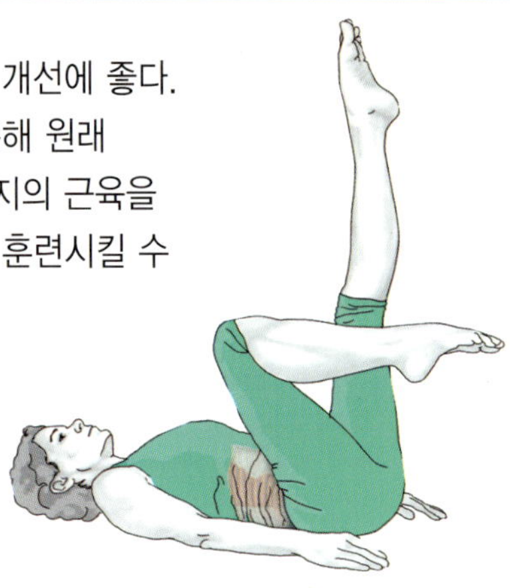

좋은 자세를 위한 비결

- 무릎이 차단되지 않게 하면서 펼친다. 이를 위해 관절이 아닌 사두근에서 움직임이 시작된다고 생각해야 된다.
- 허벅지는 움직이지 않는 상태에서 몸통과 너무 멀지도, 너무 가깝지도 않아야 한다.
- 발가락에서 에너지가 출발하고 흐른다고 생각하라.
- 목, 어깨, 팔은 이완한다.
- 호흡: 무릎을 구부릴 때에는 들이쉬고, 펼칠 때는 내쉰다.

주의사항: 원래 운동이 네 변형법 모두와 연계되고 하나의 시리즈로서 차례로 번갈아가며 실시되는 경우, 다리와 복부, 특히 복횡근의 강한 힘이 조합되는 결과를 얻게 된다. 이것은 대부분의 초보자에게는 쉽지 않다.

운동 방법

1. 엉덩이와 무릎을 90° 구부린 상태에서 바로 눕는다.
2. 무릎을 완전히 펼치고, 다시 90° 구부린다.

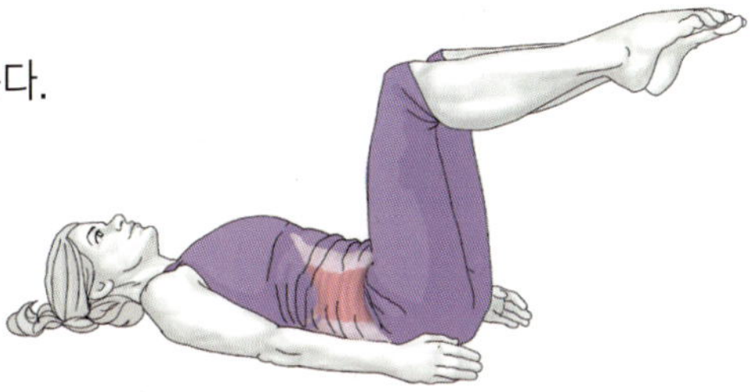

수정 방법

장요근 또는 경직된 넙다리근육이 과도하게 긴장하는 경우, 쿠션을 엉덩이 아래에 놓을 수 있다.

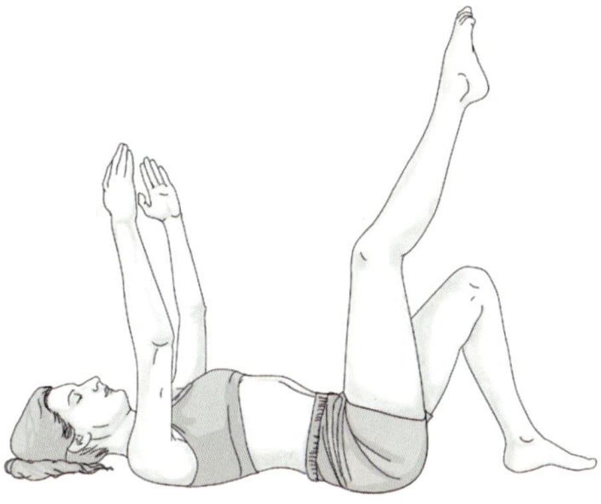

흔히 하는 실수: 축 연장의 상실

등 아래쪽이 둥글게 되면 등에 긴장을 초래할 수 있다. 해결책은 흉곽을 잘 닫고 복횡근을 연결하는 것이다. 복근의 연결을 운동 내내 잃지 않는 것이 중요하다.

사용되는 근육들

움직임에 사용되는 근육: 사두근은 무릎을 펴는 것을 담당한다.

안정화에 사용되는 근육: 복사근은 흉곽이 닫힌 상태를 유지해준다. 복횡근, 장요근은 허리 부위가 바닥을 부드럽게 누르고 있는 상태에서 엉덩이를 고정해 준다.

기타: 복직근, 종아리 근육. **주요 신장근:** 햄스트링.

3. 엉덩이 들기

엉덩이를 몇 cm 들고 다리를 몸통 쪽으로 당긴 다음 올린 엉덩이를 되돌린다. 이 운동을 통해 복부 아래쪽 근섬유의 훈련이 강화된다. 이 때 복직근이 나머지 복근을 보조하기 때문에 감각은 원래와 크게 다르지 않다.

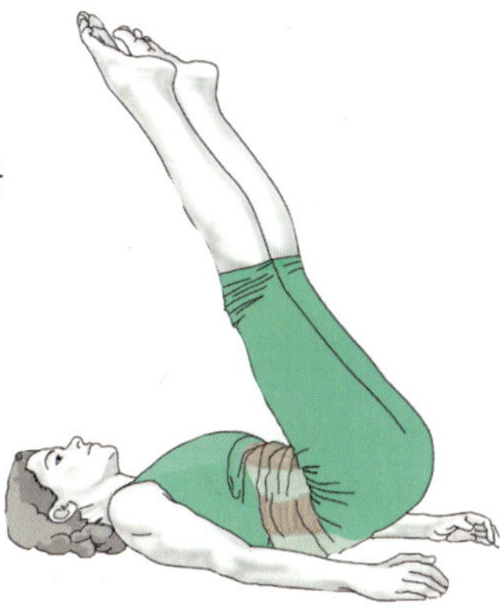

4. 무릎 굽혔다 펴기

무릎이 펴져 있는 동안 종아리 근육이, 무릎을 굽힐 때는 전경골근이 훈련된다. 나머지 근육들은 원래 운동과 동일한 방법으로 훈련된다. 사두근은 예외인데 무릎의 신전을 유지해주기 때문이다.

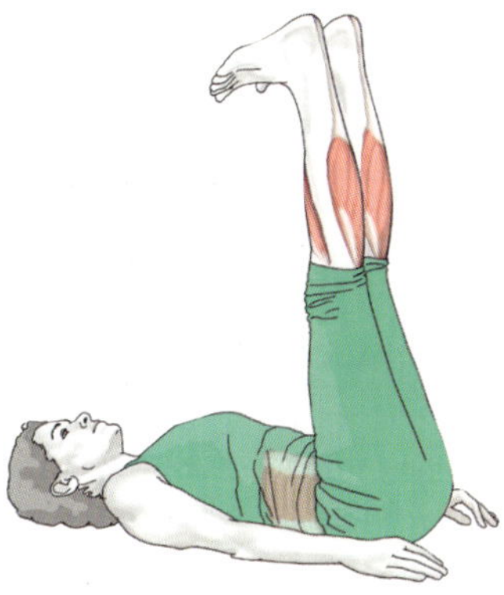

더블 레그 킥 (8-2)

05.pt/128.mp4

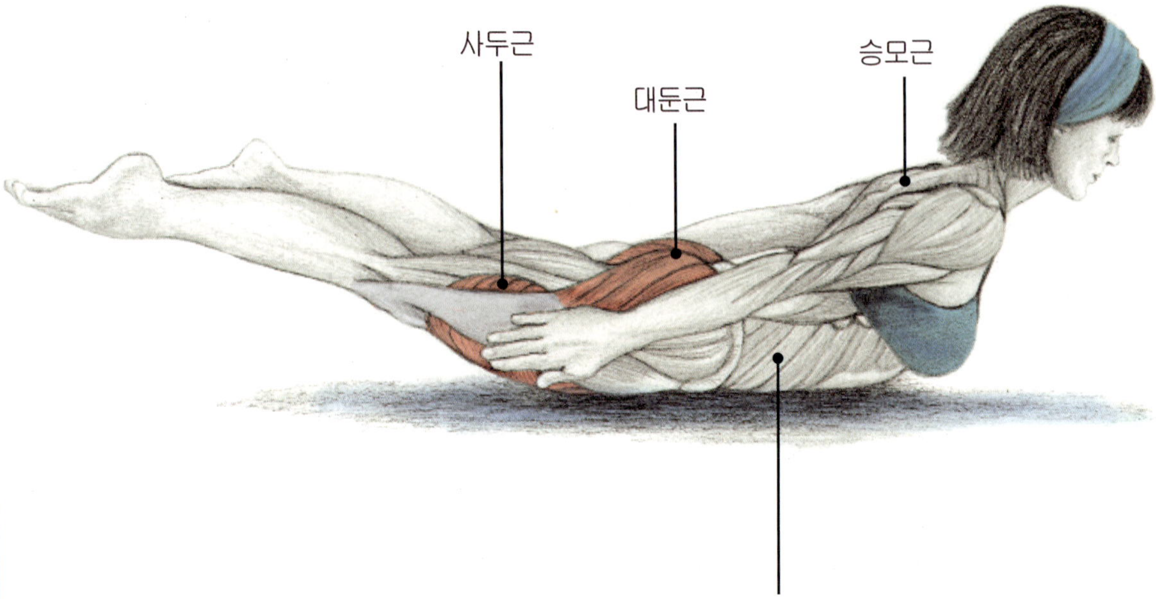

이 운동의 좋은점과 전환

- 신장된 등 아래쪽 강화.
- 좌우 목 근육의 강화 (보통 머리에서 회전과 지지가 한쪽을 향해 발생).
- 짝 뻗은 채 신체를 지지하는 복부의 신장 정도 증가.
- 어깨의 바깥 회전.

운동 방법

1. 팔꿈치를 굽히고 손은 등 뒤로 하며 머리를 한쪽으로 돌린 상태에서 엎드린다.
2. 무릎을 90° 굽히고 돌린 머리를 제자리로 위치한다.
3. 몸통을 서서히 일으키고 팔을 뒤쪽으로 뻗으며 무릎을 펼쳐 다리를 연장한다.
4. 다리를 올릴 때 몸통의 높이를 증가시킨다.

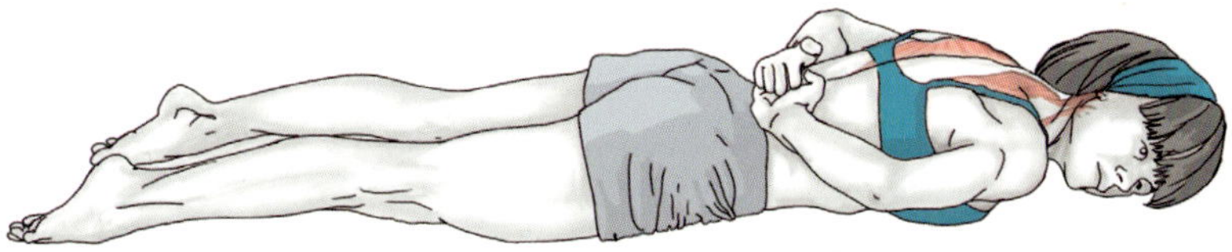

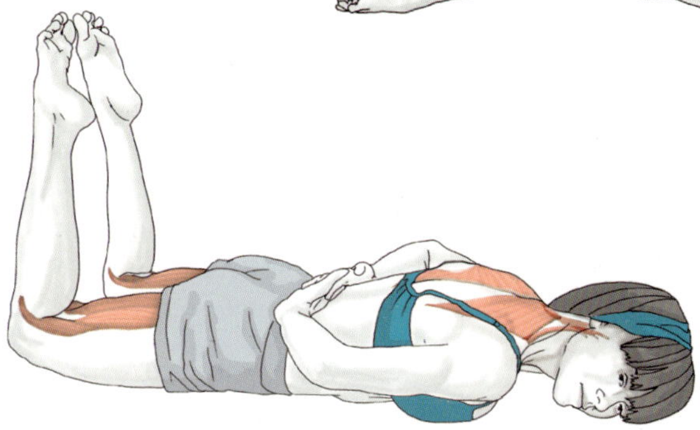

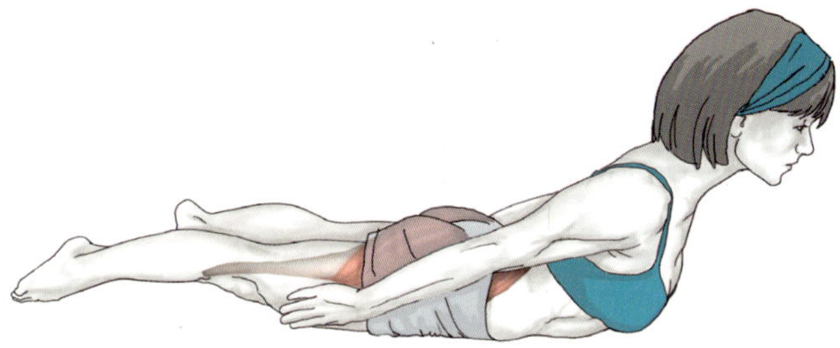

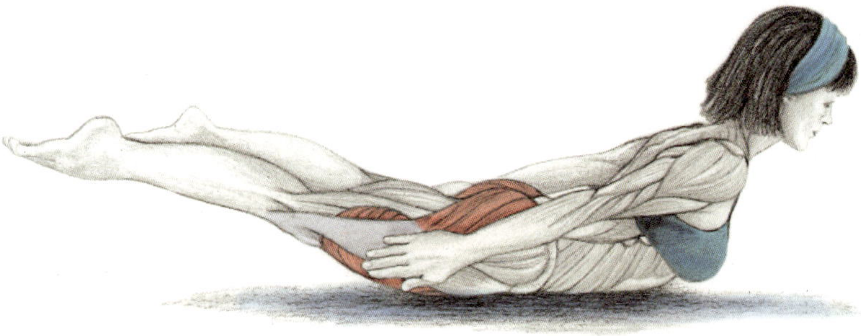

변형법 1. 4번째 자세에서 무릎 굽혔다 펴기

공중에서 무릎을 굽힐 때 다리를 올린다.
이 때 둔근에 발 뒤꿈치를 닿게 하는 듯
하는데 단번에 뒤로 차듯 하지 말고
잘 조절된 강한 동작으로 실행한다.
이 변형법은 햄스트링의 훈련 강도를
늘려준다.

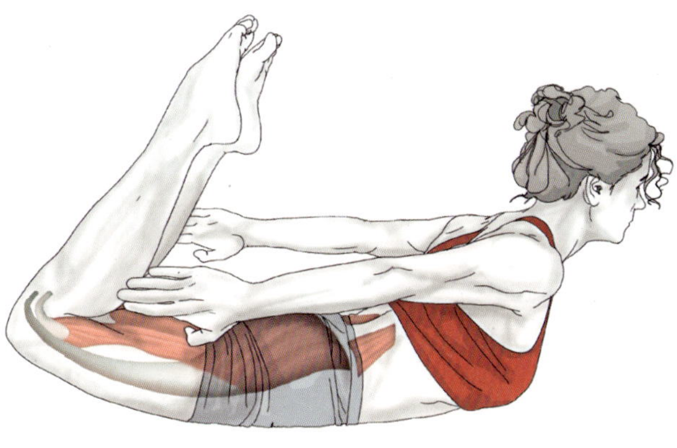

좋은 자세를 위한 비결

- 무릎을 굽힐 때 신체 조절을 완전하게 유지하며, 쿠션이 있는 표면을 발뒤꿈치로 밀면서 빠져들고 싶어 하는 것처럼 한다.
- 몸통은 앞쪽으로 들려야 한다. 천장 방향으로 들지 말라. 이러면 등 아래쪽이 단축된다.
- 다리는 뒤쪽으로 들려야 한다. 몸통과 같은 방법으로 신전하라.
- 닫힌 흉곽 및 연결된 중심 부위는 등 아래쪽이 과도한 곡선을 형성하는 것을 막는다.
- 호흡: 1번 자세에서 들이쉬고, 2번 자세에서 내쉰다. 3번 자세에서 들이쉬고, 4번 자세에서 내쉰다. 마지막으로 시작 자세로 돌아올 때 들이쉰다. 호흡 패턴을 지키며 바로 2번 자세로 진행한다.

수정 방법

등이나 엉덩이 앞에서 통증을 느낀다면 지지를 위해 쿠션을 사용할 수 있다.
이것은 운동의 안정성을 줄일 수도 있기 때문에 쿠션은 편평하고 너무 두껍지 않아야 한다.
(3장의 운동 2 수정 운동 참고).

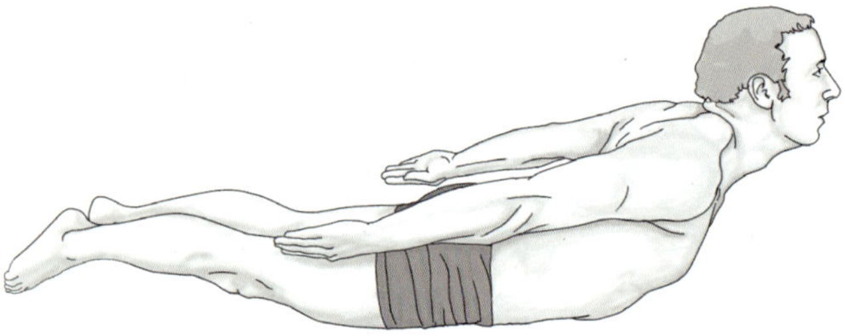

흔히 하는 실수: 경추 전만과 견갑골 불안정화.

몸통을 들 수 없는 느낌이 든다면, 무의식적으로 머리를 들어서 이를 보상하려고 할 확률이 높다. 이러한 경우 축 연장의 원리가 실행될 수 없으며, 과부하로 인한 목의 부상이 초래될 수 있다. 턱을 너무 멀리 치켜세우는 것은 견갑골의 불안정화를 부른다.

주의사항: 이 운동의 변형법은 조심하지 않을 경우, 등 아래쪽의 과부하를 부를 수 있다. 무릎을 굽히고 따라서 별다른 의식 없이 요부 전만증을 심화시키면서 다리를 들기 쉽다. 축 연장의 원리는 반드시 실천되어야 한다. 허리 훈련 운동에서 신체 구조는 반드시 신전되어야 하며, 시각화 및 복근의 지지를 통해 척추뼈를 하나씩 다른 척추뼈에서 분리하는 느낌으로 실행한다.

사용되는 근육들

움직임에 사용되는 근육: 햄스트링, 대둔근은 엉덩이를 펴고 다리를 든다. 요방형근, 척추기립근, 배측 최장근은 몸통의 상승을 관장하는 주요한 근육이다. 판상근과 견갑거근은 머리의 회전을 관장한다. 능형근은 팔의 내전 시, 뒤쪽 삼각근은 팔의 상승 시 동작한다.

안정화에 사용되는 근육: 승모근의 아래쪽 근섬유는 견갑골 안정화를 유지한다. 복횡근, 복사근은 몸통의 과도한 상승을 제한하고 등 아래쪽을 지지한다.

기타: 종아리 근육은 발목을 뻗친다(발바닥쪽 굽힘).

주요 신장근: 장요근.

수영 (10-2)

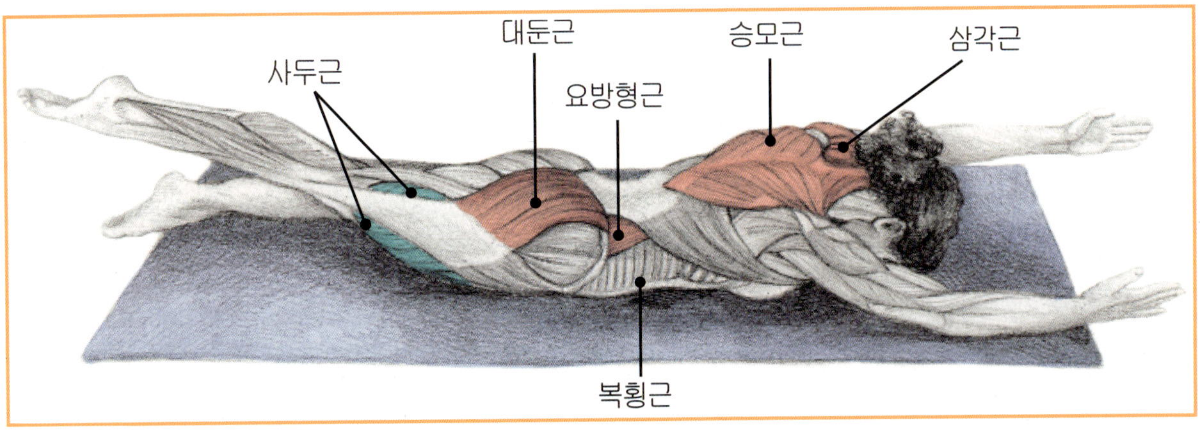

이 운동의 좋은점과 전환

- 스트레칭으로 인해, 등 아래쪽 강화.
- 엎드린 자세에서 복근 훈련의 고유 감각 증가.
- 자세/기능적 과도한 척추후만 또는 "곱추 등" 교정에 있어 특히 추천.

05.pt/130.mp4

좋은 자세를 위한 비결

- 등 아래쪽이 아니라 둔근과 햄스트링의 힘을 이용해 다리를 든다.
- 다리를 밖으로 뻗을 때 다리를 천장 쪽으로 올리는 것이 아니라 엉덩이에서 분리하는 것처럼 움직임을 상상하라.
- 팔을 올릴 때 어깨를 밖으로 빼지 말고 유지한다.
- 시선은 아래로 유지하여 계속 바닥을 쳐다본다. 머리는 몸통과 같은 높이로만 든다. 이를 통해 목은 중립을 유지하며 신전된다.
- 어깨, 목, 팔에 긴장이 없어야 한다.
- 두 개의 화살이 각 다리를 뒤 쪽으로 당기고 3번째 화살이 몸통을 앞으로 당기는 것처럼 생각하라. 이러한 시각화는 등 아래쪽 과부하를 피하는 데에 중요하다.
- 호흡: 팔과 다리과 바뀔 때에 들이쉬고 내쉰다. 또는 이중 호흡을 실시한다.

사용되는 근육들

움직임에 사용되는 근육: 등 아래쪽 근육들, 대둔근, 햄스트링은 다리가 올라갈 때 엉덩이를 펴는 데 동작한다. 요방형근 및 배측 최장근도 작용하는데, 전자는 등 아래쪽의 곡선을 증가시키고 후자는 척추를 신전해 준다. 복횡근은 코어 근육 중 하나이며 척추에 가해지는 충격을 흡수한다. 복직근은 특이하게 수축하면서 상승 동작을 지지한다.

안정화에 사용되는 근육: 승모근의 아래쪽 섬유가 견갑골을 안정화한다. 복횡근은 골반을 안정화한다.

기타: 목 근육, 특히 두장근, 전두직근이 경부 척추를 늘려준다. **주요 신장근**: 장요근, 복직근.

변형법 1. 보수 볼 위에서

변형법은 지지를 불안정하게 만들고
따라서 복사근의 훈련이 가능하다.

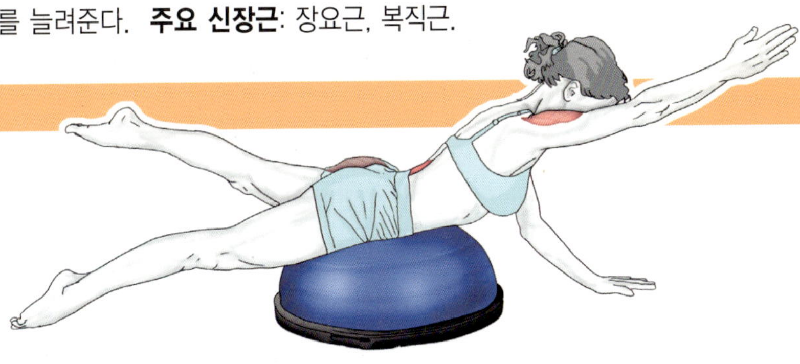

운동 방법

1. 손을 이마 밑에 놓고 팔꿈치는 열고 이완한 상태에서 엎드린다.
2. 한쪽 다리와 반대편 팔을 올리고 밖으로 뻗는다.
3. 몸통을 움직이지 않으면서 팔과 다리를 다른 쪽으로 바꾼다.

수정 방법

엉덩이와 승모근의 아래쪽 근섬유 사이에 쿠션을 위치하여 등 아래쪽의 굽힘과 과부하를 피한다(3장 운동 2 수정 운동 참고).

흔히 하는 실수: 견갑골 불안정화

견갑골 안정화는 모든 필라테스 운동에서 행해져야 하는 기본 원리이다. 그러나, 움직일 때, 특히 팔을 들 때에는 유지하기 어려운 원리이기도 하다.

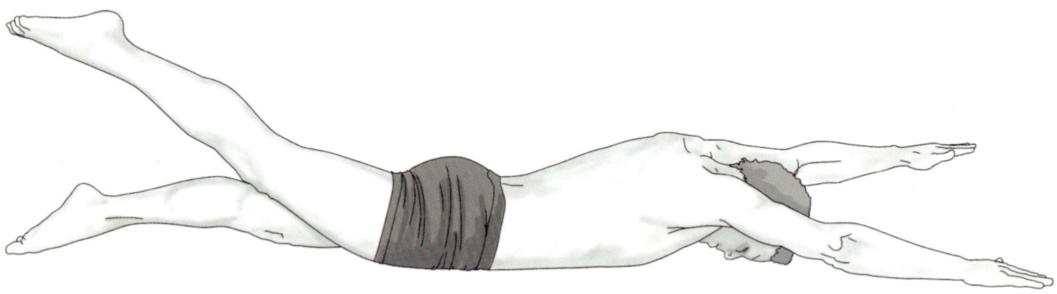

주의사항: 필라테스 방법에서는 호흡 시 많은 양의 공기를 들이마실 필요가 없다. 운동들은 유산소이며 산소 요구량은 많지 않다. 또한 이 운동처럼 복부 지지 상태에서 엎드린 자세로 하는 운동에서는 기술적 정확도를 떠나서 많은 공기를 들이마시는 것이 정말 불편하다. 흉곽을 닫은 상태에서 필라테스 운동을 하며 숨을 쉬는 일은 아무리 편한 자세로 하는 필라테스 운동이라도 매우 어려운 일이다.

레그 풀 프론트 (11-2)

05.pt/132.mp4

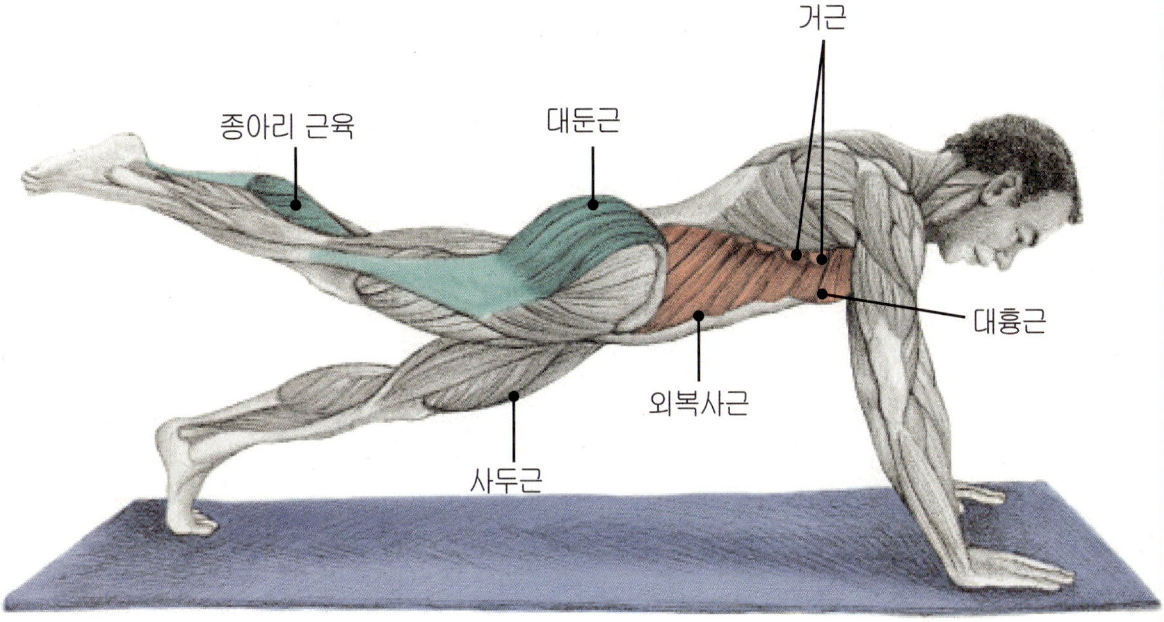

사용되는 근육들

움직임에 사용되는 근육: 대둔근, 종아리 근육, 앞정강근은 다리를 올리고 내리는 데 작용한다.

안정화에 사용되는 근육: 대흉근, 거근, 복횡근, 복사근은 몸통 자세를 유지해준다. 사두근은 뻗은 다리를 유지하는 데 작용하며, 이 때 무릎 차단이 발생하지 않도록 유의해야 한다.

기타: 몸통의 심층 근육들이 자세 안정화와 유지를 돕는다.

주요 신장근: 장요근, 종아리 근육, 족저근막, 손목의 굴곡근.

이 운동의 좋은점과 전환

- 신체를 공중에 유지할 때 팔의 지지에 대한 중요성의 이해.
  이 동작은 신체가 자라면서 그렇게 자주하는 동작이 아니며 움직임의 자율성이 대단히 감소하게 된다.
- 신체의 중량과 중력에 대항해 훈련하면서, 엎드린 자세에서 복부를 강화.
- 척추에 미치는 복강의 압력을 감소.
  이러한 종류의 복부 훈련은 척추 디스크 질환에 권장된다. 그러나, 이러한 경우 강도 감소를 위해 운동을 수정해야 한다.

주의사항: 전신은 이 운동에서 엎드린 상태에서 훈련한다. 복부 훈련의 강도는 이러한 자세에서 올라가지만, 운동 중 이를 알아차리지는 못할 것이다. 대부분의 사람들은 손으로 신체 하중을 지지하는 일에 익숙하지 않기 때문에 쉽지 않은 운동이지만, 여러분은 이 운동을 트레이닝에 포함시켜야 한다.

좋은 자세를 위한 비결

- 복근을 이용해 엉덩이를 올린 상태를 유지한다. 복근은 철판처럼 느껴져야 한다.
- 등 아래쪽에 어떠한 통증이라도 느껴지는 경우 복부를 밀어 넣고, 흉곽을 닫으며 엉덩이를 살짝 돌려라.
- 손목 통증과 어깨 과부하를 피하기 위해 하중을 몸통 중심으로 옮겨라.
- 무릎이 아프면 살짝 구부려 통증을 피한다. 그러나, 눈에는 보이지 않는 정도여야 한다.
- 호흡: 시작 자세에서 들이쉬고, 한쪽 다리를 올릴 때 내쉬고 다시 내릴 때에 들이쉰다. 다리 뻗어올리기를 실시할 때마다 호흡 패턴을 지킨다.

운동 방법

1. 플랭크 자세를 취하면서 손과 발로 신체를 지지한다.
2. 발목을 뻗으면서 다리 한 쪽을 올린다.
3. 다리를 낮추고 발목을 구부리며 다리 뻗어올리기를 3번 반복한다. 3번째 뻗어올리기 후에는 다리를 바닥에 놓는다.
4. 반대쪽 다리로 반복한다.

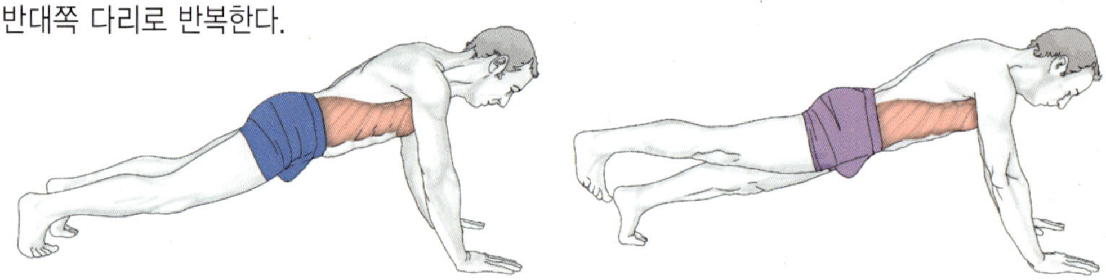

수정 방법

무릎과 등 아래쪽은 긴 지렛대를 지닌 듯 긴장할 수 있는 데 이러한 긴장을 없애기 위해서는 3장의 운동 26 수정 운동을 참고하라.

손목이 아프면 팔뚝으로 대신 신체를 지지할 수 있다.
(3장 운동 25 수정 운동 참고).

흔히 하는 실수: 골반 및 견갑골의 불안정화

복부의 중심 근육이 연결되지 않으면 골반 불안정화가 일어나고 이와 상응되는 등 영역(예: 등 아래쪽)이 통증을 받게 된다. 엉덩이가 바닥으로 내려가게 되면 어깨 역시 불안정해진다. 이것은 거근, 승모근, 광배근의 힘에 의존적이다.

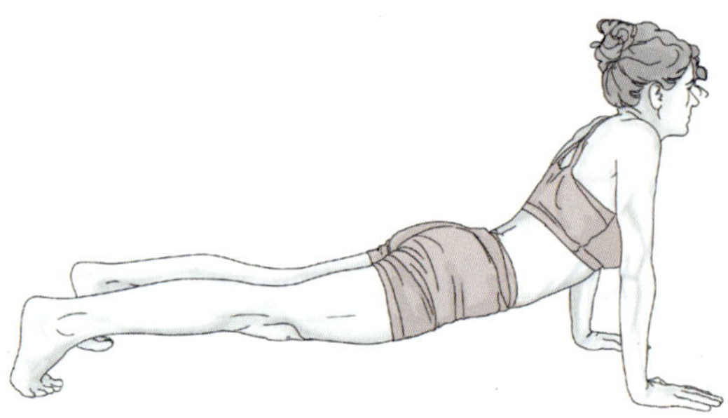

변형법 1. 상자 위에서 지탱

팔뚝을 바닥이 아닌 상자 위에 놓으면 운동 강도가 감소한다. 이 변형법을 택하면 어깨 수축을 유지하며 견갑골 안정화 원리에 주의를 기울여야 한다. 신체 하중을 뒤쪽으로 싣는 동안에는 삼두근의 훈련 강도가 살짝 높아진다.

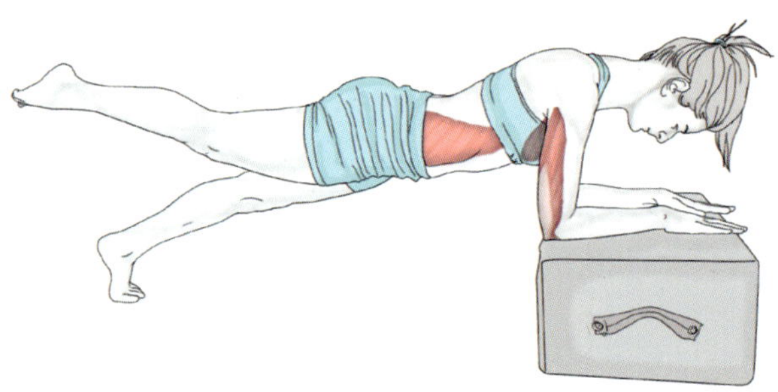

사이드 벤드 (13-2)

05.pt/136.mp4

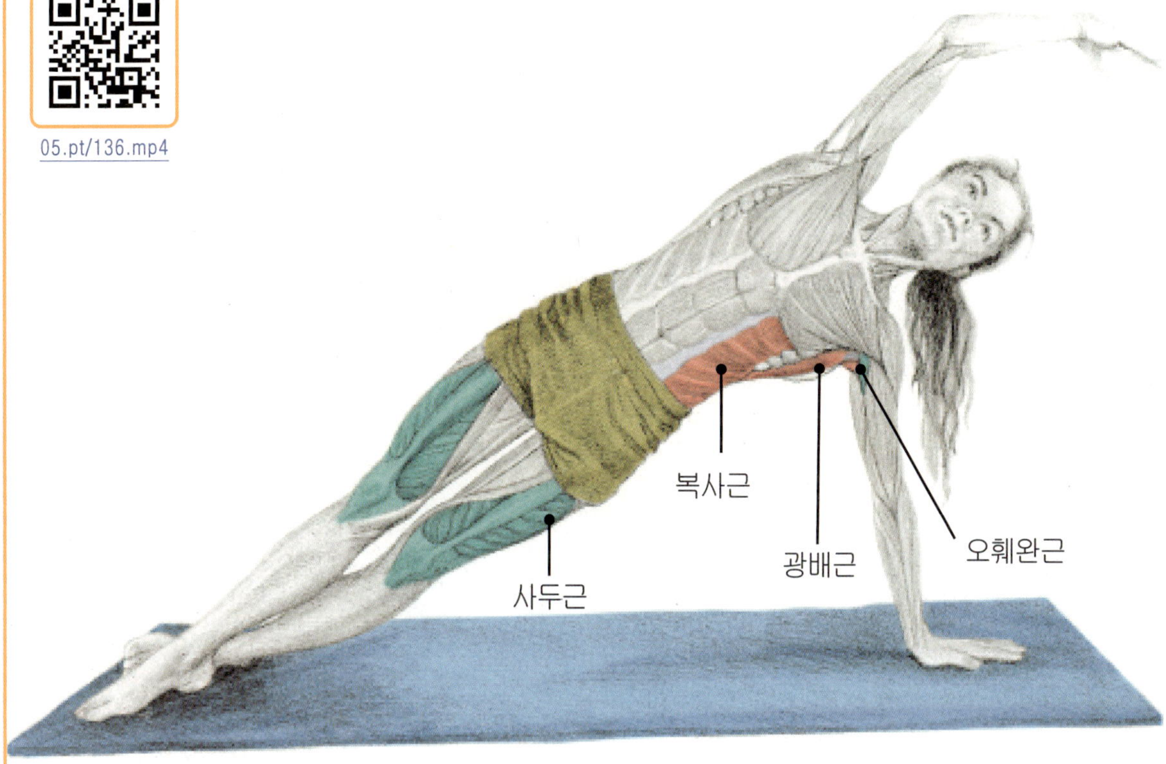

이 운동의 좋은점과 전환

- 내외복사근의 강화.
- 특이한 상황에서의 균형 증가.
- 측면 복근 사슬의 스트레칭 및 강도 훈련.
- 많은 움직임들을 융합하는 복합 운동.

좋은 자세를 위한 비결

- 최초 준비 자세가 운동 중의 균형을 위해 매우 중요하다. 따라서 다음 운동 방법 부분의 1단계에 주의한다.
- 무릎을 완전히 펼 수 없으면, 발이 엉덩이에 너무 가깝기 때문일 수 있다.
- 편안하게 운동을 하면서 움직임의 깊이와 균형을 모색한다.
- 사이드 벤드는 자세 1, 2에서만 뿐만 아니라 3, 4에서도 할 수 있다.
- 호흡: 운동을 준비할 동안 들이쉬고 자세 2를 할 때 내쉬며 마치면 다시 한번 들이쉰다. 자세 3에서 내쉬고 4에서 들이쉬며 시작 자세로 돌아오면 내쉰다.

운동 방법

1. 위쪽 다리를 들어 아래쪽 다리의 앞에 놓고 아래쪽 다리는 바닥에 위치한 상태에서 무릎을 굽히고 한쪽으로 앉는다. 발은 앞쪽 다리의 뒤꿈치와 뒤쪽 발의 앞쪽에 접촉되어야 한다. 발, 엉덩이, 손은 같은 평면 상에 놓여야 한다.
2. 다리를 뻗으며 몸통을 든다. 손은 귀 방향으로 들어서 뻗는다.
3. 몸통은 안쪽 및 앞쪽으로 돌리고 엉덩이는 이마쪽 방향을 유지한다.
4. 몸통을 바깥쪽으로 돌리고 되돌리며 엉덩이는 이마쪽 방향을 유지한다.
5. 자세 2로 돌아온 다음 자세 1로 돌아간다. 그 후 원하는 만큼 운동을 다시 시작한다.

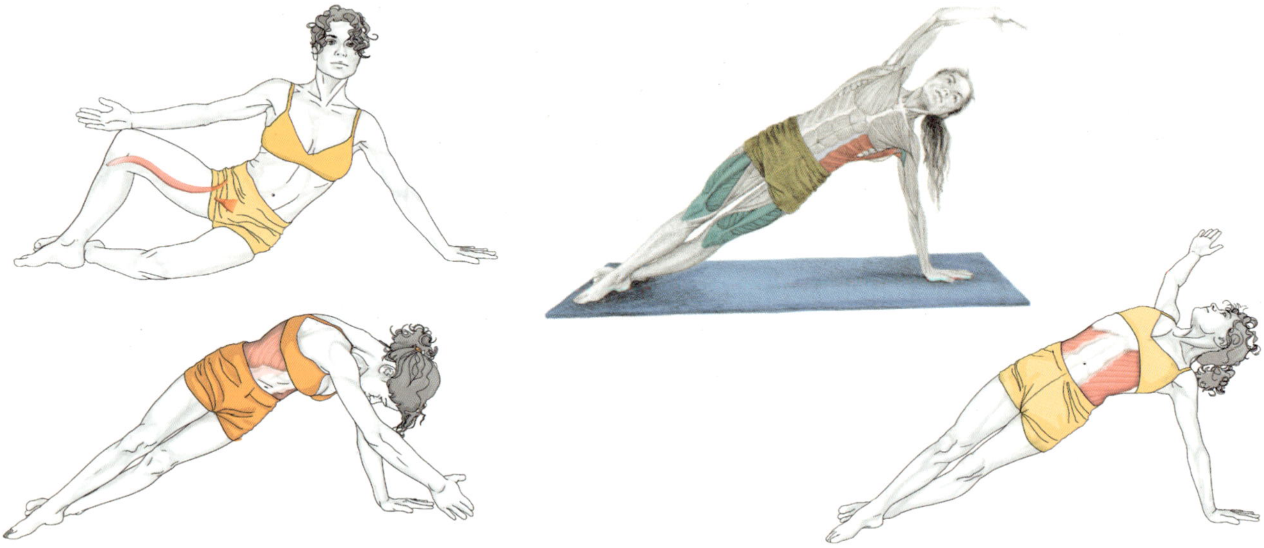

변형법 1. 측면 복근

손과 발로 지탱한 상태에서 엉덩이를 올렸다 내린다. 다리는 편 상태를 유지한다. 이를 통해 복사근 훈련 강도가 높아진다.

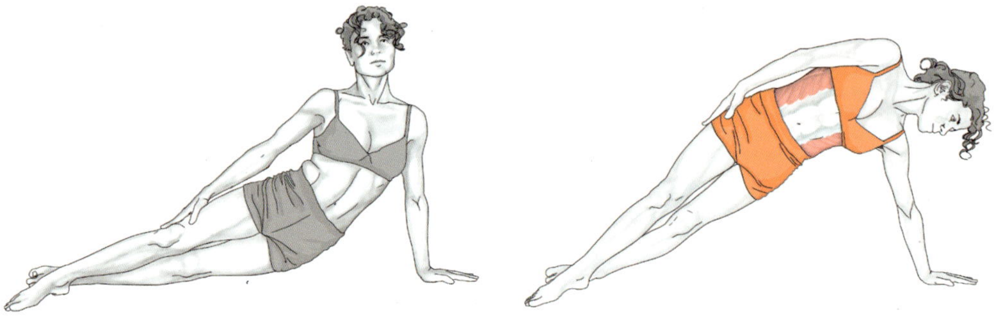

수정 방법

손목 또는 어깨 통증이 있거나 힘이 충분하지 않은 경우 변형법 2를 수정 방법으로 사용할 수 있다.

손목을 지지할 수 없거나 운동 강도를 줄이고 싶다면 신체를 팔뚝을 사용해 지지할 수 있다.

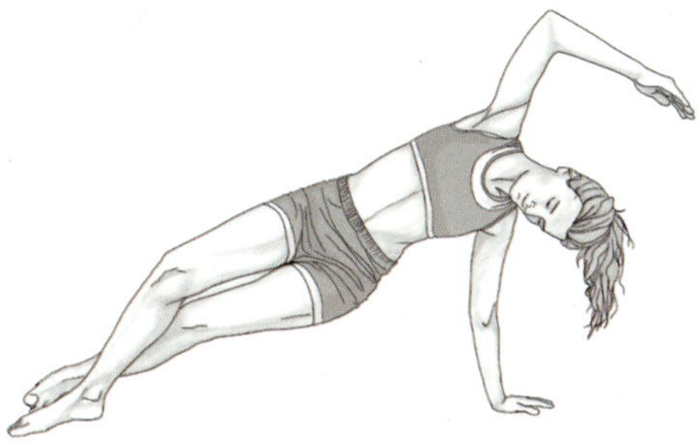

흔히 하는 실수: 신장 및 견갑골 안정화 소실

견갑골 안정화에 대한 노력을 하지 않는 경우에서처럼, 어깨가 귀에 너무 가까이 오는 경우 발생한다. 이 경우 척추 신장을 유지하기가 더 어려워지며, 사이드 벤드는 에너지가 모자란 "약한" 운동처럼 보이게 된다.

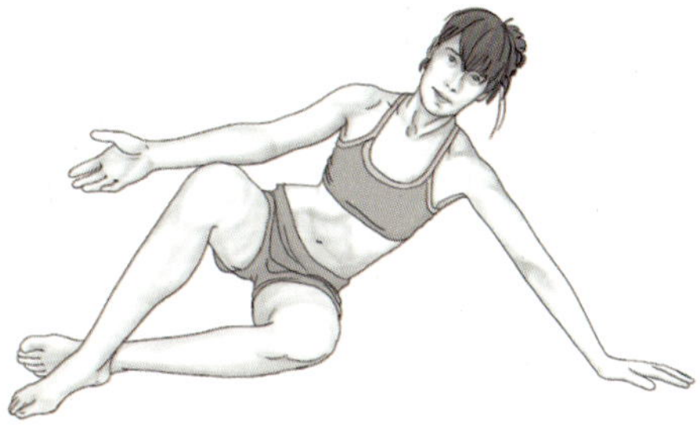

흔히 하는 실수: 좋지 못한 자세

손발이 엉덩이에 너무 가까우면 몸통과 다리를 뻗는 일이 불가능해진다. 손발이 엉덩이 앞에 위치할 때에도 마찬가지이며, 균형 잡기가 어려워진다.

주의사항: 훈련 목표와 가장 잘 맞는 조합을 시도해야 한다. 이러한 관점에서 비틀기는 특히 복사근 훈련에 좋다. 자세에 있어서 이상적인 모습은 엉덩이와 손 사이, 엉덩이와 발 사이의 거리를 70cm 정도로 하고 일직선 위에 앉는 것을 상상하는 것이다. 물론 여기서 이 거리는 본인의 키에 따라 변할 수 있다.

사용되는 근육들

움직임에 사용되는 근육: 몸통 상승 및 하강, 비틀기에서 복사근 사용, 비틀기에서 요방형근.

안정화에 사용되는 근육: 복횡근은 엉덩이 안정화. 광배근, 거근, 대원근, 승모근, 대흉근은 지지 역할을 하는 쪽을 안정화.

기타: 앉은 상태에서 무릎을 뻗는 단계까지 사두근. 시작 자세 유지에 있어서는 올린 다리의 추체근, 봉공근.

주요 신장근: 올린 쪽의 측면 사슬.

2. 무릎으로

다리를 무릎을 굽혀 함께 모으면 운동 강도가 현격히 줄어들며, 사이드 벤드를 처음 시도할 때 유용할 수 있다.

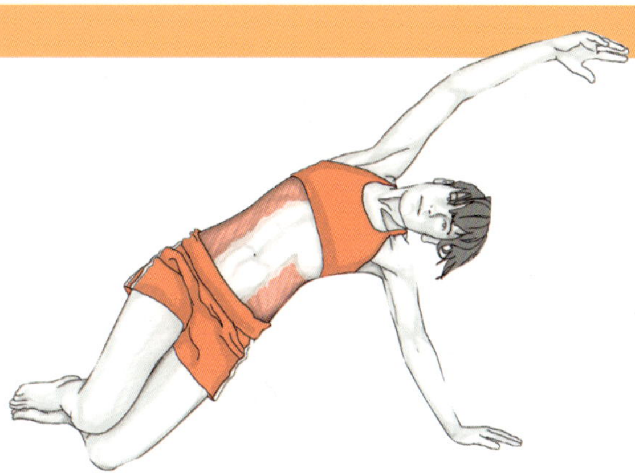

푸쉬업 (14-2)

05.pt/140.mp4

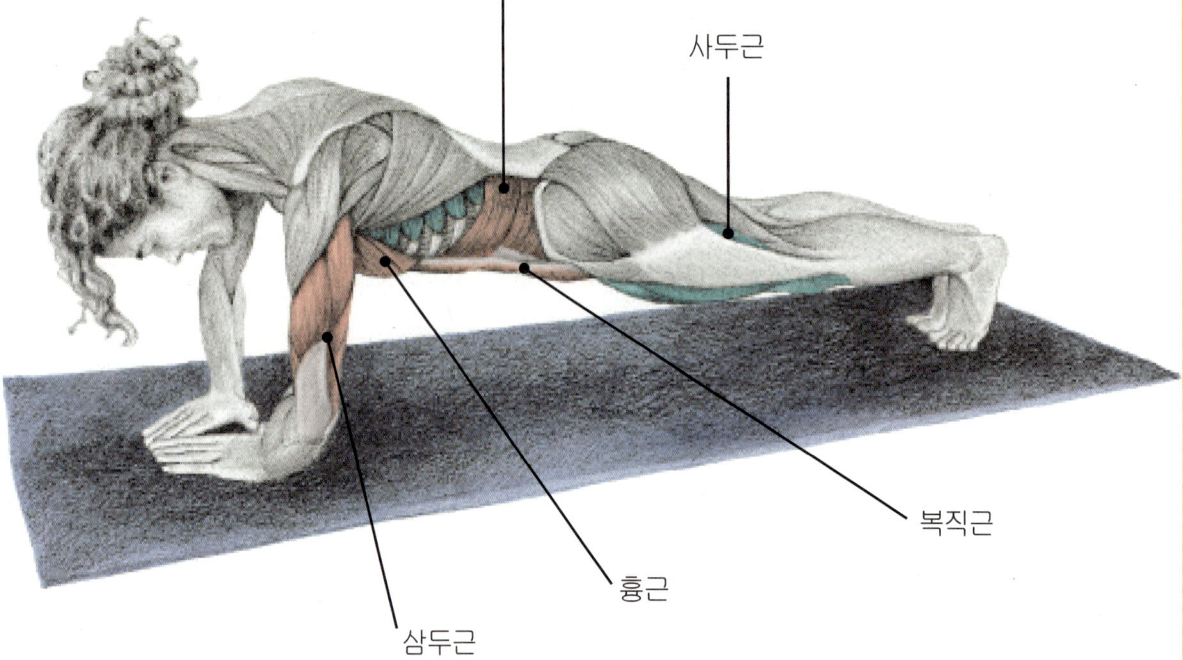

이 운동의 좋은점과 전환

- 다리를 뻗은 상태에서 몸통의 상승과 하강 시 척추의 정확한 조절.
- 상체 강화.
- 엎드린 플랭크 자세로 복근 훈련. 이것은 척추에 대한 복강의 압력을 감소시킨다. 이러한 복근 훈련은 척추 디스크 질환의 경우 권장된다.

좋은 자세를 위한 비결

- 몸통을 올리고 낮출 때 척추 굽힘을 잘 유지하기 위해 가슴은 다리에 가깝게 유지한다.
- 자세 1에서 눈은 앞을 본다. 2에서는 시선을 몸을 향해, 3, 4에서는 바닥을 향해 둔다.
- 둔근과 복근의 힘을 이용해 등 아래쪽 과부하에 대한 걱정 없이 자세를 유지하도록 한다.
- 신체의 모든 근육이 관여하도록 해 "떠다니는" 느낌을 받도록 한다. 이것은 손목의 과부하를 피하게 해준다.
- 복부에서 신체의 하중을 느껴야 한다. 하중이 상체로 향할 경우, 어깨에 과도한 부담이 실리고 견갑골은 불안정화될 수도 있다.
- 호흡: 자세 1에서는 들이쉬고, 2에서는 내쉬고 다시 들이쉰다. 3에서는 내쉬고, 4에서 굽힘 시에는 들이쉬고 팔꿈치를 펼칠 때는 내쉰다.

운동 방법

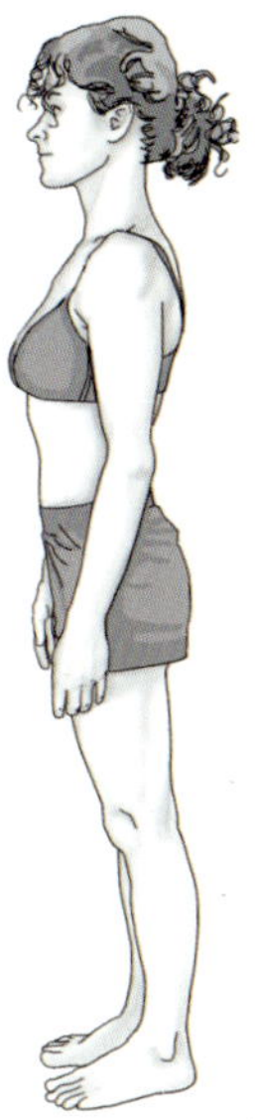

1. 선 자세에서 시작한다. 손이 바닥에 닿을 때까지 또는 최대한 손을 지면과 가까이 하며 척추뼈를 하나씩 굽힌다.
2. 플랭크를 실시한다. 무릎을 굽혀야 한다면 손을 바닥위에 놓고 손으로 걷듯 앞으로 전진시켜 플랭크 자세에 이르도록 한다. 이것이 가능한 경우 운동의 첫 단계를 두 번째 단계와 구별해 실시하는 일을 잊지 마라.
3. 좋은 플랭크 자세에 이르렀다면, 팔꿈치를 90° 굽혔다 폈다 3번 반복한다. 다시 손으로 걸어(네 걸음 정도) 자세 2로 돌아간다.
4. 척추뼈를 하나씩 펴며 직립 자세에 이를 때까지 척추 굽힘을 원래대로 되돌린다. 머리 꼭대기가 천장에 닿는 상상을 하라.

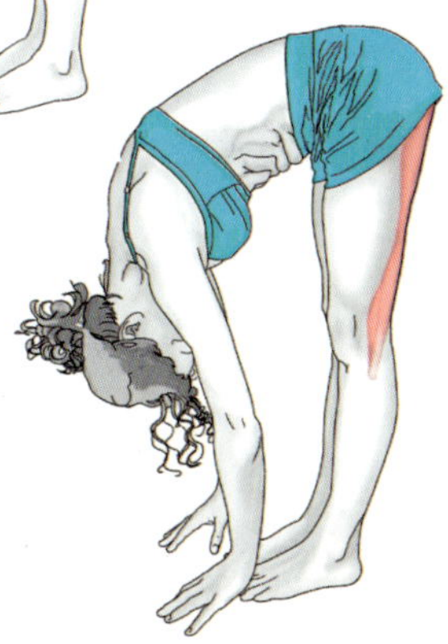

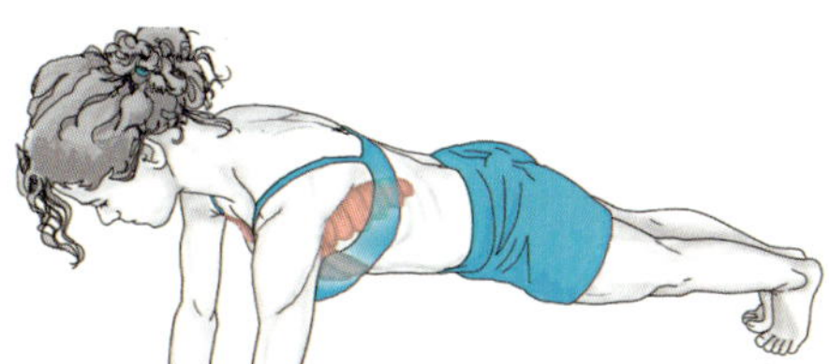

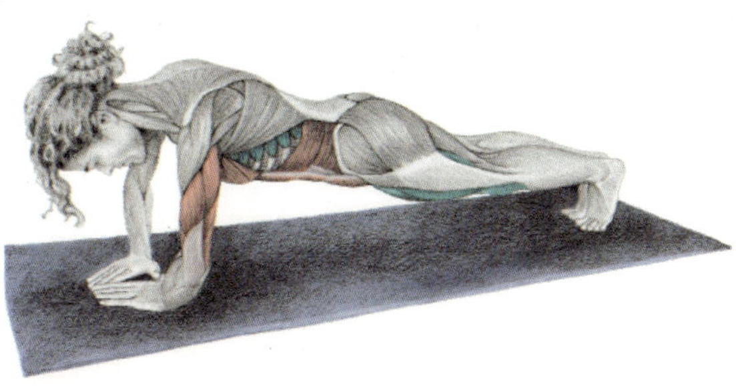

변형법 1. 아라베스크

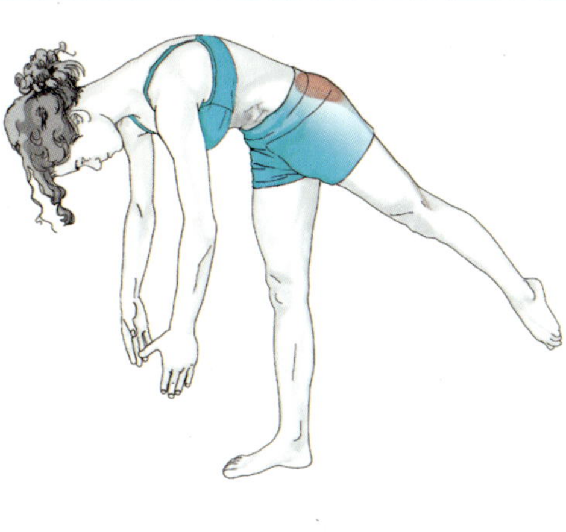

다리 하나를 엉덩이에서 살짝 바깥으로 회전하며 들어 운동 내내 이를 유지한다. 이 변형법은 대둔근까지 훈련되게 하고 지지하는 다리의 사두근의 안정화를 향상한다.

수정 방법

무릎과 등 아래쪽은 긴 지렛대를 지닌 듯 긴장할 수 있는 데 이러한 긴장을 줄이기 위해서는 3장의 운동 26 수정 운동을 참고하라.

흔히 하는 실수: 과도한 팔꿈치 굽힘으로 운동 불능

생체 역학적 관점에서 팔꿈치는 90° 각도에서 최대의 힘을 발한다. 이 각도를 넘어서게 되면 중력과 신체 하중에 맞서기 위해 필요한 힘에 따른 과부하로 인해 운동을 할 수 없고 부상이 초래될 수 있다.

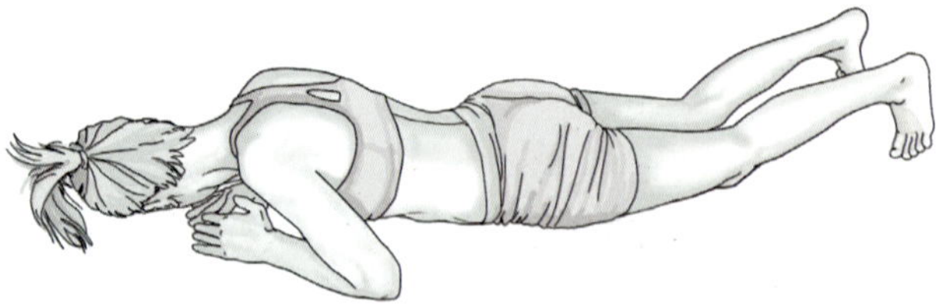

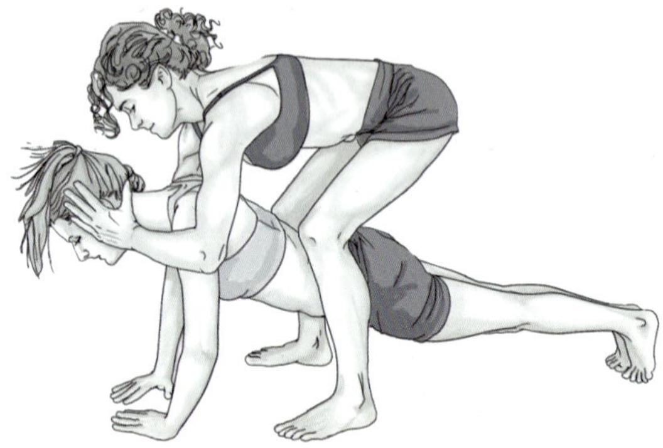

흔히 하는 실수: 신장과 축 안정화의 결여

신장 상실 및 이에 따른 운동 도중 척추 중립 상실로 인해 뒤쪽의 관련된 근육에 과부하가 걸린다.
예를 들어, 복근이 연결되지 않으면, 이와 연관된 등 부분이 통증을 받게 된다.

주의사항: 이것은 상체 및 복부 훈련을 위한 혼합 운동이며, 수직 롤 업, 플랭크, 하체 운동을 모두 합한 것이다. 이들 세 운동은 독립적으로도 중요하다. 3단계의 대부분 운동과 마찬가지로 운동의 어느 부분을 할지 다양한 심층 목표에 맞추어 결정할 수 있다.

사용되는 근육들

움직임에 사용되는 근육: 몸통 굽힘에서 복직근. 자세 3에서 거근, 흉근, 복직근, 복사근, 복횡근. 척추를 굽히고 늘릴 때 흉근, 거근, 삼두근. 시작 자세로 돌아오기 위한 척추 연장에서 햄스트링, 둔근.

안정화에 사용되는 근육: 자세 3, 4에서 둔근, 사두근, 복근, 척추기립근.

기타: 광배근, 대전두장근.

주요 신장근: 햄스트링, 둔근, 요방형근, 종아리 근육.

2. 수직 롤만 실행

자세 1 그리고 2만을 실행한다.
이 변형법은 선 자세에서 척추를 굽히고 펴는 동작인데 일상 생활에서 굉장히 흔히 발생하는 움직임이다.

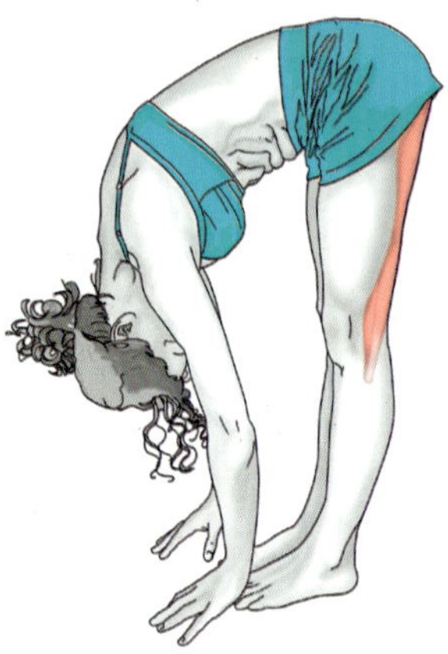

3. 다이아몬드 모양으로 손 나란히

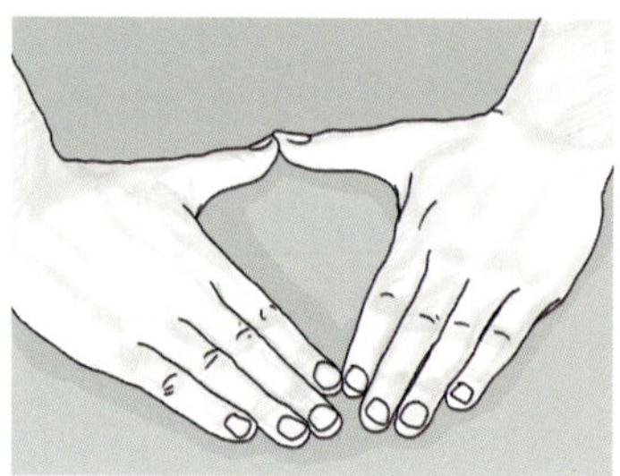

손을 어느 정도 넓이의 다이아몬드 모양으로 놓을 수 있다.(넓이가 적을 경우, 삼두근의 훈련과 팔꿈치 관절에 대한 부담 강도가 증가) 손을 나란히 분리해서 놓으면 흉근의 측면 근섬유가 더 훈련되게 된다. 손을 더 가까이 할수록, 흉근의 중간 근섬유의 훈련 강도가 늘어난다.

공중 가위 (1-3)

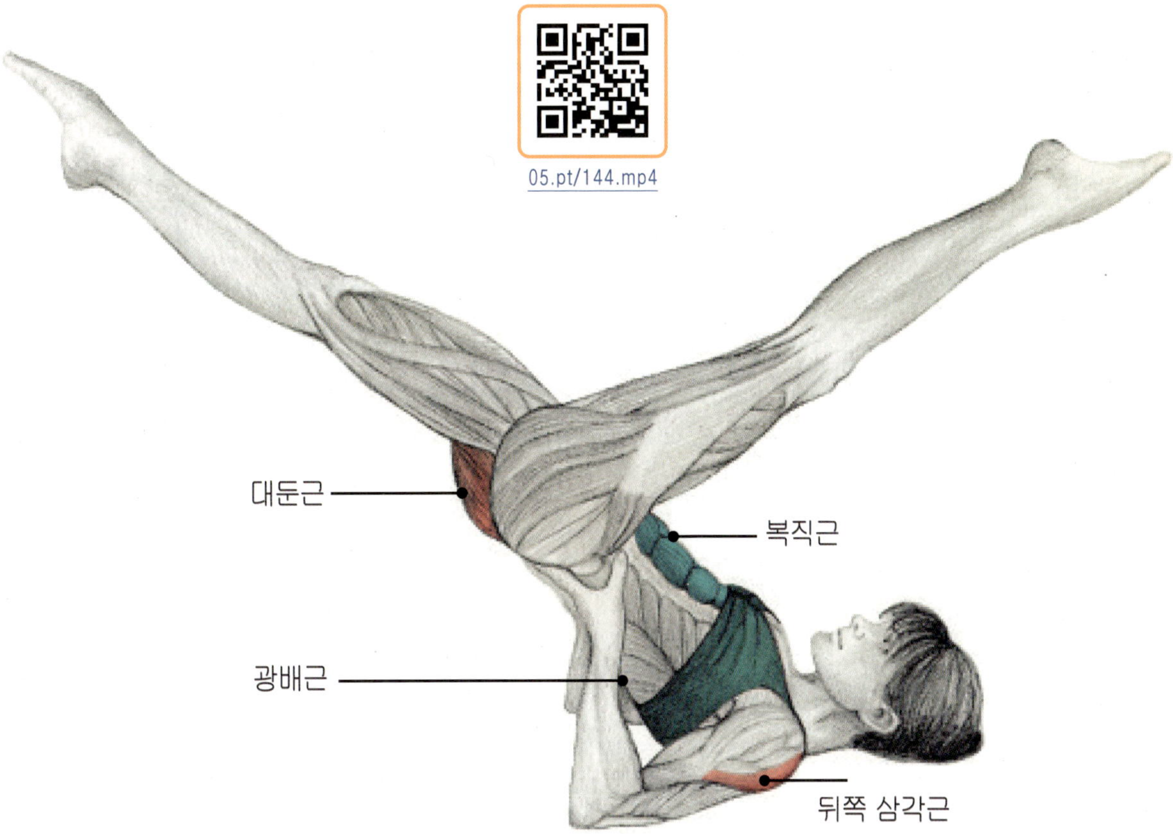

이 운동의 좋은점과 전환

- 척추 신장근 강화.
- 후면 사슬의 전반적 스트레칭.
- 중력에 맞서는 복근 훈련으로 인한 강도 향상.
- 엉덩이 신전근의 근육 훈련.
- 팔의 신체 지지 역할 관여, 일상 생활과 스포츠에서 흔한 동작이지만, 서서히 잊혀져 가고 있다.

운동 방법

1. 바로 누워서 팔은 옆에 두고 다리는 뻗은 채로 올려 엉덩이와 몸통에 대하여 90° 이상의 둔각이 형성된 상태로 중립을 유지하도록 한다.
2. 척추뼈를 하나씩 굽혀 다리를 바닥과 평행해질 때까지 머리 위로 가져온다.
3. 척추와 엉덩이를 펼쳐 다리를 천장 쪽으로 올려 살짝 대각선을 이루도록 한다.
4. 다리 하나를 몸 쪽으로 가져오고 다른쪽 다리는 바닥 쪽으로 약간 낮춘다. 이 동작은 체조의 슈파가트 동작과 유사하다.
5. 자세 3으로 돌아온다. 척추와 엉덩이를 굽혀 자세 2로 돌아온다.
6. 척추뼈를 하나씩 펼쳐 시작 자세로 돌아온다. 천골은 바닥에 위치하고 엉덩이는 중립이다.

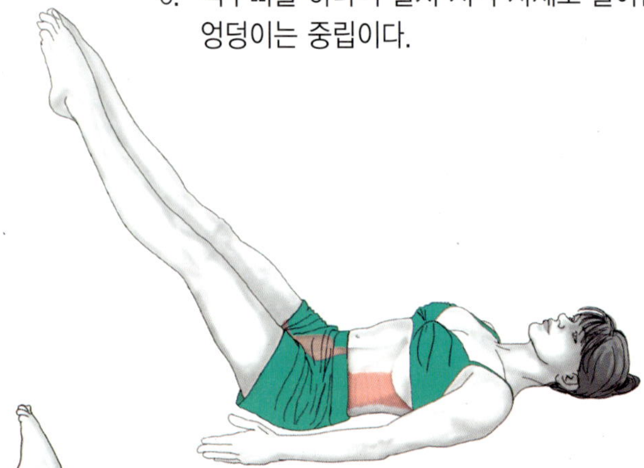

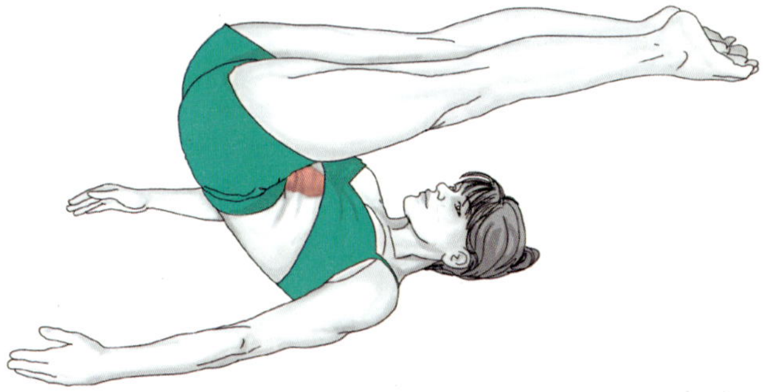

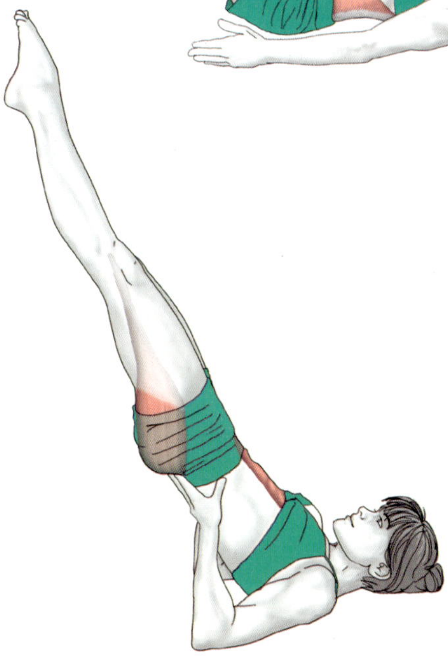

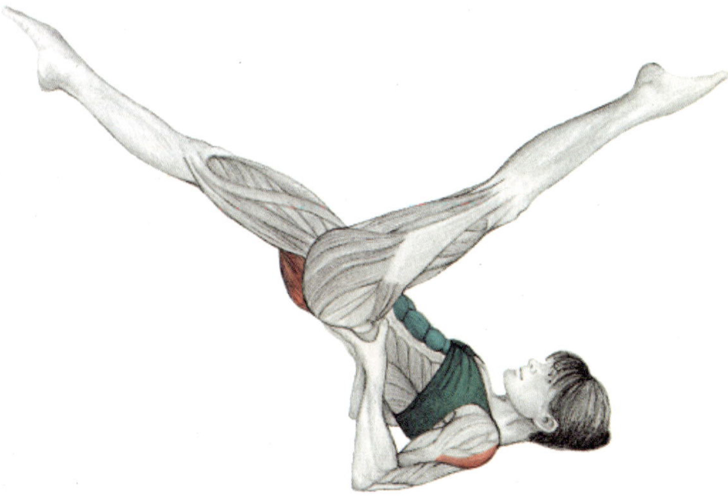

변형법 1. 공중 자전거

자세 1, 2, 3은 비슷하고 자세 4만 다른 운동이다. 다리의 위치가 자전거를 탈 때와 비슷해진다. 원래 가위 운동에서처럼 다리는 절대로 얼굴에 가까이 오면 안 된다.

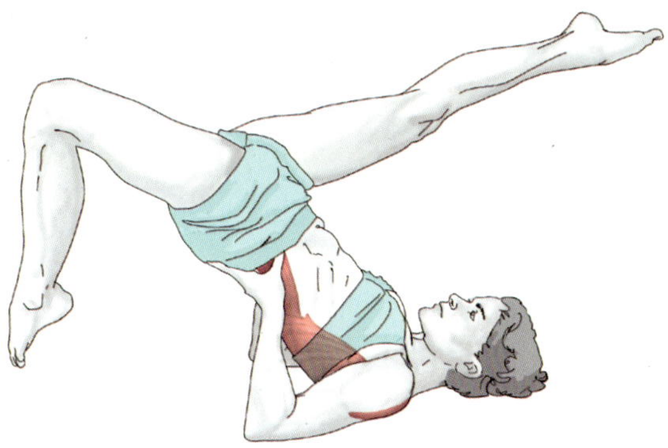

좋은 자세를 위한 비결

- 복부의 네 근육군(복직근, 복횡근, 외복사근, 내복사근) 모두가 운동을 통해 훈련되도록 한다. 어떠한 단계에서도 절대 가속 따위의 추진력/탄력을 활용하지 말라.
- 목 뒤는 계속 신전되어야 한다.
- 바닥은 팔로 지지하라.
- 마지막 지지는 목이 아니라, 등 위쪽에서 비롯된다.
- 몸통의 대각선 경사는 최소한으로 유지된다. 즉, 목을 마지막 지지점으로 이용하는 것을 피하는 데 필요한 수준만을 유지한다.
- 가위는 바닥 쪽으로는 넓어야 하고 몸통 쪽으로는 좁아야 한다.
- 호흡: 시작 자세에서는 들이쉬고 몸통을 굽히고 다리를 바닥과 평행하게 위치시킬 때는 내쉰다.

수정 방법

이 운동은 등 아래쪽의 훈련을 생략하는 방법으로 엉덩이를 들며 시작할 수도 있다. 이 경우 엉덩이의 중립 상태 도달 없이 신체를 낮추는 일이 어렵기 때문에 반복은 수 회로 제한되어야 한다.

가위는 호를 이용해 실시할 수도 있다. 이 호는 몸을 둥그렇게 굽힌 상황에서 등 아래쪽을 위한 안정적 지지대로 기능한다. (부록 1의 운동 17 수정 운동 참고)

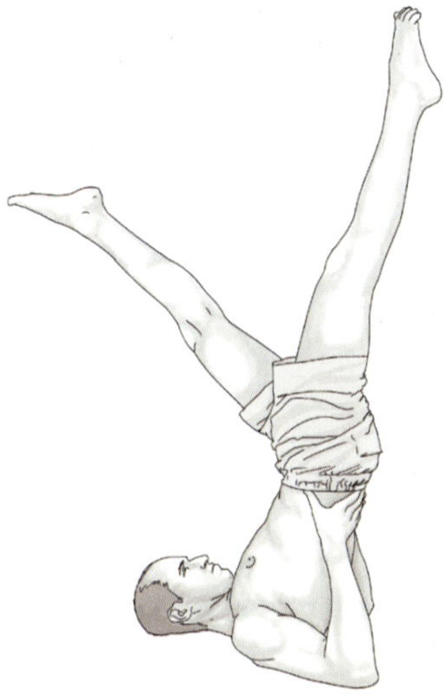

흔히 하는 실수: 다리가 얼굴로 향함

가위 자세를 실시할 때 다리가 몸통에서 떨어지도록 한다. 바닥과 제일 가까운 다리의 장요근이 늘어나도록 한다.

흔히 하는 실수: 경부 지지

축 연장이 소실될 수 있기에 필라테스 원리는 등 뒤쪽의 역전된 지지를 활용하지 않는다. 이러한 동작은 실수를 하는 것이며, 안정성에는 도움이 되겠지만, 본 운동의 모든 근육적 목표를 없애버리는 결과를 낳는다.

* **주의사항**: 이 운동은 공중에서 실시되기 때문에 반복당 최대 8회의 가위/자전거 운동을 할 것을 권장한다. 이를 통해 피로 없이 정확하게 운동이 실시되는 것을 보장할 수 있다. 피로가 동반되면 심화 운동을 서투르게 하게 된다.

사용되는 근육들

움직임에 사용되는 근육: 척추 굽힘에서 주로 복직근, 엉덩이 굽힘에서는 장요근, 척추 신장에서는 척추옆/배측 최장근, 상승 단계에서의 엉덩이 신전, 특히 공중 자전거타기 변형법에서는 햄스트링 및 대둔근 .

안정화에 사용되는 근육: 복횡근은 엉덩이를 안정화하고 복사근은 흉곽의 닫힌 상태를 유지한다. 승모근의 아래쪽 근섬유는 견갑골의 제 위치를 유지하고 어깨가 귀와 거리를 유지하도록 한다. 두장근 및 전두직근은 경부 척추를 연장한다.

기타: 축 연장에서는 척추 가로근이 도움. 마지막 자세로 들어올리고 이를 유지하는 데 삼두근이 신체 안정화에 적극 관여.

주요 신장근: 다리가 바닥으로 올 때 다리의 장요근, 몸통 쪽으로 향하는 다리의 둔근과 햄스트링.

스완 다이브 (3-3)

05.pt/148.mp4

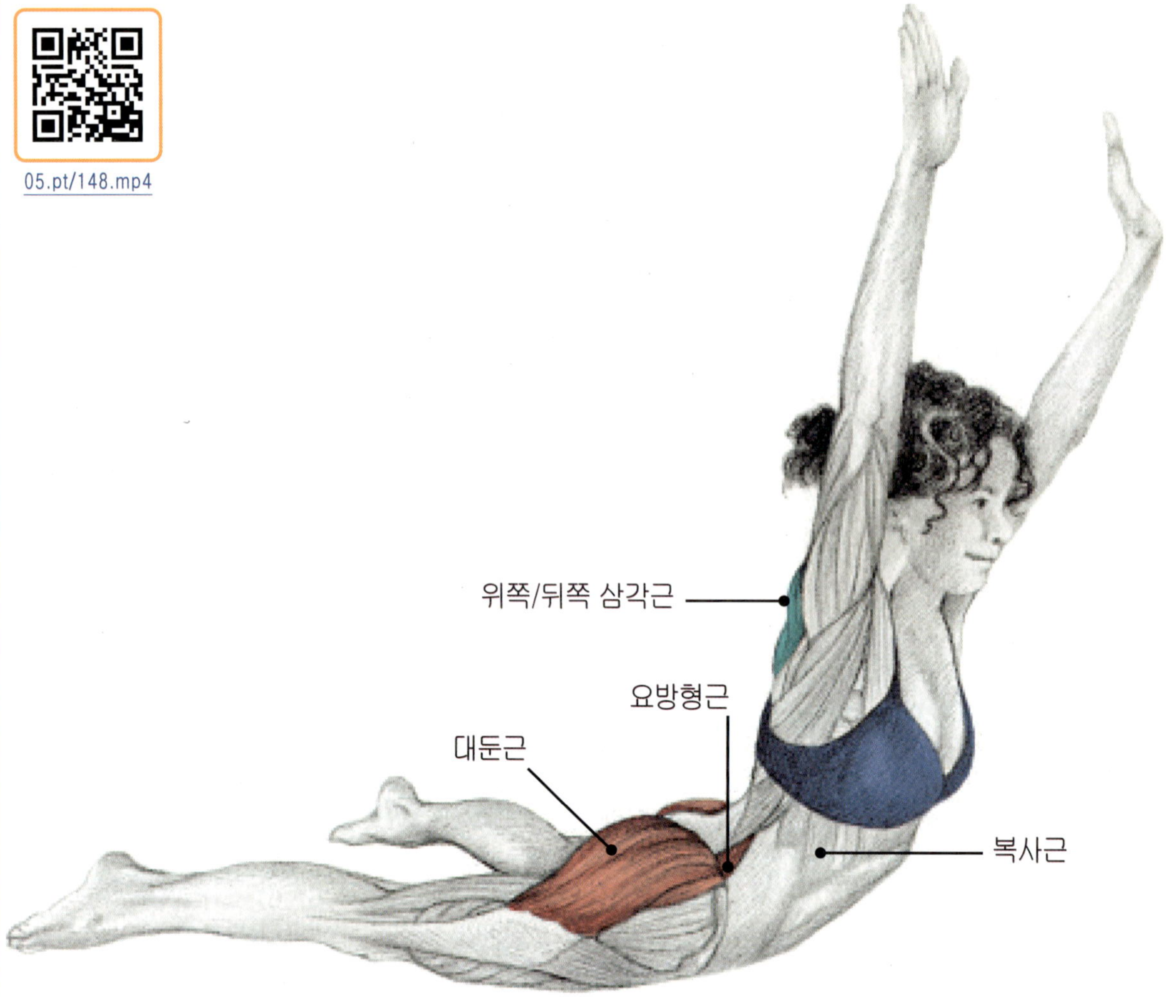

이 운동의 좋은점과 전환

- 후면 강화 및 전면 근육 사슬의 지지.
- 새로운 동작 패턴의 소개.
- 특이한 자세에서의 새로운 안정화 학습.
- 몸통과 팔의 반응 및 분리 능력 배양.

좋은 자세를 위한 비결

- 둔근, 다리, 등 근육 모두가 안정을 유지하며 훈련되도록 한다.
- 자신의 상체를 축으로 흔들거리는 시소가 되었다고 생각하라.
- 목의 조절이 유지되고 흔들거리는 움직임의 주요 관성력이 유지되도록 어떤 것에도 시선을 두지 마라.
- 호흡: 시작 자세에서 들이쉬고, 앞쪽으로 기울 때는 내쉰다. 뒤쪽으로 기울 때는 들이쉬고 멈출 때 내쉰다.

운동 방법

1. 얼굴을 바닥으로 향하게 엎드리고 몸통을 올린다. 굽힌 손과 팔꿈치가 몸통을 지지하도록 한다(바닥 접촉 없이).
2. 팔을 앞쪽, 위쪽으로 펴고 몸통의 신전과 척추의 확장을 유지한다.
3. 이 곡선을 몸통을 이용해 좁히면서 팔의 지지 없이 다리를 든다.
4. 다리를 다시 지면과 닿도록 낮추고, 손 역시 지면과 닿도록 내려 놓으며 자세 1로 되돌아가 운동을 마친다.

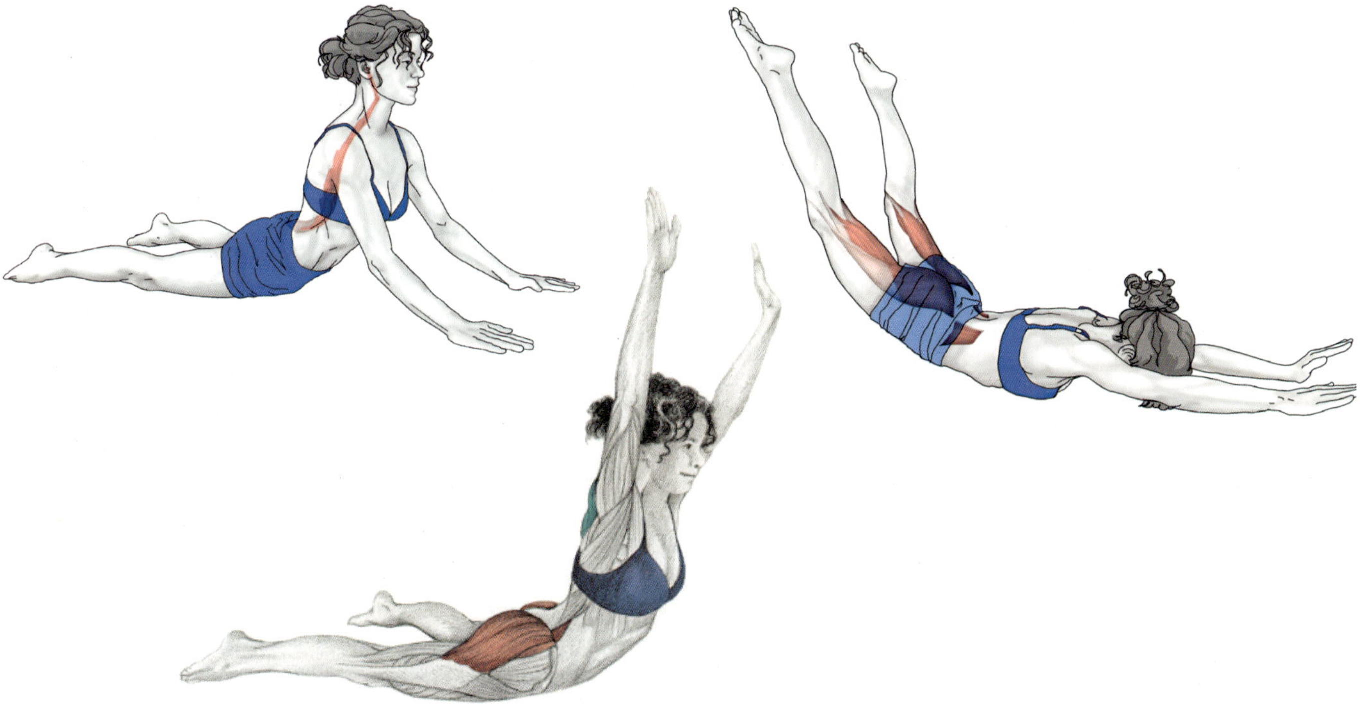

변형법 1. 팔뚝의 지지

팔뚝의 지지를 활용하는 이 변형법에서는 바닥에 놓인 손이 아니라 팔뚝의 지지를 통해 삼두근의 더 이완된 상태로 유지된다. 이것은 운동의 수준을 낮춰 준다.

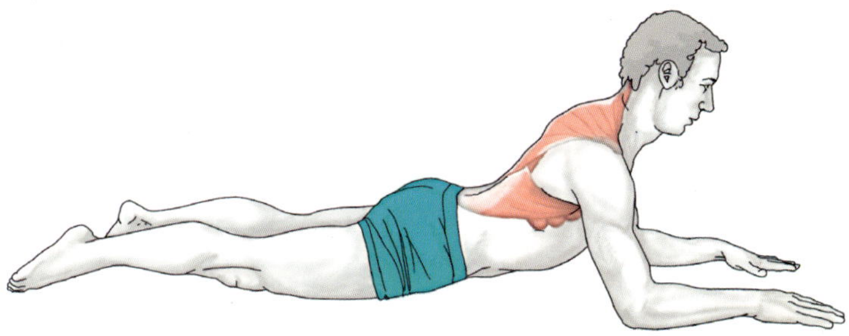

수정 방법

팔을 이마에 두면서 팔이 형성하는 높이를 줄일 수 있다. 이 경우 얼굴이 땅을 칠 것 같은 느낌이 사라지게 된다. (부록 1 운동 2 수정 운동 참고).

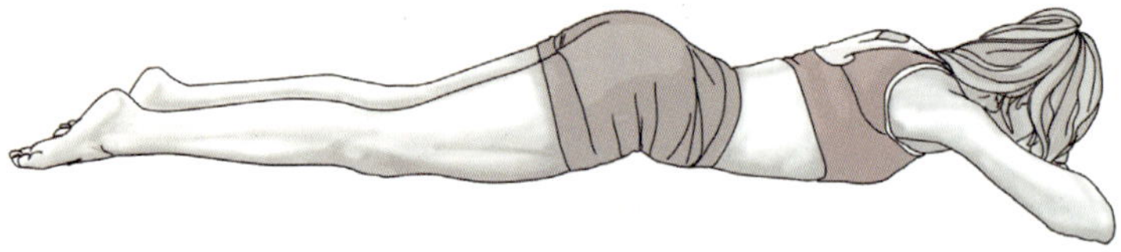

흔히 하는 실수: 엉덩이가 굽힌 상태로 흔들거림.

상 · 하체 모두를 신전한 상태를 유지할 수 없을 때 발생한다. 또한 이것은 익숙하지 않아 약간 두렵게 느껴지는 자세와 움직임에 대한 반응이기도 하다.

주의사항: 이 운동에서 실시되는 반복은 대개 등 아래쪽에 상당한 부담을 요하므로 오랫동안 지속하는 것은 권장되지 않는다. 3단계 운동들은 복잡성으로 인해 주의, 집중, 세밀한 기법 수정이 필요하다. 재미와 함께 도전 의식을 느낄 수 있겠지만, 운동을 성공하고 즐기기 위해서는 연습과 앞서 배운 지식을 실천하는 것이 필요하다.

사용되는 근육들

움직임에 사용되는 근육: 앞쪽 삼각근은 운동 시작 단계에서 팔을 올린다.

안정화에 사용되는 근육: 능형근, 승모근, 척추기립근은 몸통 신전과 견갑골 안정을 유지한다. 앞뒤로 흔들거리면서 올린 팔을 안정적으로 유지하는 데 삼각근이 작용한다. 복횡근의 연결은 등 아래쪽을 보호한다. 요추 근육은 둔근, 사두근과 함께 하체의 배 모양을 유지한다.

기타: 최장근, 전두직근은 경부 척추를 연장한다. 삼두근은 팔이 바닥에서 쉴 동안 잠시 작용한다.

주요 신장근: 전방 근육 사슬.

2. 안정적 흔들거림

두어번의 흔들거림을 함께 연결하도록 해보라. 이 변형법을 제대로 하기 위해서는 후방 근육 사슬 전체의 안정화 조절 능력이 우수해야 한다.

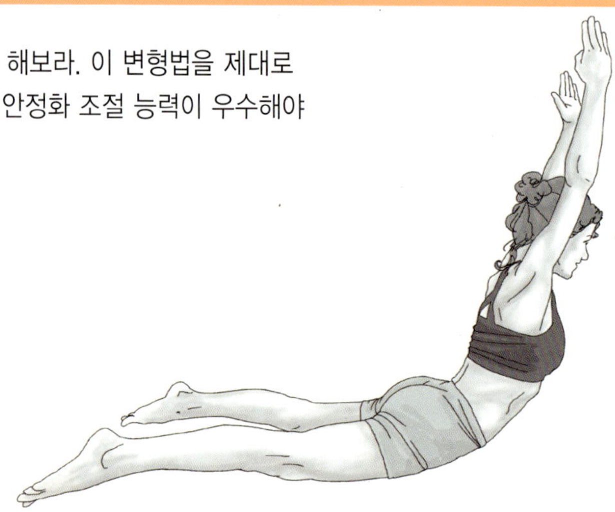

레그 풀 (4-3)

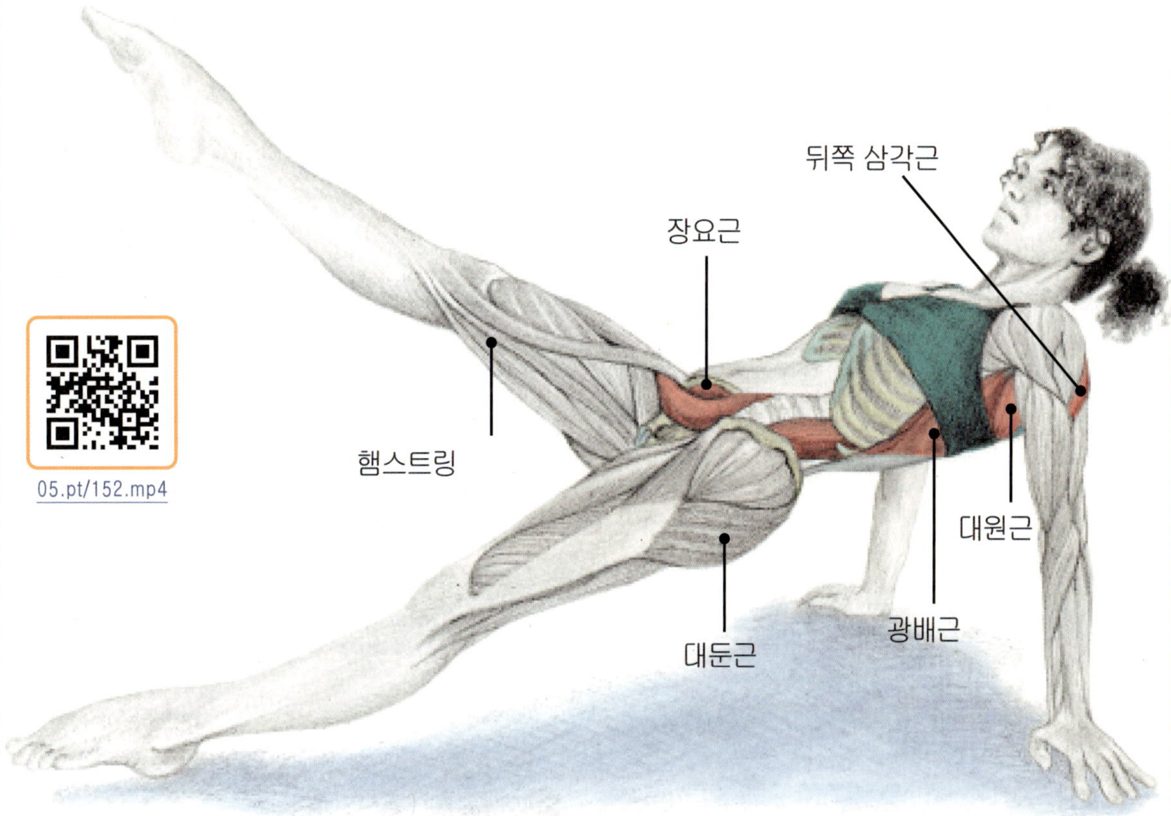

05.pt/152.mp4

이 운동의 좋은점과 전환

- 상 · 하체의 통합 강화.
- 새로운 동작 패턴의 소개.
- 특이한 위치에서의 새로운 안정화 학습.

좋은 자세를 위한 비결

- 어깨, 몸통, 엉덩이, 다리가 일직선을 이뤄야 한다.
- 복부를 나무 판자로 생각하라.
- 엉덩이를 조금 둥글게 하여 엉덩이에 대한 주의를 유지한다.
- 엉덩이의 중립은 유지하며 다리는 최대한 든다.
- 호흡: 자세 1에서 들이쉬고 다리를 올릴 때 내쉬며 다리를 내릴 때 들이쉰다. 다른 쪽 다리를 올릴 때 내쉰다. 원하는 만큼 반복하며 이를 유지한다.

운동 방법

1. 얼굴을 위로 한 상태에서 손발로 지탱하고 플랭크 자세를 이루며 천장을 본다.
2. 발목을 펴며 한쪽 다리를 올린다. 이렇게 올린 다리를 몸통 쪽으로 가져오며 엉덩이의 중립을 유지한다.
3. 올린 다리를 발목을 굽히며 발이 바닥에 닿을 때까지 내린다.
4. 다리를 바꿔 반복한다.

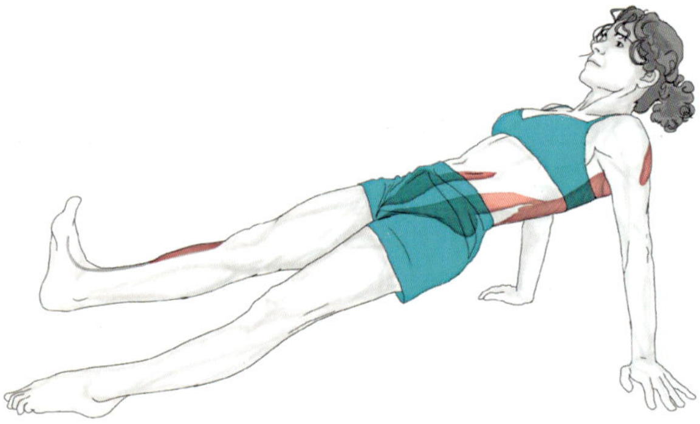

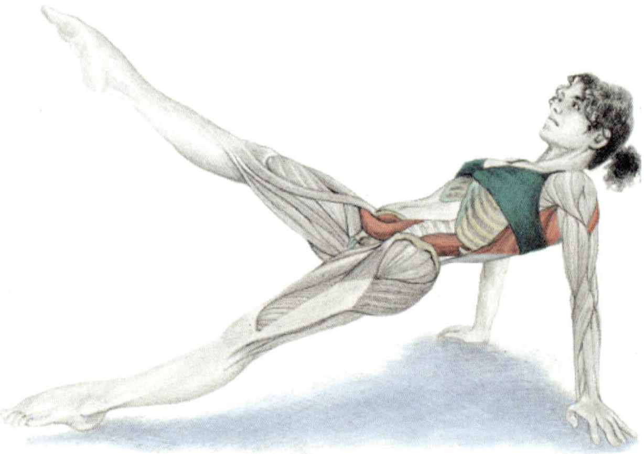

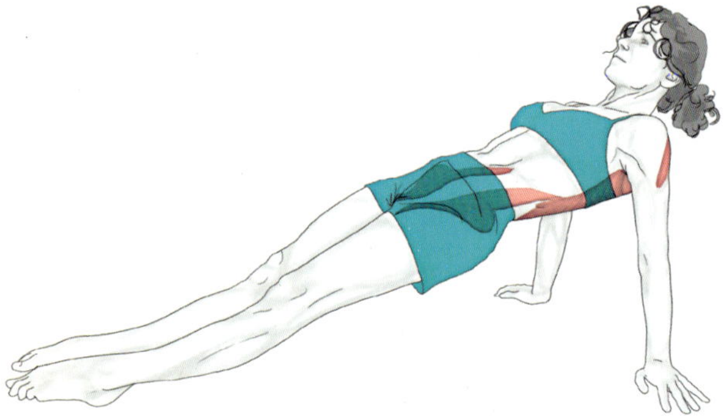

변형법 1. 팔뚝으로 지탱하고 엉덩이를 굽히며 발목을 구부리기

이러한 두 움직임을 통해 운동 강도를 올릴 수 있다. 엉덩이를 몸통 쪽으로 당기면서 발목을 구부리면 넙다리근육의 스트레칭 정도가 증가하며, 팔뚝을 통한 몸통 지지는 이 운동에서 “공중”에서 행해지는 부분을 줄여준다. 이것은 몸통 안정화를 돕는 근육의 수를 제한하고 견갑골 안정화를 더 어렵게 만드는 효과가 있다.

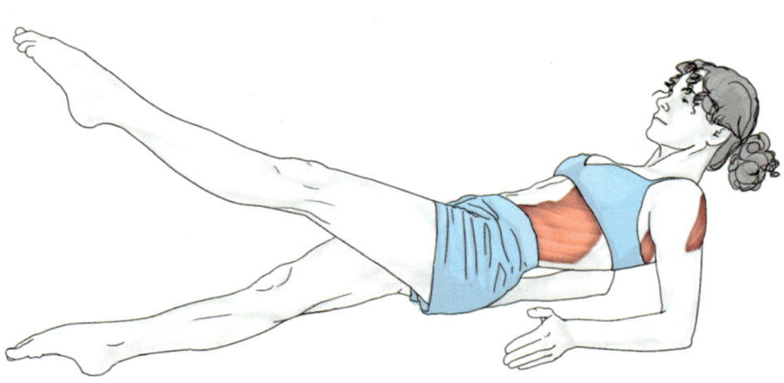

수정 방법

이 운동의 변형법 2에서 설명하는 대로 지지 무릎을 구부려 다리의 높이를 줄인다.
(부록 1 운동 27 수정 운동 참고).

움직이는 다리의 무릎을 구부리거나 두 수정 방법을 동시에 실행할 수도 있다.

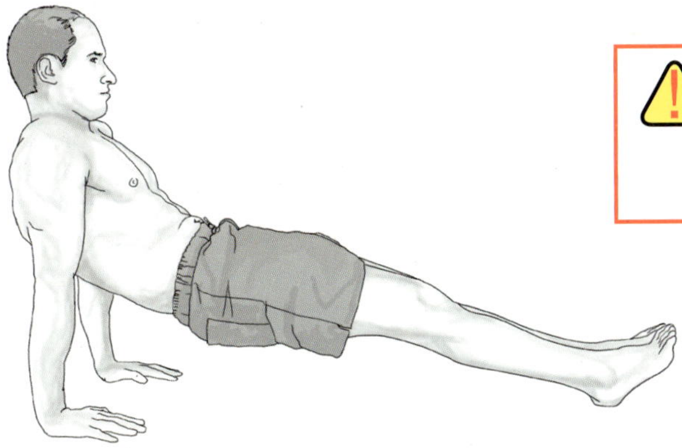

흔히 하는 실수: 견갑골 불안정화

이것은 공중에서 몸통 높이를 유지할 수 없는 이유로 어깨가 귀에 너무 가깝게 올 때 발생한다.

사용되는 근육들

움직임에 사용되는 근육: 장요근은 엉덩이와 몸통 쪽으로 접근하는 다리를 굽힌다. 같은 편의 복사근은 동일한 동작을 돕는다.

안정화에 사용되는 근육: 어깨의 바깥 회전에서는 극하근, 소원근, 뒤쪽 삼각근 사용, 반대 움직임에서는 뒤쪽 삼각근, 광배근 대원근 사용, 엉덩이 안정화에는 복횡근과 둔근, 무릎 펼치기에서는 사두근, 발목 굽히기 및 펴기에서는 전경골근과 종아리 근육.

기타: 전신이 자세 유지를 위해 등척성으로 관여.

주요 신장근: 햄스트링.

* **주의사항**: 인간은 공중에서 반듯이 누운 자세보다 공중에서 엎드린 자세에서 중력을 더 견딜 수 있다. 인체는 어쨌든 후자에 더 익숙하다. 이 운동에서 여러분은 견갑골과 골반의 안정화, 무릎에 대한 압력에 특별한 주의를 기울여야 한다.

2. 지지 무릎을 구부림

운동의 강도를 낮출 수 있는 변형법이다. 이것은 다리가 형성하는 높이를 제한한다. 통증이 있거나 과운동성인 무릎을 지녔을 경우 좋은 방안이다.

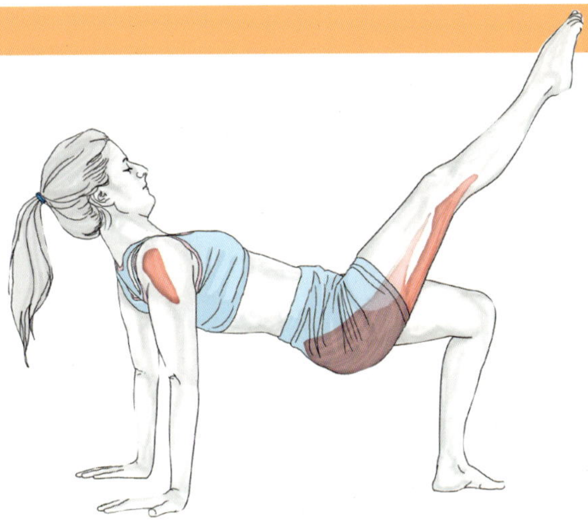

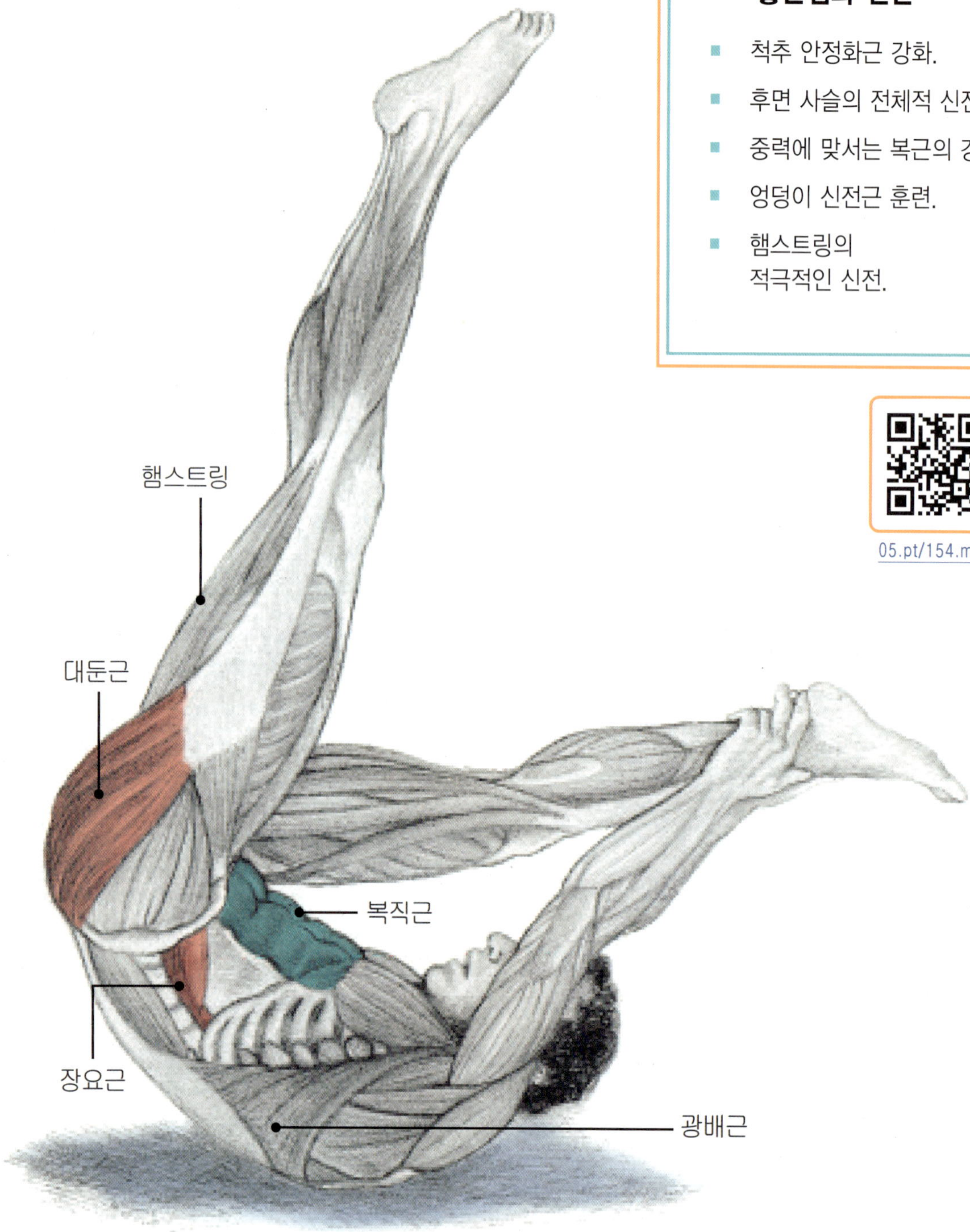

이 운동의 좋은점과 전환

- 척추 안정화근 강화.
- 후면 사슬의 전체적 신전.
- 중력에 맞서는 복근의 강화.
- 엉덩이 신전근 훈련.
- 햄스트링의 적극적인 신전.

05.pt/154.mp4

사용되는 근육들

움직임에 사용되는 근육: 척추 굽히기에서는 주로 복직근, 엉덩이 굽히기에서는 장요근, 척추 신전에서는 척추옆/배측 최장근.

안정화에 사용되는 근육: 엉덩이 안정화에는 복횡근, 닫힌 흉곽의 유지에는 복사근, 경부 척추 신전에는 두장근 및 전두직근.

기타: 척추 가로근은 축 연장을 도우며, 광배근과 흉근은 몸통이 다리로 접근할 때 관여

주요 신장근: 햄스트링, 대둔근.

좋은 자세를 위한 비결

- 복부의 네 근육군(복직근, 복횡근, 외복사근, 내복사근) 모두가 운동을 통해 훈련되도록 한다. 어떠한 단계에서도 절대 가속 따위의 추진력/탄력을 활용하지 말라.
- 목 뒤는 신전을 유지해야 한다.
- 마지막 지지점은 목이 아니라 등 위쪽이다.
- 몸통의 대각선 경사는 최소한으로 유지된다. 즉, 목을 마지막 지지점으로 이용하는 것을 피하는 데 필요한 수준만을 유지한다.
- 가위는 바닥 쪽으로는 넓어야 하고 몸통 쪽으로는 좁아야 한다.
- 호흡. 시작 자세에서 들이쉬고 몸통을 굽히며 다리를 바닥과 평행하게 할 때에는 내쉰다. 이 상태에서 다시 들이쉬고 내쉰다. 자세 3으로 향하는 과정에서 들이쉬고, 이어서 다리 움직임의 리듬에 따라 한 호흡 패턴을 마무리한다.

* **주의 사항**: 이 운동의 시작과 끝 자세는 복횡근의 상당한 활성화를 뜻하며, 이 때 등 아래쪽의 과부하는 불필요한 일이다. 장요근도 더 사용된다. 한편 팔의 지지에 의지하지 않을 경우, 공중 가위나 잭 나이프와 같은 유사 운동과 비교하여 운동의 난이도가 상당히 상승한다.

운동 방법

1. 바로 누워 팔을 뒤로 뻗는다. 다리는 90° 위로 가고 엉덩이는 중립이다.
2. 다리가 바닥과 평행해질 때까지 척추뼈를 하나씩 굽힌다.
3. 척추와 엉덩이를 신전하여 다리를 천장 방향으로 올리며 약간의 대각선을 이루도록 한다.
4. 다리 하나를 몸통 쪽으로 가져온다. 다른 쪽 다리는 천장을 가리키며 대각선을 유지한다. 이를 반대쪽 다리로 반복한다.
5. 자세 3으로 돌아와 척추 및 엉덩이를 굽히며 자세 2로 돌아온다.
6. 시작 자세로 돌아올 때까지 척추뼈를 하나씩 편다. 천골은 지면에 닿고 엉덩이는 중립이다.

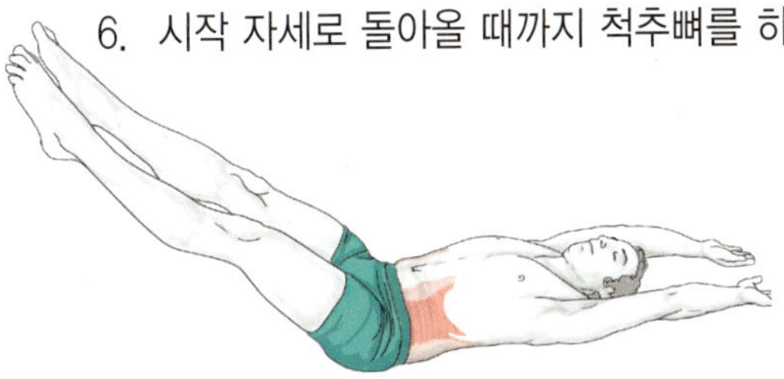

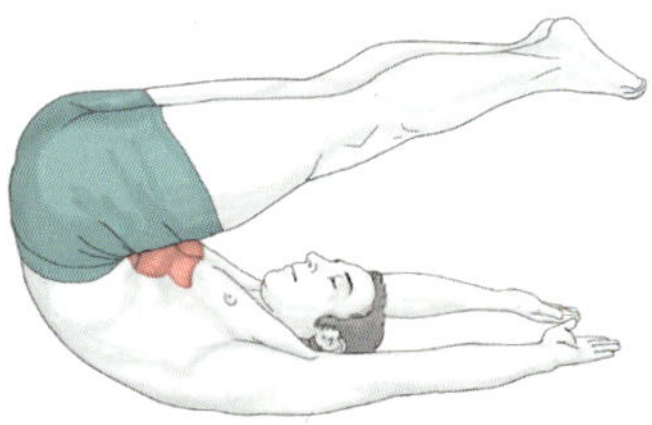

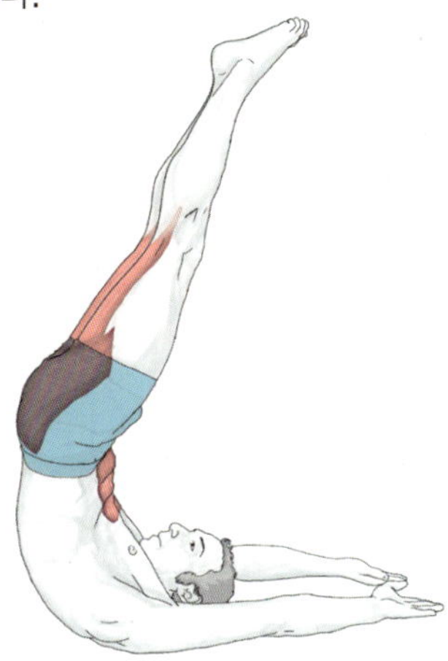

수정 방법

엉덩이가 이미 둥글게 된 상태에서 운동을 시작할 수도 있다. 이 경우 등 아래쪽의 부담이 사라지게 된다. 다리를 낮출 때 이 호가 바닥과 만나지 않게 유의한다. (부록 1의 운동 29 수정 운동 참고).

가위 자세를 둥글게 한 등 아래쪽의 지지를 유지하면서 실시할 수도 있다. (부록 1 운동 17 수정 운동 참고).

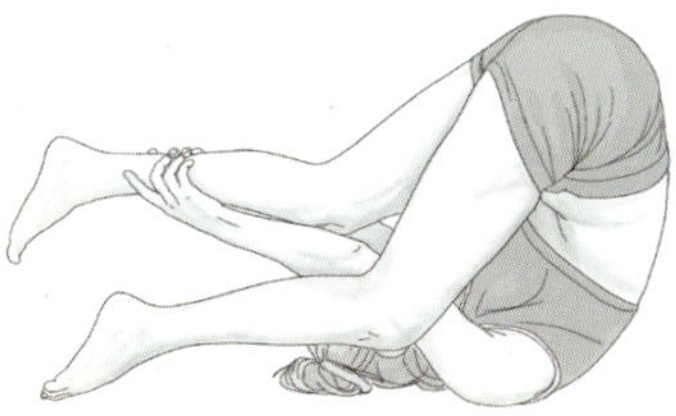

흔히 하는 실수: 공중 자세 상실

이것은 다리를 과도하게 뻗었거나 근육이 자세를 유지할 만큼 강하지 않을 때 발생한다. 이 경우 이 두 측면이 개선될 때까지 필요한 만큼 수정 방법을 실시하라. 유사하지만 덜 복잡한 운동으로 시작할 수도 있다.

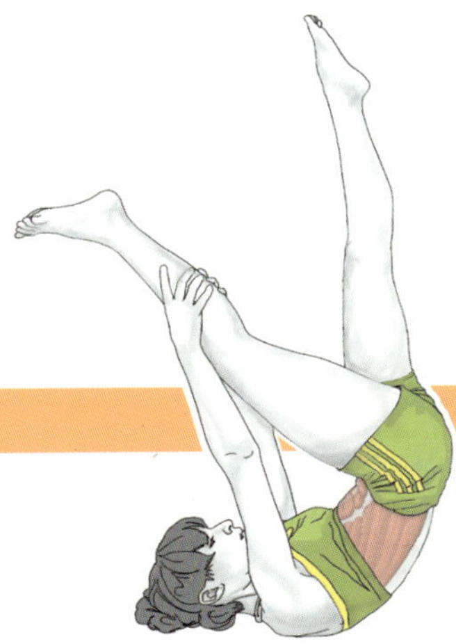

변형법 1. 연속으로 뻗기

기술적 정확성이 유지되는 한 얼마든지 반복해 다리를 뻗을 수 있다. 이를 위해서는 장시간 신체를 공중에 유지해야 하기 때문에 운동의 난이도가 올라간다.

사이드킥 닐링 (7-3)

이 운동의 좋은점과 전환

- 중력에 큰 힘으로 맞서야 하는 상황에서 견갑골 안정화근의 발달.
- 옆쪽으로 신체를 공중에 띄우는 자세에서의 새로운 움직임 패턴 학습.
- 옆쪽 근육 훈련 및 고유 감각 증가.
- 엉덩이 안정화 및 상 · 하체 간 근육 균형을 위한 새로운 패턴 학습.

05.pt/158.mp4

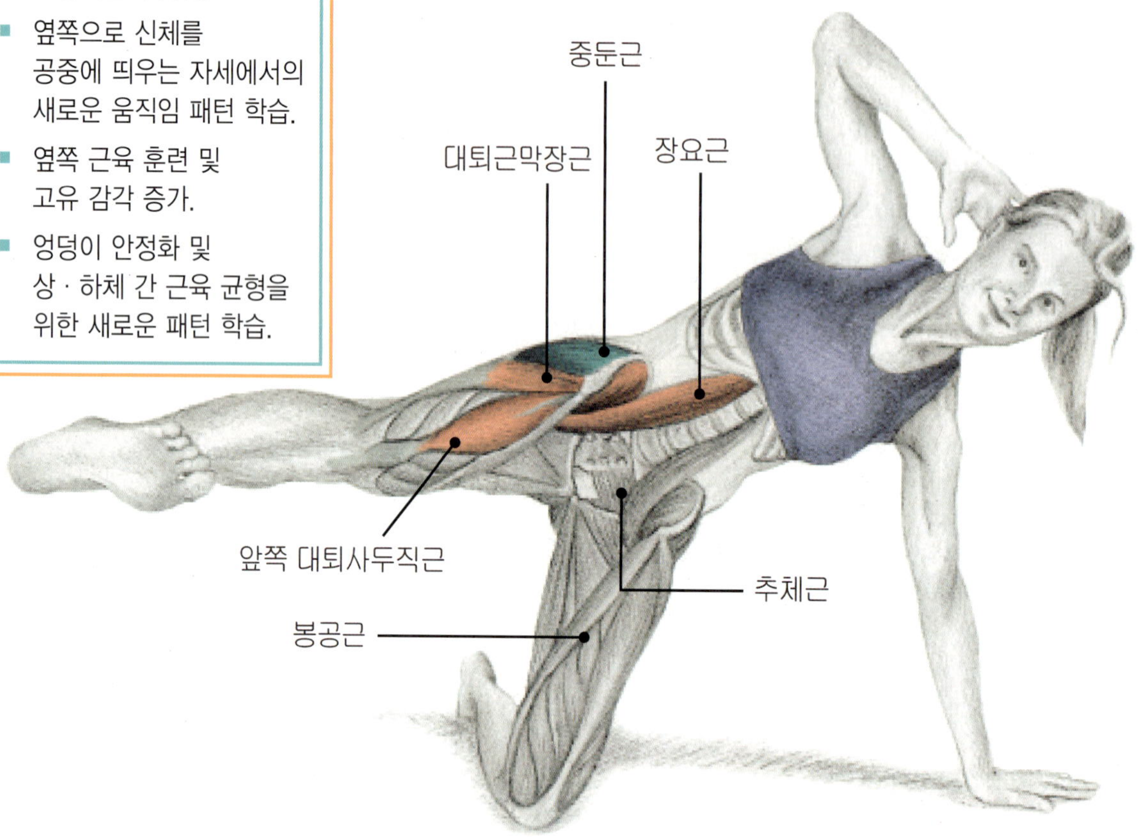

좋은 자세를 위한 비결

- 운동 중 엉덩이가 뒤로 밀리고 가슴은 바닥 쪽으로 향하는 것을 막기 위해 몸이 두 벽 사이에 끼어 있다고 생각하라.
- 다리를 뻗을 때(앞굽힘, 앞굽힘 상태인 엉덩이의 뒤굽힘이 아님) 혹시라도 발생할 수 있는 굽힘을 보상하기 위해 엉덩이를 내민다.
- 다리를 담장 너머로 뻗는다고 생각하라.
- 전신을 뻗어 긴장감을 운동 내내 지속적으로 느끼도록 한다. 아래쪽 근육을 활성화시키는 자세를 유지해야 한다.
- 손을 머리 뒤에 둘 수 없으면 이마에 대라.
- 호흡: 중립 위치에서 들이쉬고 다리를 앞쪽으로 뻗을 때 내쉰다. 시작 위치로 돌아올 때 들이쉬고 뒤쪽으로 다리를 뻗을 때 내쉰다.

운동 방법

1. 똑바로 선 자세에서 무릎을 꿇는다. 몸통을 옆으로 굽히고 손 하나는 무릎과 같이 바닥에 놓는다.
2. 훈련하는 다리를 엉덩이 높이만큼 올리고 발목을 굽힌 상태에서 앞쪽으로 뻗는다. 엉덩이 중립과 척추 신전을 유지한다.
3. 다리를 다시 시작 위치로 되돌리고 발목을 편다.
4. 뒤쪽으로 다리를 뻗고 시작 위치로 돌아온다.

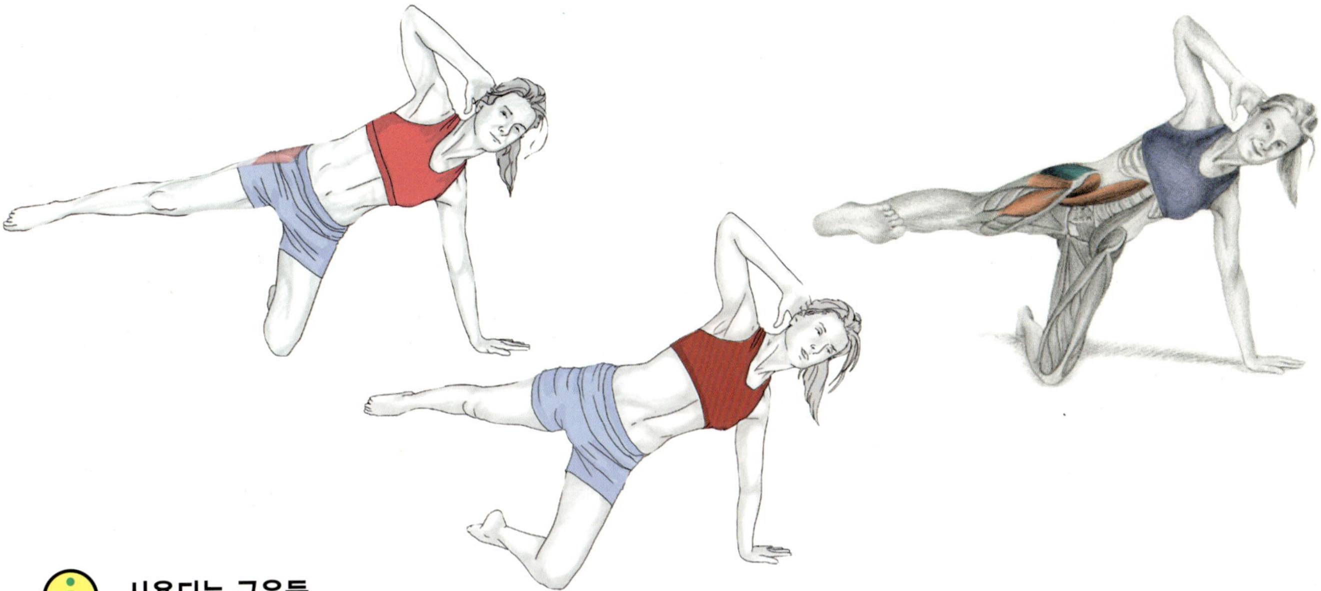

사용되는 근육들

움직임에 사용되는 근육: 중둔근과 대퇴근막장근은 다리의 외전을 실행한다. 추체근과 봉공근은 중력 및 엉덩이 굽힘으로 인해 쉽게 일어나는 안쪽 회전을 피하는 데에 작용. 장요근, 앞쪽 대퇴사두직근, 대퇴근막장근은 엉덩이 굽힘에 관여한다.(다리 앞쪽 뻗기) 마지막으로, 대둔근 및 햄스트링은 뒤로 다리 뻗기에서 엉덩이 신전을 실현한다.

안정화에 사용되는 근육: 복횡근은 엉덩이 안정화, 복사근은 중앙부를 지지, 승모근은 견갑대 위치를 유지. 거근, 광배근 및 흉근은 몸통 위쪽을 안정화한다.

기타: 모든 근육들이 다른 심층 근육들과 함께 몸통의 위치를 유지하고 엉덩이를 올바른 측면 위치에 두는 데 작용. 발목 굽히기에서는 전경골근이 작용, 발목 펴기에서는 종아리 근육이 작용.

주요 신장근: 뒤쪽으로 뻗는 다리의 요방형근과 햄스트링. 손을 머리 뒤에 두고 올린 팔 쪽의 흉근과 삼두근.

변형법 1. 팔뚝으로 받치기

이 경우 팔뚝을 지지하고 몸통을 적절한 높이에 유지할 수 있게 하는 상자가 필요하다. 지지가 더 높은 곳에서 출발하므로, 운동 강도는 낮아지며 이 변형법은 기초 운동을 위한 좋은 디딤돌이 되어준다.

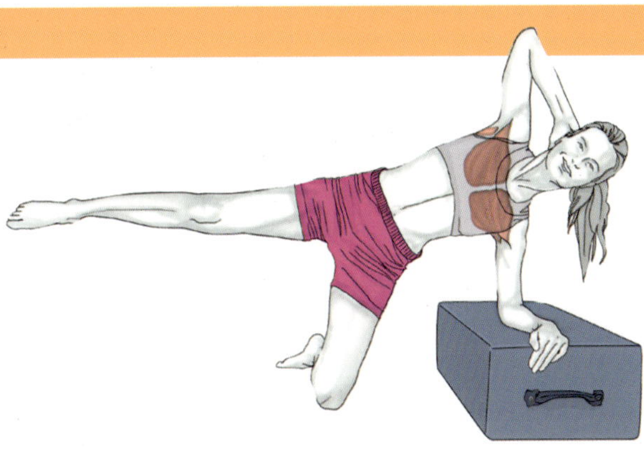

수정 방법

손목 통증 또는 불안정함을 느끼는 경우 변형법 1을 실시한다.

등의 구조적 이유로 인해 손을 머리 뒤에 두는 것이 어려운 경우 손을 이마에 댈 수 있다. 이러한 간단한 수정을 통해 몸통의 위치가 훌륭하게 개선될 수 있다.

흔히 하는 실수: 몸통을 비틈

아래쪽으로 쳐져서는 안 된다. 이를 방지하기 위해서는 몸이 두 벽 사이에 갇혀 있다고 생각하라. 이러한 잘못된 비틀기로 인해 등 아래쪽에 잘못된 긴장이 초래될 수 있다. 따라서 다리 앞쪽 뻗기 후 거치는 경로를 필요시 단축시켜야 한다.

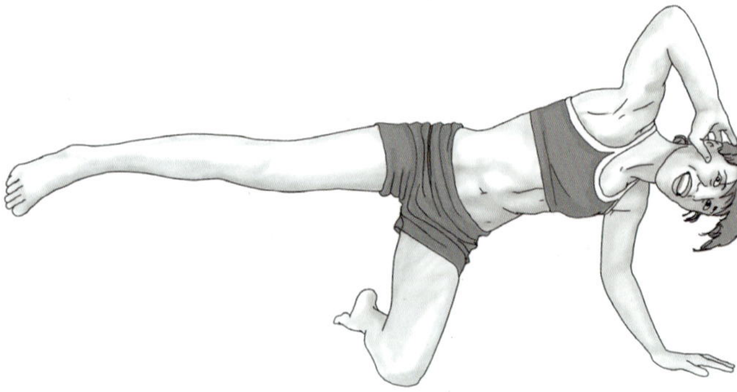

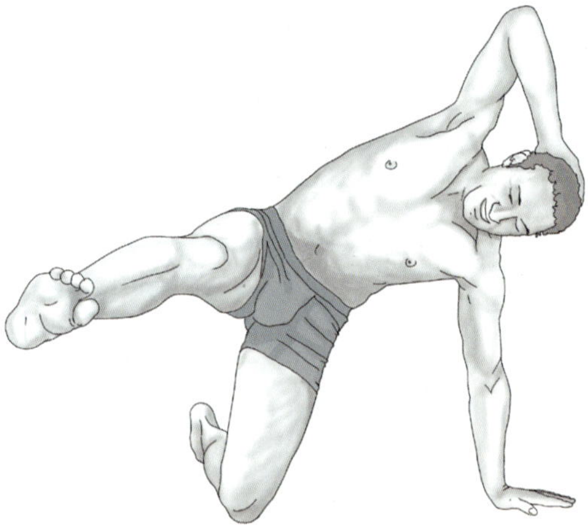

흔히 하는 실수: 엉덩이 굽힘

전체적 안정화 달성 실패는 엉덩이의 불안정화를 초래한다. 모든 근육들은 활성 상태에서 각 근육군은 제각기 할 일을 실행해야 한다.

* **주의사항**: 필라테스 방법에서 가장 중요한 것은 좋은 자세라는 것을 다시 한번 강조한다. 운동이 얼마나 화려하게 보이는지는 상관없다. 이 운동은 다른 무수한 요소 중에서도 목 뒤 근육의 유연성에 달려 있으며, 다리의 긴 움직임을 위해 자세를 희생해서는 안 된다.

2. 눕기

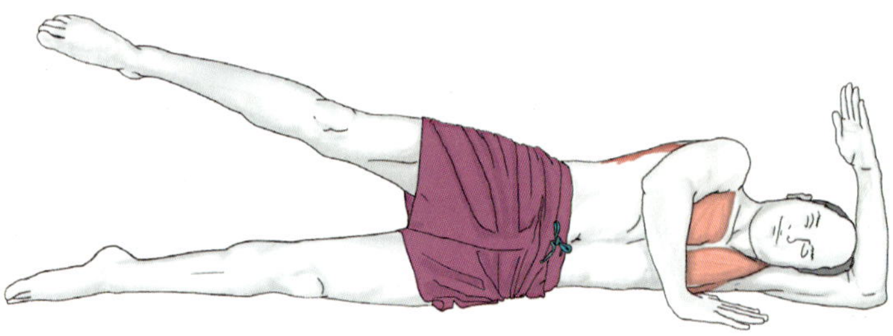

이러한 변형법은 기본적으로 1단계의 운동 16 사이드 킥과 같은 것이다. 특히, 다리를 뻗을 때 손이 뒤에 위치하면서 흥미로운 몸통 안정화 요소를 관찰할 수 있는 것이 차이점이다.

원 레그 서클 (6-1)

05.pt/160.mp4

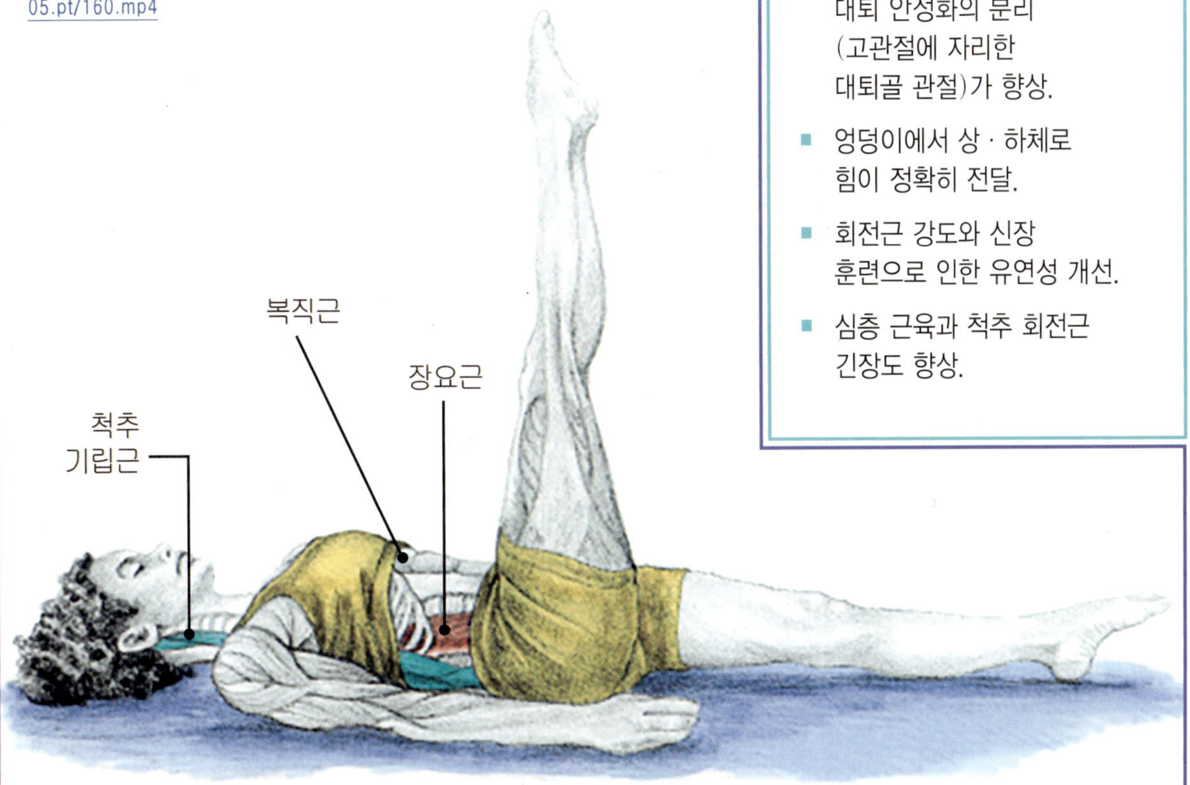

이 운동의 좋은점과 전환

- 걸을 때 골반 안정화와 대퇴 안정화의 분리 (고관절에 자리한 대퇴골 관절)가 향상.
- 엉덩이에서 상 · 하체로 힘이 정확히 전달.
- 회전근 강도와 신장 훈련으로 인한 유연성 개선.
- 심층 근육과 척추 회전근 긴장도 향상.

사용되는 근육들

움직임에 사용되는 근육: 다리가 원을 그릴 때 장요근이 엉덩이를 굽히며 이것은 운동 중 제일 어려운 부분이다. 그러므로 가장 강한 훈련 느낌이 사타구니 부위에서 느껴진다. 다리가 바닥에서 쉴 때 장요근의 신전 또한 느끼게 된다.

안정화에 사용되는 근육: 복횡근은 중립 자세에서 엉덩이를 고정해주며, 이것은 등 아래쪽의 과부하를 피하는 비결이다. 목 근육은 목이 긴장 없이 안정화되고 신전되는 데 강하게 작용한다. 승모근의 아래쪽 근섬유는 견갑골 안정화를 담당한다.

기타: 복사근은 신체가 바닥에 "접착"되는 것을 돕는다. 바닥에 놓인 다리의 둔근, 사두근, 종아리 근육은 뻗은 다리의 운동 관여를 유지한다.

주요 신장근: 올린 다리의 대둔근, 햄스트링.

변형법 1. 다른 쪽 다리 무릎을 공중에서 굽힘

운동의 난이도는 원을 그리지 않는 다리의 지지 역할을 제거하여 상승할 수 있다. 형태를 엄격히 유지하고 다리가 원을 만들 때 머리를 움직이지 않는 한 척추 안정근은 가장 크게 훈련되는 근육이다.

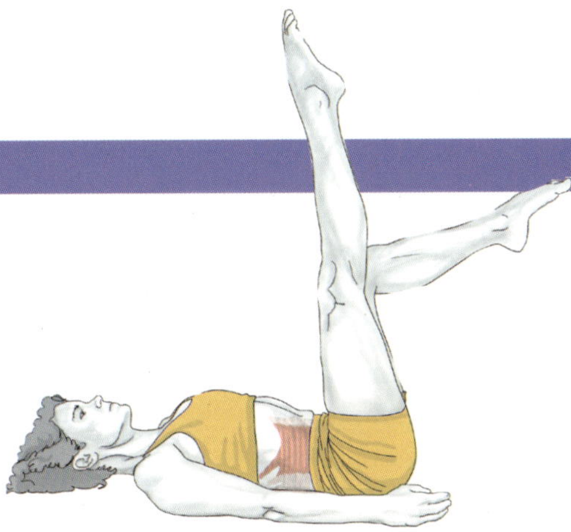

좋은 자세를 위한 비결

- 발가락이 천장에 닿게 하는 것처럼 다리를 뻗는다.
- 몸통은 바닥에 붙은 것처럼 완전히 정지된 상태를 유지한다.
- 등의 자연스러운 곡선을 지키면서 항상 엉덩이 중립을 유지한다.
- 너무 원을 크게 그리지 말라. 이러면 엉덩이나 몸통이 움직일 수 있다.
- 어깨 과부하를 피하라. 등 위쪽의 모든 에너지는 복근에서 짜내야 한다.
- 호흡: 그리는 원의 절반까지는 들이쉬고 원 그리기를 마칠 때 내쉰다. 원 하나를 다 그릴 동안 들이쉬고 다음 원에서 내쉴 수도 있다.

운동 방법

1. 바로 누워서 다리 하나를 천장을 향해 뻗으며 올린다. 흉곽은 닫은 상태를, 중심 근육은 연결 상태를 유지한다.
2. 엉덩이에서부터 크고 작은 원을 그리되 척추의 움직임은 완전히 피한다.

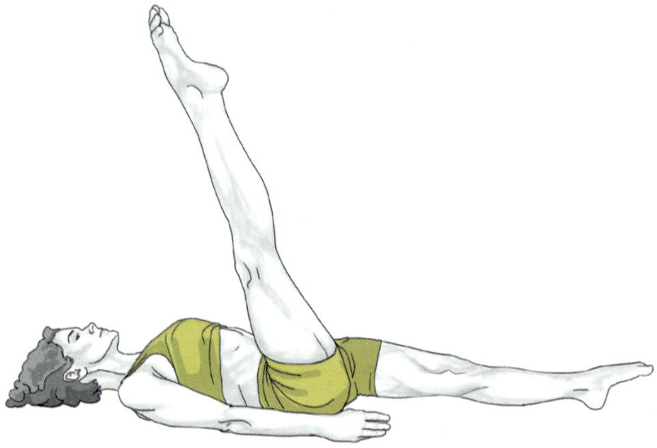

수정 방법

등 아래쪽의 긴장을 피하려면 엉덩이 밑에 쿠션을 놓을 수 있다(3장 운동 6 수정 운동 참고).

주의 사항: 걸을 때 부정적인 움직임 패턴을 피하며, 관절증의 영향을 경감하고 접골(잠긴 관절) 및 시간에 따라 나타날 수 있는 다른 골반 문제를 피하기 위해서는 고대퇴관절의 조절(대퇴골과 유연한 엉덩이의 연결)을 유지하는 일이 중요하다.

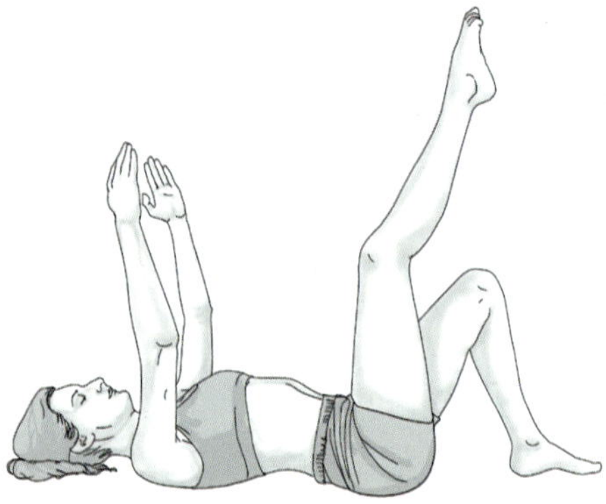

흔히 하는 실수: 척추 신장 상실

약한 복근으로 인해 등 아래쪽이 굽게 된다. 이러한 경우 문제를 인지하고 의식적으로 바닥과 다시 접하면서, 또는 원을 그리지 않는 다리의 무릎을 굽히고 발을 바닥에 위치시키면서 자세를 교정해야 한다.

2. 필라테스 링 안의 다리

링 안에 있는 채로 다리가 원을 그리고 따라서 몸통과의 거리가 줄어들기 때문에 제한이 발생하고 장요근과 복횡근 훈련 강도가 증가한다. 바닥에 놓인 다리의 장요근 아래쪽 근섬유도 신장된다.

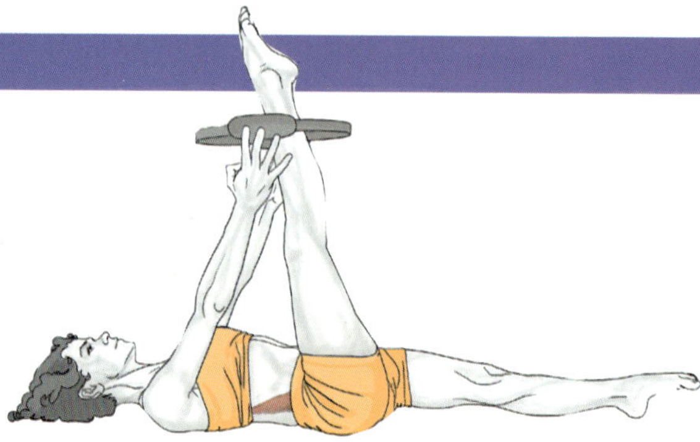

힐 스퀴즈 프론 (13-1)

이 운동의 좋은점과 전환

- 직장, 레저 등에서 자주 발생하는 앉기 자세에서 지속적으로 압박을 받는 부분인 둔근과 넙다리근육 강도 증가.
- 엎드린 자세에서의 고유 감각 향상.
- 등 아래쪽과 엉덩이 신전근 훈련의 분리.

05.pt/162.mp4

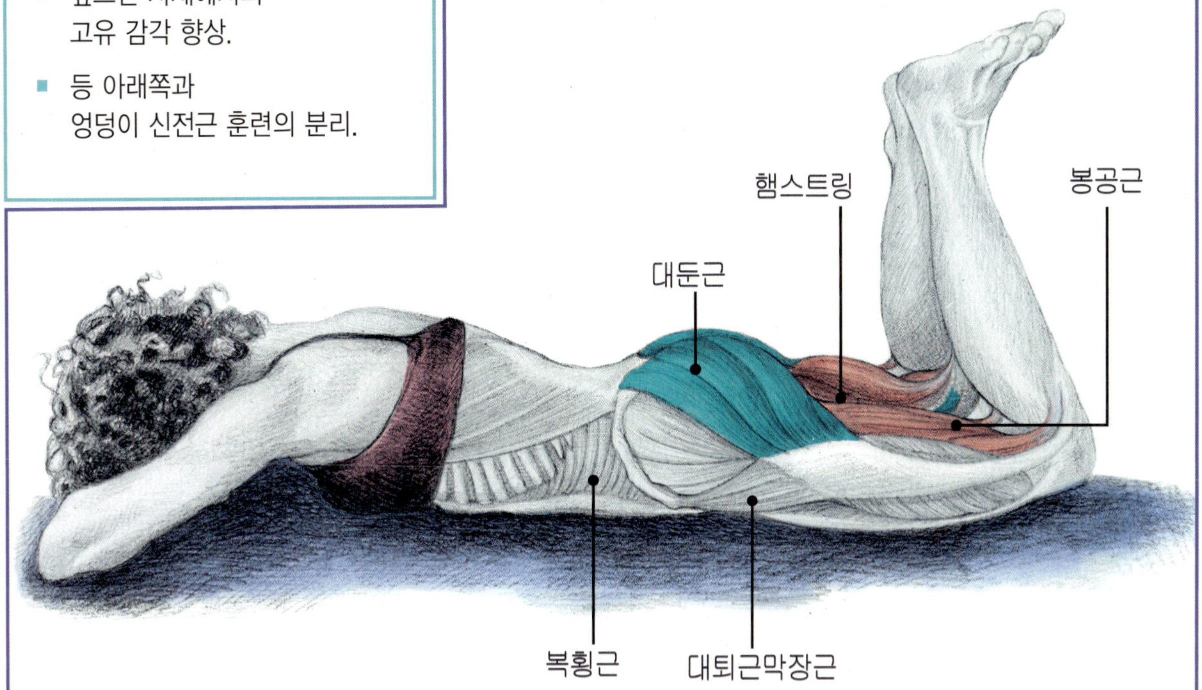

사용되는 근육들

움직임에 사용되는 근육: 대퇴이두근(또는 햄스트링)은 무릎의 바깥 회전을 발생. 대둔근의 심부 근섬유, 사두근의 내측광근, 대/중/소내전근이 내전 운동에 관여한다.

안정화에 사용되는 근육: 복횡근은 엉덩이의 주요 안정근이며 본 운동에서 핵심 역할을 실행한다. 더 큰 강도를 발생시키고 사두근을 돕기 위해 엉덩이를 굽히는 것은 흔히 하는 실수이다. 경부 연장은 경장근과 전두직근 덕분에 실현된다.

기타: 복사근은 흉곽을 닫고 승모근의 아래쪽 근섬유가 견갑골을 안정화한다.

주요 신장근: 사두근.

주의 사항: 변형법은 운동 강도를 증감한다. 이 경우 변형법은 양쪽 하지 근육 간의 수정으로 인해 강도를 분명히 증가시킨다. 이들 근육이 조절되는 상황에서 링은 자리를 벗어나지 않을 것이지만, 그렇지 않다면 발목 사이에서 이를 유지하는 것이 매우 힘들어지며 운동 자체를 하지 못할 정도가 될 것이다. 이 경우 여러분은 양쪽 다리가 같은 강도, 같은 회전 정도, 같은 무릎 굽힘 각도로 훈련되는 느낌이 들 때까지 원래 운동으로 돌아가야 한다.

좋은 자세를 위한 비결

- 목 뒤 신전을 유지하고 턱을 들고자 하는 유혹에 맞서라.
- 어깨, 팔, 흉근의 이완 유지.
- 양쪽 발꿈치를 내리누르는 것이 아무리 힘들지라도 엉덩이를 바닥에서 분리시키지 마라.
- 머리 꼭대기로 여러분 앞의 벽에 닿으려는 것처럼 몸통 신전을 유지하라.
- 느리고 오래 실시되는 스퀴즈 운동이다. 서두르지 마라.
- 호흡: 이완 시 들이쉬고 스퀴즈 시 내쉰다.

운동 방법

1. 얼굴을 아래로 하고 엎드려 한 손을 다른 손 위에 놓고 이마를 손등 위에 놓는다. 무릎을 굽히고 분리시키며 발뒤꿈치를 함께 만나게 한다.
2. 흉곽이 닫히고 중심 근육이 연결되며 엉덩이 부위가 바닥에 접한 상태에서 발목을 굽히며 (등쪽 굽힘) 양쪽 뒤꿈치를 같이 내리누른다.
3. 뒤꿈치 내리누르기를 실시했으면, 무릎을 바닥에서 올려 둔근의 아래쪽 근섬유 훈련 강도를 증가시킨다.

수정 방법

복부가 튀어나온 경우, 또는 임신한 지 몇 달이 지났거나 등 아래쪽 통증에 시달리는 경우라면 엉덩이 부위 아래에 쿠션을 놓는다(3장의 운동 2 수정 운동 참고).

코가 방해가 되거나 얼굴을 바닥에 가까이 하고 숨을 쉬기 어렵다면, 이마 밑에 쿠션을 놓아 머리를 올릴 수 있다(3장의 운동 22 수정 운동 참고).

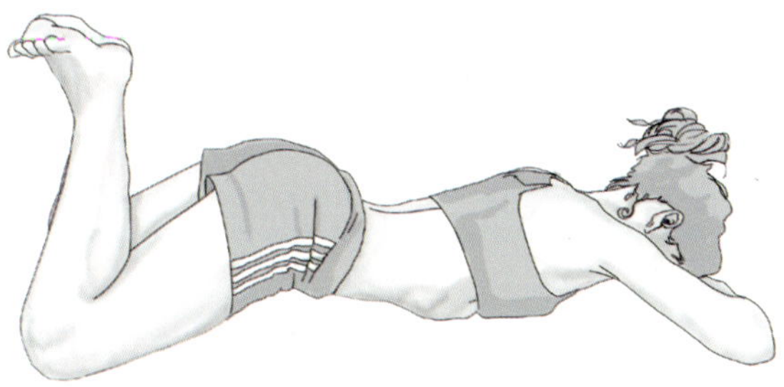

흔히 하는 실수: 엉덩이 굽히기

사두근과 장요근의 힘을 끌어오려고 할 때 발생한다. 이 운동에서 목표는 스퀴즈 뿐이기 때문에 사용되는 동작을 조절하기 쉽지 않다. 그러나, 세부 사항과 좋은 자세에 집중하고자 한다면, 엉덩이를 굽힐 때 이 운동의 이점이 왜 감소하는지 이해하게 될 것이다.

변형법 1. 발목 사이의 링

이것은 링의 원 모양에 따른 불균형 발생으로 인해 운동 강도를 증가시킨다. 기본 운동을 잘 익힌 후에는 흥미로운 변형법이 된다.

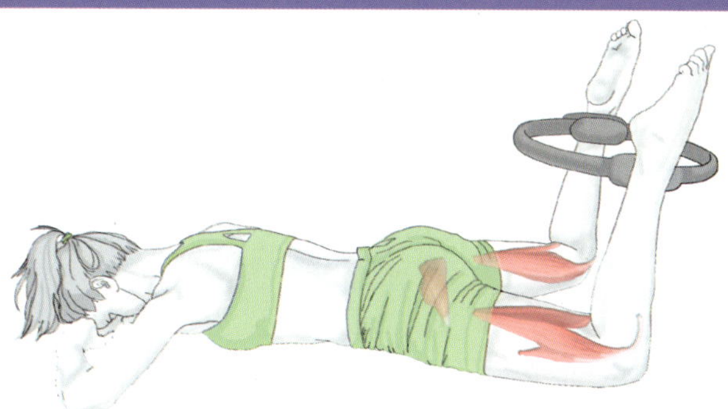

원 사이드 레그 킥 (16-1)

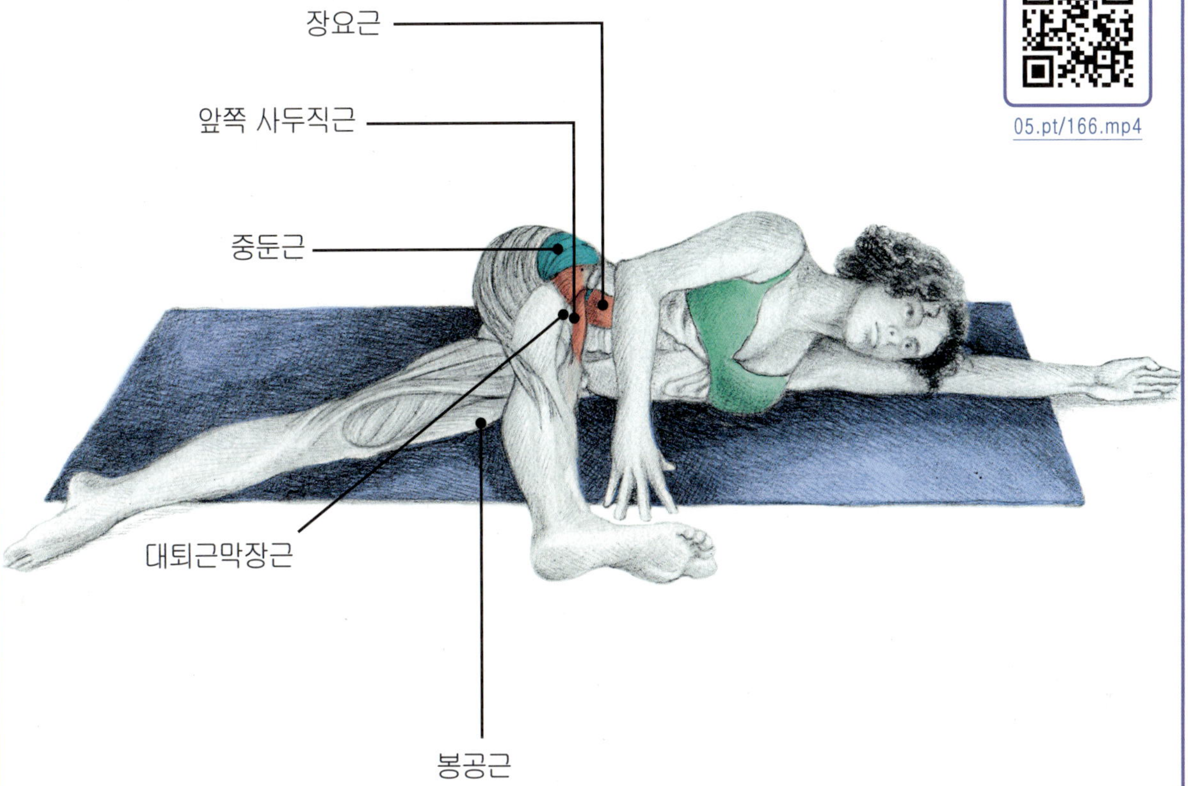

05.pt/166.mp4

이 운동의 좋은점과 전환

- 중력에 맞서는 힘이 최소인 상황에서 등 근육 발달.
  등 질환을 지닌 이들에게 권장.
- 옆으로 누운 자세에서 새로운 움직임 패턴 학습.
  이 패턴은 노약자 및 등 질환이 있는 사람들이
  일어나기 위해 흔히 하는 것이다.
- 등 근육 훈련 시, 고유 감각 향상.

운동 방법

1. 한쪽 팔, 몸통, 다리를 완전히 편 상태에서 옆으로 누워 머리를 뻗은 팔 위에 놓는다.
2. 훈련 다리를 엉덩이 너비만큼 올리고 엉덩이 중립과 척추 신전을 유지하며 앞으로 천천히 뻗는다.
3. 시작 위치로 다리를 되돌리고 뒤로 뻗는다.

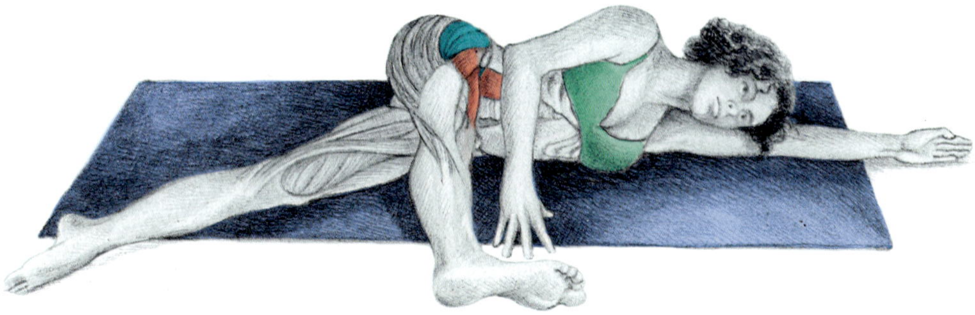

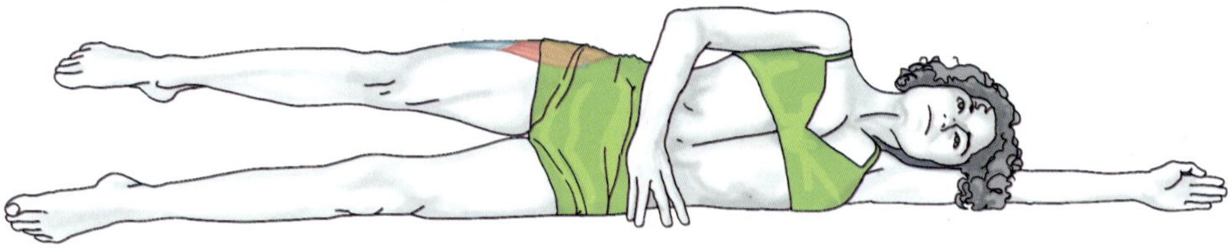

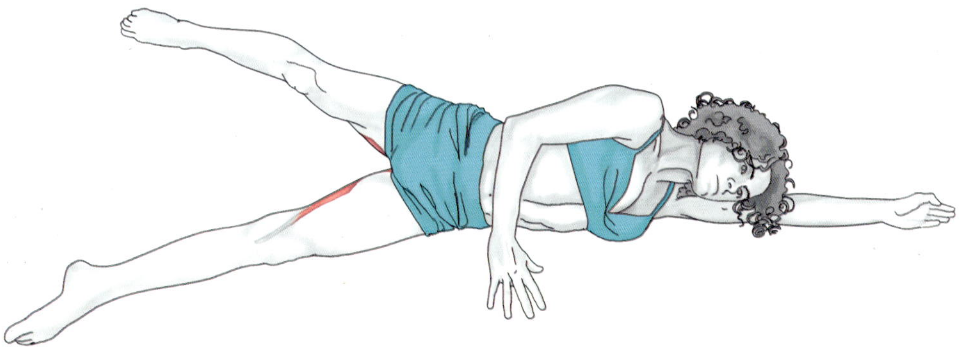

변형법 1. 머리 뒤에 손

강도와 난이도가 상승한 변형법으로
특히 등 근육이 작용한다.
견갑골 안정화 원리를 습득하기 전에는
실시하면 안 된다.

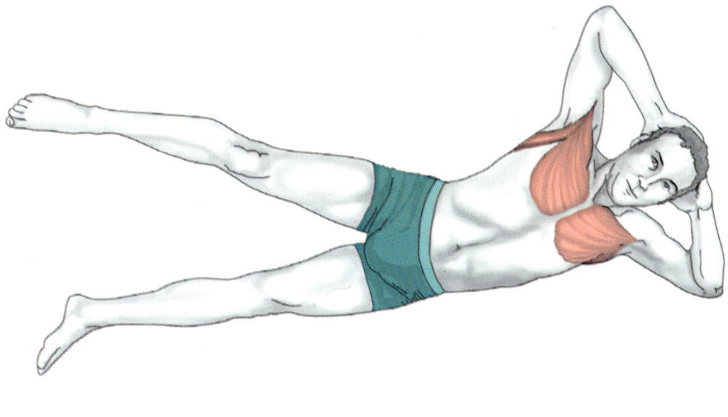

좋은 자세를 위한 비결

- 새끼손가락에서 출발해 옆쪽에서 새끼발가락까지 이어지는 선을 상상하라. 바닥에서 이 선 위에서만 신체를 지탱하고 나머지는 전부 "모아들인다".
- 다리를 뻗을 때 엉덩이를 뒤로 밀어(엉덩이 전굴) 발생 가능한 굽힘을 상쇄하라.
- 신체를 펼치며 운동 내내 여기서 오는 감각을 느끼려고 하라. 안정적으로 누운 상태를 유지해주는 주요 자세를 항상 지킨다.
- 호흡: 시작 자세에서 들이쉬고 앞쪽으로 다리를 뻗을 때에는 내쉰다. 시작 자세로 돌아올 때 들이쉬고 뒤쪽으로 다리를 뻗을 때에 내쉰다.

수정 방법

어깨 통증이 있다면 팔과 머리 사이에 쿠션을 놓는다(3장 운동 14 수정 운동 참고).

균형을 잃는 경우 지지하는 무릎이 위치한 다리를 구부린다(3장 운동 12 수정 운동 참고).

주의 사항: 옆으로 누워서 하는 운동은 일반적으로 척추측만증 등 등의 질환이 있는 사람들에게 대단히 좋다. 이러한 운동은 긴장을 초래하지 않으면서 척추를 안정화하기 때문이다. 또한 등 아래쪽 통증에 대한 강화 치료로도 효과가 있다.

"뻗기"는 길고 느린 움직임을 뜻하지, 갑자기 발생하는 움직임이 아니다.

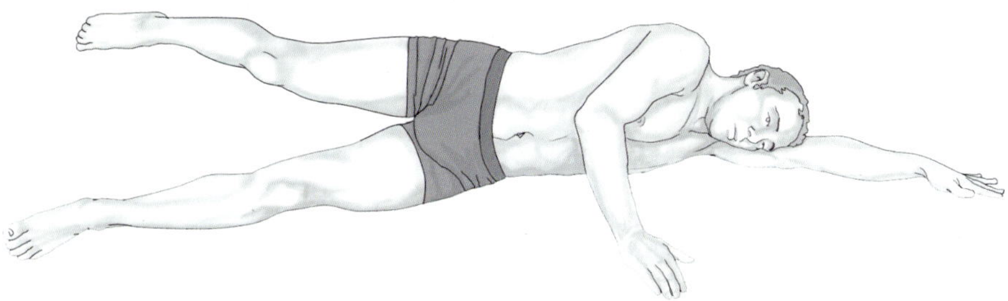

흔히 하는 실수: 좋지 못한 안정화

척추, 복사근, 광배근, 승모근, 골반 안정화근에 동반되는 몸통의 심층 근육 활용이 이뤄지지 못하면서 발생하는 문제이다. 그 결과 운동에 적절한 지지를 받는 것이 아닌 단지 바닥에 누워 있는 느낌을 받게 된다.

사용되는 근육들

움직임에 사용되는 근육: 대둔근, 대퇴근막장근은 다리를 외전한다. 추체근과 봉공근은 중력과 엉덩이 굽힘에 기인하는 다리의 내측 회전 경향을 조절한다. 장요근, 중둔근, 대퇴근막장근은 모두 엉덩이 굽힘(앞쪽 뻗기)에 관여한다. 마지막으로 대둔근, 햄스트링은 뒤쪽 뻗기에서 엉덩이를 편다.

안정화에 사용되는 근육: 복횡근은 엉덩이를 안정화한다. 복사근은 중간부를, 승모근은 견갑골을 안정화한다.

기타: 모든 근육들이 다른 심층 근육들과 함께 작용하며 몸통과 엉덩이의 적절한 위치를 유지한다. 앞쪽 뻗기에서 발목을 구부린다면 전경골근이 훈련되며 종아리 근육이 신전될 것이다.

주요 신장근: 뻗는 다리의 요방형근 및 햄스트링.

사이드 레그 시리즈 (17-1)

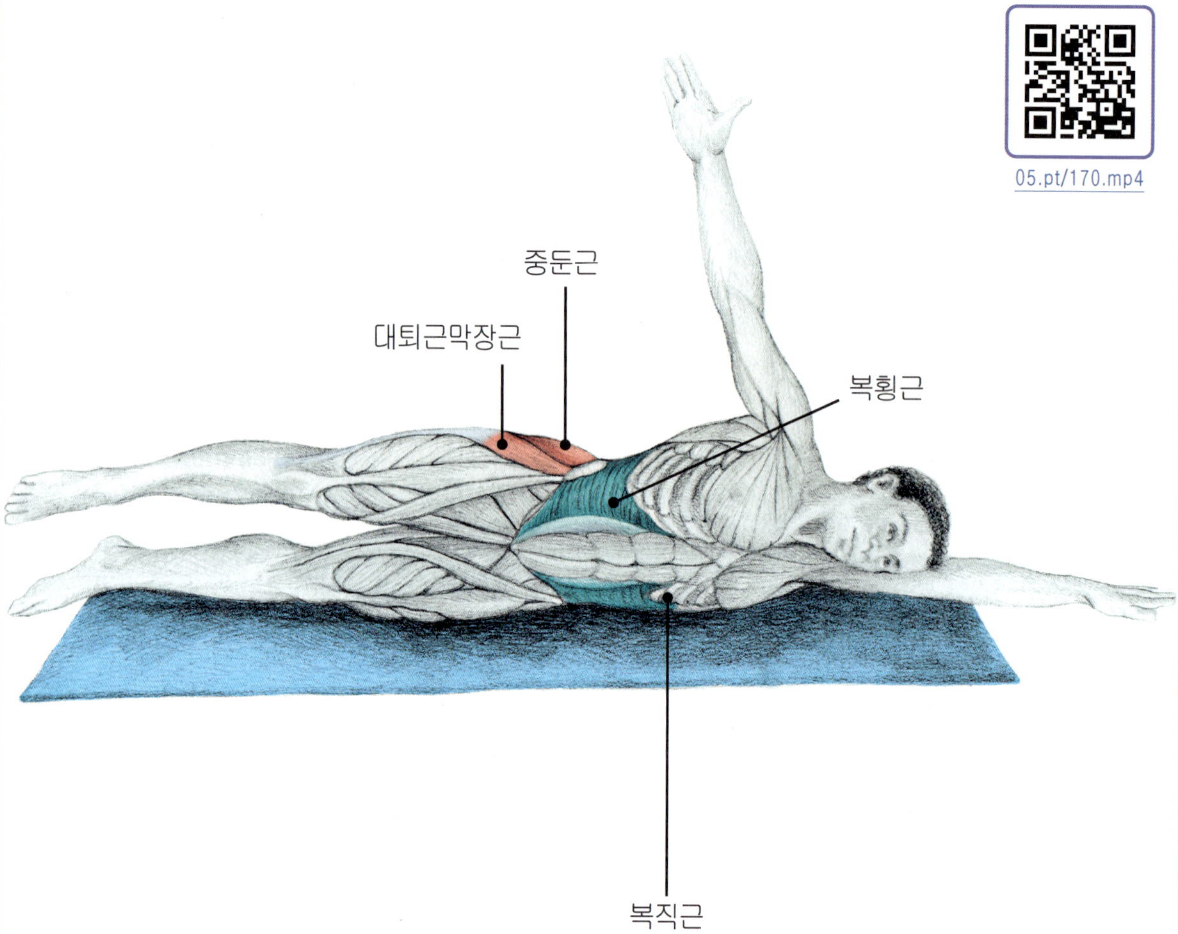

이 운동의 좋은점과 전환

- 중력에 맞서는 힘이 최소인 상황에서 등 근육 발달. 등 질환을 지닌 이들에게 권장.
- 옆으로 누운 자세에서 새로운 움직임 패턴 학습. 이 패턴은 노약자 및 등 질환이 있는 사람들이 일어나기 위해 흔히 하는 것이다.
- 등 근육 훈련 시 고유 감각 향상.
- 특이한 자세에서 복사근에 좋은 훈련.

운동 방법

1. 한쪽 팔, 몸통, 다리를 완전히 편 상태에서 옆으로 누워 머리를 뻗은 팔 위에 놓는다.
2. 훈련 다리를 엉덩이 너비보다 10cm 정도 더 넓게 올린다.
3. 이 다리를 다른 쪽 다리에 닿을 때까지 다리를 내린다.
   근육 사용과 신전을 항상 유지하려고 한다.
4. 뻗은 상태를 유지하며 양쪽 다리를 올렸다 내린다.
   이후 한쪽 다리를 올리면서 운동을 다시 시작한다.

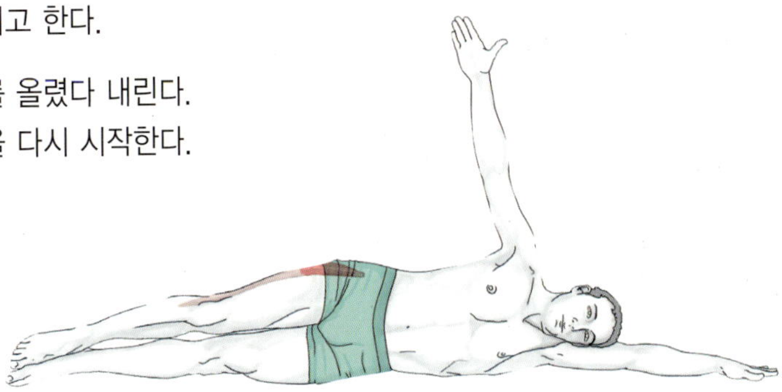

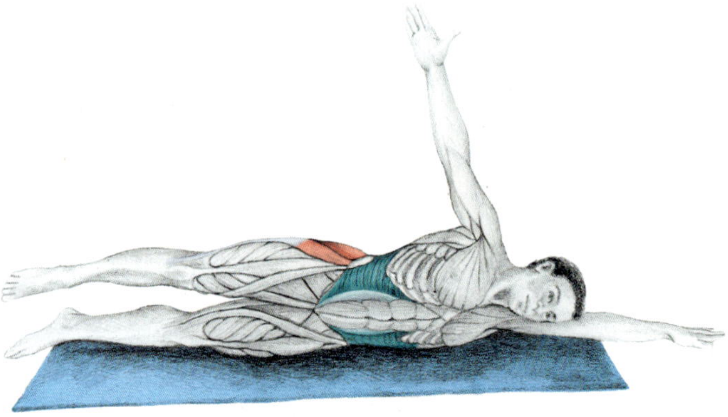

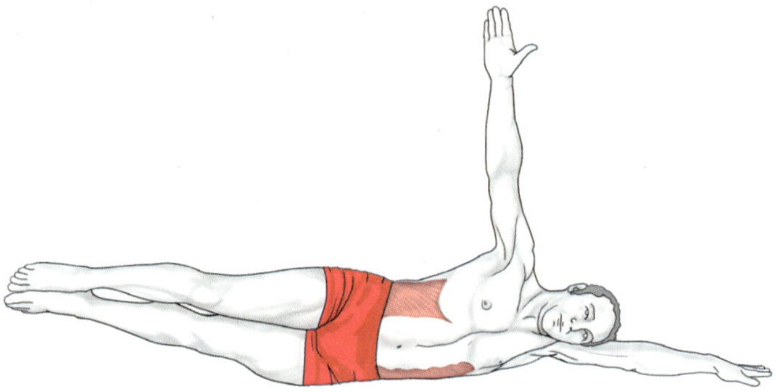

수정 방법

어깨 통증이 있다면 팔 사이에 쿠션을 놓을 수 있다(3장 운동 11 수정 운동 참고).

주의 사항: 엉덩이를 움직여 다리 움직이기를 실시하는 모든 운동에서 고대퇴 관절 잠김 위험이 존재한다. 이를 예방하고 최대한의 운동 효과를 거둬들이기 위해서는 다리를 거의 관절에서 뽑듯이 힘껏 펼치며 완전히 신전해야 한다. 이것은 특이한 수축(뻗는 힘/강도) 상황에서 근육을 훈련해주며, 외전근과 내측 회전근의 긴장과 발생 가능한 부상 위험을 피하게 된다.

변형법 1. 필라테스 링 누르기

발목 둘레 아래에 링을 다리 사이에 위치시킨다. 안짱다리 자세를 방지하기 위해 다리 전체의 근육이 관여하는 것이 매우 중요하다.
이 변형법은 내전근 훈련도 포함한다.

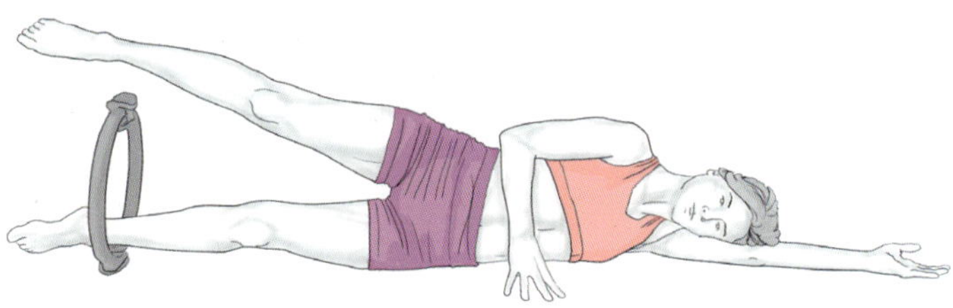

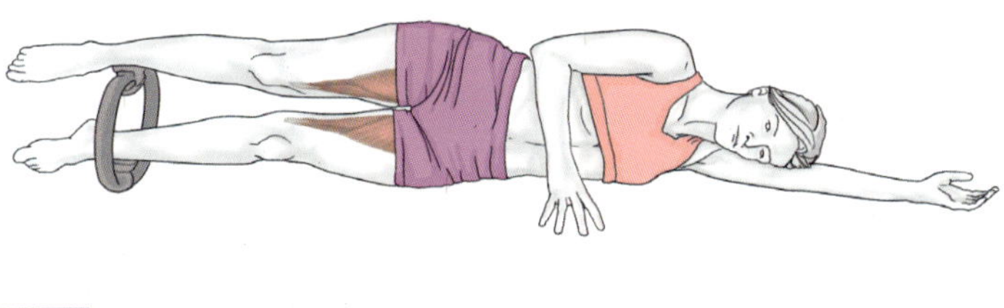

좋은 자세를 위한 비결

- 새끼손가락에서 출발해 옆쪽에서 새끼발가락까지 이어지는 선을 상상하라. 바닥에서 이 선 위에서만 신체를 지탱하고 나머지는 전부 "모아들인다".
- 신체를 펼치며 운동 내내 여기서 오는 감각을 느끼려고 하라. 안정적으로 누운 상태를 유지해주는 주요 자세를 항상 지킨다.
- 사타구니에서 발에 이르기까지 다리를 서로 "접착"하여 함께 올린다.
- 몸통은 거의 움직이지 않아야 한다. 따라서 다리는 매우 제한된 움직임 속에서 올라가야 한다.
- 어깨를 이완하여 등 위쪽의 긴장을 피한다.
- 다리를 올릴 때에 목 뒤를 신전해야 한다. 경부 신전은 척추를 굽히려는 현상을 막는 데 도움을 준다.
- 중립 위치에서 들이쉬고 한쪽 다리를 들 때 내쉰다. 다리 양쪽이 만날 때 들이쉬고 이들을 함께 올릴 때 내쉰다.

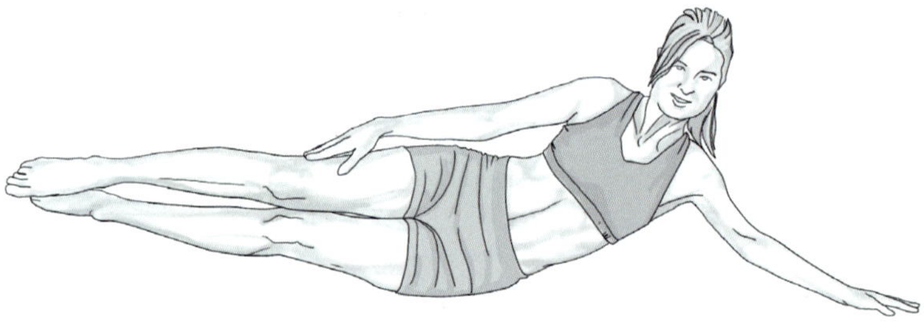

흔히 하는 실수: 엉덩이 굽히기

이것은 복사근이 약한 느낌이 들면서 발생하며, 사두근과 장요근의 힘을 끌어오게 만든다.
이 경우 엉덩이 굽힘이 발생할 수 밖에 없으며 운동의 이점을 대부분 없애버린다.

사용되는 근육들

움직임에 사용되는 근육: 중둔근, 대퇴근막장근은 다리를 외전한다. 중둔근, 소둔근, 대퇴근막장근은 사두근과 장요근의 힘을 쓰려고 할 때 빈번하게 발생하는 외측 회전 방지에 작용한다. 작은 빗근(minor oblique) 또한 올린 다리 쪽에서 작용하며 큰 빗근(major oblique)은 반대편에서 작용한다. 전경골근은 발목을 굽힌다.

안정화에 사용되는 근육: 복횡근은 엉덩이를 안정화한다. 승모근은 견갑대를 안정화한다. 척추 신전근은 다리가 올라갈 때 몸통 굽힘을 방지한다. 대둔근 및 햄스트링은 엉덩이 신전을 유지한다.

기타: 지지하는 다리의 사두근은 무릎 신전을 유지하며, 대둔근 및 햄스트링 또한 바닥에 의해 지지하는 엉덩이를 신전한다.

주요 신장근: 올린 다리의 내전근 (자세 2). 자세 3에서 아래 다리의 대퇴근막장근.

2. 링 펴기

양쪽 다리를 링 안에 발목 둘레를 따라 위치시키고 펴거나 부서뜨리려고 해 본다.
이 변형법은 엉덩이의 외전근을 훈련한다.

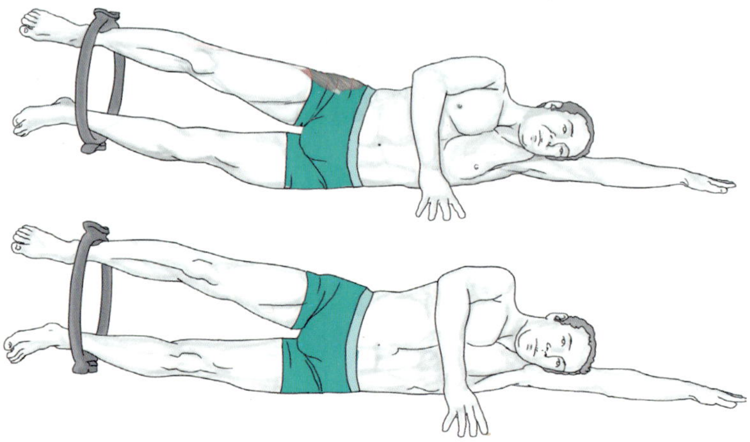

싱글 레그 익스텐션 (20-1)

05.pt/172.mp4

이 운동의 좋은점과 전환

- 등 아래쪽 근육 강화 및 신전.
- 엎드린 자세에서 복근 훈련 고유 감각 향상.
- 변형법은 대둔근의 아래쪽 근섬유 훈련에 있어 가장 효율적인 운동 중 하나이다.

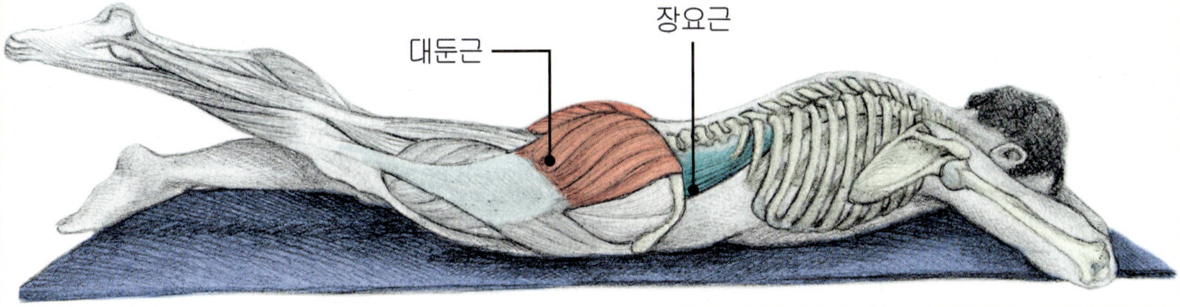

좋은 자세를 위한 비결

- 올린 다리의 뒤쪽 신전을 유지한다. 천장으로 향하는 상승은 아니다.
- 다리를 엉덩이에서 뽑으려고 하는 것처럼 상상하라.
- 시선은 바닥에 고정한다. 이를 통해 목 중립과 신전이 유지된다.
- 어깨, 목, 팔의 긴장을 피하라.
- 다리의 상승이 배꼽 아래 3cm 쯤에서 복근이 발하는 힘을 동력으로 이용한다는 상상을 하라.
- 호흡: 중립 자세에서 들이쉬고 다리를 올릴 때 내쉰다. 중립 자세로 돌아올 때 다시 한번 들이쉰다.

운동 방법

1. 이마를 손 위에 놓고 팔꿈치는 양쪽으로 벌려 이완한 상태에서 엎드린다.
2. 다리 하나를 올리고 펴서 엉덩이부터 발가락까지의 모든 근육을 활성화한다.
3. 근육 활성화를 유지하며 다리를 내린다. 다리가 바닥에 돌아올 때까지 이완하지 말고 운동 자세를 유지한다.

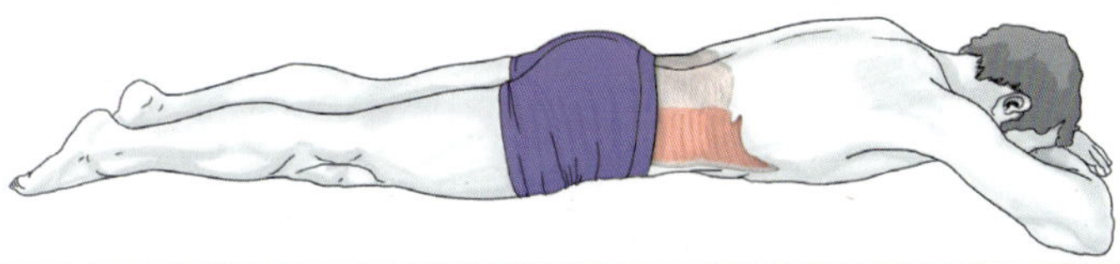

변형법 1. 무릎 굽히고 들기

다리를 약간 더 분리시켜 무릎을 굽히고 지면에서 살짝 든다. 둔근이 발뒤꿈치와 만나는 것처럼 말이다. 이 변형법은 대둔근과 햄스트링이 더 강하게 훈련되도록 한다.

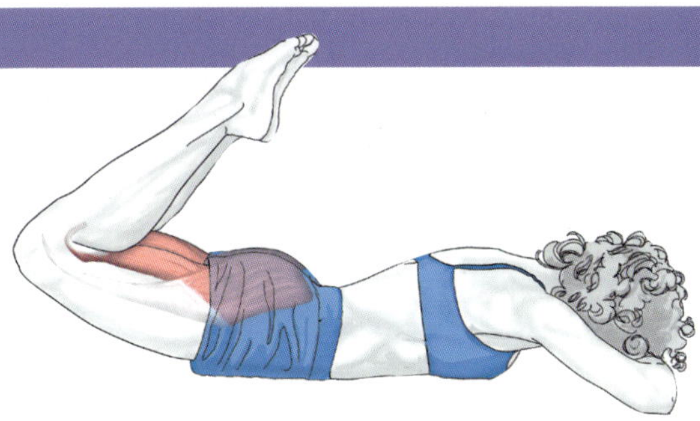

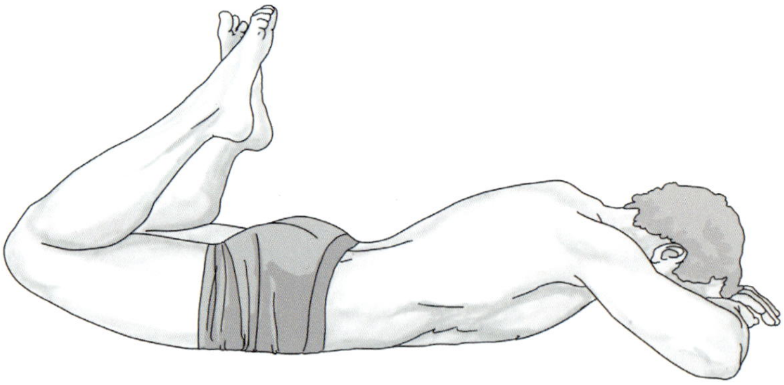

흔히 하는 실수: 등의 힘을 끌어오기

등의 힘을 끌어오려고 하면 척추 신전이 방해되며 근육 사슬이 단축되고 운동의 이점이 없어진다. 견갑대의 안정화도 희생되고 엉덩이 신전과 무관한 근육군이 더 긴장을 받게 된다.

수정 방법

엉덩이 굽힘과 등 아래쪽 긴장을 피하기 위해 엉덩이 아래에 쿠션을 놓을 수 있다.
(3장 운동 2 수정 운동 참고).

엎드린 자세가 호흡을 불편하게 한다면 이마 밑에 쿠션을 댈 수 있다.
(3장 운동 22 수정 운동 참고).

사용되는 근육들

움직임에 사용되는 근육: 등 아래쪽 근육, 대둔근 및 햄스트링은 다리를 올릴 때 엉덩이를 신전한다. 종아리 근육은 무릎의 발바닥쪽 굽힘 또는 신전을 실행한다.

안정화에 사용되는 근육: 복횡근, 광배근, 사두근, 척추 횡근은 몸통과 엉덩이를 안정화하고 상체의 신전을 돕는다. 승모근의 아래쪽 근섬유는 견갑골 안정화 역할을 한다.

기타: 후면 삼각근은 팔꿈치 분리를 유지하고, 목 근육 및 경장근, 전두직근은 경추를 신전한다.

주요 신장근: 장요근.

주의사항: 등 아래쪽 긴장을 피하는 열쇠는 몸통과 다리의 신전이다. 운동 과정을 이렇게 생각하자. 중간에 위치한 등 아래쪽을 기준으로 상체의 근육은 앞쪽으로 당기고 하체 근육은 뒤쪽으로 당긴다. 이렇게 하여 위아래의 근섬유들이 신전하게 된다.

엎드린 엉덩이 (27-1)

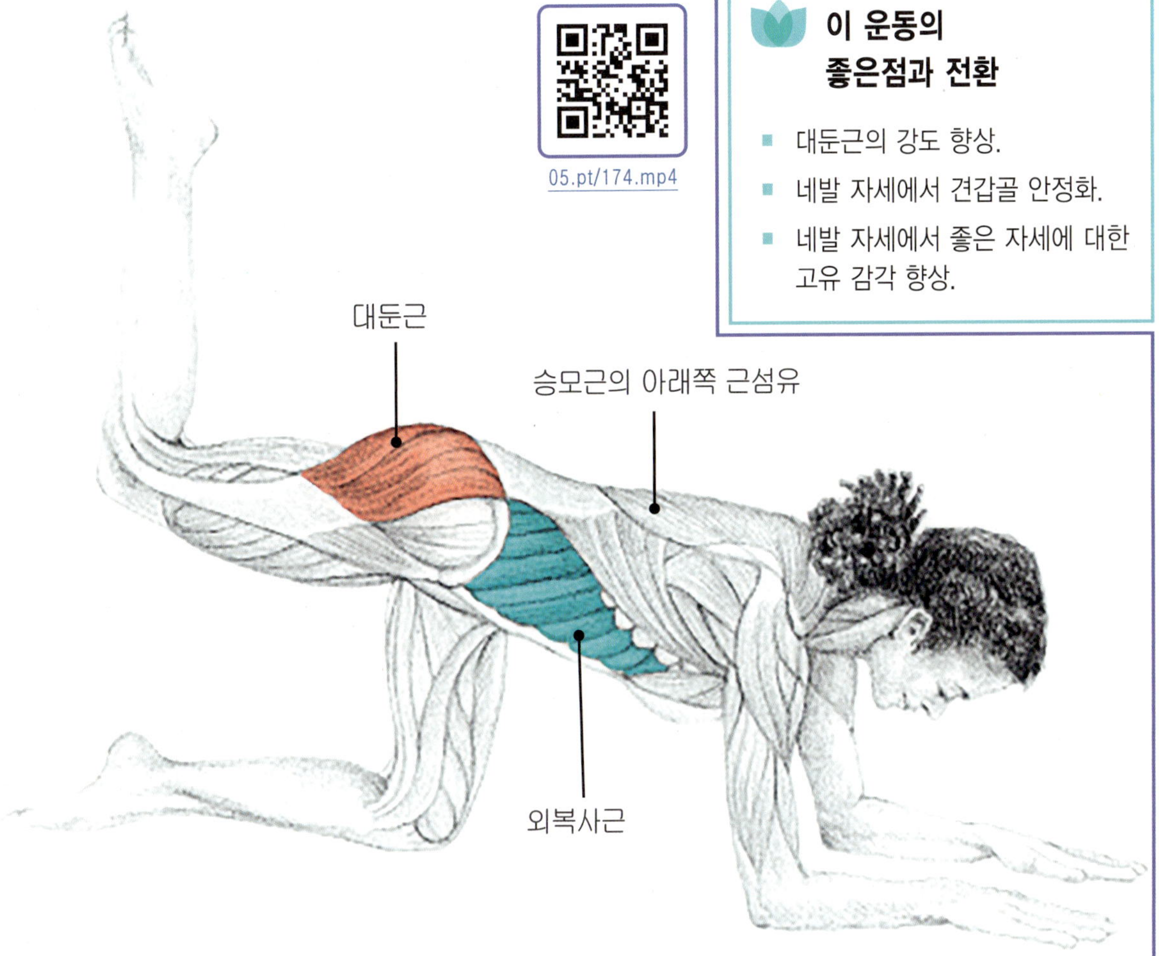

이 운동의 좋은점과 전환

- 대둔근의 강도 향상.
- 네발 자세에서 견갑골 안정화.
- 네발 자세에서 좋은 자세에 대한 고유 감각 향상.

사용되는 근육들

움직임에 사용되는 근육: 주로 둔근, 크지 않은 정도로 햄스트링.

안정화에 사용되는 근육: 복횡근이 엉덩이 중립 유지. 복사근이 몸통 안정화 관여. 승모근 아래쪽 근섬유는 견갑골 안정화를 보장.

기타: 톱니근이 등 위쪽의 올바른 위치를 돕는다.

주요 신장근: 사두근, 장요근.

변형법 1. 짝 뻗은 다리

다리 하나를 무릎을 신전하여 몸통 높이까지 올린다. 이후 원래 운동처럼 다리를 올렸다 내린다.

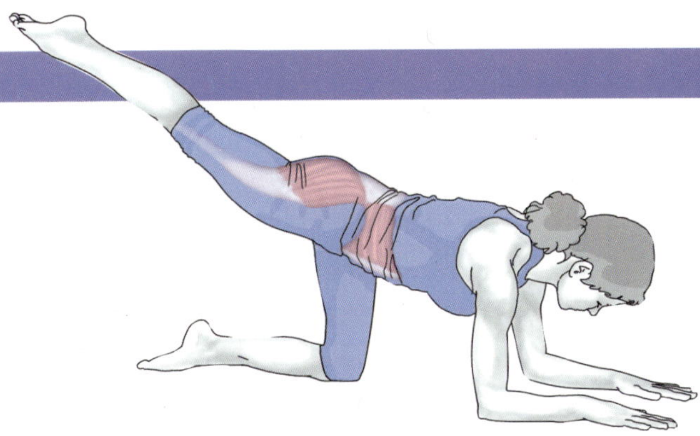

좋은 자세를 위한 비결

- 아래쪽 복근(복횡근)이 운동 내내 활성화되도록 한다.
- 완전한 축 연장 유지를 위해 앞이나 뒤를 보지 않도록 한다.
- 다리를 움직이는 에너지는 등이 아니라 둔근에서 나와야 한다.
- 등 아래쪽과 엉덩이는 운동 내내 가만히 있는다.
- 다리의 움직임은 최소로, 둔근의 활성화는 최대로 한다.
- 호흡: 상승 시 내쉬고 하강 시 들이쉰다.

주의 사항: 둔근은 매일 잘 훈련해야 한다. 논의하는 운동들은 등 아래쪽을 써서는 안 되며 움직임에서 핵심적 역할을 실행하는 둔근의 강도를 향상시켜야 한다.

운동 방법

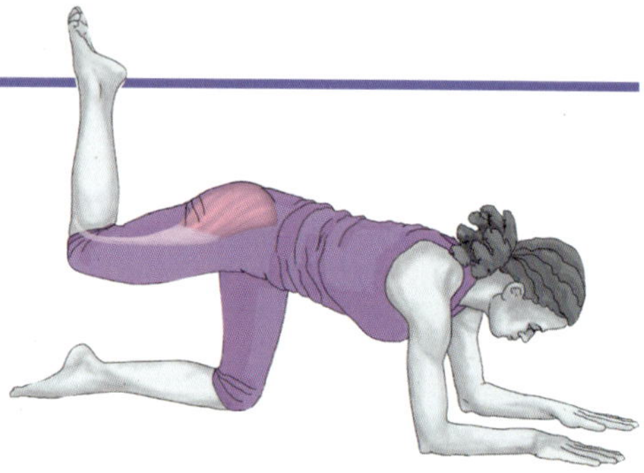

1. 바닥에 팔뚝을 편평하게 한 상태의 네발 자세로 시작한다. 척추는 중립으로 두고, 다리 하나는 무릎을 90° 기울여 올린다.
2. 다리를 올리고 내릴 때 무릎 굽힘을 유지한다.

수정 방법

무릎을 바닥에 대서 지지하는 데에 문제가 있다면 서서 이 운동을 할 수 있다.
(서서하는 운동의 운동 16을 보라).

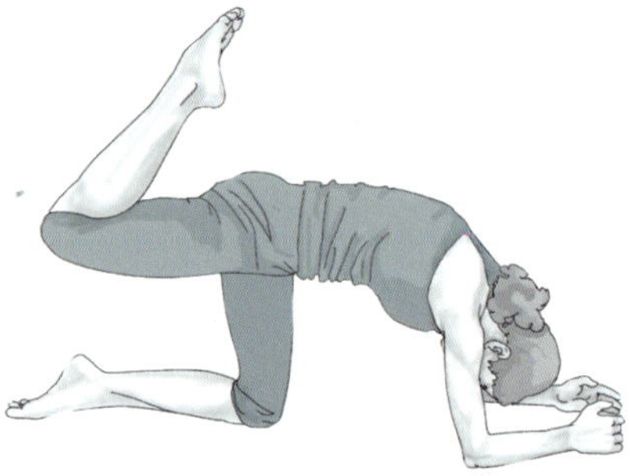

흔히 하는 실수: 등쪽 과도 후만

등 위쪽이 과도하게 굽고 견갑골 불안정화 발생. 이러한 습관은 등 위쪽, 목, 어깨의 긴장과 부상을 초래할 수 있다.

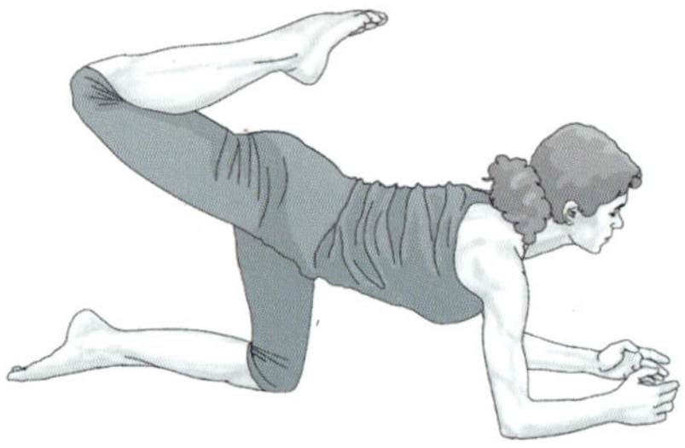

흔히 하는 실수: 요추 과도 후만

등 아래쪽의 과도한 곡선과 흉곽이 열림. 이것은 복근에 대한 생각이 끊기고 모든 주의가 둔근으로 향하게 될 때 발생한다.

2. 발뒤꿈치를 둔근 쪽으로

뒤꿈치를 둔근 쪽으로 접근시키면 사두근이 더 신전되고 대둔근과 햄스트링의 아래쪽 근섬유 훈련이 강화된다. 이것은 가장 강도 높은 변형법이기 때문에 척추 중립을 인식해야 한다.

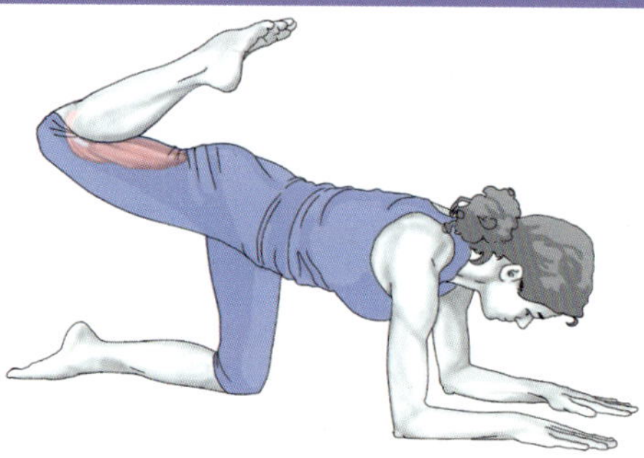

브릿지 (2-2)

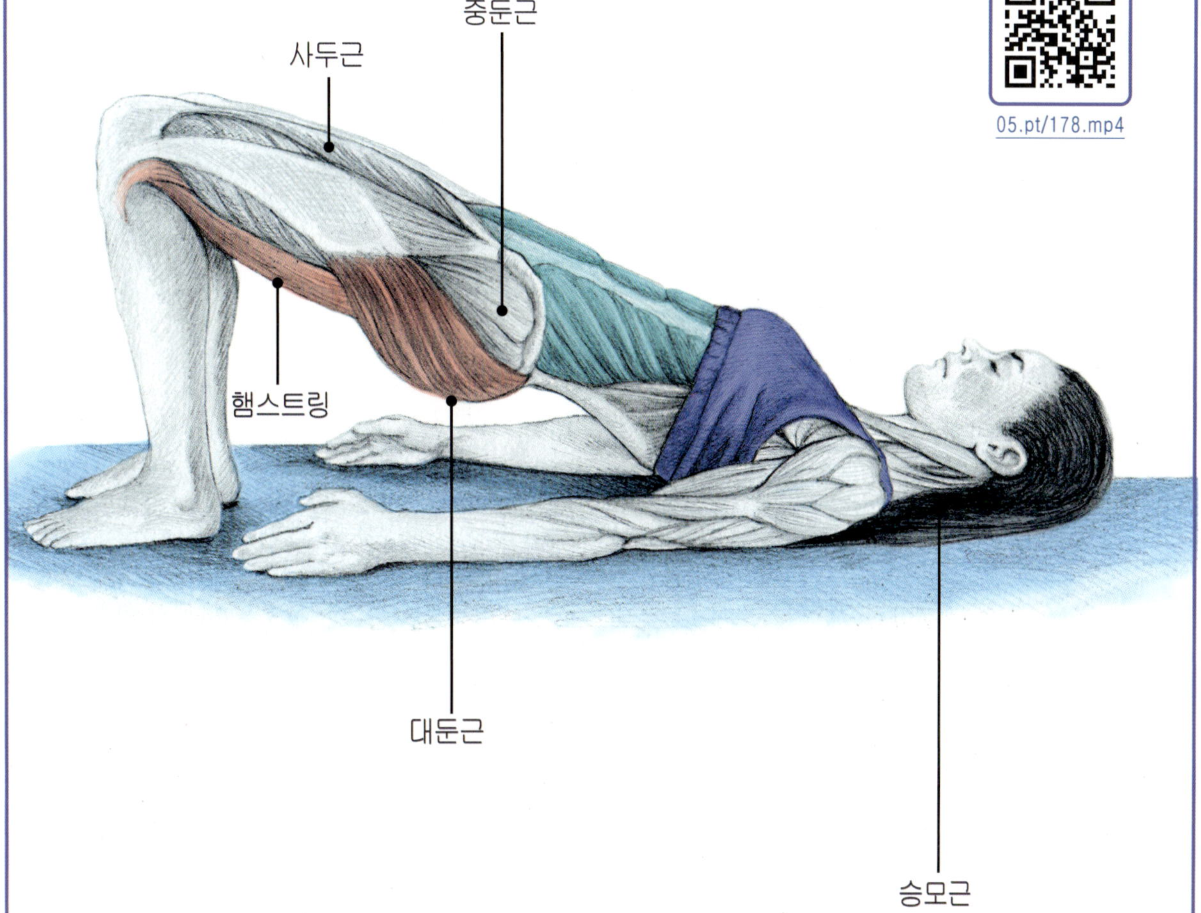

05.pt/178.mp4

이 운동의 좋은점과 전환

- 전면 사슬 강화.
- 반듯이 누워 몸을 올리는 자세에서 중립 엉덩이와 골반 안정화의 개념 학습.
- 척추 관절 조절이 정확하게 실시되는 경우에 이 운동은 등 아래쪽의 통증을 완화하는 데 도움이 된다.
- 이완.
- 척추의 동적 신전.

좋은 자세를 위한 비결

- 시선은 눈 바로 위 천장에 둔다.
- 척추를 연장하는 목 신전을 유지하며 누군가 머리 뒤쪽을 당기고 있는 것처럼 뒤쪽에서의 늘림을 느낀다.
- 네 단계의 조절을 통해 몸통의 상승과 하강이 적절히 이뤄진다. 그러나, 이것은 유연하고 지속적인 방법으로 이뤄져야 한다.
- 뒤꿈치를 엉덩이에 과도하지는 않은 정도로 가깝게 유지해 운동이 더 수월하게 이뤄지게 한다.
- 누군가가 복부 위에 앉을 것처럼 생각하라. 이 무게를 지탱할 준비를 해야 하는 것이다.
- 호흡: 시작 자세에서 들이쉬고, 몸통을 올릴 때 내쉬며 내릴 때 들이쉰다.

운동 방법

1. 무릎을 굽힌 상태로 바로 눕는다. 발은 바닥에 붙어 있고 팔은 옆에 뉘인 상태를 유지한다.
2. 네 단계로 구성된 패턴을 따르며 몸통을 공중으로 올린다. 즉, 우선 엉덩이가 중립 상태에서 출발해 후굴을 통해 상승하고, 그 다음 등 아래쪽이 올라간다. 이후 등 위쪽의 일부, 그 다음에는 등 위쪽 나머지 부분의 차례이다.
3. 몸통을 동일한 네 단계 패턴을 따르며 반대 순서로 낮춘다.

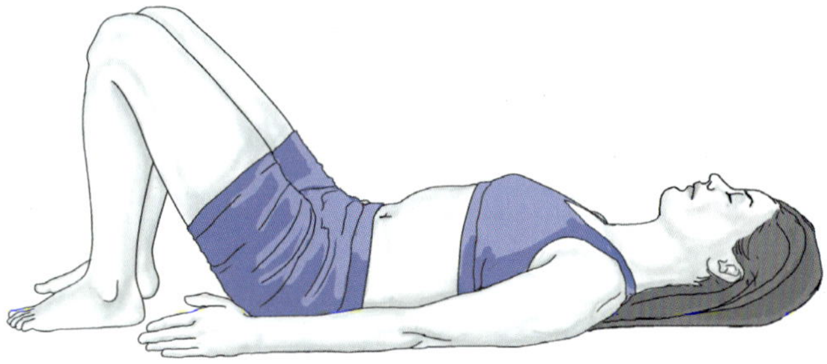

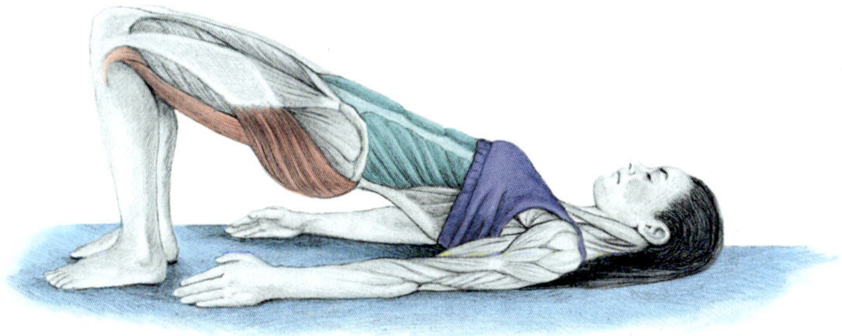

변형법 1. 발을 폼롤러 위로

실행 방법은 원래 운동과 같지만 폼롤러의 움직임을 막아야 한다. 폼롤러는 불안정한 지지대이므로(폼롤러는 둥글고 굴러다닌다) 후면 근육, 특히 둔근, 햄스트링의 훈련 강도가 대단히 강화된다.

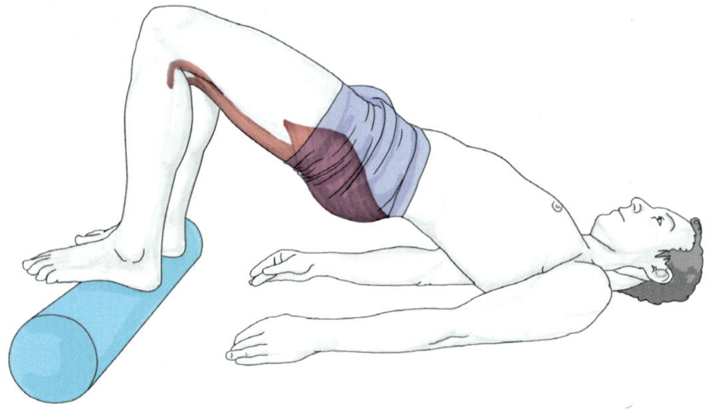

수정 방법

적절한 범위를 넘어서는 상승을 피하려면, 높인 지지대에 발을 위치한다. 이 변형법은 브릿지가 충분히 올라가는 느낌을 없애고 몸통의 상승 및 흉곽의 열림을 완화한다(3장의 운동 16 수정 운동 참고).

등 아래쪽에 통증이 있다면 등 아래 부분과 엉덩이 밑에 호를 형성해 변형법 1을 실시할 수도 있다(3장 운동 17 수정 운동 참고).

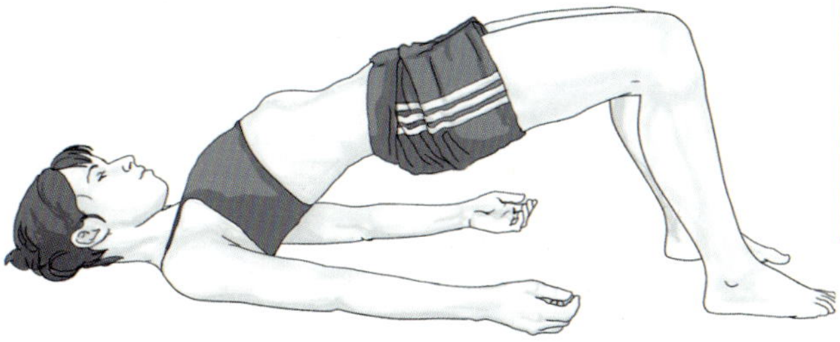

흔히 하는 실수: 요추 과도 후만 및 열린 흉곽

이것은 상승 시 조절 패턴이 올바르지 않거나 무질서할 때, 복근이 아닌 등 근육만을 이용해 움직임을 이끌려고 할 때 발생한다.

주의 사항: 잘 행해지는 브릿지 운동은 어깨에서 무릎에 이르는 상승 직선을 형성하게 된다. 이 움직임이 완결되면 운동의 효과가 둔근, 햄스트링에서만 느껴져야 한다. 사두근에도 드는 느낌이 있지만 부차적인 수준이다.

엉덩이 너비를 유지하는 무릎의 분리를 피하라. 다리 역시 마찬가지이다. 다리가 너무 넓게 벌어지면 대둔근의 아래쪽 근섬유에 의한 훈련 효과 대부분이 없어진다.

사용되는 근육들

움직임에 사용되는 근육: 척추옆근육이 척추를 상승과 하강 시 조절. 추체근, 하퇴방형근, 햄스트링, 대둔근 엉덩이의 최초 후굴을 실행한다. 복직근은 몸통이 하강할 때 척추를 굽힌다.

안정화에 사용되는 근육: 승모근의 아래쪽 근섬유는 견갑골을 안정화해 어깨가 귀에 가깝게 오지 않도록 한다. 복사근은 흉곽을 닫는다.

기타: 사두근이 연장되어야 하며, 운동을 마칠 때 공중에 뜬 엉덩이 중립을 유지하는 다른 근육을 돕기 위해 연장의 느낌을 받아야 한다.

주요 신장근: 장요근.

2. 브릿지에 발 뻗기를 결합

브릿지 운동을 실시해 몸통을 상승 위치에 둔다. 다리 하나를 앞으로 대각선 방향으로 뻗은 다음 몸통을 무릎을 굽히며 든다.

바닥에 너무 가깝게 가지 않으면서 무릎을 펴며 다리를 내린다. 이 변형법은 활성 다리의 사두근과 장요근 및 위에서 언급한 근육 모두를 훈련한다.

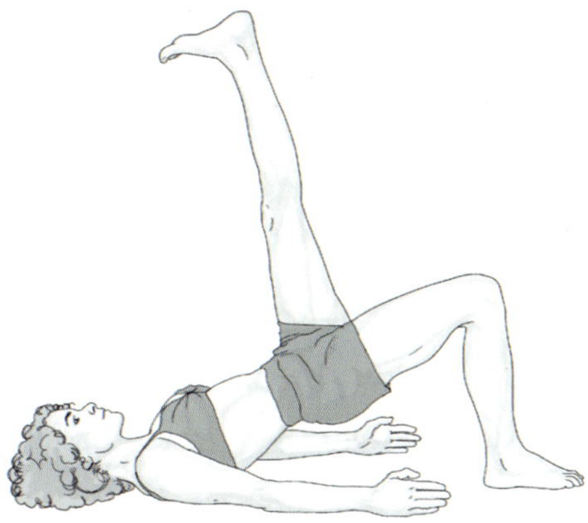

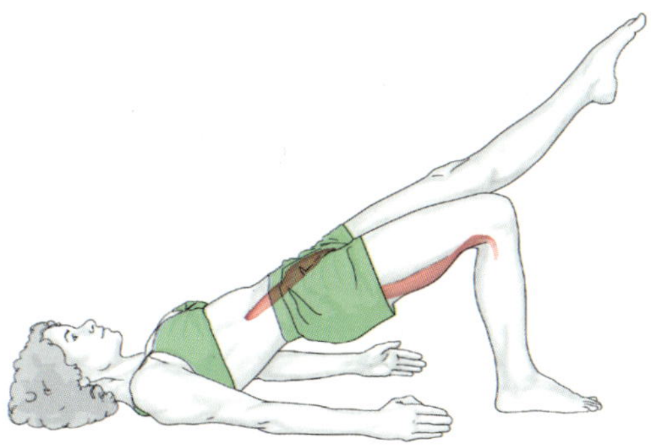

원 레그 킥 (4-2)

05.pt/182.mp4

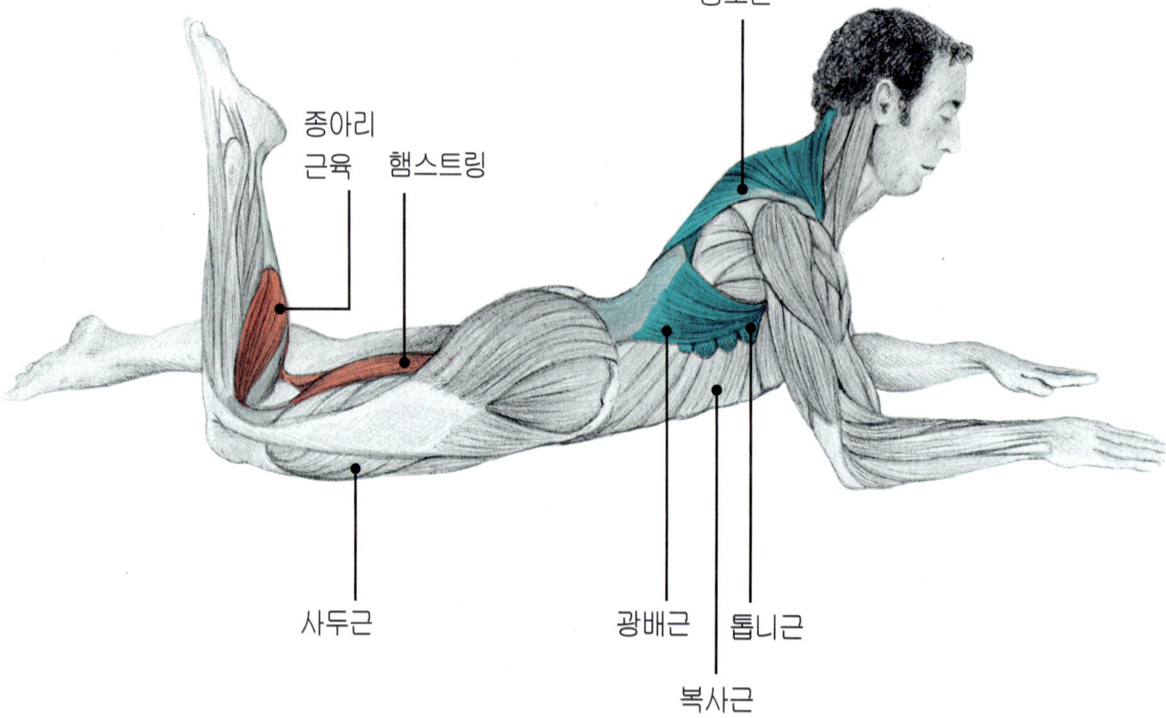

이 운동의 좋은점과 전환

- 등 아래쪽의 강화 및 신전.
- 엎드린 자세에서 복사근, 복횡근의 고유 감각 향상.
- 이 운동은 적극적 휴식 시에 흔히 취하는 자세인, 팔뚝이 지지하는 엎드린 자세에서의 견갑골 안정화 이해에 도움이 된다.

운동 방법

1. 엎드려 몸통과 다리를 완전히 신전한 상태에서 팔뚝으로 이를 지지한다.
2. 무릎 하나를 90° 굽히고 발목 신전을 유지한다.
3. 굽힘각을 넓혔다가 이번에는 발목을 굽힌 채로 무릎을 다시 90° 굽힌다.
4. 근육 활성이 풀리는 일 없이 무릎을 펼친다. 다른 다리로 같은 운동을 반복한다.

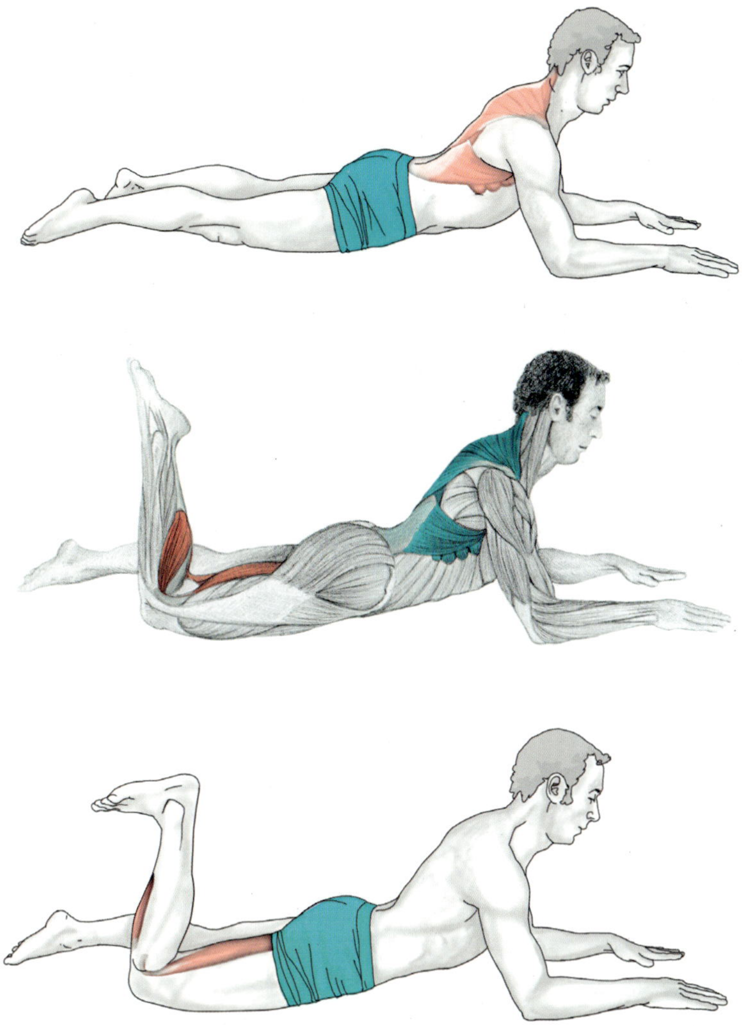

변형법 1. 손으로 지지

이 변형법에서는 팔뚝이 아니라 손을 바닥에 놓아 지지하게 한다. 삼두근이 핵심적 역할을 실행한다.

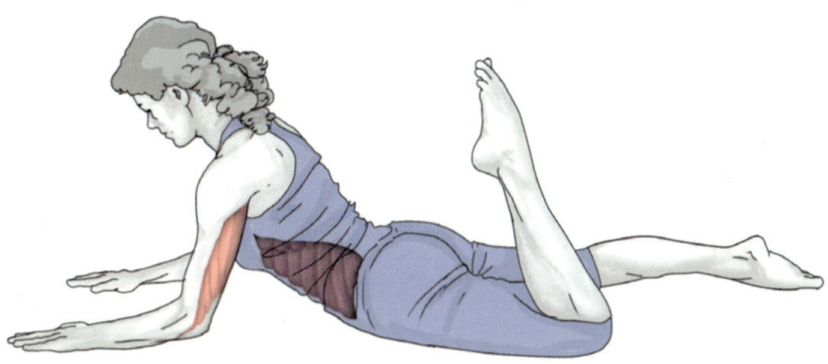

좋은 자세를 위한 비결

- 극복해야 하는 저항이 있는 것처럼 무릎을 구부린다.
- 무릎을 굽힐 때 뒤로 당기면서 엉덩이로부터 자유롭게 하도록 하라.
- 시선이 바닥을 향해 대각선으로 고정해 목의 중립과 신전을 유지한다.
- 몸통의 모든 근육은 최대한의 신전과 안정화를 달성하는 식으로 훈련된다.
- 호흡: 중립 자세에서 들이쉰다. 그 다음 두 번 내쉬는데, 한 번은 발목을 편 상태에서 무릎을 구부릴 때, 한 번은 발목을 굽히고 무릎을 두 번째 구부릴 때 실시한다. 중립 자세로 돌아올 때 들이쉰다.

수정 방법

엉덩이 굽힘과 등 아래쪽의 긴장을 피하려면 엉덩이 아래에 쿠션을 놓는다.
(3장의 운동 2 수정 운동 참고).

호흡이 엎드린 자세에서 불편하면 이마 아래에 쿠션을 놓는다(3장의 운동 22 수정 운동 참고).

슬개골 보호를 위해 허벅지 밑, 무릎 바로 아래에 쿠션을 놓는다(3장 운동 19 수정 운동 참고).

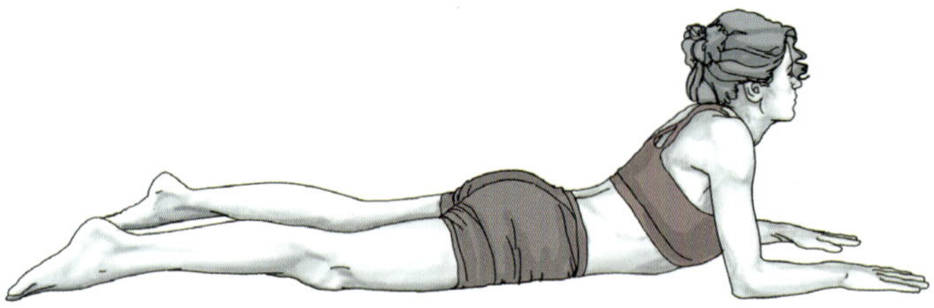

흔히 하는 실수:

상체에 의한 안정화 훈련 집중 실패. 이것은 견갑골 위치를 무시하게 되고 그 결과 어깨가 귀에 가까워지며, 경추의 디스크 공간이 줄어든다. 이로 인해 승모근이 과부하가 빨리 오고 운동을 포기하게 만든다.

주의 사항: 견갑골 불안정화

발목을 굽힌 상태에서 발을 뻗을 때 폼으로 만든 쿠션을 발로 누른다고 상상하라. 이 폼 쿠션은 넙다리근육의 힘으로 극복해야 하는 저항력을 상당한 수준으로 제공한다. 그러나, 발이 둔근에 닿아서는 안 되며, 그 전에 멈춰야 한다. 이것이 바로 겉보기에는 간단한 이 운동에 대한 접근 방법이며, 실제로는 하기에 상당히 복잡하다. 이러한 힘과 제동을 실행할 수 없다면, 햄스트링의 운동 효과는 거의 느껴지지 않을 것이다.

사용되는 근육들

움직임에 사용되는 근육: 햄스트링은 무릎과 종아리 근육을 굽히고 전경골근은 발목을 편다. 사두근은 다리 뻗기 이후에 무릎 펴기를 실행한다.

안정화에 사용되는 근육: 톱니근, 능형근, 광배근, 승모근, 척추기립근은 몸통 신전과 견갑골 안정화를 유지. 복횡근, 복사근은 등 중간 부분과 아래쪽 부분의 긴장을 줄인다.

기타: 경장근, 전두직근은 경추를 연장한다. 삼두근은 어깨 및 팔꿈치 안정화를 돕는다.

주요 신장근: 사두근, 장요근.

힌지 (15-2)

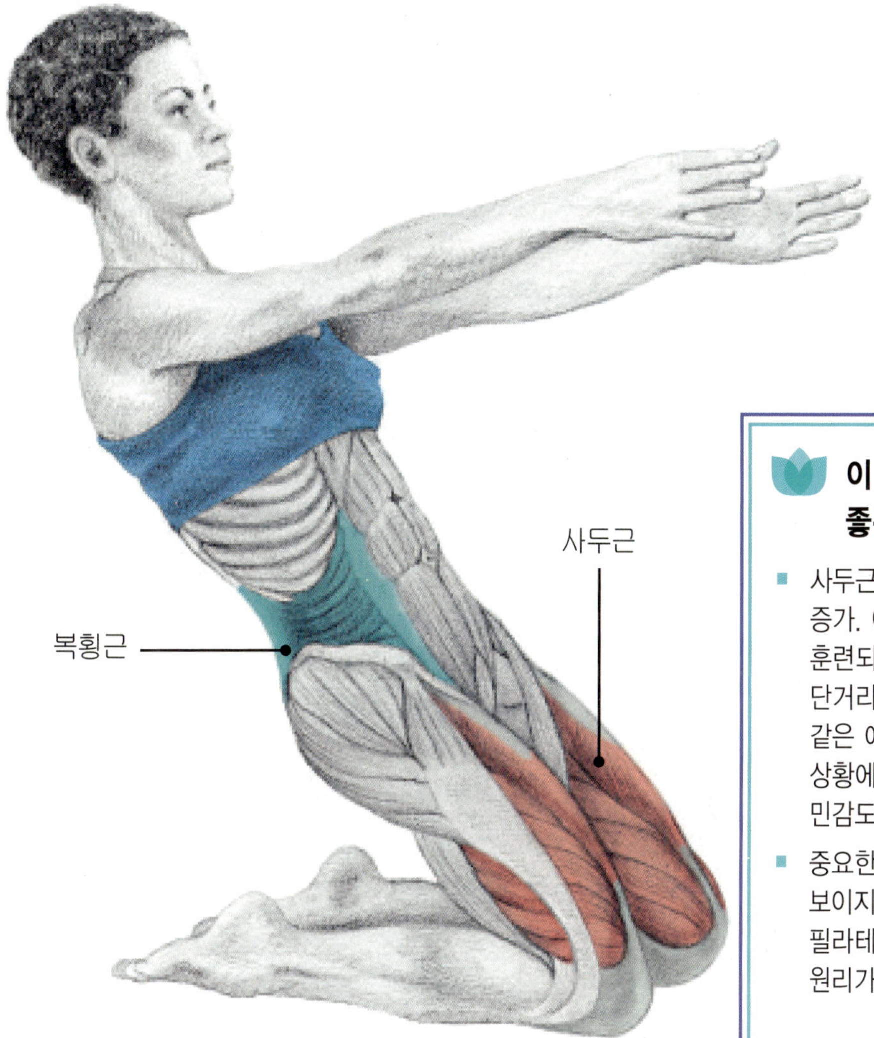

이 운동의 좋은점과 전환

- 사두근의 탄성 강도 증가. 이러한 방법으로 훈련되는 근육은 단거리 전력 질주와 같은 예상치 못한 신전 상황에서 부상에 대한 민감도가 줄어든다.
- 중요한 운동으로 보이지 않을 수 있지만, 필라테스 방법의 원리가 통합되어 있다.

사용되는 근육들

움직임에 사용되는 근육: 이 운동의 주인공은 무릎 신전을 책임지는 사두근이다.

안정화에 사용되는 근육: 복횡근, 복사근은 앞쪽에서 몸통 안정화를 유지하며, 뒤쪽에서는 요방형근이 해당 역할을 실행한다.

기타: 둔근은 엉덩이 전굴을 피하기 위해 활성화될 수도 있지만, 이것은 운동의 주요 관심 대상이 아니다. 이 과정에서 엉덩이가 후굴 상태가 되고 중립 위치에서 벗어날 수 있기 때문이다.

주요 신장근: 사두근.

변형법 1. 짝 편 팔

몸통과 다리를 뒤쪽으로 기댈 때 팔 하나를 든다.
이 팔은 머리 뒤로 넘어가지 않아야 한다.
통의 높이를 높이면 다리에 있어 더 어려운 운동이 된다. 올린 팔의 복사근도 또한 활성화된다.

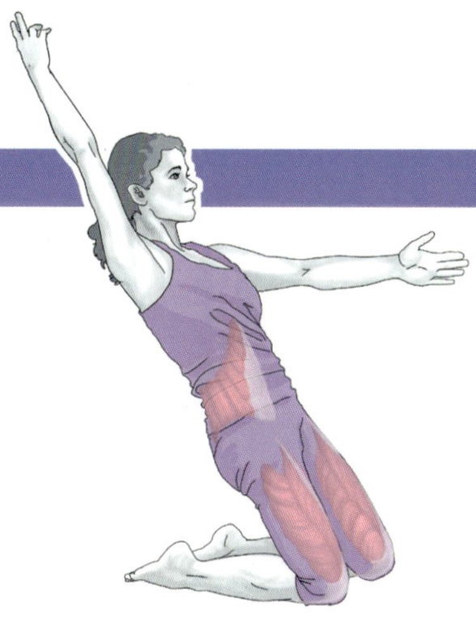

좋은 자세를 위한 비결

- 전신을 특히 움직일 때 철판으로 생각하라.
- 시선은 정면 고정
- 움직임이 뚝뚝 끊어지지 않도록 하라
- 능력 내에서 움직임의 범위를 유지하라. 운동의 원리를 아예 포기하는 것보다는 조금 조절된 방법으로 내려가는 게 더 낫다.
- 호흡: 이 운동 단계는 모두 어렵기 때문에 스스로 호흡 방법을 고를 수 있다. 보통은 내려갈 때 들이쉬고 올라갈 때 내쉰다.

흔히 하는 실수: 엉덩이 신전

엉덩이가 투우사처럼 앞쪽으로 가게 하면, 등 아래쪽이 긴장하고 사두근의 훈련 효과가 소용없게 된다.

운동 방법

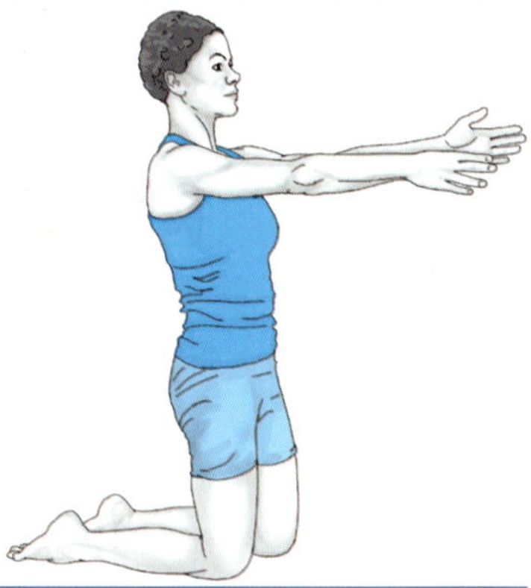

1. 무릎 꿇은 자세에서 시작하며 머리 꼭대기를 천장 쪽으로 신전하며 필라테스 방법의 모든 원리를 적용한다.
2. 무릎 굽힘 정도를 늘리며 몸통은 팔을 앞쪽으로 뻗으며 뒤쪽으로 기댄다.
3. 시작 자세로 돌아간다. 운동 시작 후에는 팔은 뻗은 채로 유지할 수 있다.

수정 방법

바닥에 무릎을 꿇는 것이 통증을 일으키면, 무릎 아래에 쿠션을 댄다.

발에 불편함을 느끼면 발 아래에 말은 방석이나 담요를 놓을 수 있다(3장 운동 15 수정 운동 참고).

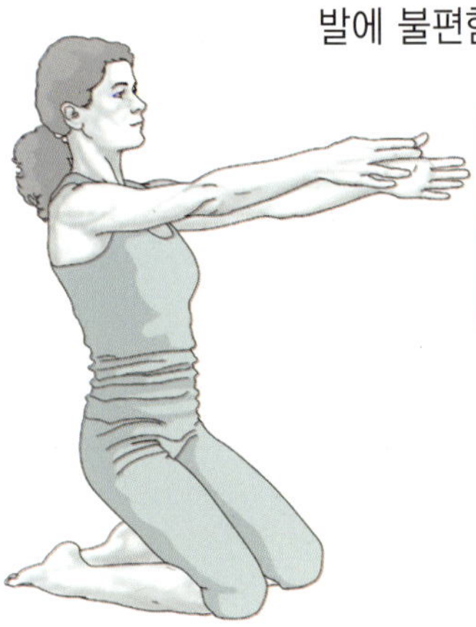

흔히 하는 실수: 엉덩이 굽히기

이것은 무릎 굽힘을 엄청나게 증가시키고 이 각도로 대단히 좁아진 운동 각도로 부상을 입을 수 있다.

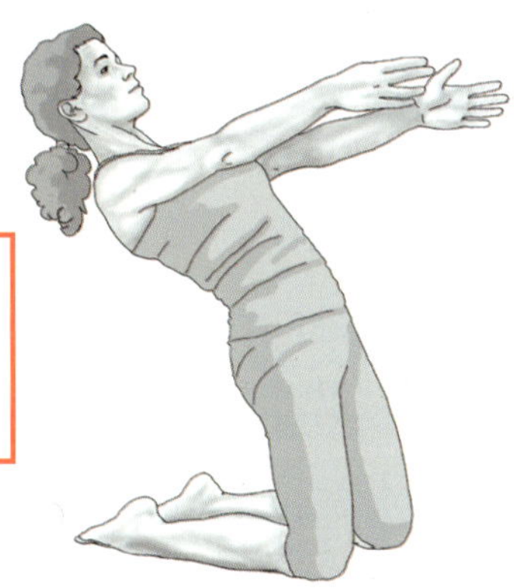

흔히 하는 실수: 엉덩이 신전

엉덩이가 투우사처럼 앞쪽으로 가게 하면 등 아래쪽이 긴장하고 사두근의 훈련 효과가 소용없게 된다.

2. 사선으로

엉덩이는 앞쪽을 보고 있는 상태에서 몸통을 팔과 같이 비튼다. 이것은 몸통을 굽히지 않으면서 복사근의 훈련 강도를 올린다.

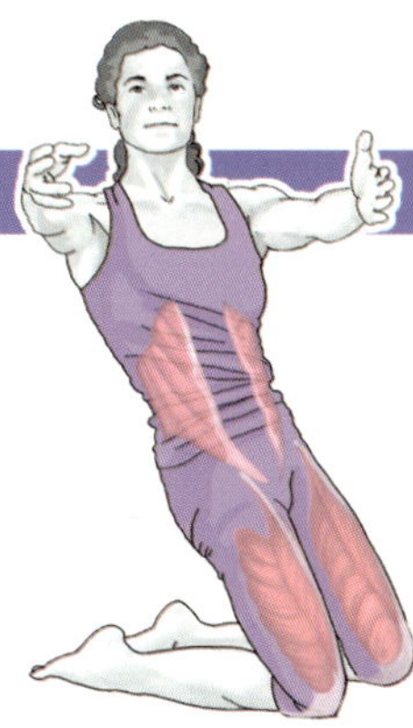

락킹 (8–3)

05.pt/186.mp4

이 운동의 좋은점과 전환

- 후면 근육 사슬 강화 및 전면 근육 사슬 지지.
- 새로운 움직임 패턴 학습.
- 특이한 상황에서의 새로운 안정화 학습.

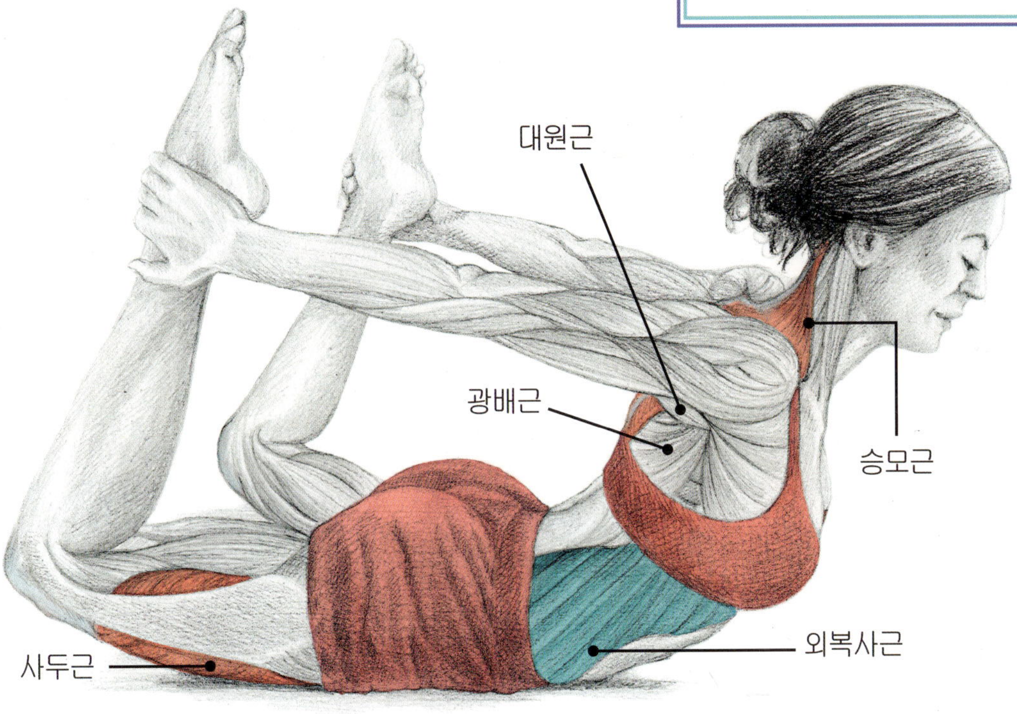

주의 사항: 이 운동에서 제일 중요한 것은 호흡이다. 내쉴 때에는 몸통 상승을 위한 힘과 지지를 어떻게 더 얻게 되는지 살펴라. 상 · 하체 간 무게의 적절한 균형을 찾기 위해 몇 번 반복을 해야 할 것이다. 이것은 엉덩이를 잘 지지하기 위한 비결이다.

흔히 하는 실수: 무릎을 펴지 못함

이러면 상승이 불가능하고, 등 아래쪽의 힘을 끌어올 수 밖에 없게 된다.

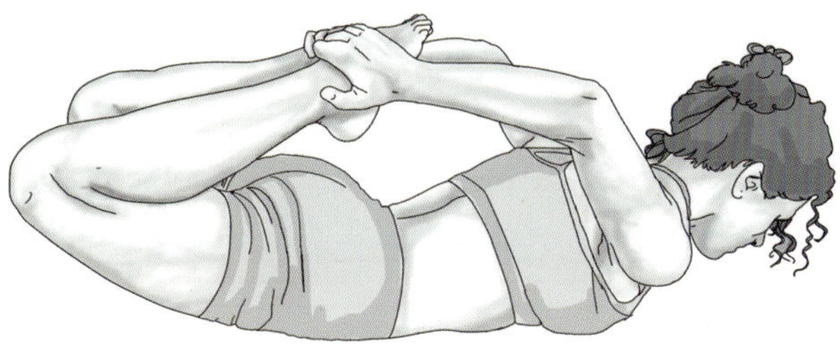

좋은 자세를 위한 비결

- 무릎을 펴려고 할 때 사두근의 관여가 유지되도록 한다. 이것은 몸통 상승의 핵심이다.
- 흔들거리는(라킹) 움직임에서 자신을 시소로, 다리와 몸통 앞쪽은 흔들의자처럼 생각하라.
- 상승 자세에서 목의 긴장을 피하기 위해 시선은 전면을 유지한다.
- 호흡: 시작 자세에서는 들이쉬고 무릎 펴기와 상체 상승 동안에는 내쉰다.

운동 방법

1. 엎드린 상태에서 무릎을 굽히고 발목과 발 앞부분을 쥔다.
2. 쥔 손을 이완하지 않으면서 무릎 펴기를 시도한다. 물론 이것은 불가능하다. 그러나, 이러한 동작을 통해 척추가 대단히 신장되고 상체가 올라가게 된다.
3. 추가적으로, 일정한 추력을 유지하며 앞뒤로 흔들거린다.

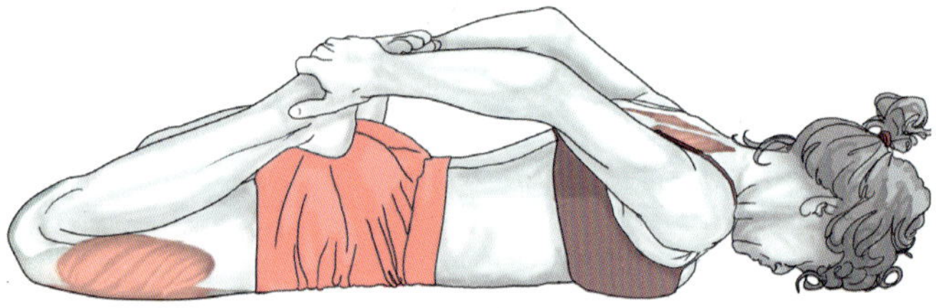

수정 방법

스완 다이브(3단계의 운동 3)를 우선 실시해야 한다. 또는 단계별로 완전한 진행을 원한다면 등쪽 신전을 실행한다(1단계의 운동 2).

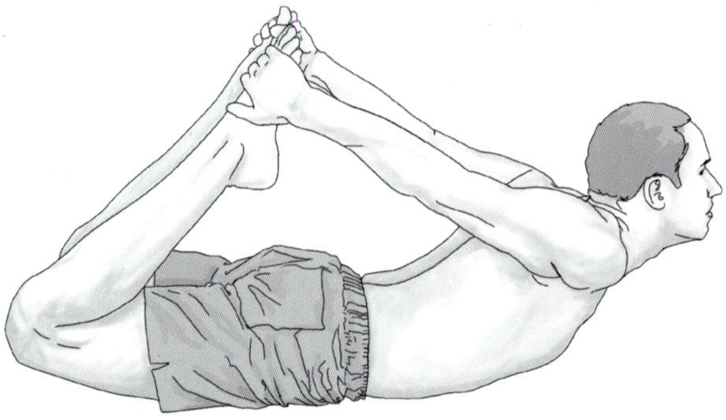

흔히 하는 실수: 턱 치켜들기

이것은 몸통 상승에 필요한 힘을 찾을 수 없을 때 발생한다. 이 경우 우선 운동 기법을 공부한 후 무릎을 펼 때 사두근의 힘을 이용하도록 해야 한다.

사용되는 근육들

움직임에 사용되는 근육: 무릎을 펴려는 "의도"의 실행에 필요한 작은 움직임에서 주로 사두근.

안정화에 사용되는 근육: 능형근, 승모근, 척추기립근은 몸통 신장과 견갑골 안정화 유지. 복횡근의 연결은 등 아래쪽을 보호. 요추 근육과 둔근은 신체의 배와 같은 모양을 유지.

기타: 경장근, 전두직근은 경추를 신전한다.

주요 신장근: 전면 근육 사슬 및 어깨의 전방돌출근(antepulsors).

브레스트 스트로크 (2-1)

05.pt/188.mp4

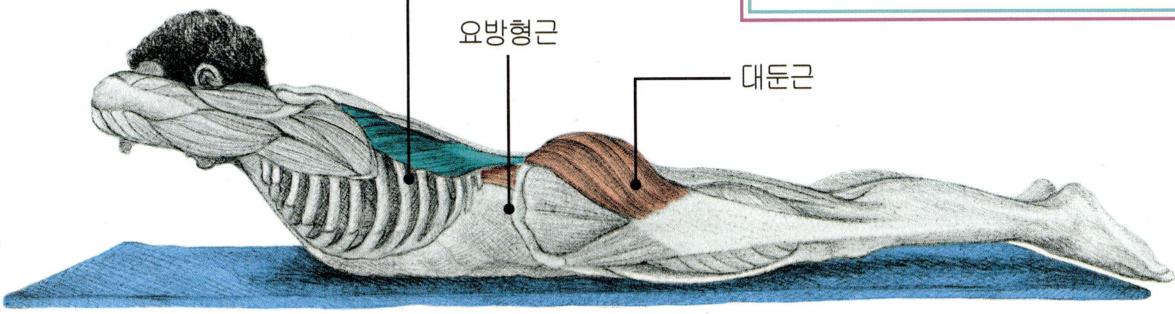

이 운동의 좋은점과 전환

- 등 위쪽의 자세 및 기능적 구부림을 뜻하는 과도한 척추후만 교정에 특히, 권장.
- 등 아래쪽 강화.
- 엎드린 자세에서 복근 훈련의 고유 감각 향상.

좋은 자세를 위한 비결

- 단순한 상승이 아니라 앞쪽, 위쪽으로도 나아가야 한다.
- 운동 내내 지면에 면한 상태를 유지해 목의 중립과 신전을 유지.
- 어깨, 목, 팔은 긴장하지 않은 상태를 유지.
- 몸통을 복부에서 올리는 힘을 상상.
- 호흡: 자세 1에서는 들이쉬고, 자세 2에서는 내쉰다.

주의 사항: 이 운동에서 가장 중요한 점은 몸통을 단순히 똑바로 올리는 것이 아니라 몸통의 신전이다. 다리는 등 아래쪽의 과도한 활성화를 피하기 위해 말 그대로 바닥에 "붙은" 상태여야 한다. 이것은 신전 단계에서 훈련되어야 하는 것이다.

사용되는 근육들

움직임에 사용되는 근육: 요방형근은 등 아래쪽의 곡선을 증가시키고 광배근은 척추를 신전한다. 척추 가로근은 척추를 신전한다. 복직근은 특이하게 수축하며 상승 동작을 지지한다.

안정화에 사용되는 근육: 둔근, 햄스트링 및 복횡근이 엉덩이를 안정화하고 상체가 "길게" 되는 것을 도와줌. 승모근의 아래쪽 근섬유는 견갑골 안정화.

기타: 후면 삼각근이 팔꿈치 분리를 유지.

주요 신장근: 복직근.

운동 방법

1. 손 위에 이마를 대고 팔꿈치는 양쪽으로 벌려 이완한 상태에서 가슴을 바닥에 대고 엎드린다.
2. 앞쪽으로 나아가는 듯이 척추를 신전한다. 몸통을 내리면서 척추 신전을 유지한다. 손은 마지막으로 바닥에 닿아야 한다.

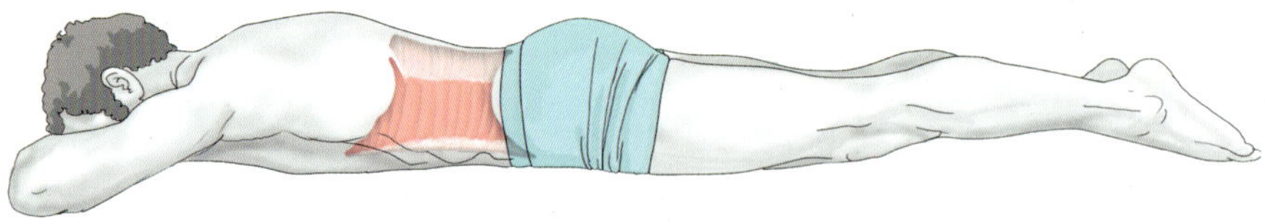

수정 방법

등 아래쪽의 과부하를 초래하는 엉덩이 굽힘을 피하기 위해 엉덩이 밑에 쿠션을 놓는다 (3장 운동 2 수정 운동 참고).

다리가 과도하게 벌어지는 경우 허벅지 사이로 공을 움켜쥘 수 있다(3장 운동 18 수정 운동 참고).

엎드린 자세에서 호흡이 불편할 경우 이마 밑에 쿠션을 놓는다(3장 운동 22 수정 운동 참고).

흔히 하는 실수: 들린 턱, 귀와 가까운 어깨

필라테스 방법의 원리에 따라 설명하면, 이 두 동작은 경추 신전과 견갑골 안정화가 좋지 않아서 발생하는 것이다. 이것은 등 위쪽, 목의 과부하를 초래하며 운동 효과의 대부분을 감소시킨다.

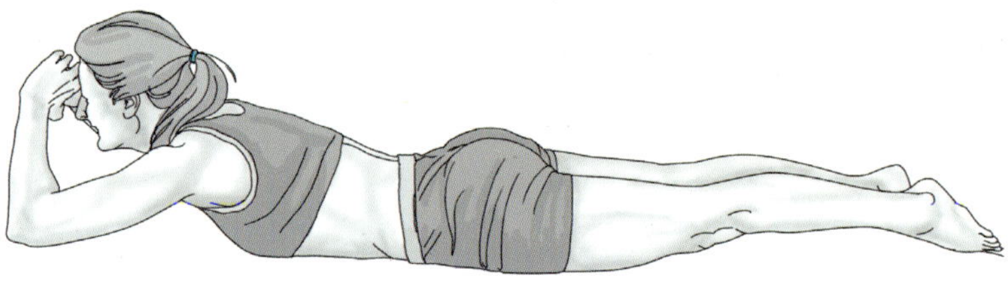

변형법 1. 상승 후 브레스트 스트로크

이것은 몸통이 들려 있는 시간을 늘려주며, 그 결과 운동 강도가 증가한다. 특히, 심하지 않은 척추측만증 및 후만증이 있는 경우 권장된다. 평영을 하듯이 팔을 뒤로 당기며 손가락으로 벽을 터치하는 마지막 단계를 거치듯이 최대 신전을 추구한다.

이것은 내측 등 근육 전부에 효과가 있다.

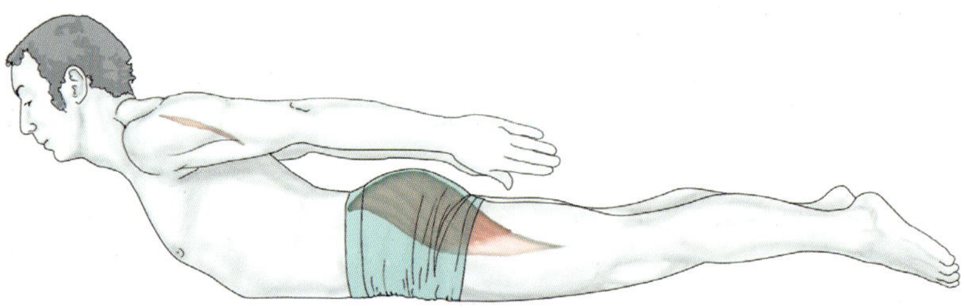

쉘(조개) 스트레칭 (22-1)

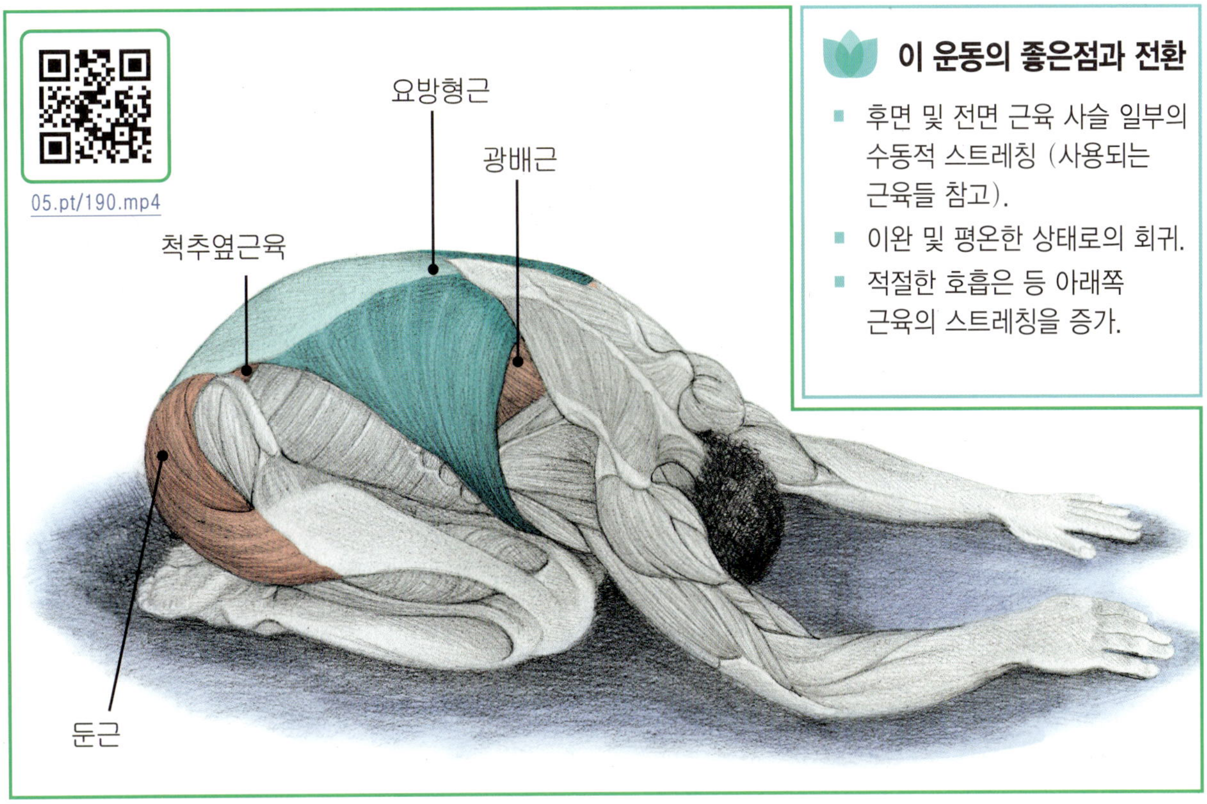

이 운동의 좋은점과 전환

- 후면 및 전면 근육 사슬 일부의 수동적 스트레칭 (사용되는 근육들 참고).
- 이완 및 평온한 상태로의 회귀.
- 적절한 호흡은 등 아래쪽 근육의 스트레칭을 증가.

사용되는 근육들

움직임에 사용되는 근육: 이 운동의 목적은 이완으로, 어떠한 동적 근육이나 안정근도 관여하지 않는다. 그러므로 생체역학적 패턴을 지키며 신체가 자연스럽게 반응하도록 놔두어야 한다.

주요 신장근: 요방형근, 대둔근, 목의 굴곡근이 수동적으로 스트레칭된다. 팔을 쭉 뻗은 경우 광배근 또한 스트레칭된다. 마지막으로, 발목 구조가 허용하는 경우 등쪽 굴곡근 또한 스트레칭된다.

주의 사항: 스페인에서는 이 운동이 "볼리타(bolita, 작은 공)"이라고 불릴 때가 있고 "콘챠(조개)"라고 불릴 때가 있다. 시간이 흐르며 저자는 작은 공이 더 이해하기 쉽다는 것을 알게 되었다. 이것은 다리를 뒤에서 붙잡은 상태에서 한쪽으로 앉아 있거나 엎드려 있는 자세에도 적용될 수 있다.

변형법 1. 팔을 뒤로

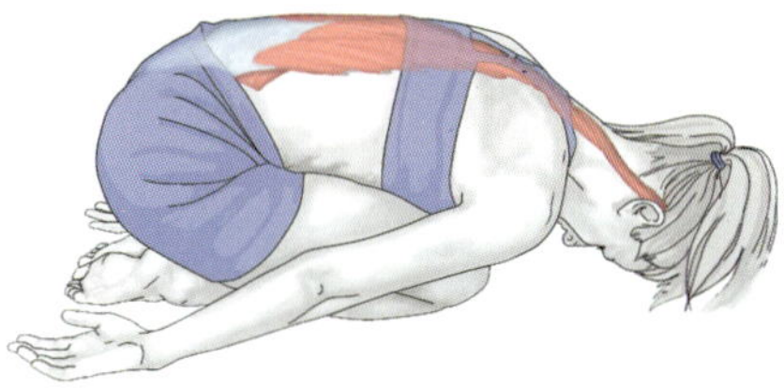

손을 허벅지 뒤쪽에 위치시키고 완전하게 이완되도록 한다. 팔꿈치를 구부리거나 손을 가슴과 목 사이 빈 공간에 위치해 손을 모을 수도 있다. 이 변형법에서 광배근은 더 이상 스트레칭되지 않지만, 어깨 통증을 피할 수는 있다.

2. 앉기

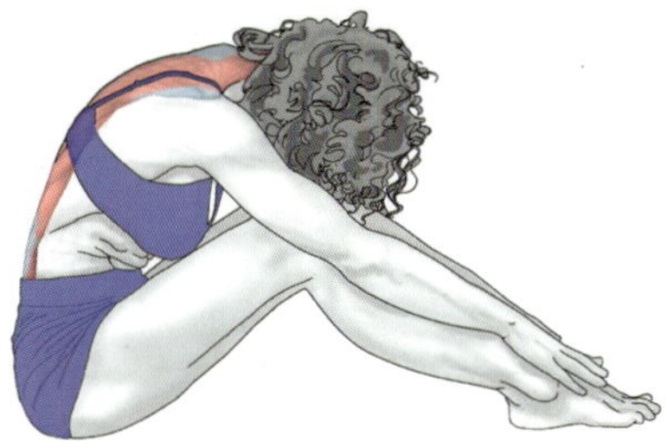

앉아서 몸통을 구부린다. 목, 팔, 어깨는 이완을 유지한다. 호흡 패턴은 같다. 유일한 차이점은 광배근이나 후면 발목의 굴곡근을 스트레칭하지 않는다는 것이다.

좋은 자세를 위한 비결

- 이마가 아니라 두개골 앞쪽으로 바닥을 지지한다. 이를 통해 목 신전이 유지된다.
- 자세가 불편하거나 무릎, 발목, 또는 발가락에 통증이 느껴지는 경우 이러한 문제를 다루는 수정 운동을 검토하라. 쉘 스트레칭은 장기간 지속적으로 점점 더 큰 편안함을 느끼며 실천해야 하는 동작이다.
- 어깨가 기본 자세에서 아프다면, 이러한 통증을 동반하지 않는 변형법을 참고하라.
- 복부의 부피가 쉘 스트레칭을 방해하는 경우, 변형법을 참고하라.
- 호흡: 호흡은 이완된 상태로 공기를 등의 아래쪽 및 뒤쪽 부분으로 보내며 가볍게 이루어져야 한다. 들이쉬고 내쉴 때, 등 아래쪽을 여는 자물쇠, 운하를 흐르는 물줄기를 상상하라.

운동 방법

1. 둔근이 발뒤꿈치 위에, 무릎은 바닥 위에 위치한 상태에서 앉는다. 몸체를 앞으로 굽힌다. 밖을 향한 팔과 머리는 바닥 위에 놓는다.

수정 방법

무릎이 아프다면 매트나 수건을 말아서 무릎 뒤 공간에 놓을 수 있다. (3장 운동 14 수정 운동 참고).

복부의 부피 때문에 엎드린 쉘 스트레칭이 불가능하다면 앉아서 하는 변형법 2를 택하라.

발목이나 발가락이 아프면 매트나 수건을 말아서 발이나 발목 아래에 놓을 수 있다. (3장 운동 15 수정 운동 참고).

앞쪽으로 쫙 편 팔로 인해 어깨가 아프다면 팔을 가슴과 목 사이로 모으거나 뒤로 보낼 수 있다(변형법 1 참고).

흔히 하는 실수: 머리와 발목의 잘못된 배치

머리의 위치에 대해서만 조심하면 되는데, 머리는 이마가 아니라 머리 꼭대기 바로 앞의 두개골 전면으로 지지되어야 한다. 발목은 통증이 느껴지는 경우 나란히 하거나 안쪽을 향하도록 하라. 무릎의 내측 측면 인대가 다치지 않도록 밖으로만 향하지 않으면 된다.

3. 무릎을 넓게 분리

복부가 돌출되어 있거나 임신 중이라면 무릎을 분리한 자세가 편안하게 느껴지는 경우 쉘 스트레칭을 이 상태로 할 수 있다(이것은 "개구리" 자세와 유사하다). 여기서는 자세가 엉덩이의 유연성을 증가시키기 때문에 임신에 관련된 문제는 없다. 과체중으로 인한 복부 돌출이 원인이라면 이것은 불가능할 수도 있다.

4. 바로누운

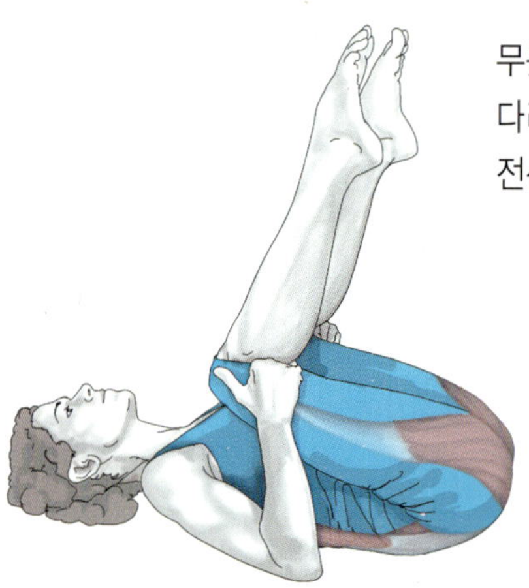

무릎을 구부린 상태에서 다리를 껴안고 전신을 이완한다.

스트레칭/이완

사두근 (1-E)

운동 방법

바닥에 엉덩이를 붙인 채로 엎드린다.

무릎을 구부리고 양쪽 손의 도움을 받아 발뒤꿈치를 둔근을 향해 당긴다.

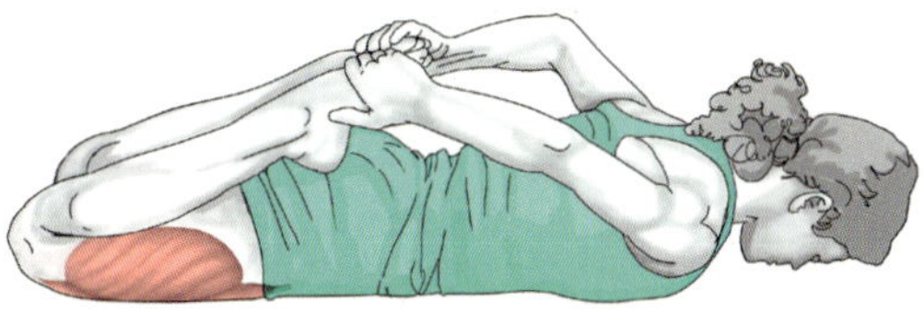

햄스트링, 종아리 근육 (2-E)

운동 방법

바닥을 받치는 다리를 굽힌 상태로 눕는다.

무릎 굽힘은 최소 상태를 유지하며 햄스트링을 신전할 수는 있지만, 종아리 근육 신전을 위해서는 무릎을 펴고 발목을 구부려야 한다.

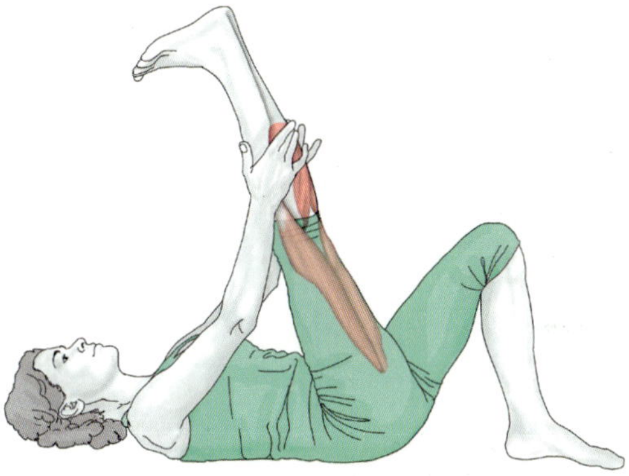

대둔근, 요방형근 (3-E)

운동 방법

바로 눕는다.

구부린 무릎을 손을 이용해 뒤쪽에서 감싸쥐고 가슴 쪽으로 당긴다.

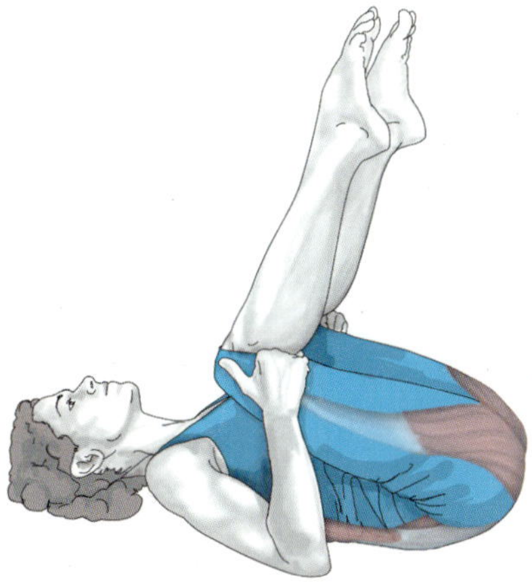

중둔근과 측면 (4-E)

운동 방법

바로 누워 손바닥이 위를 향하게 한다.

무릎을 몸통 쪽으로 가져오며 다리가 바닥에 닿을 때까지 몸통을 비튼다.

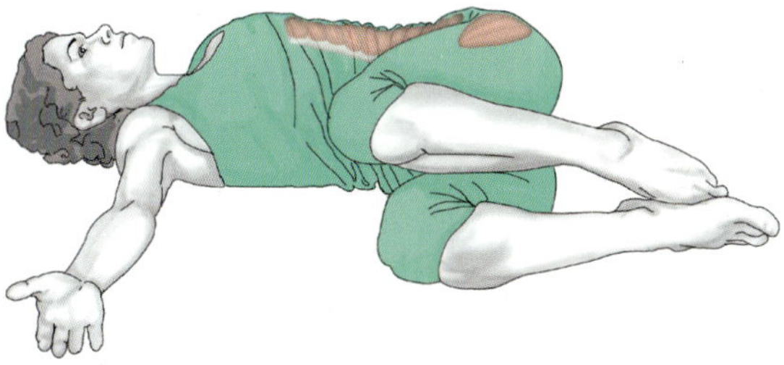

스트레칭/이완

등 근육 (5-E)

운동 방법

앉는다.

무릎을 구부리고 다리를 안는다. 머리를
목의 긴장을 동반하지 않은 상태로 떨어뜨린다.

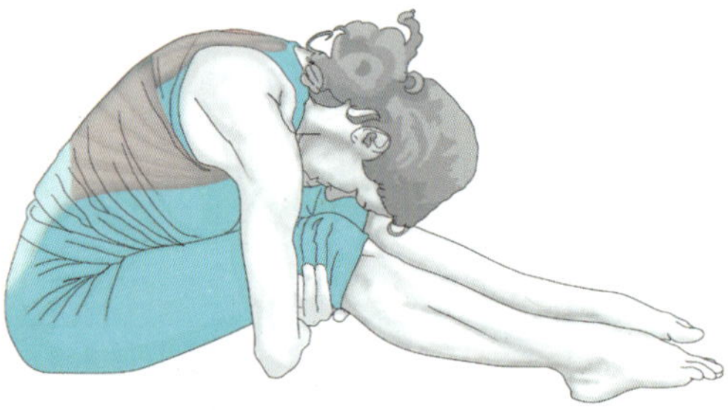

흉근 (6-E)

운동 방법

책상다리를 하여 연꽃 자세로 앉는다. 또는 의자에 앉을 수도 있다. 선호하는 방법을 택한다.

팔을 구부린 채로 올려 손바닥이 앞을 향하게 한다.

팔을 뒤로 당기고 팔꿈치와 어깨의 높이를 같게 유지한다. 동시에 팔꿈치로 흉근의 근섬유를 반대편의 흉골을 향해 당긴다.

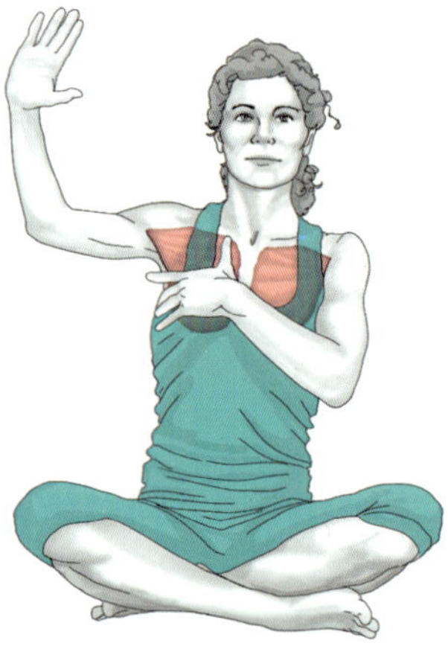

전면 사슬 (7-E)

운동 방법

둥글게 만 담요, 폼 공, 또는 중간 정도로 부드러운 쿠션을 준비한다.

구부린 무릎이 천장을 향하도록 바로 누워 발은 바닥에 놓는다. 2단계의 운동 2 브릿지를 하는 것처럼 몸통을 올린다. 담요(또는 다른 지지 수단)는 엉덩이 밑에 위치한다.

전신의 무게가 바닥과 담요 사이에 실리게 하면서 브릿지 운동 상태를 되돌린다.

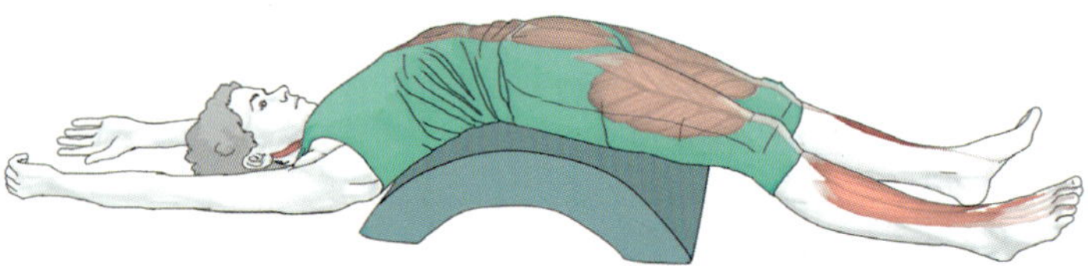

후면 사슬 (8-E)

운동 방법

곡면이 있는 물체(아크, 둥글게 만 담요 등)를 엉덩이와 복부 밑에 위치시키고 바닥에 엎드린다.

전신의 무게를 싣는다.

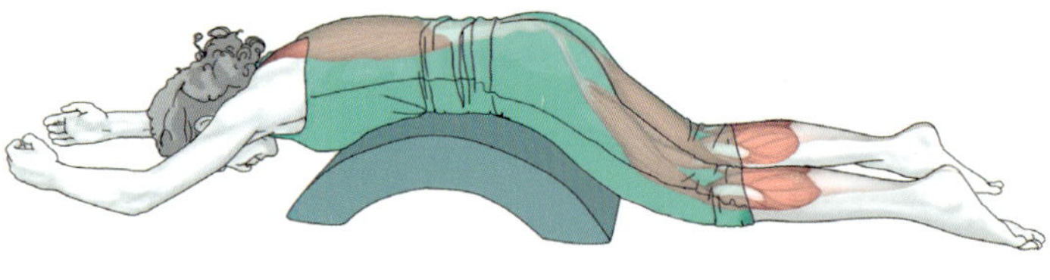

측면 사슬 (9-E)

운동 방법

아크 또는 둥글게 만 담요나 매트 위에 엉덩이를 위치시키고 옆으로 눕는다.

양쪽 팔을 뻗으며 전신의 무게를 둥근 물체 위로 싣는다.

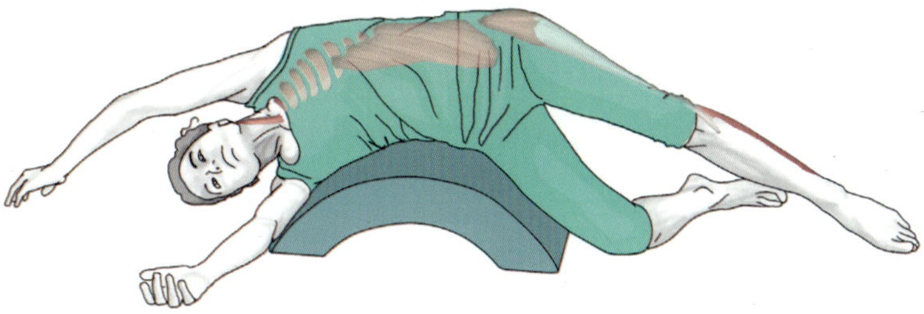

어깨와 승모근 (10-E)

운동 방법

책상다리 상태로 앉아 손가락을 등 뒤에서 서로 꼰다.

손을 뒤쪽 그리고 아래쪽으로 당기면서 어깨와 흉곽의 앞쪽이 열리는 것을 느낀다.

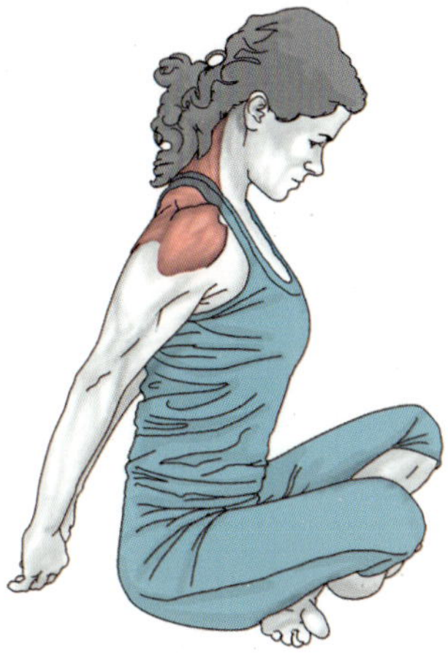

목 (11-E)

목 뒤쪽을 위한 스트레칭

운동 방법

축 연장을 유지하며(머리 꼭대기가 천장에 닿게 하듯이) 턱을 흉곽에 닿게 만든다고 생각하고 목을 앞쪽으로 굽힌다.

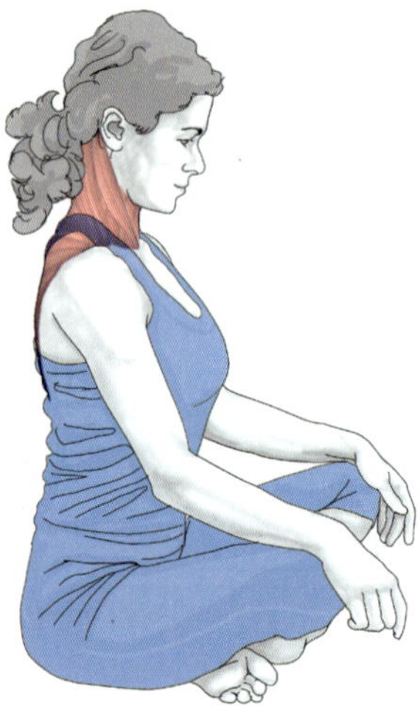

목 옆쪽을 위한 스트레칭

운동 방법

축 연장을 유지하며 귀를 어깨에 접근시키며 목을 옆으로 굽힌다.

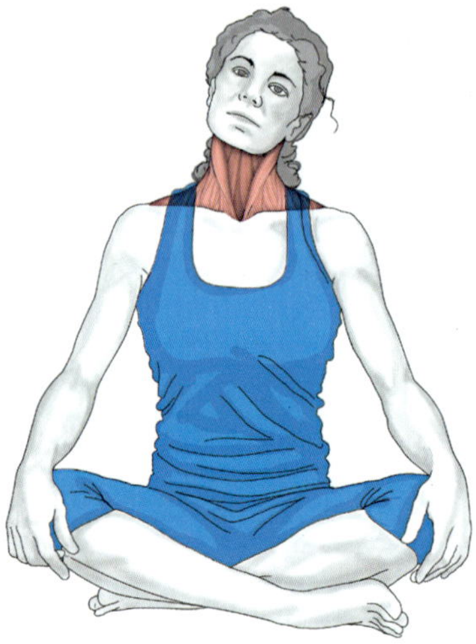

승모근을 위한 스트레칭

운동 방법

축 연장을 유지하며 아래턱이 흉곽 쪽으로 향하게 하면서 목을 비튼 다음 굽힌다.

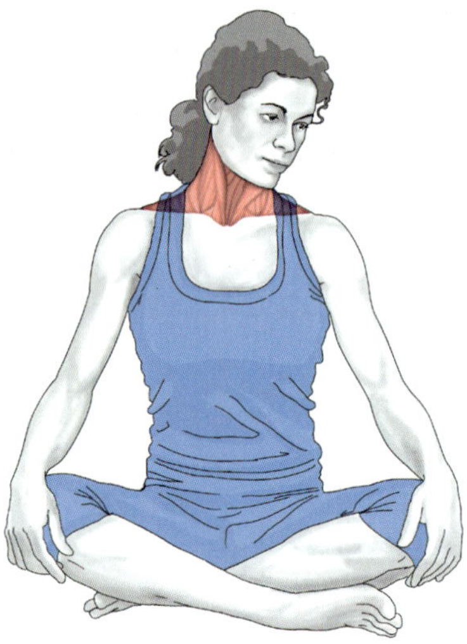

목 앞쪽을 위한 스트레칭

운동 방법

축 연장을 유지하며 목 뒤를 최대한 신전하며 턱을 올린다. 이 과정에서 신체 뒤쪽의 신전과 앞쪽 피부의 신전이 느껴져야 한다.

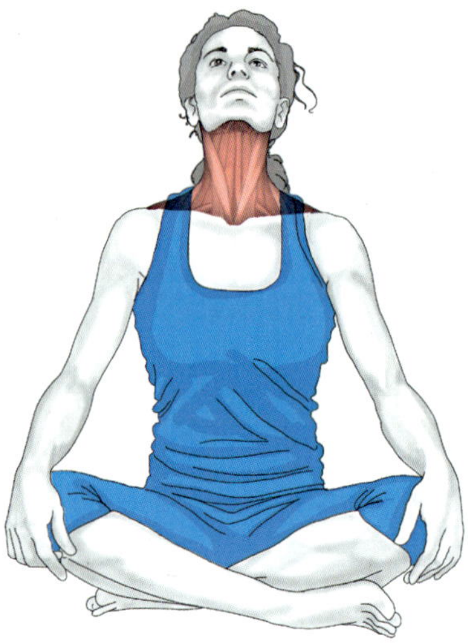

복근 준비 운동 (1-1)

운동 방법

1. 손을 목 뒤로 하고 무릎을 꿇은 자세에서 몸통을 축 연장을 유지하면서 굽힌다.
2. 척추는 다시 중립 위치로 돌아올 때까지 몸통을 펴 시작 자세로 돌아온다.

사용되는 근육들

- 복직근
- 복횡근
- 대둔근
- 햄스트링

주요 신장근

요방형근.

05.pt/196.mp4

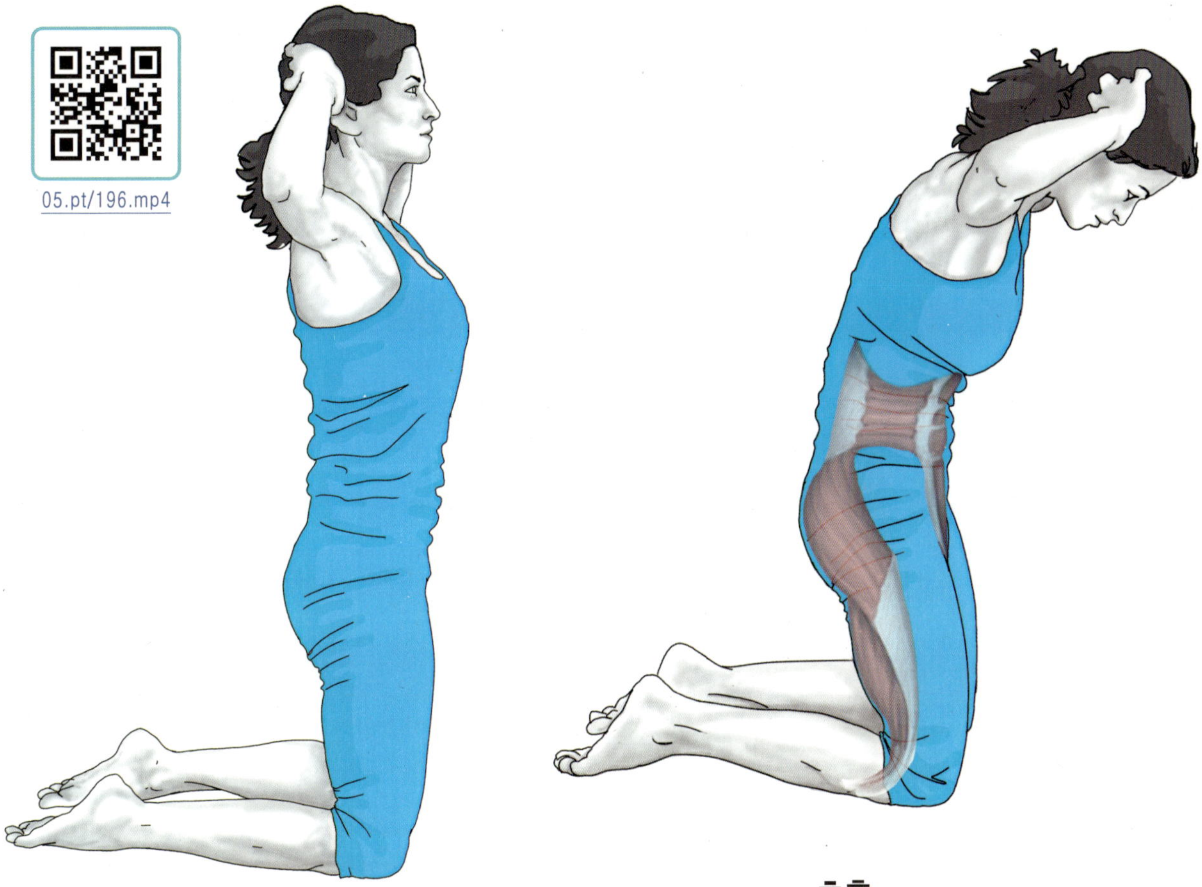

호흡

시작 자세에서 들이쉬고, 몸통을 굽힐 때 내쉰다. 시작 자세로 다시 돌아올 때 들이쉰다.

바닥 운동과의 차이점과 유사점

엉덩이를 중립 상태로 유지해야 하기 때문에 복근 훈련을 제대로 하기가 쉽지 않을 것이다. 그러나, 엉덩이 중립을 유지하면서 둔근과 햄스트링이 훈련될 것이다.

브레스트 스트로크 (2-1)

운동 방법

1. 서 있는 자세에서 손을 머리 뒤로 하고 무릎을 살짝 구부려 관절 잠김을 막는다.
2. 닫힌 흉곽과 앞을 향한 시선을 유지하며 척추를 신전한다. 그 후 바로 시작 자세로 돌아온다.

사용되는 근육들

- 내측 등쪽 근육
- 복직근
- 복사근

주요 신장근

복직근.

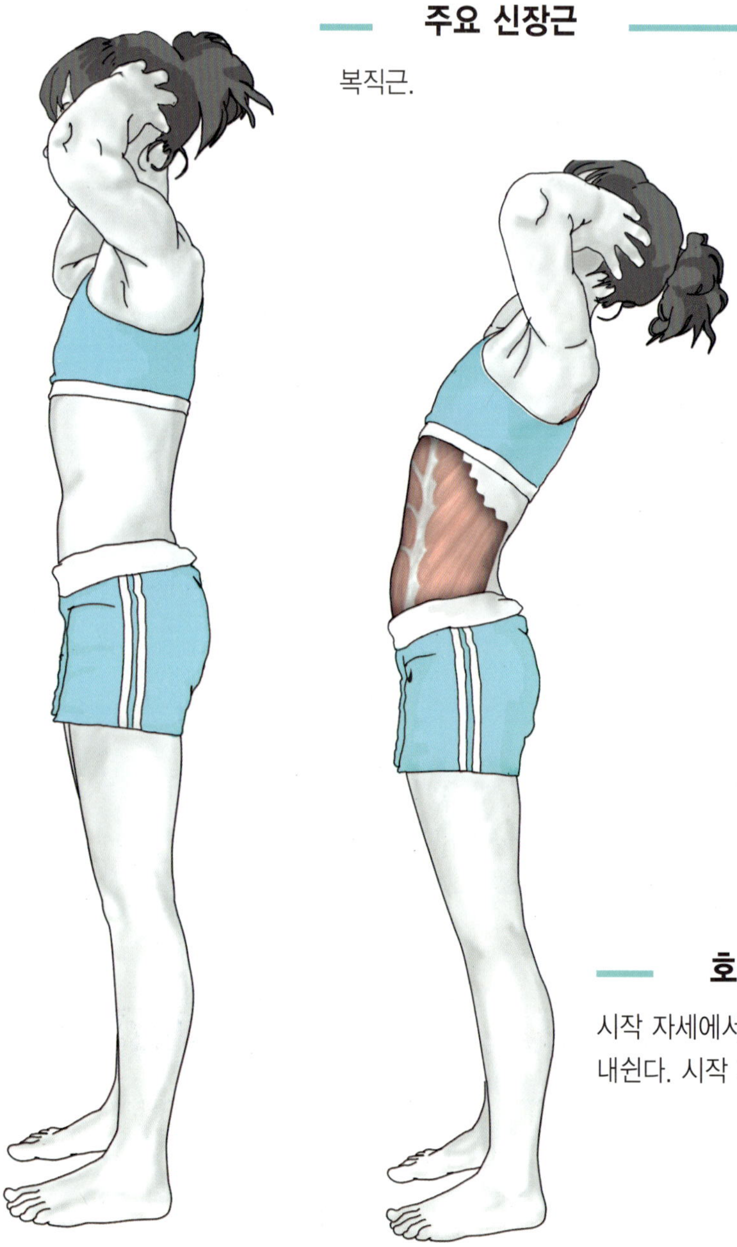

05.pt/197.mp4

호흡

시작 자세에서 들이쉬고, 척추 신전 동안 내쉰다. 시작 자세로 돌아오며 들이쉰다.

바닥 운동과의 차이점과 유사점

서 있는 자세에서는 바닥에서 신체 전면부에 작용하는 압력이 없기 때문에 척추를 펴기가 더 쉽다. 그러나, 이렇게 난이도가 낮아진 운동은 골반 안정화가 잘 유지되지 않는 경우 부정적인 결과를 가져올 수도 있다.

하프 롤 백 (4-1)

운동 방법

1. 손을 들고 선 자세에서 시작한다.
2. 몸통을 굽히고 엉덩이를 뒤로 민다. 그 다음 중립 연장 자세로 돌아온다.

05.pt/198.mp4

주요 신장근

요방형근.

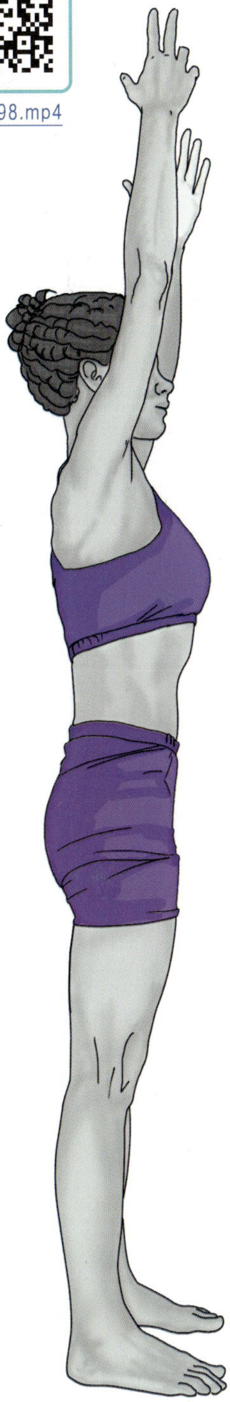

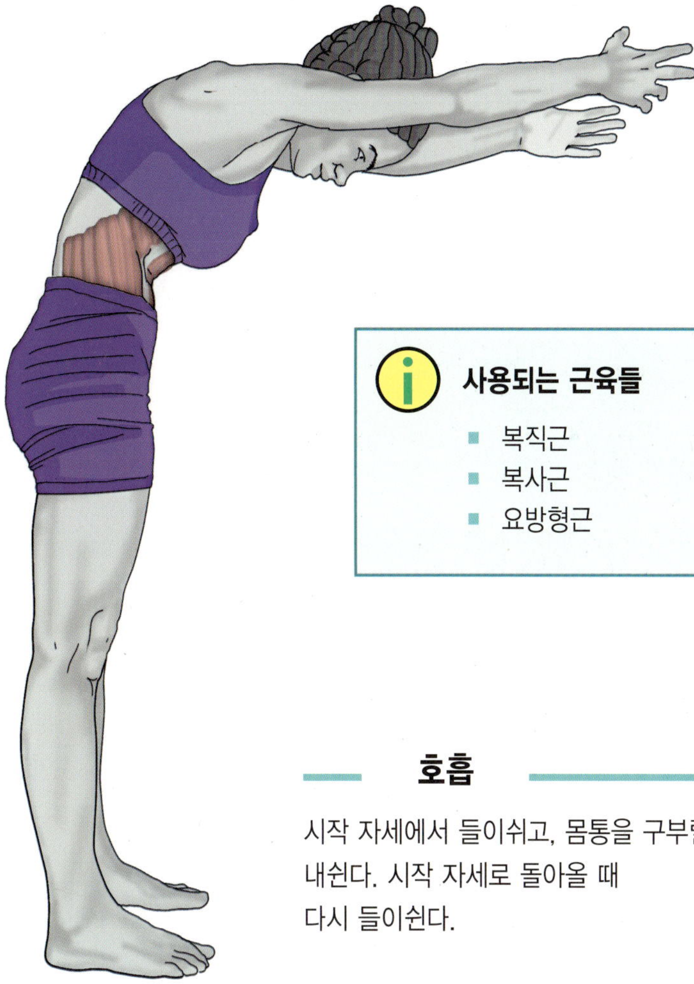

사용되는 근육들

- 복직근
- 복사근
- 요방형근

호흡

시작 자세에서 들이쉬고, 몸통을 구부릴 때 내쉰다. 시작 자세로 돌아올 때 다시 들이쉰다.

바닥 운동과의 차이점과 유사점

바닥 운동과 달리 움직임이 뒤쪽이 아니라 앞쪽으로 실시된다는 점이 혼란스럽게 보일 수도 있다. 서서 하는 운동은 복직근이 하프 롤 백 중에는 집중성 수축, 시작 자세로 돌아올 때는 신장성 수축으로 작용하게 된다는 것을 의미한다. 이것은 바닥에서 하는 운동과는 반대이다.

롤 업 (5-1)

운동 방법

1. 손을 양쪽에 놓고 선 자세에서 시작한다.
2. 몸통을 깊게 구부리며 엉덩이를 뒤쪽으로 보낸다. 팔은 신체 뒤를 향하며 바닥과 평행하게 한다. 이후 바로 시작 자세로 돌아온다.

사용되는 근육들

- 복직근
- 요방형근

주요 신장근

척추기립근, 요방형근, 전면 삼각근, 햄스트링, 대둔근.

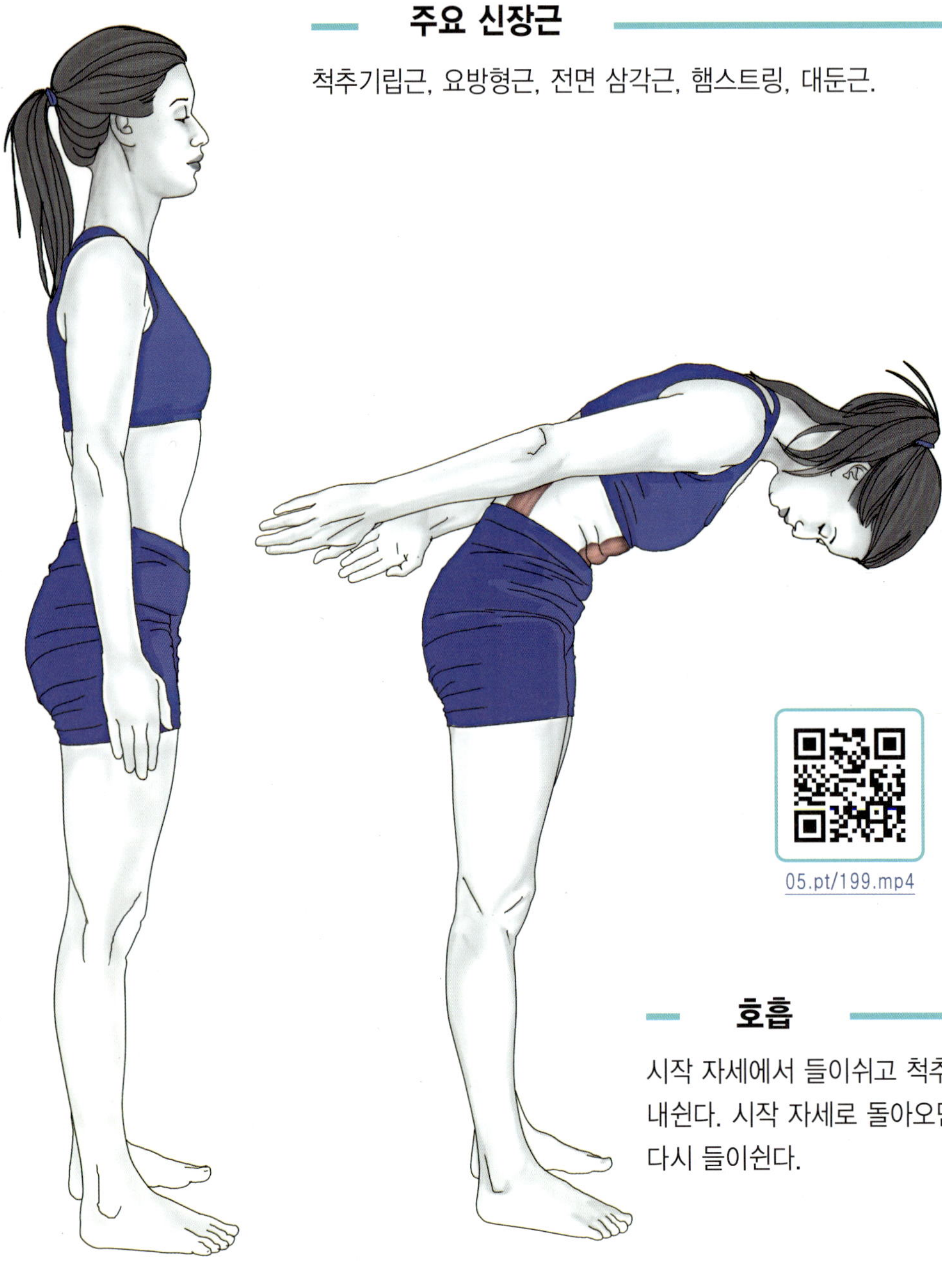

05.pt/199.mp4

호흡

시작 자세에서 들이쉬고 척추를 굽히며 내쉰다. 시작 자세로 돌아오면서 다시 들이쉰다.

바닥 운동과의 차이점과 유사점

시작 자세에서 몸통이 앞쪽으로 굽혀지기 때문에 복직근이 하프 롤 백 중에는 동심성(concentric) 수축, 시작 자세로 돌아올 때는 신장성 수축으로 작용한다.

원 레그 서클 (6-1)

운동 방법

1. 손을 앞쪽으로 뻗은 상태로 서서 다리 하나를 뻗어 올린 자세로 시작한다.
2. 올린 다리로 시계 방향, 반시계 방향으로 원을 그린다.

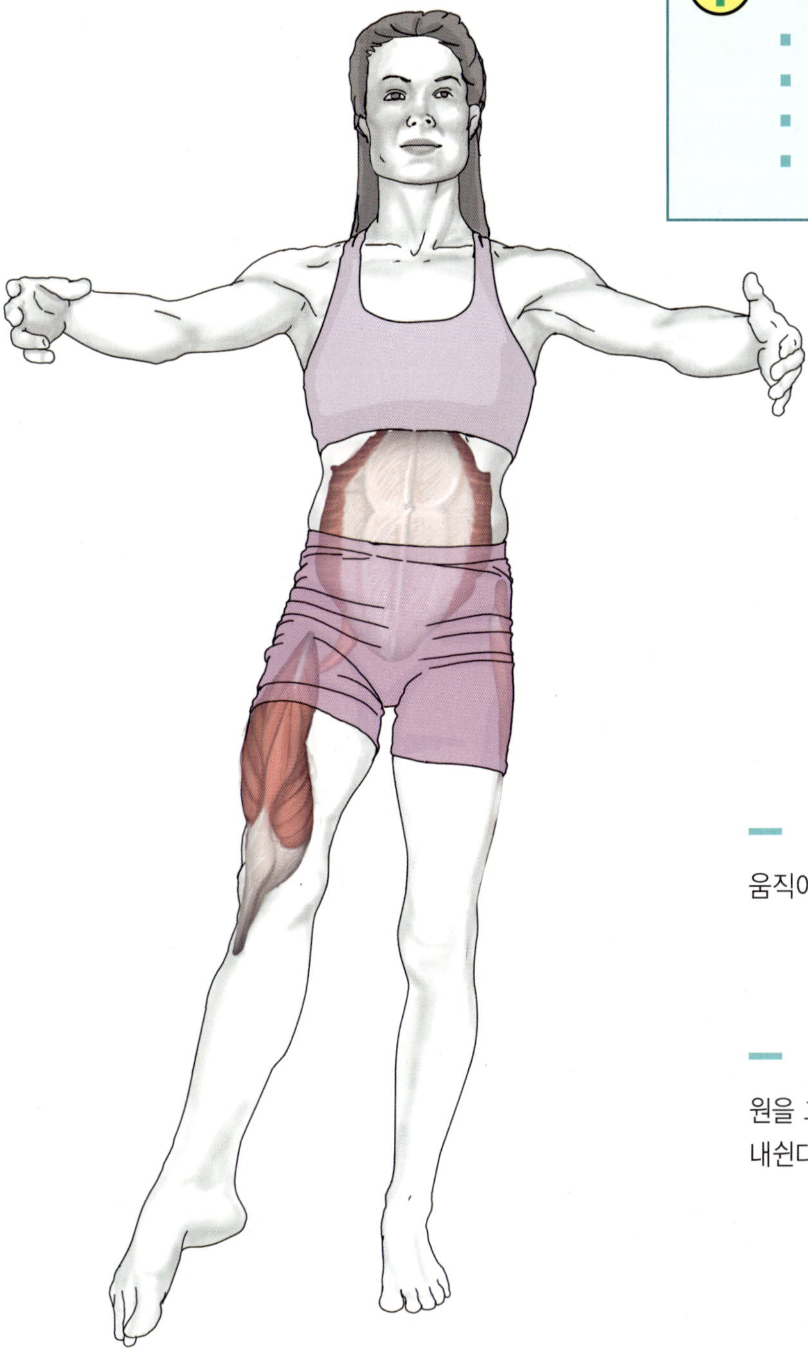

사용되는 근육들

- 복횡근
- 움직이는 다리의 장요근
- 움직이는 다리의 사두근
- 안정화 다리의 외전근

05.pt/200.mp4

주요 신장근

움직이는 다리의 햄스트링.

호흡

원을 그릴 때 들이쉬고 다음 차례에서 내쉰다.

바닥 운동과의 차이점과 유사점

복직근의 작용이 그렇게 분명히 드러나지는 않지만 복횡근, 장요근은 훨씬 더 두드러진다. 스스로 균형을 잡을 때, 움직이는 다리의 사두근과 안정화 다리의 내전근도 훈련된다.

트위스트 (7-1)

운동 방법

1. 다리는 벌리고 팔을 뻗어 십자 모양을 이루게 한 상태로 선 자세에서 시작한다.
2. 몸통을 회전하고 이 때 팔과 시선이 움직임을 따라간다. 엉덩이는 운동 내내 앞쪽을 향한 채로 가만히 있어야 한다.
3. 바로 시작 자세로 돌아온다.

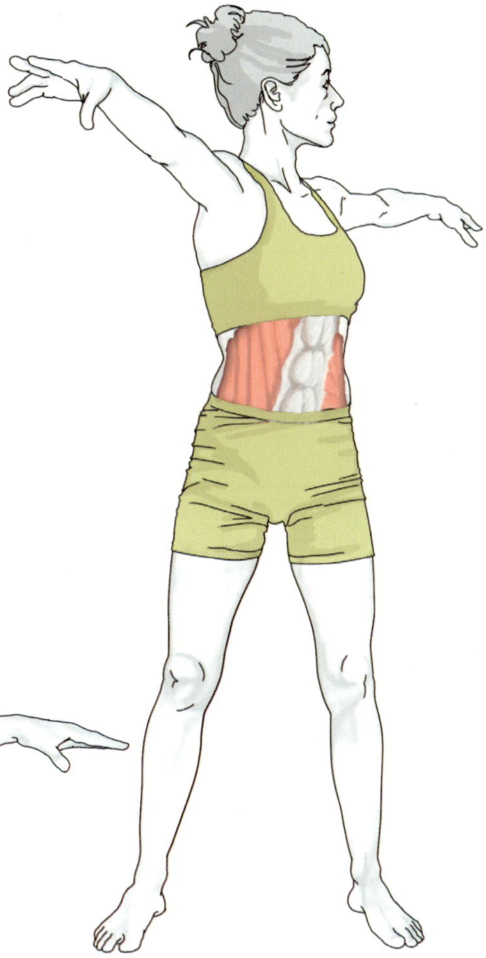

사용되는 근육들

- 비트는 쪽의 내복사근
- 비틀기 반대쪽의 외복사근

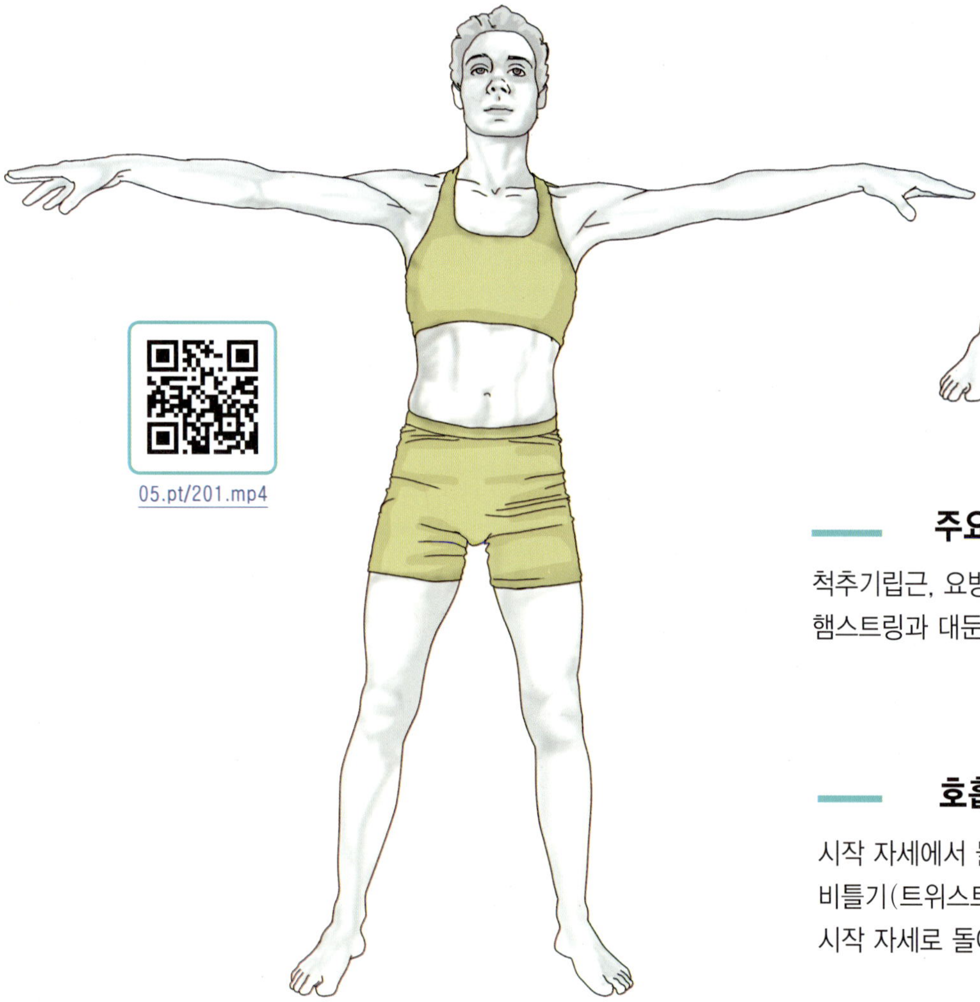

05.pt/201.mp4

주요 신장근

척추기립근, 요방형근, 전면 삼각근, 햄스트링과 대둔근.

호흡

시작 자세에서 들이쉬고 몸통 비틀기(트위스트)를 할 때 내쉰다. 시작 자세로 돌아가며 다시 들이쉰다.

바닥 운동과의 차이점과 유사점

앉아 있을 때는 몸통 연장 유지에 따르는 어려움이 없었던 반면, 선 자세에서는 엉덩이와 다리를 가만히 두기 위해서 더욱 집중해야 한다.

공처럼 말기 (8-1)

운동 방법

1. 팔을 올리고 선 자세에서 시작한다.
2. 한쪽 무릎을 들어 올려서 그쪽 발목을 손으로 잡을 수 있을 때까지 구부린다.
3. 공처럼 자세를 점차 되돌리며 시작 자세로 돌아간다.

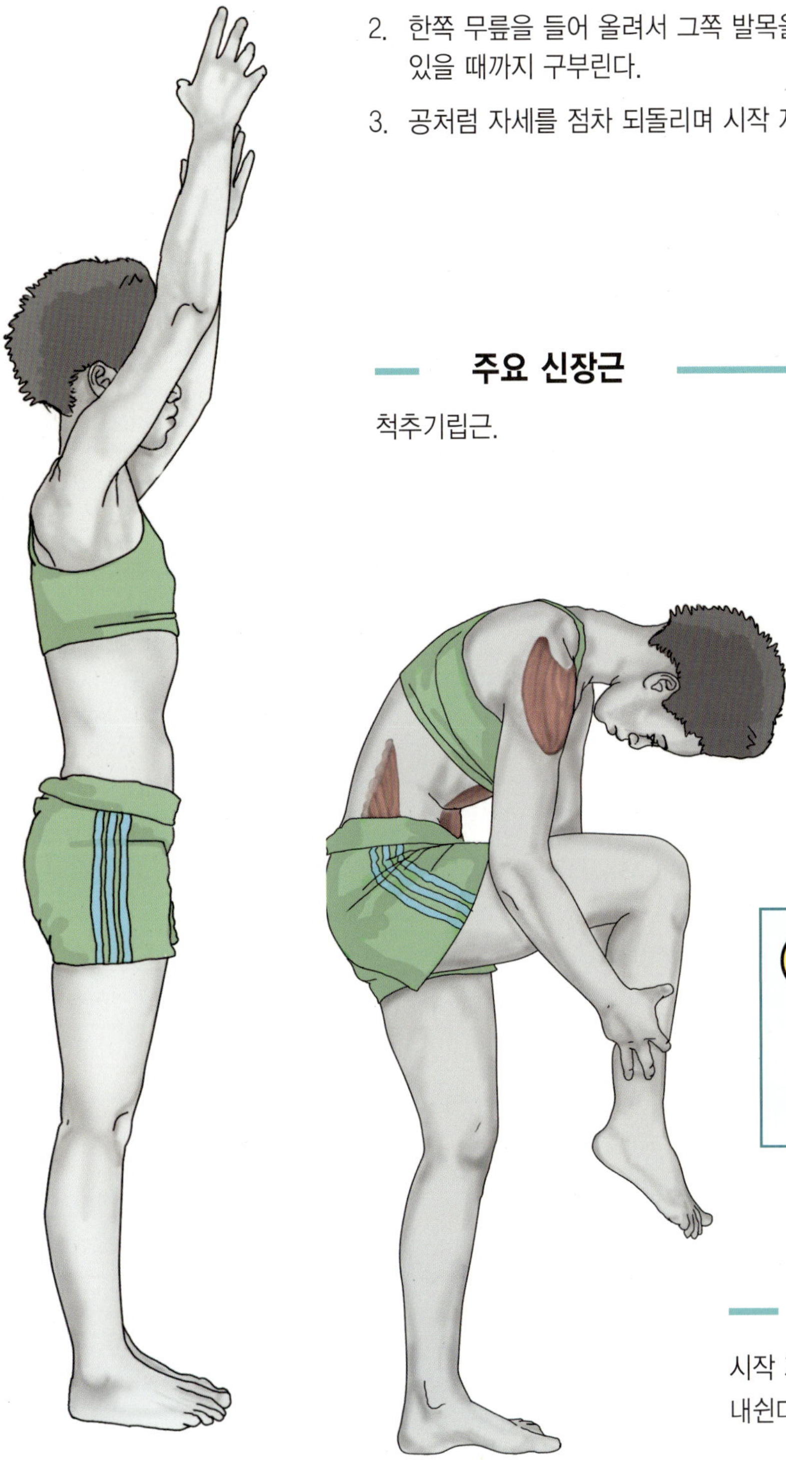

주요 신장근

척추기립근.

05.pt/202.mp4

사용되는 근육들

- 복직근
- 장요근
- 삼각근

호흡

시작 자세에서 들이쉬고 몸통을 굽힐 때 내쉰다. 시작 자세로 돌아갈 때 들이쉰다.

바닥 운동과의 차이점과 유사점

팔의 동적 움직임, 등이 바닥에 접하지 않는다는 것, 균형 유지가 필요하다는 것이 주요 차이점이다. 이것은 원래의 공처럼 말기보다 더 복잡하고 강한 운동이다. 그러나, 척추기립근 스트레칭에서 오는 이점이 있다.

원 레그 스트레치 (9-1)

운동 방법

1. 한쪽 다리를 올려 굽힌 다음 손은 무릎 양쪽을 잡고 선 자세에서 시작한다.
2. 굽힌 다리를 스트레칭하며 팔을 올린다.

사용되는 근육들

- 복횡근
- 동적 다리의 장요근
- 동적 다리의 사두근
- 안정화 다리의 둔근
- 척추기립근

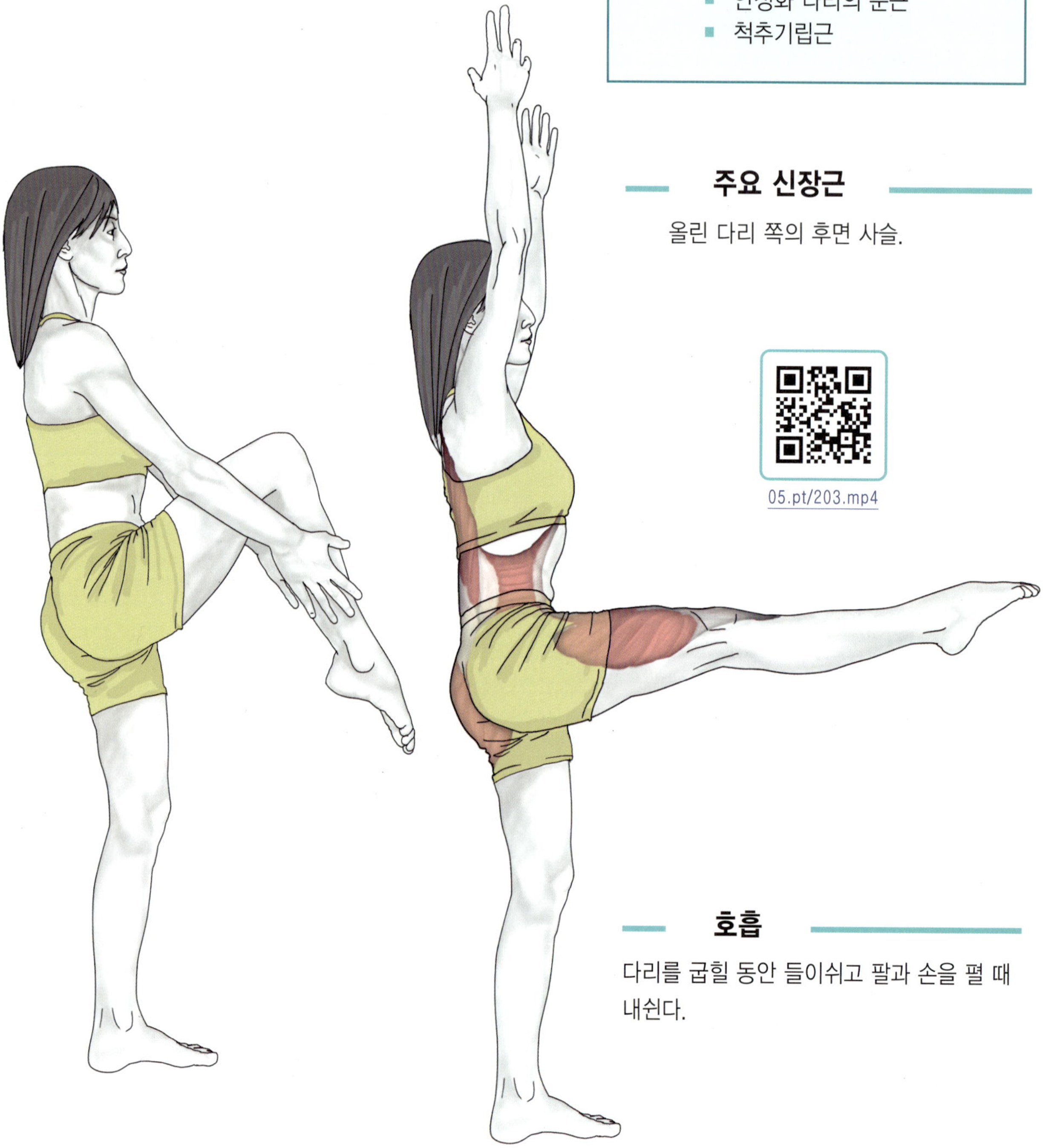

주요 신장근

올린 다리 쪽의 후면 사슬.

05.pt/203.mp4

호흡

다리를 굽힐 동안 들이쉬고 팔과 손을 펼 때 내쉰다.

바닥 운동과의 차이점과 유사점

복직근 훈련 측면에서 이 운동은 완전히 다르다. 이 경우 복직근은 몸통을 안정화한다. 이 운동에서는 뻗는 다리 쪽 후면 사슬이 상당히 스트레칭되며, 동시에 같은 쪽의 전면 사슬을 강화한다.

오블리크(사선 방향) (15-1)

운동 방법

1. 손을 머리 뒤로 하고 무릎을 꿇은 자세에서 시작한다. 그 다음 축 연장을 유지하며 몸통을 굽히고 돌린다.
2. 비틀기를 되돌리며 몸통을 펴 시작 자세로 돌아와 척추의 중립 위치에 도달한다.

사용되는 근육들

- 복직근
- 비트는 쪽의 내복사근
- 비트는 쪽 반대쪽의 외복사근
- 대둔근
- 햄스트링

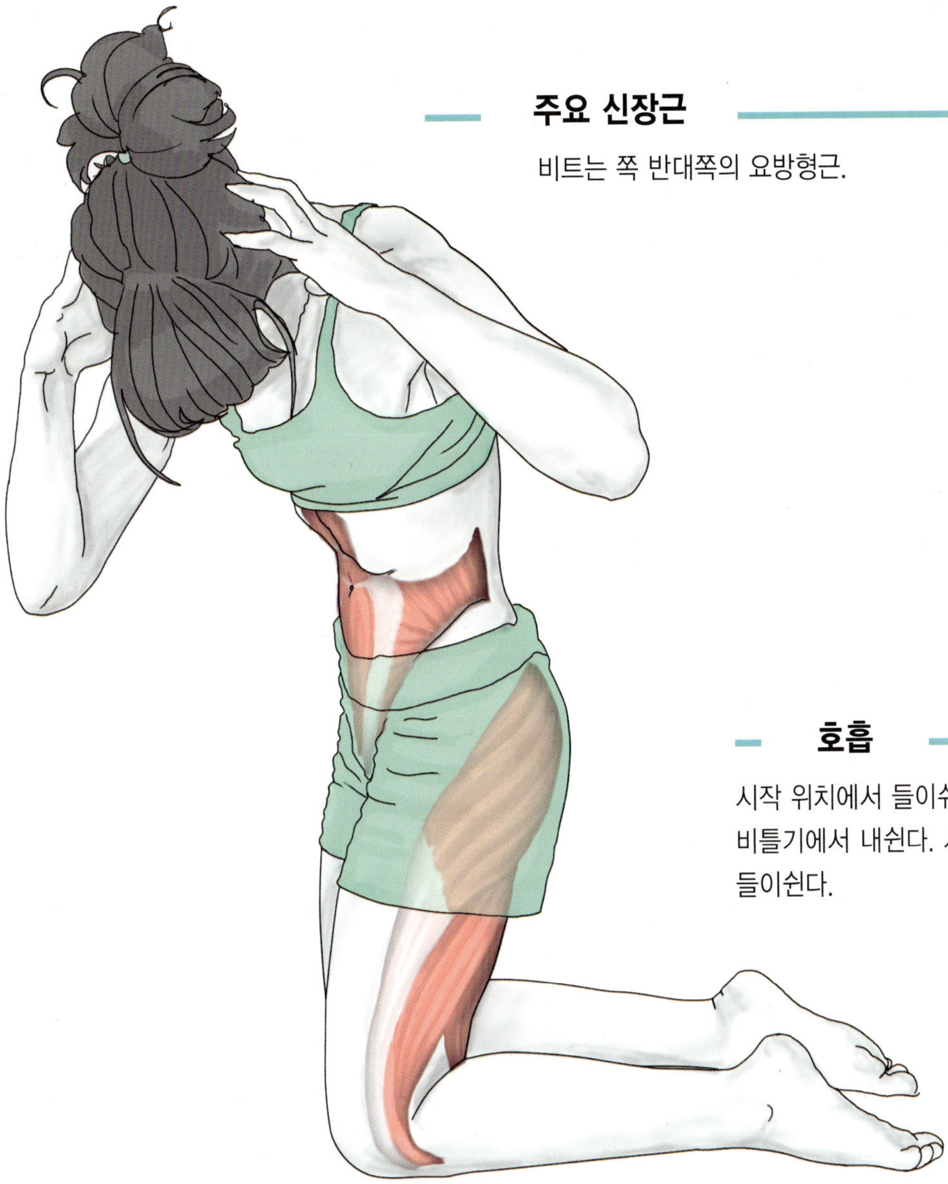

주요 신장근

비트는 쪽 반대쪽의 요방형근.

05.pt/204.mp4

호흡

시작 위치에서 들이쉬고, 몸통 굽히기 및 비틀기에서 내쉰다. 시작 자세로 돌아오며 들이쉰다.

바닥 운동과의 차이점과 유사점

이 운동은 바닥 운동보다 좁은 면적 위에서 이루어지므로 복사근을 더 강하게 활성화한다. 그러나, 이 운동은 바닥 운동보다 더 공중에서 이뤄지므로 복근의 훈련을 완전히 느끼기 위해 엉덩이 안정화에 더 집중해야 한다. 바닥에서 운동을 할 때는 중력에 대항해 운동이 이뤄지므로 효과는 쉽고 즉각적으로 느껴질 수 있지만 서서 하는 운동에서는 반대 현상이 벌어진다.

시저스(가위차기) (12-1)

운동 방법

1. 한쪽 다리를 올려서 굽힌 상태로 선 자세에서 시작한다. 양손을 발목 양쪽에 댄다.
2. 발목을 계속 잡고 있으면서 굽힌 다리를 앞쪽으로 편다.

사용되는 근육들

- 복횡근
- 동적 다리의 장요근
- 동적 다리의 사두근
- 안정화 다리의 둔근
- 척추기립근

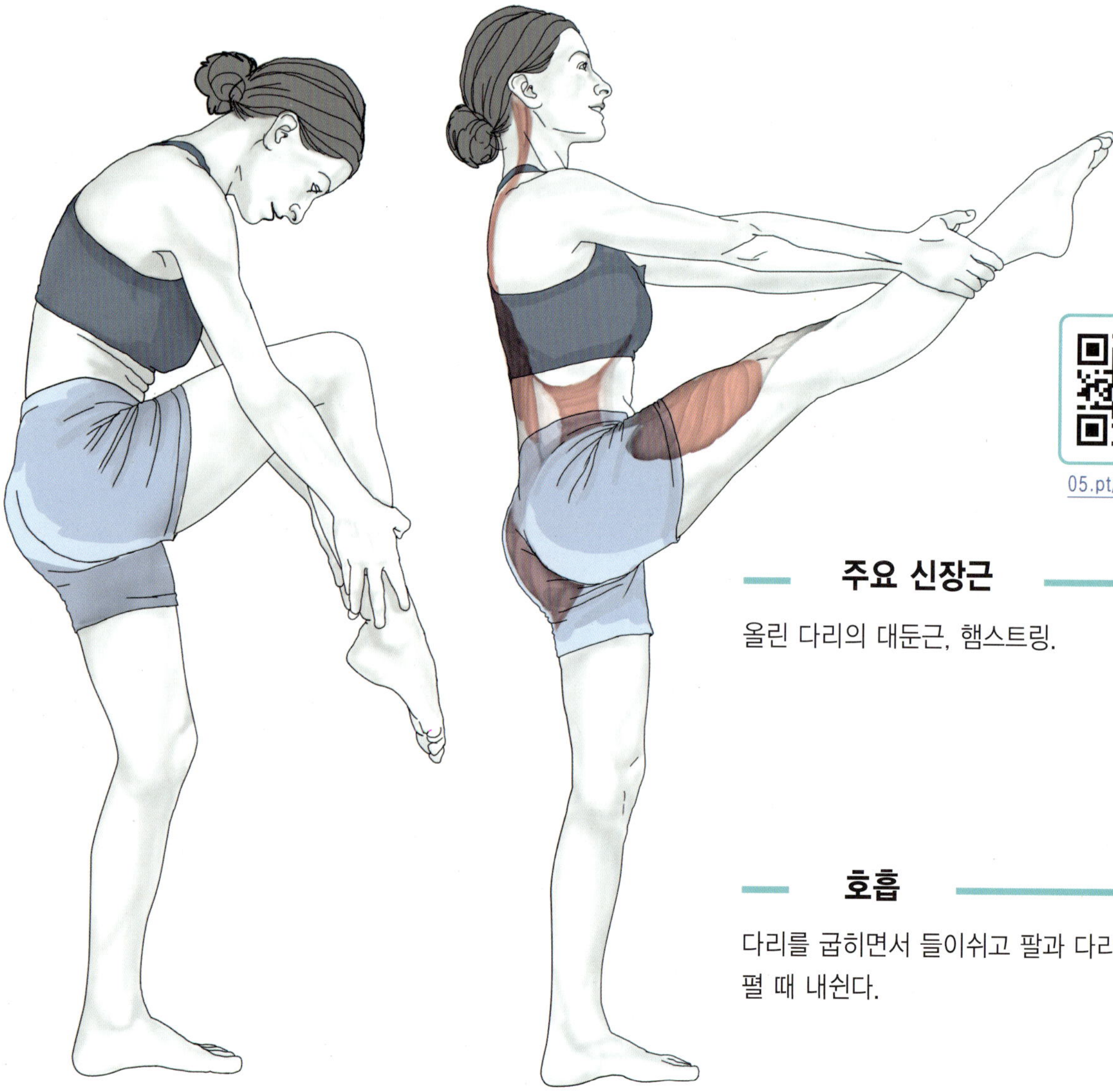

05.pt/205.mp4

주요 신장근

올린 다리의 대둔근, 햄스트링.

호흡

다리를 굽히면서 들이쉬고 팔과 다리를 펼 때 내쉰다.

바닥 운동과의 차이점과 유사점

중력 유지에서 분명히 드러나는 차이점에도 불구하고 이 운동은 사실 바닥 버전과 매우 유사하다. 그러나, 다리가 형성하는 지렛대는 중력에 맞서야 하므로 운동 강도는 증가한다. 이로 인해 장요근, 사두근의 힘이 더 필요하게 된다. 척추 굽힘은 일어나지 않기 때문에 복직근은 안정화 기능을 실행한다.

프론 힐 스퀴즈 (13-1)

운동 방법

1. 다리를 모으고 엉덩이를 바깥쪽으로 회전(발가락이 바깥쪽을 가리키도록)하여 선 자세에서 시작한다.
2. 무릎을 90° 굽히며 엉덩이의 바깥쪽 회전을 유지한다. 이후 시작 자세로 돌아온다.

사용되는 근육들

- 내전근
- 대둔근의 아래쪽 근섬유
- 사두근의 내측광근

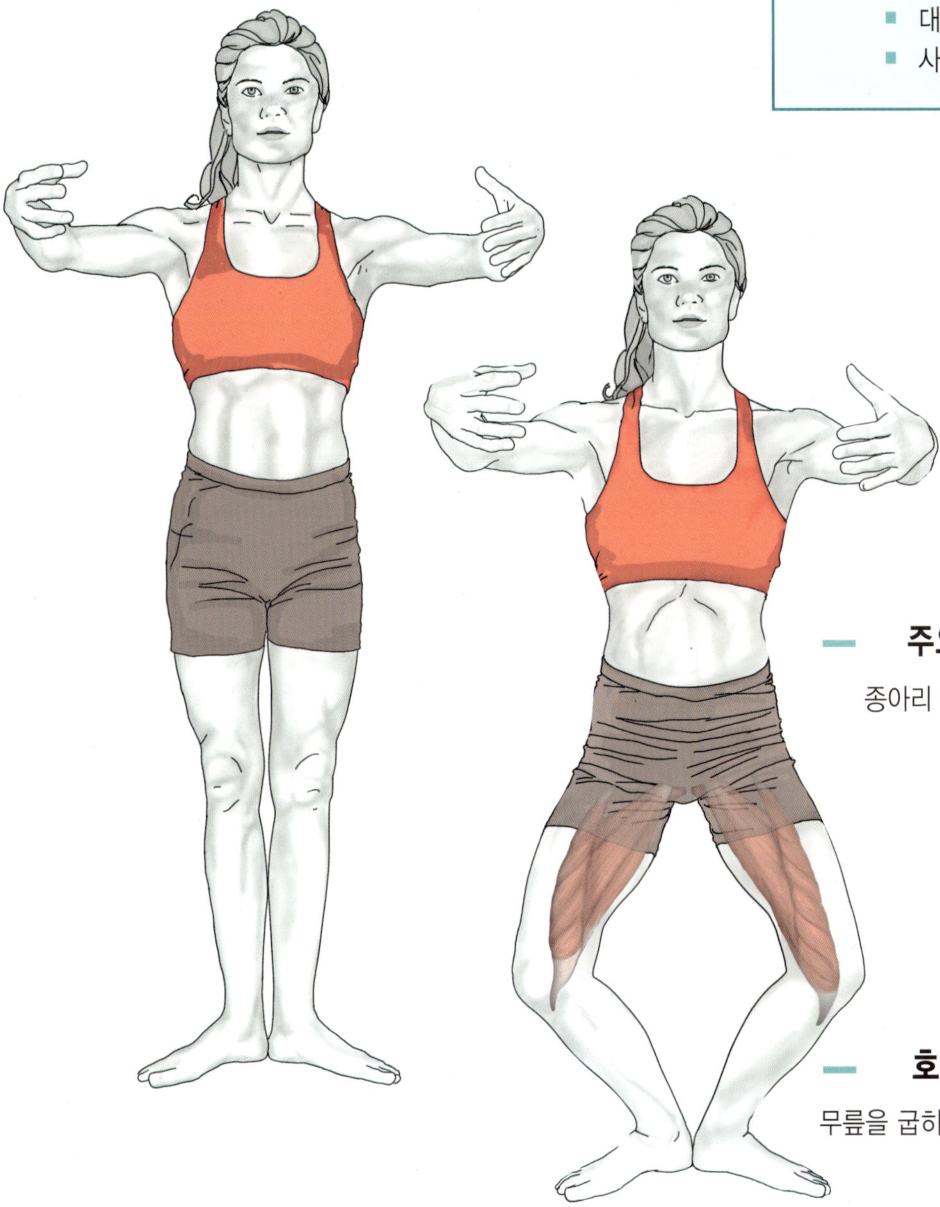

05.pt/206.mp4

주요 신장근

종아리 근육.

호흡

무릎을 굽히며 들이쉬고 펴며 내쉰다.

바닥 운동과의 차이점과 유사점

여기서는 특히 무릎을 굽히고 펼 때 다리 근육 전체가 훈련된다. 똑바로 서 있을 때 엉덩이 중립을 유지하는 것이 훨씬 쉽다. 내려갈 때의 제한은 보통 경직된 종아리 근육으로 인한 것이다. 이 운동은 무릎 잠김을 보상하는 데 탁월한 운동이다.

쏘우 (14-1)

운동 방법

1. 다리를 벌리고 팔을 뻗어 십자 모양으로 선 자세에서 시작한다.
2. 몸통을 돌리며 팔과 시선이 이를 따라가도록 한다. 그후 팔 아래쪽이 반대쪽 다리에 닿도록 비튼다. 엉덩이 중립과 앞쪽으로 향하는 시선을 운동 내내 유지한다.
3. 우선 비틀기를, 그 다음 척추 굽힘을 되돌리며 중립 시작 자세로 돌아간다.

주요 신장근

비틀기 반대쪽의 요방형근.

사용되는 근육들

- 비틀기 반대쪽의 외복사근
- 비트는 쪽의 내복사근

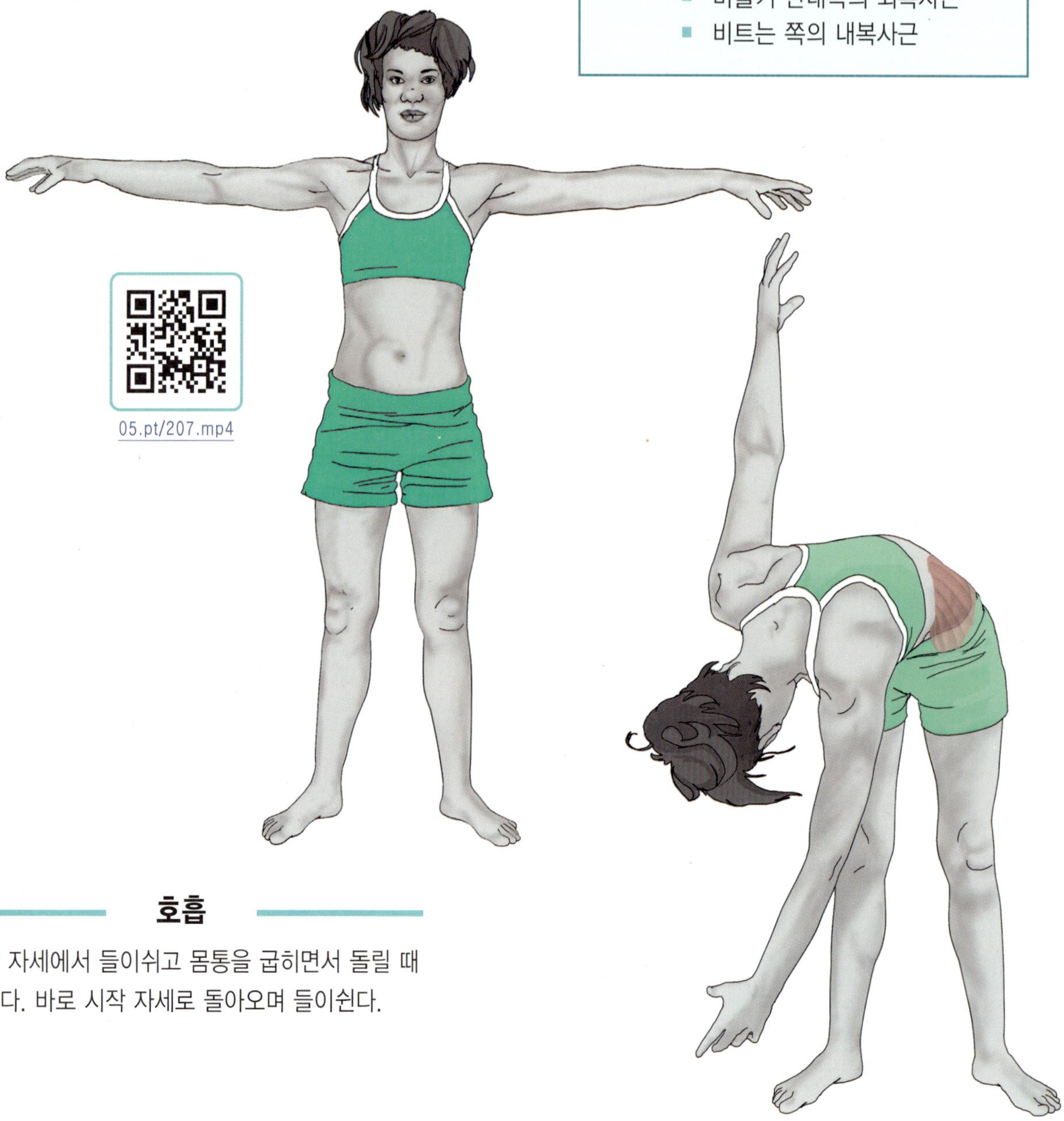

05.pt/207.mp4

호흡

시작 자세에서 들이쉬고 몸통을 굽히면서 돌릴 때 내쉰다. 바로 시작 자세로 돌아오며 들이쉰다.

바닥 운동과의 차이점과 유사점

비틀기와 몸통 굽힘에 필요한 힘이 복부에서 온다는 것을 인지한다면 이 운동은 원래 운동과 대단히 비슷하다는 것을 알 수 있다. 이를 염두에 두지 않으면 단지 다른 스트레칭일 뿐이다.

오블리크 롤 업 (5-1)

운동 방법

1. 팔을 올리고 선 자세에서 시작한다. 이후 축 연장을 유지하면서 몸통을 굽히고 돌린다.
2. 비틀기를 풀고 몸통을 펴 척추를 중립 위치로 되돌리며 시작 자세로 돌아온다.

주요 신장근

비틀기 반대쪽의 요방형근.

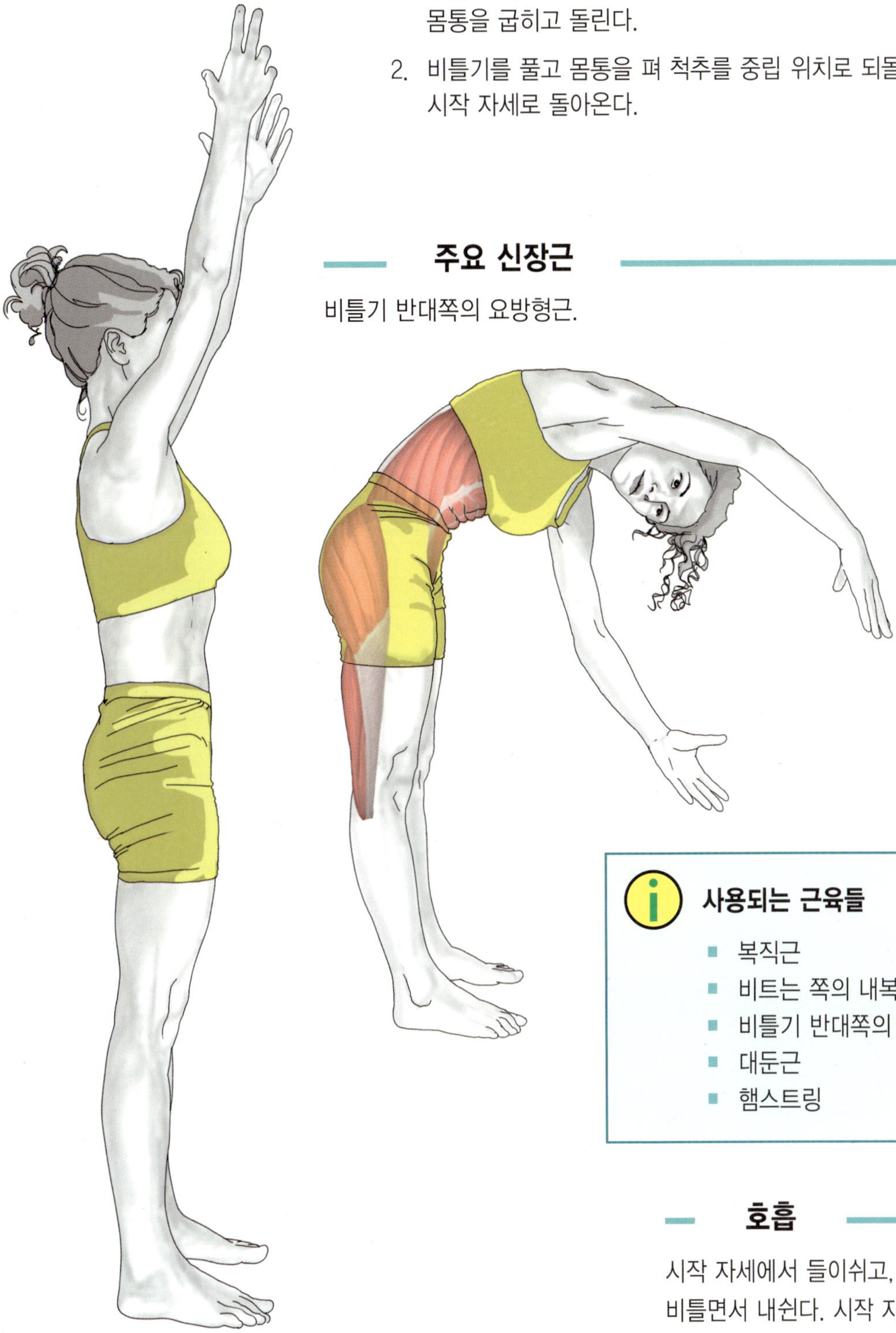

05.pt/208.mp4

사용되는 근육들

- 복직근
- 비트는 쪽의 내복사근
- 비틀기 반대쪽의 외복사근
- 대둔근
- 햄스트링

호흡

시작 자세에서 들이쉬고, 몸통을 굽히고 비틀면서 내쉰다. 시작 자세로 돌아올 때 다시 들이쉰다.

바닥 운동과의 차이점과 유사점

팔을 올린다는 것은 몸통이 형성하는 지렛대가 길어진다는 뜻이며, 이것은 운동의 강도를 늘려준다. 지렛대가 길어지면 중력의 도움을 받을 수 있기 때문에 몸통 굽히기가 쉬워진다. 그러나, 이렇게 굽힌 상태를 유지하는 것의 난이도는 올라가는데 중력이 신체를 바닥 쪽으로 끄는 작용을 하기 때문이다. 이를 막는 제동 작용을 위해 햄스트링과 둔근을 사용해야 한다.

원 사이드 레그 킥 (16-1)

운동 방법

1. 손을 훈련하는 다리 반대쪽의 복부에 놓고 다른 팔은 펼쳐 선 상태에서 시작한다.
2. 다리를 옆쪽으로 올리며 펼친 팔에서 멀어지게 한다. 무릎은 앞쪽을 향하게 유지한다.
3. 발이 바닥에 닿지 않게 하면서 다리를 시작 위치로 되돌린다. 이를 위해서는 무릎을 살짝 구부려야 한다.

사용되는 근육들

- 동적 다리의 대/소둔근
- 동적 다리의 대퇴근막장근
- 동적 다리의 추체근
- 균형을 잡는 다리의 삼각 둔근

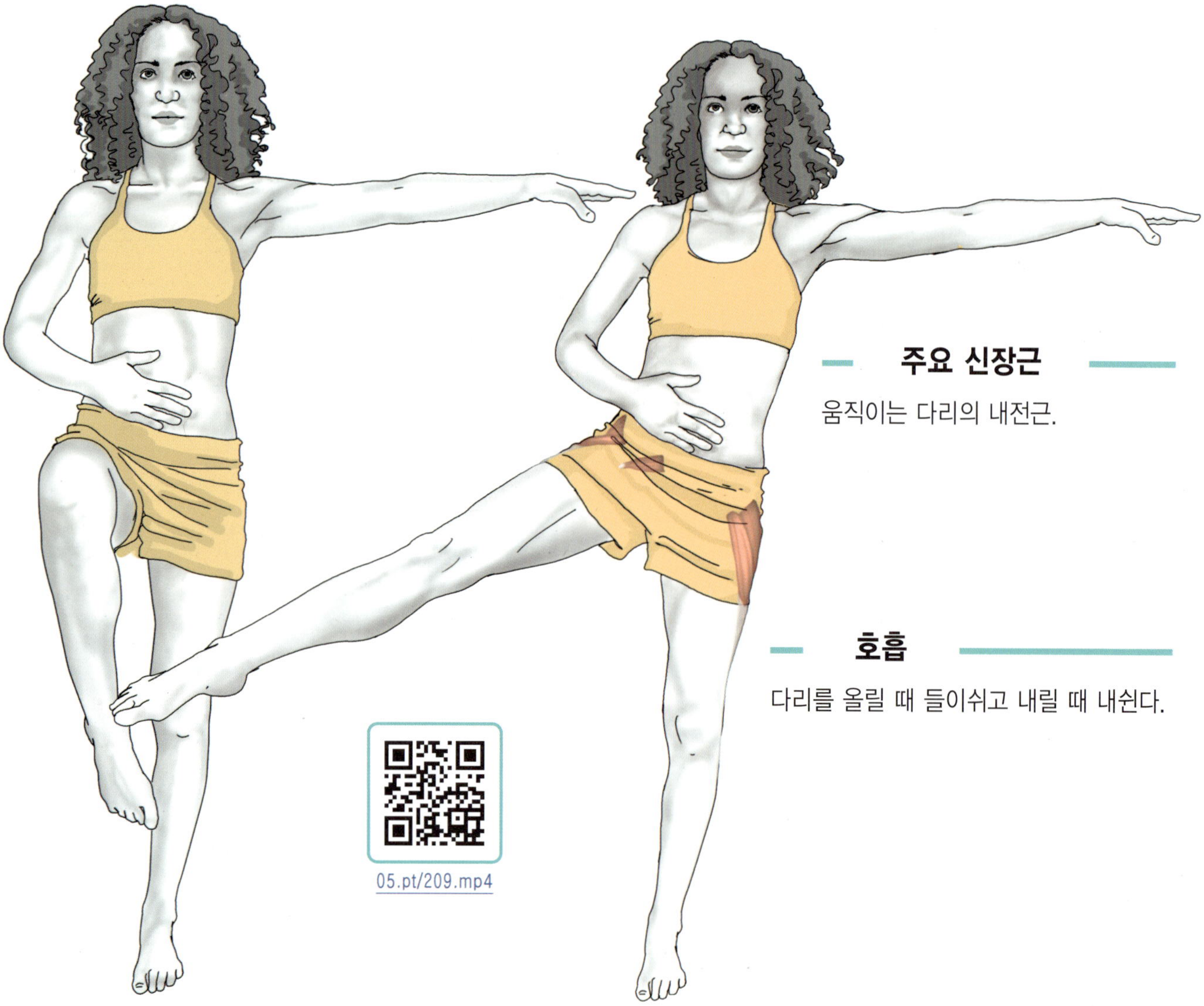

주요 신장근

움직이는 다리의 내전근.

호흡

다리를 올릴 때 들이쉬고 내릴 때 내쉰다.

05.pt/209.mp4

바닥 운동과의 차이점과 유사점

움직이는 다리의 근육은 대단히 비슷한 방법으로 작용한다. 그러나, 반대편 다리는 바닥 운동과는 달리 균형을 잡는 것도 해야 한다.

사이드 레그 시리즈, 변형법 3 (17-1)

운동 방법

1. 손을 훈련하는 다리 반대쪽의 복부에 놓고 다른 팔은 펼쳐 선 상태에서 시작한다.
2. 다리를 옆쪽으로 올리며 펼친 팔에서 멀어지게 한다. 목표에 따라 무릎은 앞쪽을 향하게 유지하거나 엉덩이를 바깥쪽으로 돌린다.
3. 발가락으로 좌우로 원을 그리기 위해 발목을 움직일 때 다리가 움직이지 않는 상태를 유지한다. 발목을 굽히거나 펼 수 있다.

사용되는 근육들

- 올린 다리의 대/소둔근
- 올린 다리의 대퇴근막장근
- 올린 다리의 추체근, 올린 다리의 종아리 근육과 전경골근
- 균형을 잡는 다리의 삼각 둔근

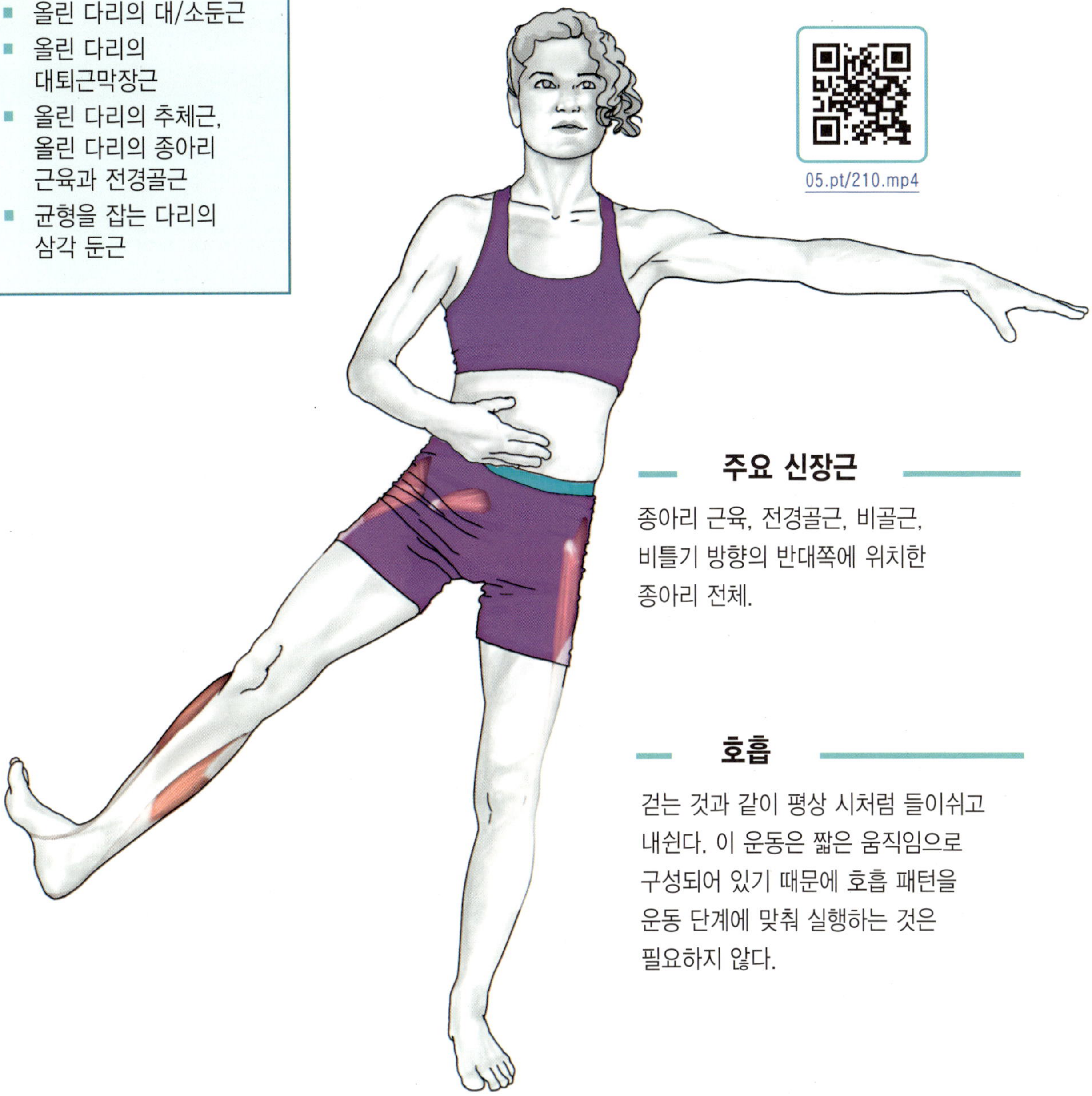

05.pt/210.mp4

주요 신장근

종아리 근육, 전경골근, 비골근, 비틀기 방향의 반대쪽에 위치한 종아리 전체.

호흡

걷는 것과 같이 평상 시처럼 들이쉬고 내쉰다. 이 운동은 짧은 움직임으로 구성되어 있기 때문에 호흡 패턴을 운동 단계에 맞춰 실행하는 것은 필요하지 않다.

바닥 운동과의 차이점과 유사점

이 운동은 1단계 운동인 사이드 레그 시리즈의 변형법 3과 상당히 유사하다. 동적 다리의 근육 훈련은 매우 유사하게 이뤄지지만, 지지하는 다리 또한 중심을 잡기 위해 작용한다. 이것은 바닥 운동과 다른 점이다.

싱글 레그 익스텐션 (20-1)

운동 방법

1. 팔을 앞쪽으로 뻗고 한쪽 무릎을 굽히면서 살짝 올린 상태로 서서 시작한다.
2. 엉덩이를 신장하며 다리를 뒤로 뻗는다. 그 다음 엉덩이 중립을 유지하며 다리를 살짝 올린다.

사용되는 근육들

- 올린 다리의 대둔근
- 올린 다리의 햄스트링 위쪽 근섬유
- 지지하는 다리의 외전근

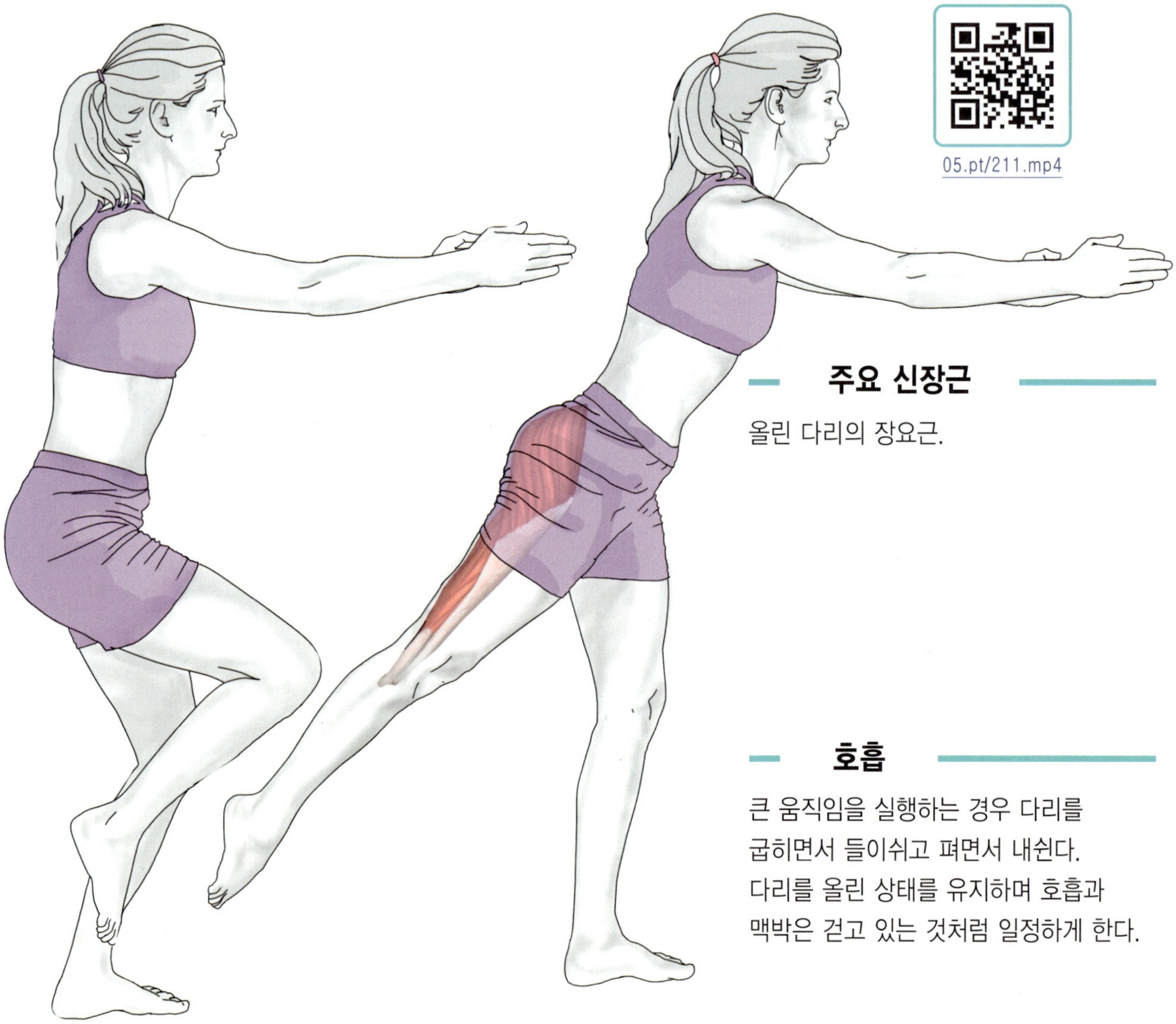

05.pt/211.mp4

주요 신장근

올린 다리의 장요근.

호흡

큰 움직임을 실행하는 경우 다리를 굽히면서 들이쉬고 펴면서 내쉰다. 다리를 올린 상태를 유지하며 호흡과 맥박은 걷고 있는 것처럼 일정하게 한다.

바닥 운동과의 차이점과 유사점

엉덩이가 바닥 상에 위치하고 있지 않기 때문에 다리를 더 높이 들 수 있고, 이것은 둔근의 부담을 증가시킨다. 그러나, 운동 내내 안정을 유지해야 하는 엉덩이와 몸통에 주의를 집중해야 한다. 몸을 받치는 다리도 다른 유사한 운동에서와 마찬가지 방법으로 훈련된다. 이 역시 바닥 운동과 다른 점이다.

쉘(조개) 스트레칭 (1-1)

운동 방법

1. 무릎을 살짝 구부리고 팔은 몸통 양쪽에 놓은 상태로 서서 시작한다.
2. 머리와 팔을 이완하여 몸통 앞으로 내려뜨리며 몸통을 깊게 구부린다.

사용되는 근육들

- 사두근

05.pt/212.mp4

주요 신장근

요방형근, 척추기립근.

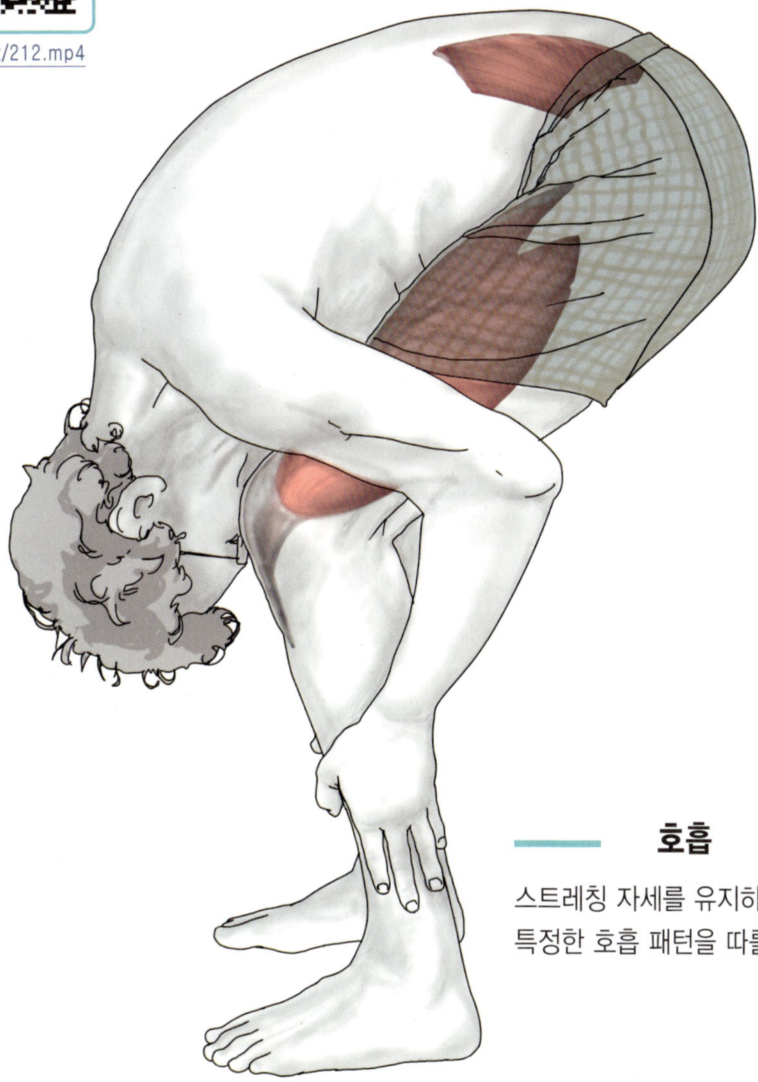

호흡

스트레칭 자세를 유지하며 평상시 대로 호흡한다. 특정한 호흡 패턴을 따를 필요가 없다.

바닥 운동과의 차이점과 유사점

이 운동에서는 두 발로 자세를 유지해야 하기 때문에 긴장도 훈련의 성격이 크다. 그러나, 어깨와 경추 부위의 이완 정도는 올라간다.

18 서서하는 운동 푸쉬업 (14-2)

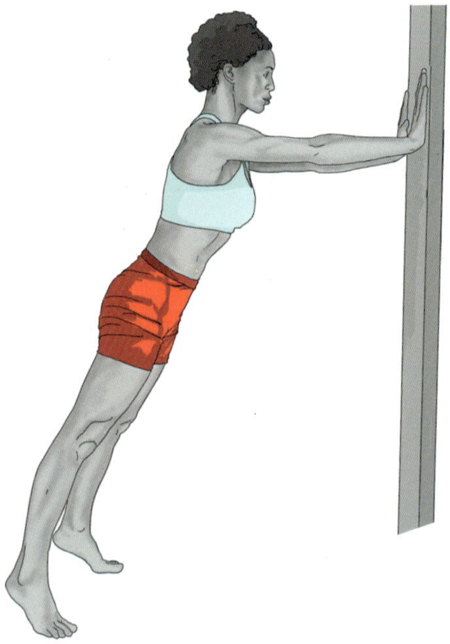

운동 방법

1. 팔을 뻗어 벽에 댄 상태로 서서 시작한다.
2. 몸통과 다리를 철판처럼 단단히 유지하며 팔꿈치를 구부렸다 편다. 양팔 거리를 더 늘려 흉근을 공략하거나 양팔을 신체 옆과 나란히 하여 삼두근을 공략할 수도 있다.

주요 신장근

흉근과 전면 삼각근.

05.pt/213.mp4

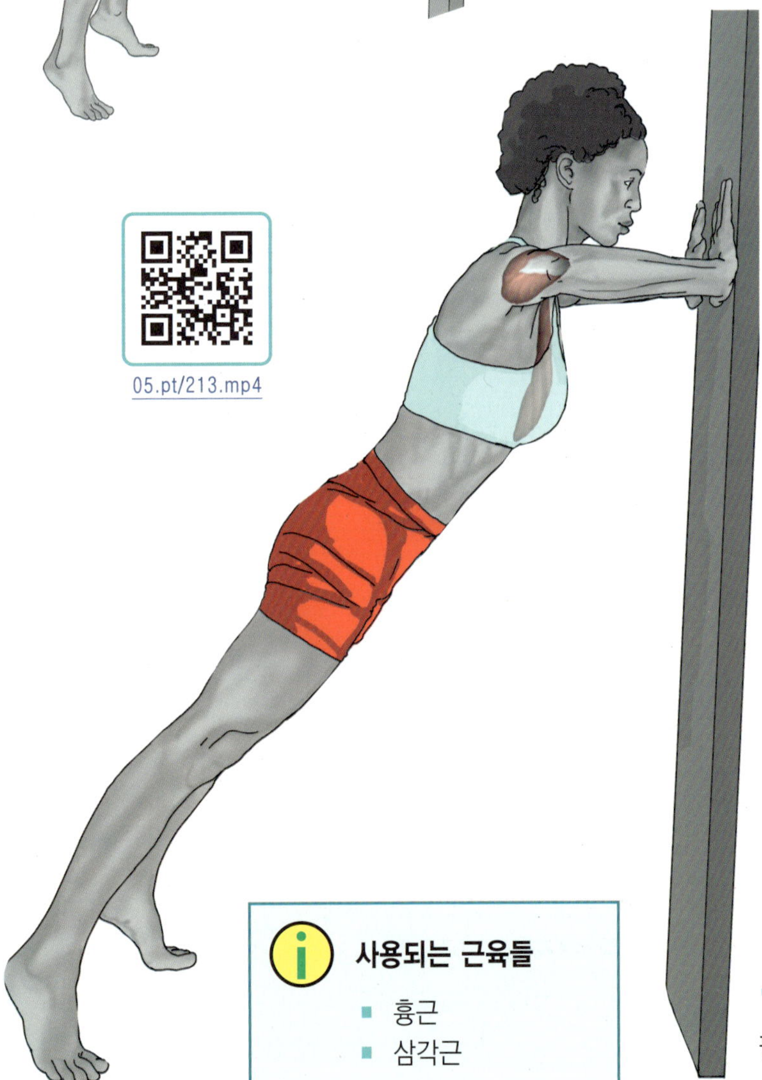

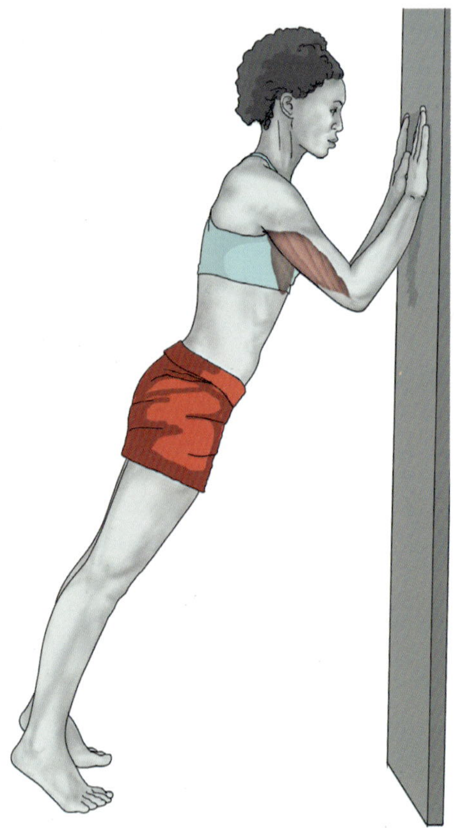

사용되는 근육들

- 흉근
- 삼각근

호흡

팔꿈치를 구부릴 때 들이쉬고 펼 때 내쉰다.

바닥 운동과의 차이점과 유사점

벽에 대고 하는 푸쉬업 보다는 강도가 훨씬 덜하다. 따라서 이 운동은 바닥에서 하는 푸쉬업에 대한 사전 운동으로 권장된다.

체어(의자) (바닥의 지지 없이)

운동 방법

1. 팔을 신체 옆에 나란히 하거나 앞쪽으로 뻗은 상태에서 서서 시작한다.
2. 몸통을 앞으로 기대면서 무릎을 깊게 구부린다. 무릎은 발보다 앞으로 나와서는 절대로 안 되며 등은 신장과 중립을 유지해야 한다.

사용되는 근육들

- 사두근
- 둔근

주요 신장근

대둔근.

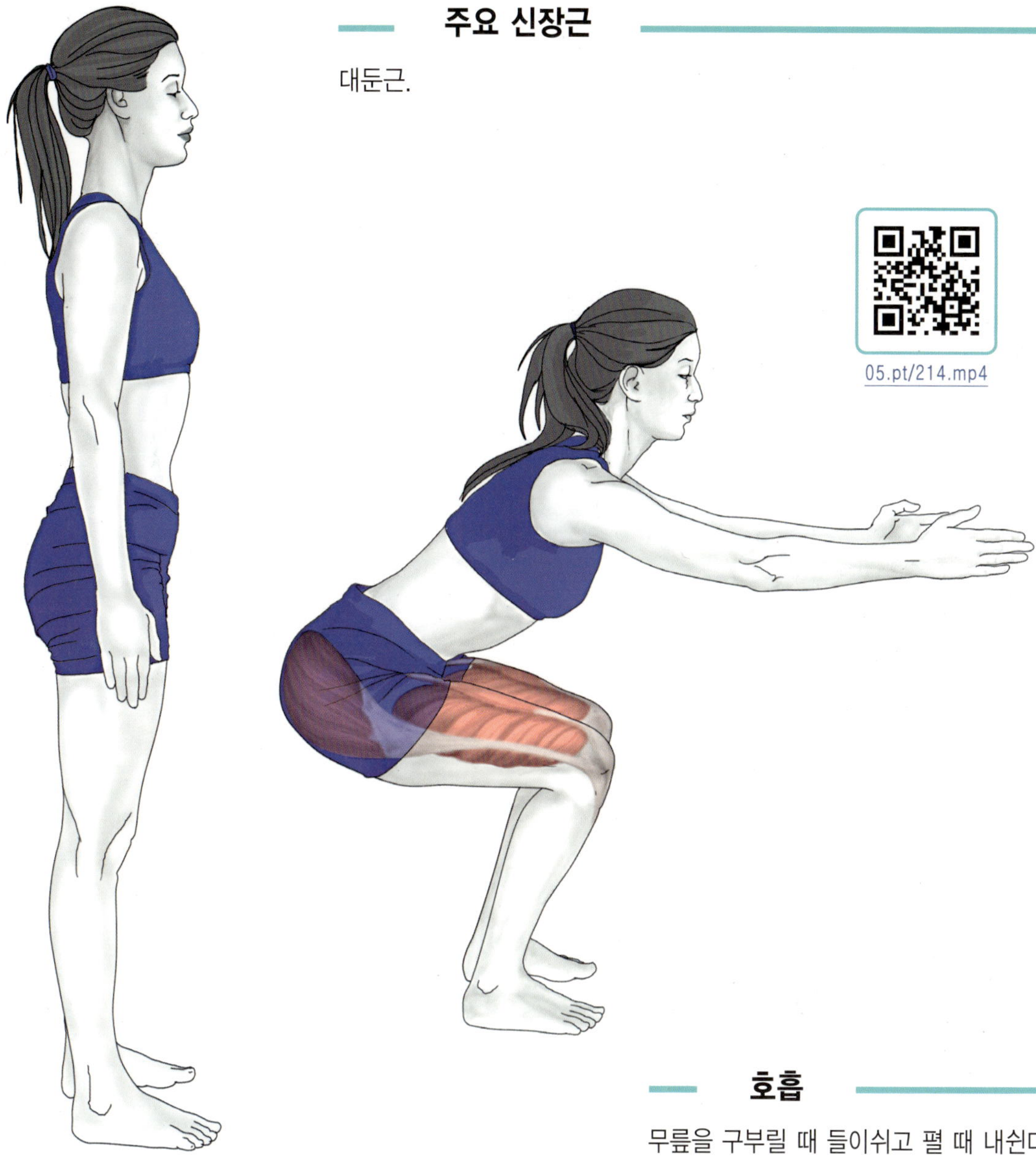

05.pt/214.mp4

호흡

무릎을 구부릴 때 들이쉬고 펼 때 내쉰다.

바닥 운동과의 차이점과 유사점

엉덩이 중립을 유지해야 하기 때문에 완전한 복근 훈련 강도를 달성하기가 더 어렵다. 그러나, 엉덩이 위치를 유지해야 하기 때문에 둔근과 햄스트링의 훈련이 유도된다.

스플릿 (바닥을 보지 않고)

운동 방법

1. 다리를 시저스 자세로 위치하고 팔은 신체 옆에 두거나 앞으로 뻗은 상태로 선 자세로 시작한다.
2. 뒤쪽 다리의 발꿈치가 올라간 상태를 유지하며 무릎을 깊게 구부린다. 앞쪽 다리의 무릎은 절대로 발 앞으로 나와서는 안 된다.

사용되는 근육들

- 사두근
- 둔근

주요 신장근

대둔근.

05.pt/215.mp4

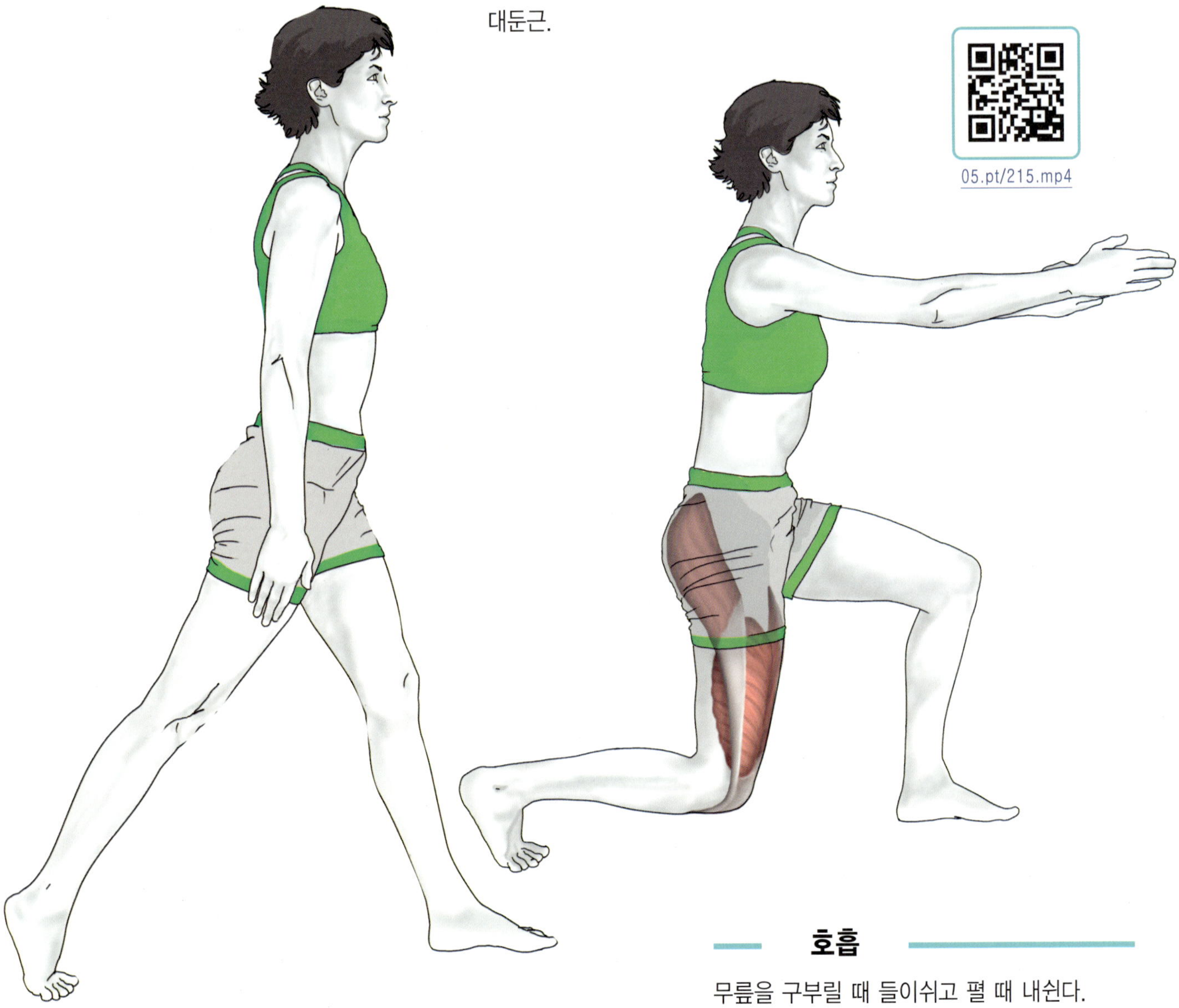

호흡

무릎을 구부릴 때 들이쉬고 펼 때 내쉰다.

바닥 운동과의 차이점과 유사점

신체 앞에 위치한 바닥에서 오는 압박이 없기 때문에 척추를 신장하기는 훨씬 쉽다. 그러나, 운동 난이도의 감소는 적절한 골반 안정화에는 부정적일 수 있다.

오블리크 스플릿 (바닥의 지지 없이)

운동 방법

1. 다리를 시저스 자세로 위치하고 팔은 신체 옆에 두거나 앞으로 뻗은 상태로 선 자세로 시작한다.
2. 뒤쪽 다리의 발꿈치가 올라간 상태를 유지하며 무릎을 깊게 구부린다. 앞쪽 다리의 무릎은 절대로 발 앞으로 나와서는 안 된다.
3. 엉덩이나 다리를 움직이지 않으면서 몸통을 비튼다. 비틀기를 되돌리며 시작 자세로 돌아온다.

사용되는 근육들

- 사두근
- 둔근
- 외복사근, 내복사근

주요 신장근

비틀기 방향 반대쪽의 대둔근과 요방형근.

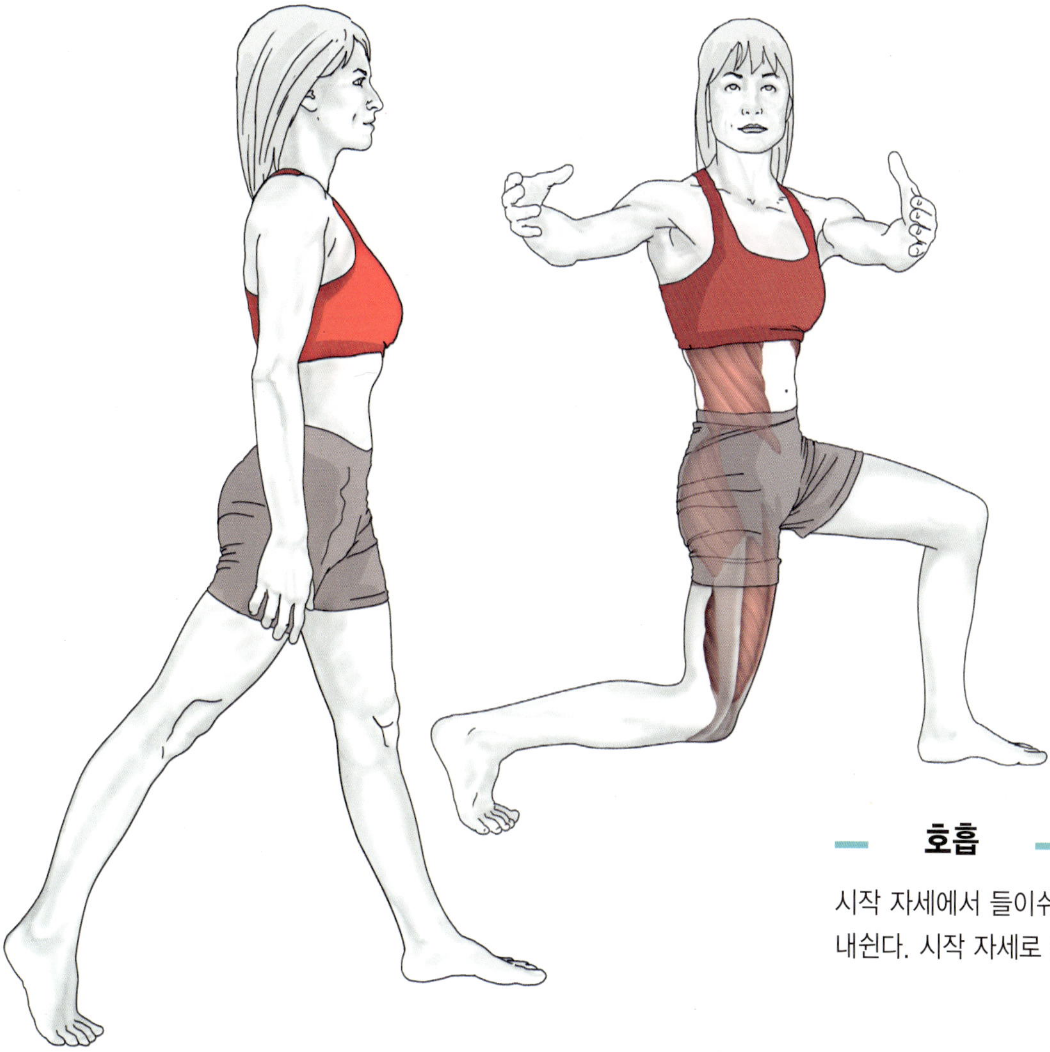

05.pt/216.mp4

호흡

시작 자세에서 들이쉬고 몸통 비틀기에서 내쉰다. 시작 자세로 돌아오며 들이쉰다.

바닥 운동과의 차이점과 유사점

무릎을 구부릴 때 들이쉬고 몸통을 비틀 때 내쉰 다음, 비틀기를 되돌릴 때 들이쉬고 시작 자세로 돌아올 때 내쉰다.

백앤포스 (바닥의 지지 없이)

운동 방법

1. 팔을 신체 옆에 둔 상태로 선 자세로 시작한다.
2. 발뒤꿈치나 발가락이 바닥에서 떨어지지 않으면서 앞뒤로 흔들거린다. 몸통과 다리는 널빤지처럼 고정된 상태를 유지한다.

사용되는 근육들

- 종아리 근육
- 전경골근

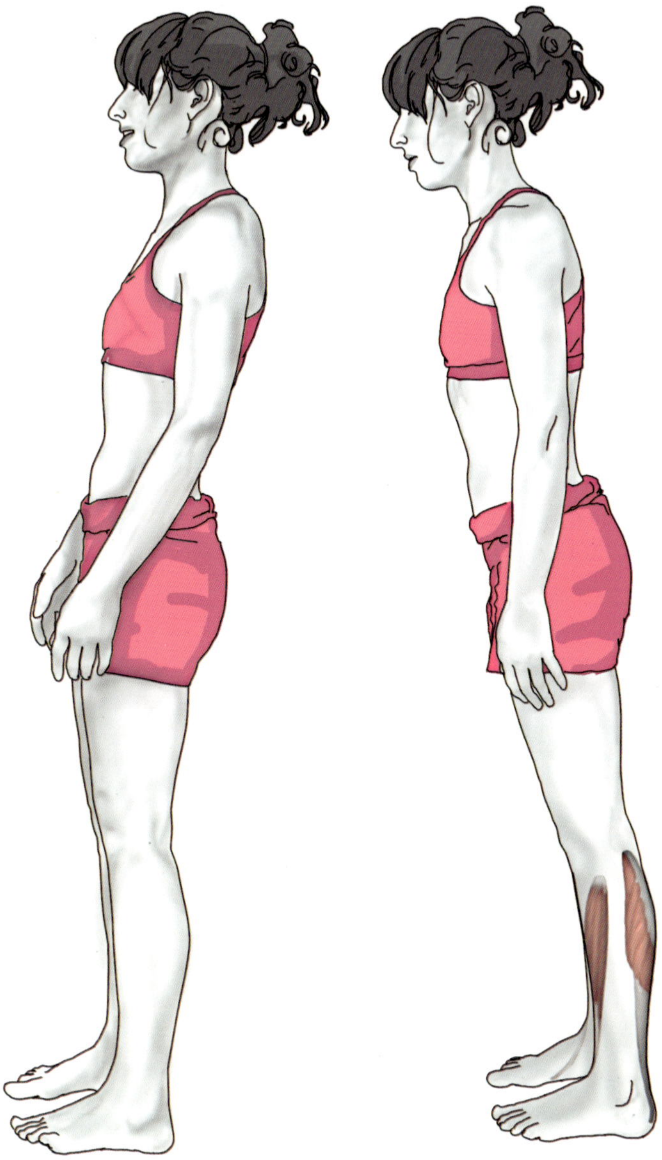

05.pt/217.mp4

주요 신장근

종아리 근육.

호흡

제일 편하게 느껴지는 대로 들이쉬고 내쉴 수 있다. 이 운동에는 다른 운동보다 특별히 더 강한 단계가 없기 때문이다.

바닥 운동과의 차이점과 유사점

신체 앞에 위치한 바닥에서 오는 압박이 없기 때문에 척추를 신장하기는 훨씬 쉽다. 그러나, 운동 난이도의 감소는 적절한 골반 안정화에는 부정적일 수 있다.

까치발 서기(를르베 relevé) (바닥의 지지 없이)

운동 방법

1. 팔을 신체 옆에 둔 상태로 선 자세로 시작한다.
2. 자신을 어리라고 생각하고 머리 꼭대기가 천장에 닿을 것처럼 팔을 들면서 까치발로 선다. (발목의 발바닥쪽 굽힘)

사용되는 근육들

- 종아리 근육

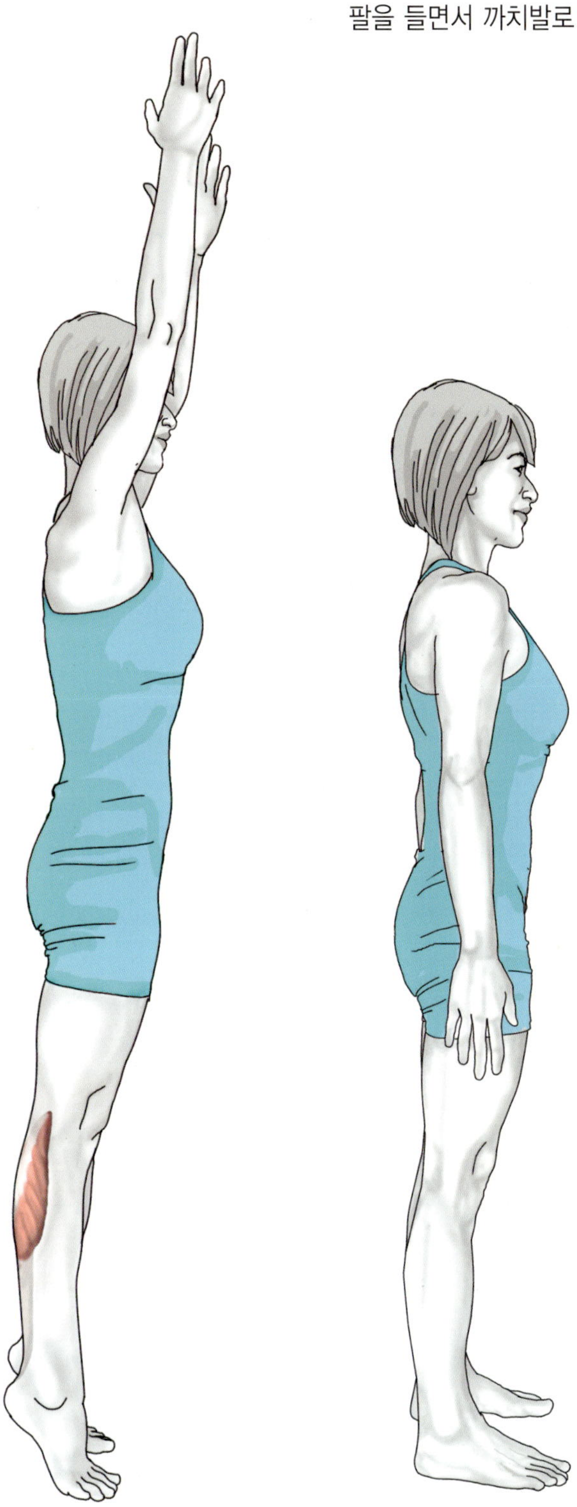

주요 신장근

전경골근.

호흡

상승 시 내쉬고, 하강 시 들이쉰다.

바닥 운동과의 차이점과 유사점

엉덩이 중립을 유지해야 하기 때문에 완전한 복근 훈련 강도를 달성하기가 더 어렵다. 그러나, 엉덩이 중립을 유지해야 하기 때문에 둔근과 햄스트링이 훈련된다.

원 레그 킥 (4-2)

운동 방법

1. 양팔을 앞으로 뻗고 다리 한쪽을 뒤로 뻗은 상태로 서서 시작한다.
2. 무릎을 구부리고, 다리를 낮추지 않으면서 발뒤꿈치를 엉덩이 쪽으로 가져온다.

사용되는 근육들

- 올린 다리의 대둔근
- 올린 다리의 햄스트링의 위쪽 근섬유
- 지지하는 다리의 사두근과 엉덩이 근육

주요 신장근

훈련 다리의 장요근.
훈련 다리의 사두근.

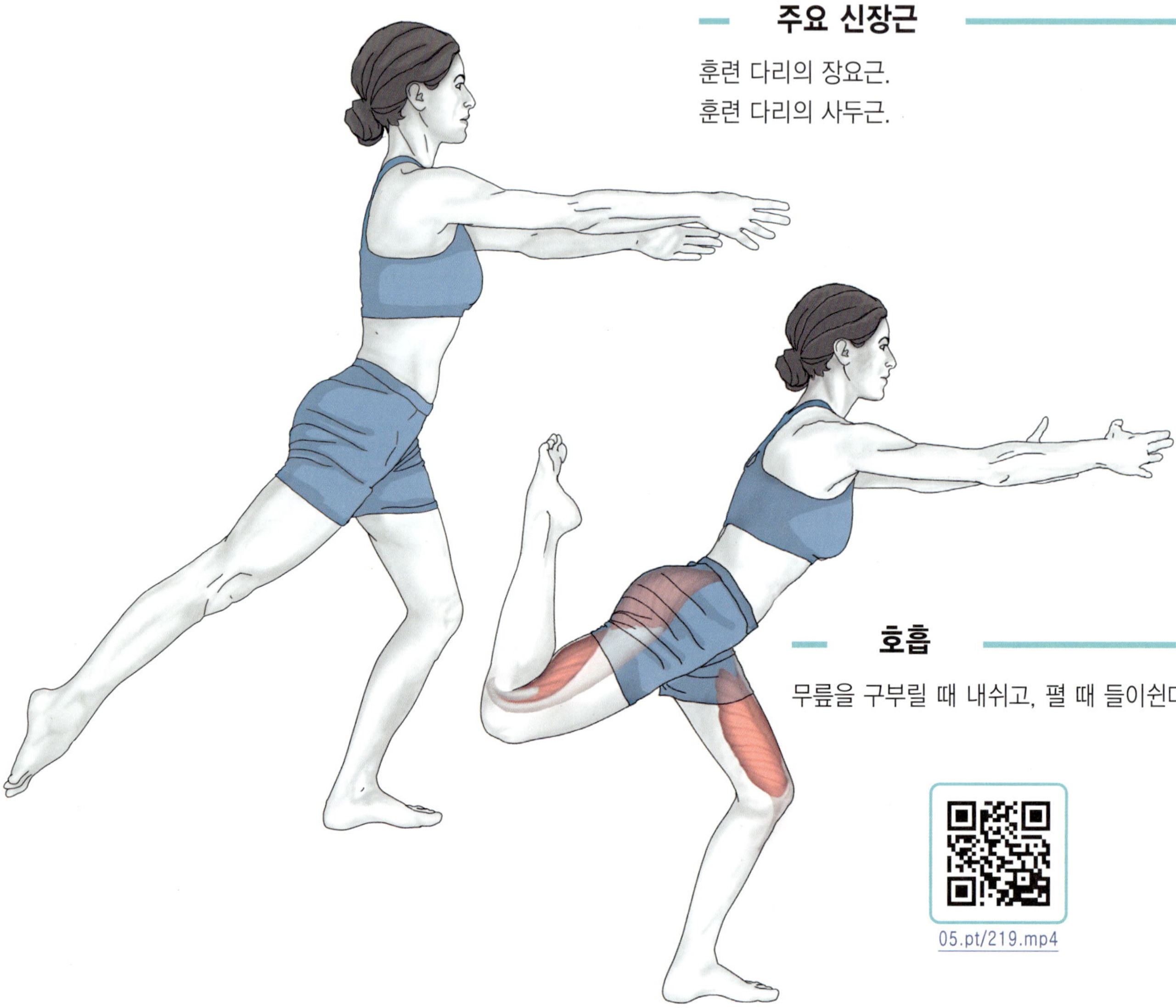

호흡

무릎을 구부릴 때 내쉬고, 펼 때 들이쉰다.

05.pt/219.mp4

바닥 운동과의 차이점과 유사점

다리는 바닥 운동에서 들리지 않기 때문에 엉덩이는 신전되지 않고 중립 위치를 유지한다. 이것은 선 자세에서도 스스로 다리를 몸통의 확장으로써 신전할 수 있다면 이루어질 수 있다. 이 운동은 어떠한 지지점이 없는 상황에서 중립인 엉덩이의 고유 감각을 향상해 준다. 이 운동이 일상 생활로 전환되면 매우 유익하다.

스위밍 암 (10-2)

운동 방법

1. 팔을 들고 무릎을 꿇은 자세에서 시작한다.
2. 어깨를 교대로 굽히며, 관절 가동성이 허락하는 정도로 머리 뒤로 스트레칭한다.

사용되는 근육들

- 복사근
- 거근
- 승모근
- 둔근

05.pt/220.mp4

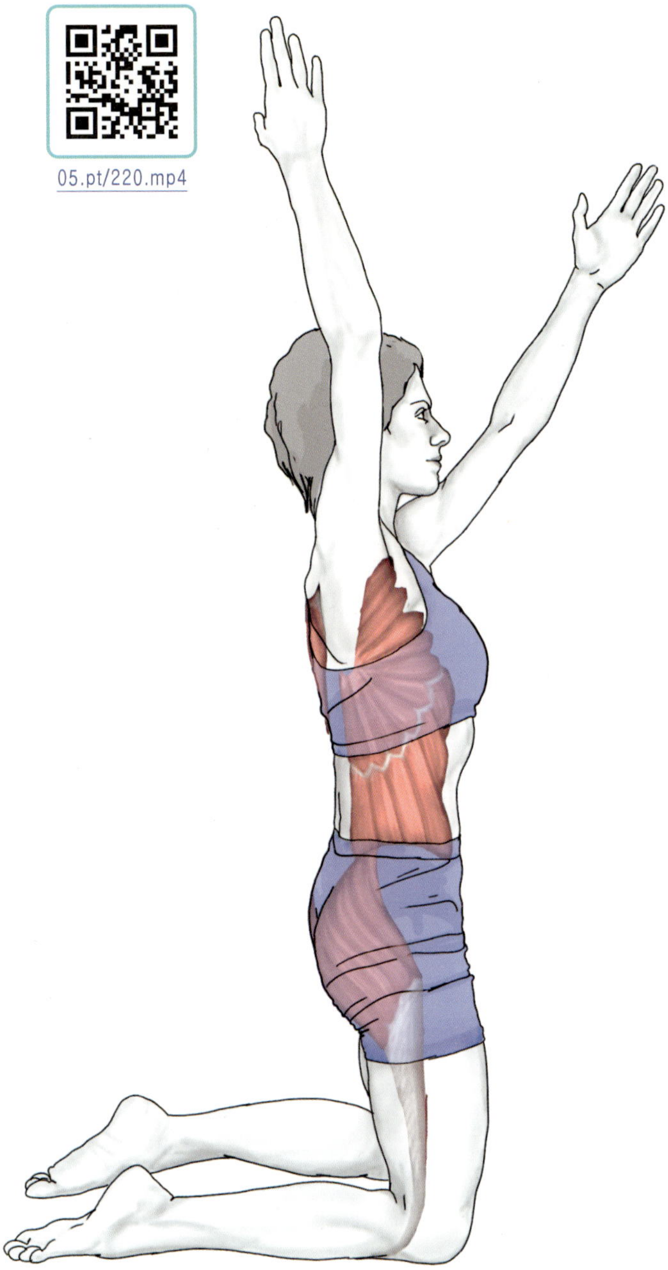

주요 신장근

광배근.

호흡

시작 자세에서 들이쉬고 걸을 때와 비슷한 모습의 조화로운 팔의 움직임에 따라 리듬에 맞춰 호흡을 계속한다.

바닥 운동과의 차이점과 유사점

좀 더 자유도가 확보되는 자세이기 때문에 흉곽이 닫힐 확률은 적고, 팔이 더 길게 움직일 수 있게 된다. 그러나, 이것은 실수로, 이러면 이 운동은 필라테스 방법의 목표와는 매우 다른 운동이 되어 버린다.

사이드 벤드 (13-2)

운동 방법

1. 무릎을 절반 정도 구부리고 손은 정강이에 놓고 척추는 구부린 상태로 서서 시작한다.
2. 한쪽 다리를 이용해(외전) 옆으로 한 발짝 중심에서 벗어난다. 팔, 몸통, 다른쪽 다리는 신전한다.
3. 떠다니는 듯 한 조화로운 흐름 속에서 시작 자세로 돌아온다. 우선 뻗은 다리를 구부리고 스쿼트를 한 다음 훈련 다리를 접근시킨다.

사용되는 근육들

- 사두근
- 내전근
- 복사근

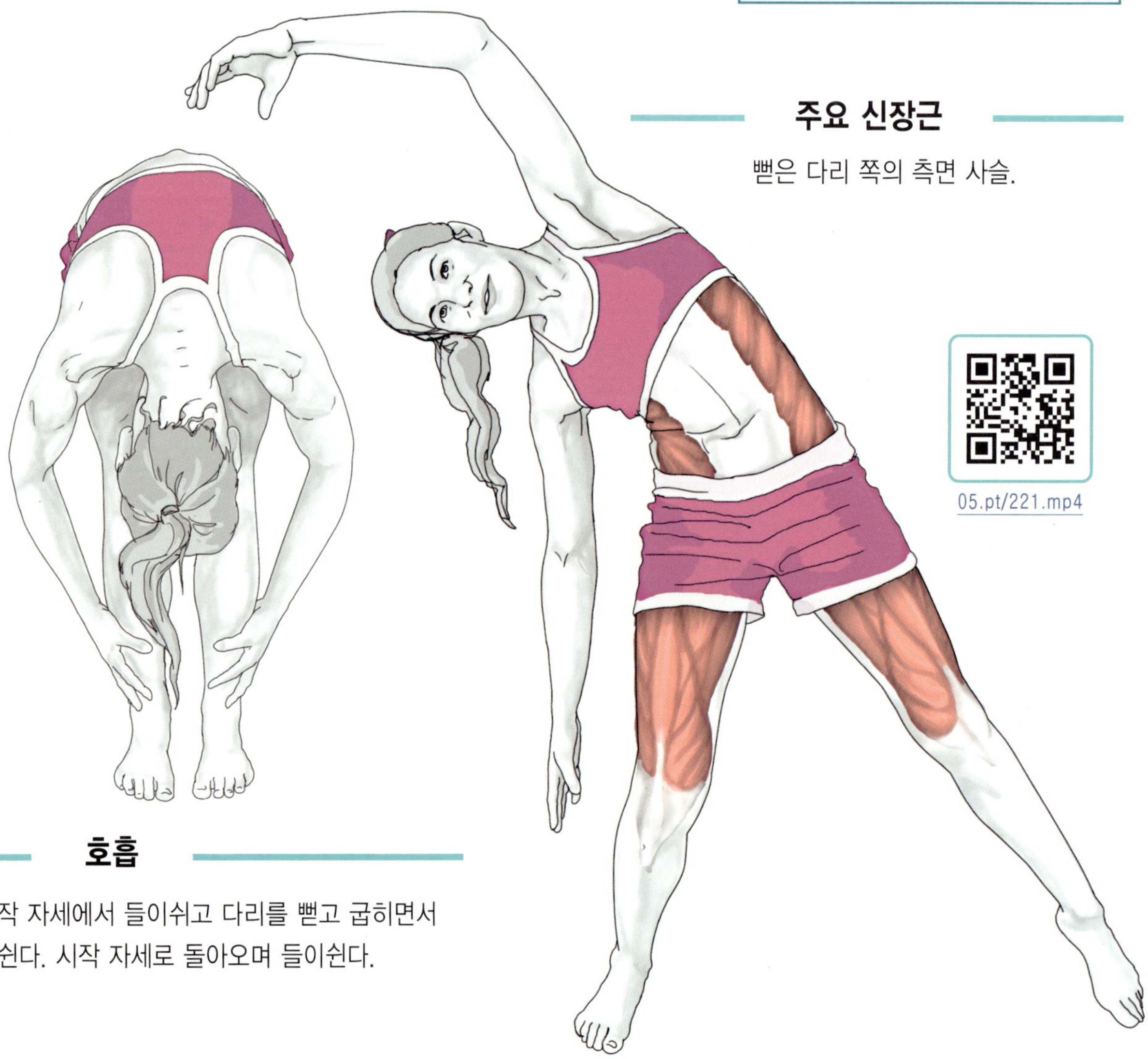

주요 신장근

뻗은 다리 쪽의 측면 사슬.

05.pt/221.mp4

호흡

시작 자세에서 들이쉬고 다리를 뻗고 굽히면서 내쉰다. 시작 자세로 돌아오며 들이쉰다.

바닥 운동과의 차이점과 유사점

강도 훈련이 하체의 근육 및 상체 스트레칭을 다루게 된다. 그러나, 이 운동은 양쪽의 측면 사슬 전체를 교대로 완전히 신전시켜 준다.

수영 (10–2)

운동 방법

1. 무릎을 절반 정도 구부리고 팔을 올린 상태로 서서 시작한다.
2. 엉덩이와 한쪽 무릎을 올리고 반대편 팔을 뒤쪽으로 이동한다.
3. 다른 팔과 다리로 반복한다. 무릎은 절반 정도 굽힌 상태를 계속 유지한다.

사용되는 근육들

- 둔근
- 승모근
- 능형근
- 복사근

05.pt/222.mp4

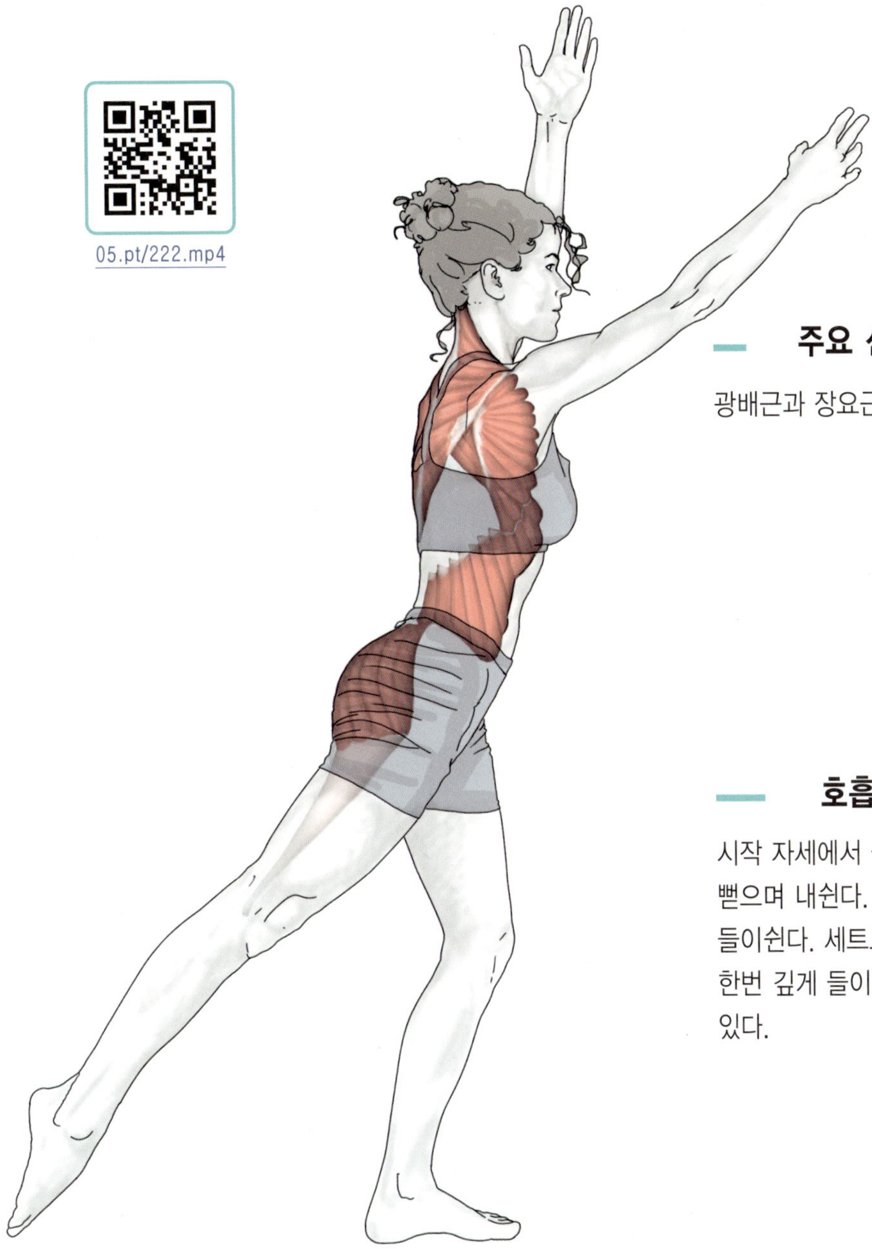

주요 신장근

광배근과 장요근.

호흡

시작 자세에서 들이쉬고 다리와 반대편 팔을 뻗으며 내쉰다. 시작 자세로 돌아오며 들이쉰다. 세트로 반복을 하는 경우, 한번 깊게 들이쉬고 8회 짧게 내쉴 수도 있다.

바닥 운동과의 차이점과 유사점

엉덩이가 바닥에서 지지를 받지 않고 있기 때문에, 이 운동에서는 엉덩이 안정화를 더 의식해야 한다. 그러나, 어깨 가동성 부족으로 인해 수영 운동을 바닥에서 할 수 없는 이들에게 이것은 좋은 대안이다.

삼두근 킥 (하체)

운동 방법

1. 90° 이상으로 무릎을 굽혀 무릎을 꿇는다. 엉덩이는 굽히고 팔은 신체 양쪽에 놓으며 척추는 신전되고 몸통은 앞쪽으로 기댄다.
2. 상완을 움직이지 않으면서 팔꿈치를 펴서 원래 위치에서 벗어나게 한다. 팔 전체를 올렸다 내리면 삼두근 훈련의 효과를 느끼지 못할 것이다.

사용되는 근육들

- 삼두근
- 전면 삼각근
- 사두근

05.pt/223.mp4

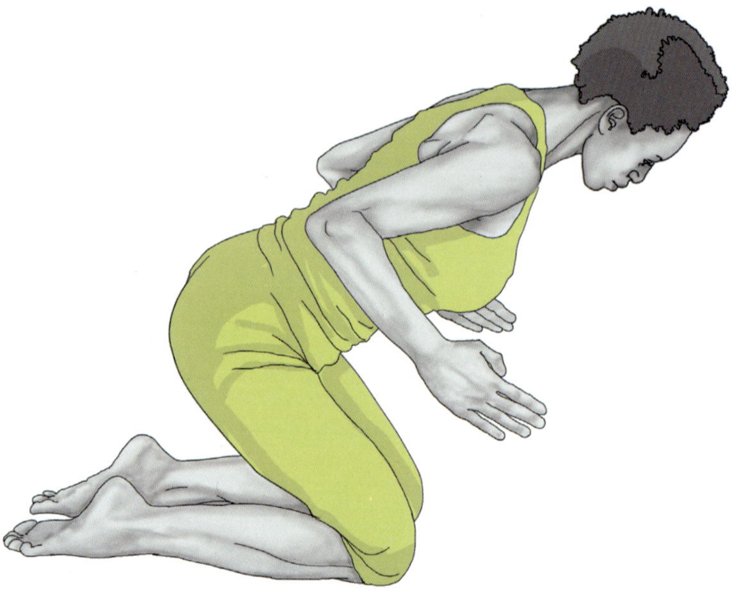

주요 신장근

전면 삼각근과 흉근.

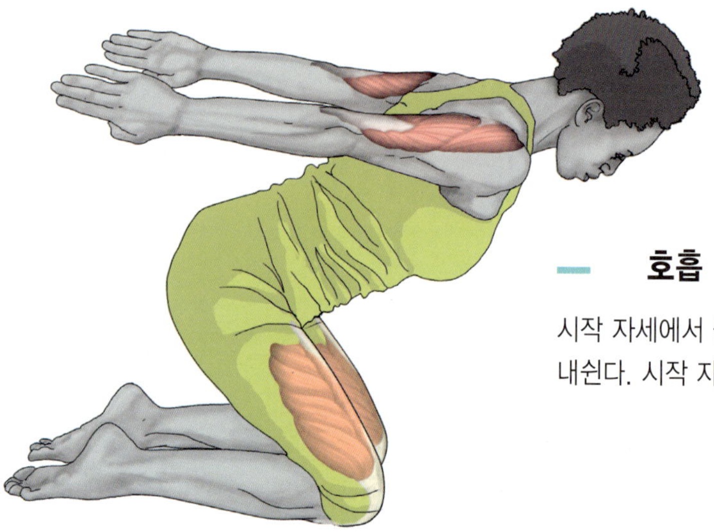

호흡

시작 자세에서 들이쉬고 척추를 펼 때 내쉰다. 시작 자세로 돌아올 때 들이쉰다.

바닥 운동과의 차이점과 유사점

팔꿈치를 굽힐 때 들이쉬고 펼 때 내쉬는데, 더 깊고 느리게 숨을 쉬게 된다.

목표로 분리한 운동 목록

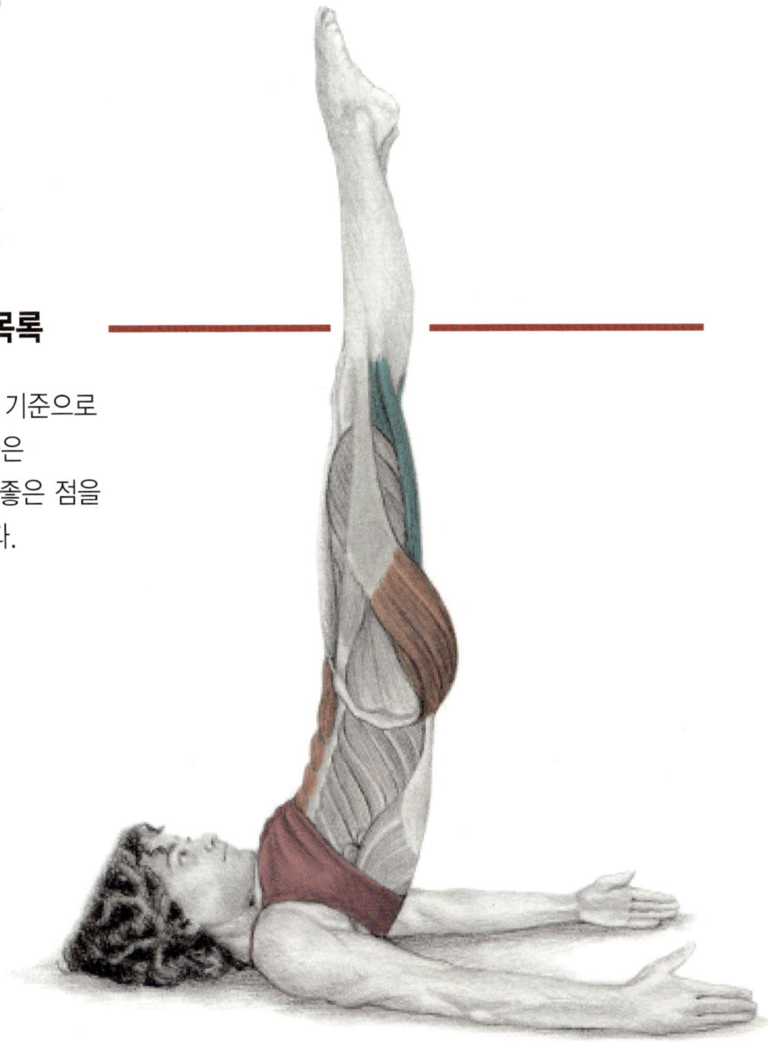

목표로 분리한 운동 목록

이 장에서 필자는 운동들을 10가지 목표를 기준으로 주의 깊게 선별하여 표로 정리하였다. 이들은 매우 짧은 기간 내에 할 수 있으면서 많은 좋은 점을 가져다 줄 것이다. 분류 기준은 다음과 같다.

- 복부 강화 및 둘레 감소
- 에너지 향상
- 직장에서
- 일상 생활에서의 민첩함 향상
- 어깨, 등, 가슴을 위한 운동
- 둔근, 엉덩이, 다리를 위한 운동
- 관절 가동성 향상
- 등 관리
- 수면을 위한 운동
- 상쾌한 아침을 맞이하는 운동

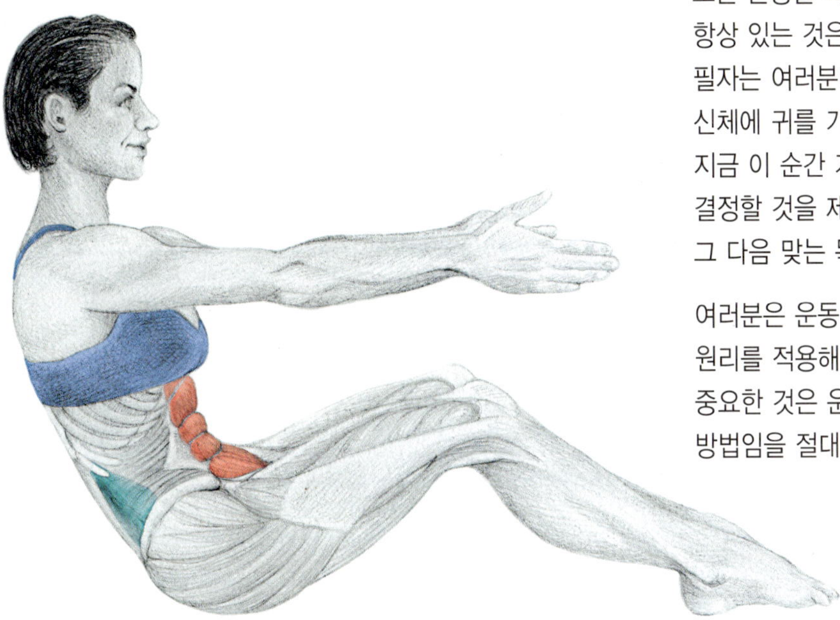

모든 운동을 다 할 수 있는 시간이 항상 있는 것은 아닐 것이다. 필자는 여러분이 더욱 의식적으로 운동을 행하며 신체에 귀를 기울여 지금 이 순간 가장 해야 하는 운동이 무엇인지 결정할 것을 제안한다. 그 다음 맞는 목록을 골라라.

여러분은 운동마다 반드시 필라테스 방법의 원리를 적용해 좋은 자세로 실시해야 한다. 중요한 것은 운동을 한다는 사실 자체가 아니라 방법임을 절대로 잊지 마라.

복부 강화 및 둘레 감소

복부의 네 근육군(복직근, 외복사근, 내복사근, 복횡근)을 집중성 수축, 신장성 수축, 등척성 수축을 통해 훈련한다.

하프 롤 백

운동 4, 1 단계

루틴: 한 세트 8회 반복. 2세트 실시. 세트 사이 휴식.

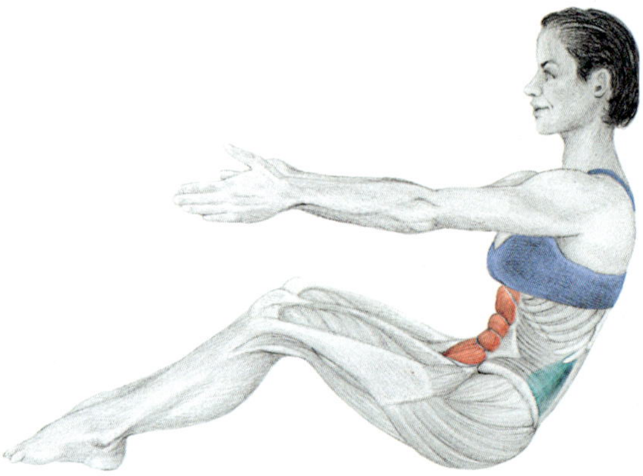

복근 준비 운동

운동 1, 1 단계

루틴: 한 세트 8회 반복. 3세트가 한 단위. 2단위 실시. 단위 사이 휴식.

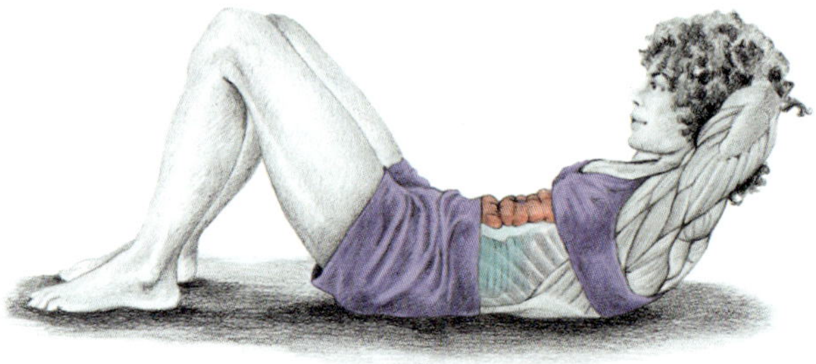

스쿼드

운동 25, 1 단계

루틴: 한 세트 8회 반복. 3세트가 한 단위. 2단위 실시. 단위 사이 휴식.

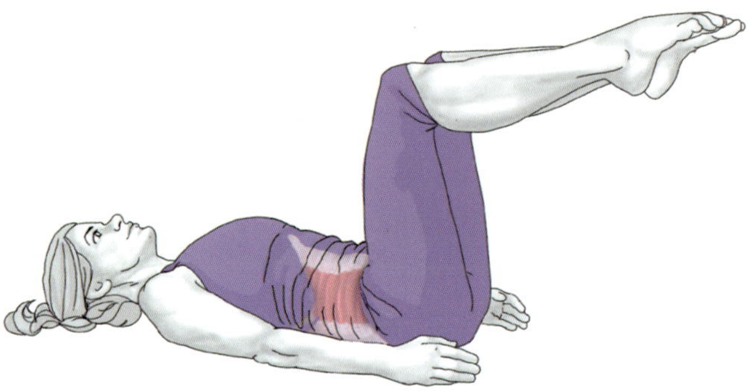

롤 오버

운동 3, 2 단계

루틴: 한 세트 8회 반복. 1세트 천천히 실시.

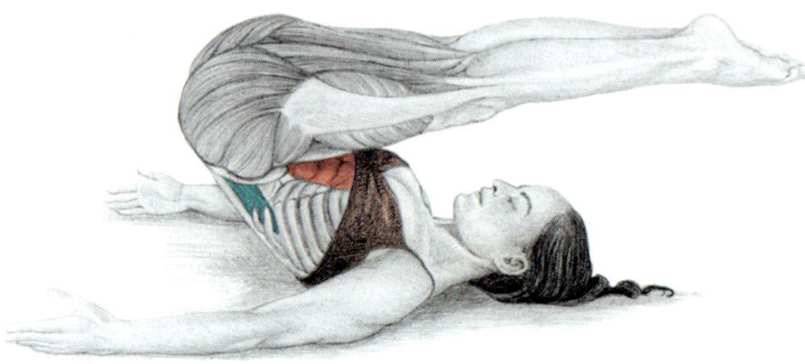

복부 강화 및 둘레 감소

하프 롤 백 오블리크

운동 15, 1 단계

루틴: 한 세트 8회 반복. 2세트 실시.

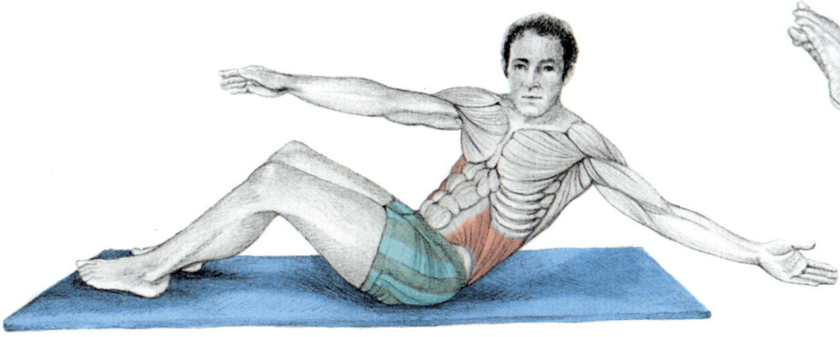

티저 시리즈

운동 2, 3 단계

루틴: 한 세트 8회 반복. 각 변형법마다 1세트 실시.

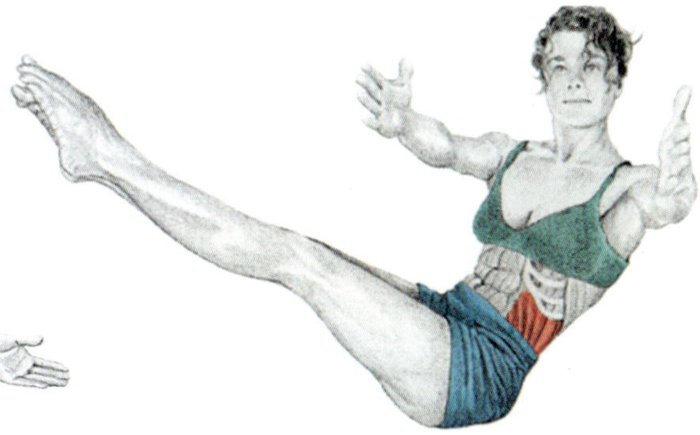

레그 풀 프론트

운동 11, 2 단계

루틴: 한 세트 8회 반복. 1회 천천히 실시.

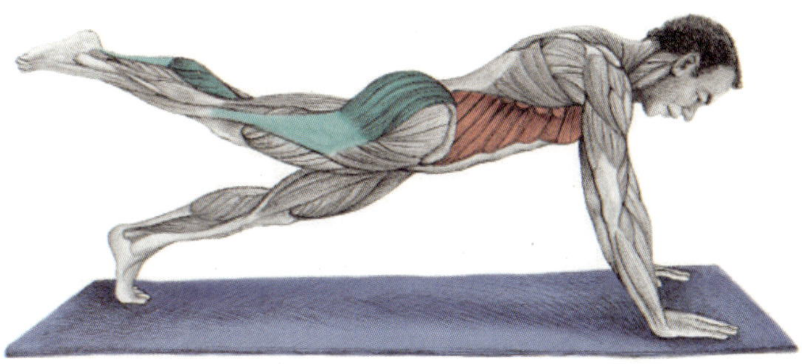

고양이와 말

운동 23, 1 단계

루틴: 한 세트 8회 반복. 1회 천천히 실시.

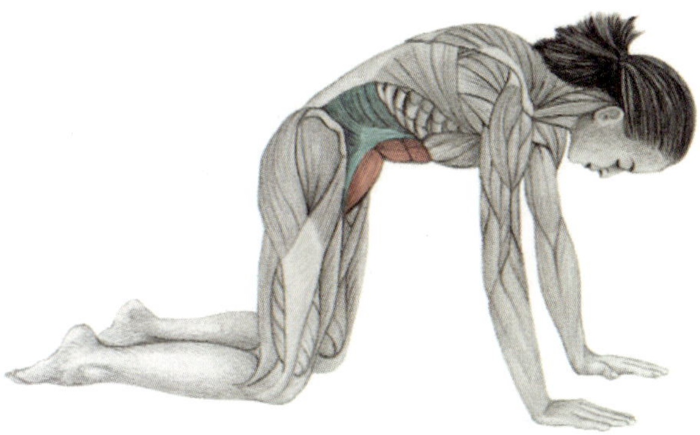

몸통 회전 스트레칭

운동 24, 1 단계

1분 간의 수동적 이완과 스트레칭을 통해 다리를 바닥 위에서 쉬게 한다.

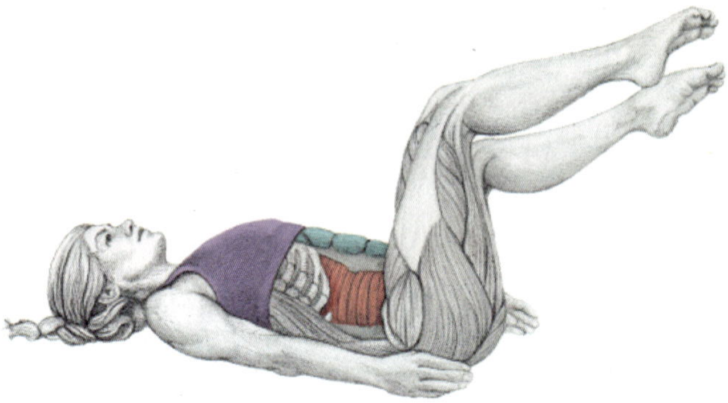

바로 누운 쉘 스트레칭

운동 22, 1 단계

루틴: 1분 간의 수동적 이완과 스트레칭.

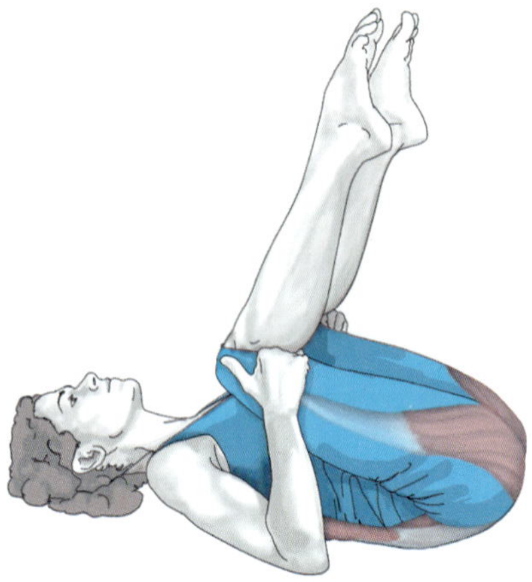

에너지 향상

올바른 호흡과 함께 다양한 근육군을 위해 실시되는 강도 운동과 유연성 운동이 조합되어 있다.

헌드레드

운동 3, 1 단계

루틴: 변형법 1을 한 번 실시한다.

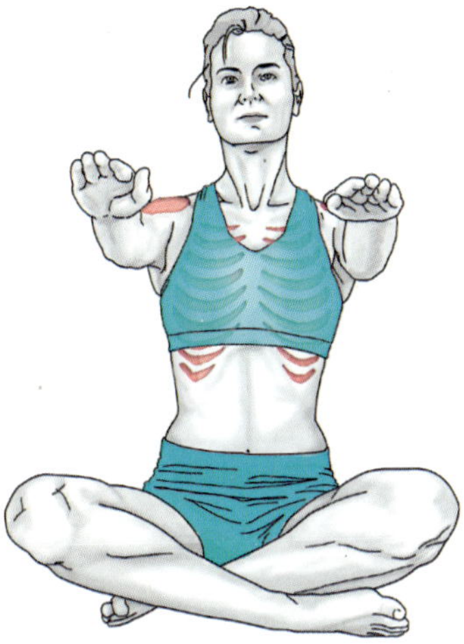

하프 롤 백

운동 4, 1 단계

루틴: 한 세트 8회 반복. 2세트 실시. 몸은 뒤쪽으로 기울이며 완전히 상승시키지 않는다. 세트 사이 휴식.

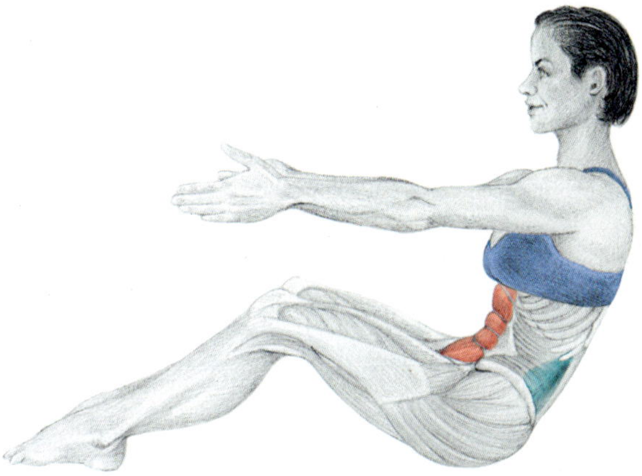

복근 시리즈

운동 26, 1 단계

루틴: 한 세트 8회 반복. 각 변형법마다 1세트 실시.

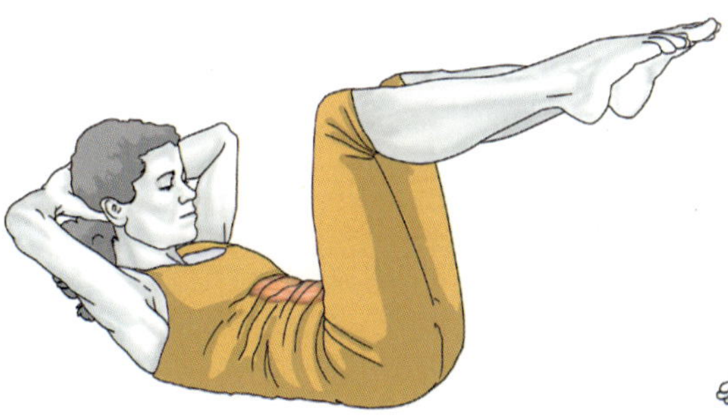

원 풋 서클

운동 17, 1 단계

루틴: 한 세트 8회 반복. 한 쪽 측면과 발마다 3세트 실시.

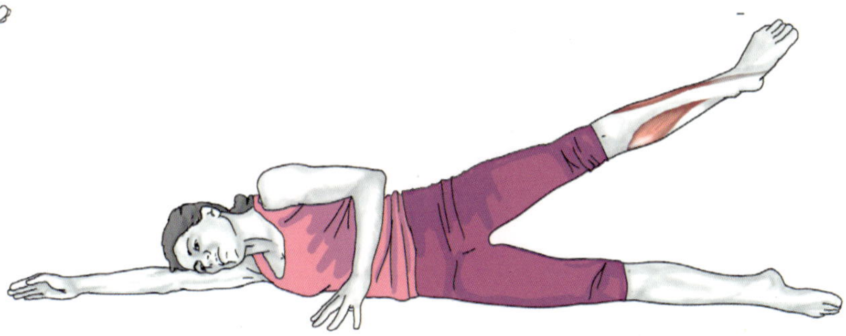

고양이와 말

운동 23, 1 단계

루틴: 한 세트 8회 반복. 천천히 1세트 실시.

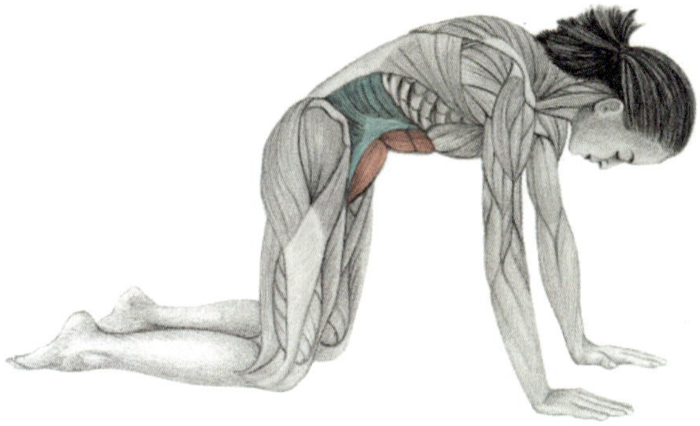

브레스트 스트로크

운동 2, 1 단계

루틴: 한 세트 8회 반복. 2세트 실시. 세트 사이 휴식.

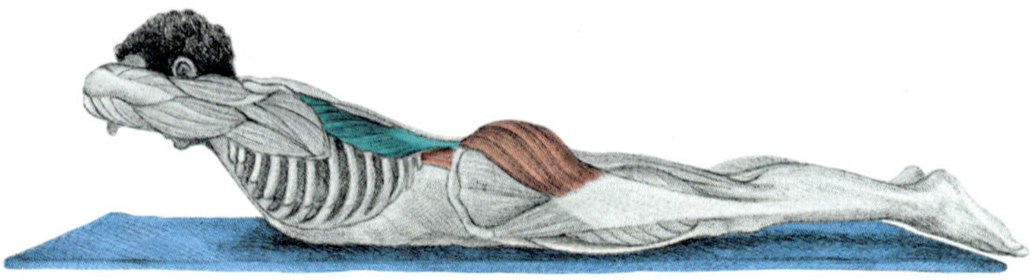

쉘 스트레칭

운동 22, 1 단계

루틴: 1분 간의 적극적 이완과 스트레칭. 변형법 1.

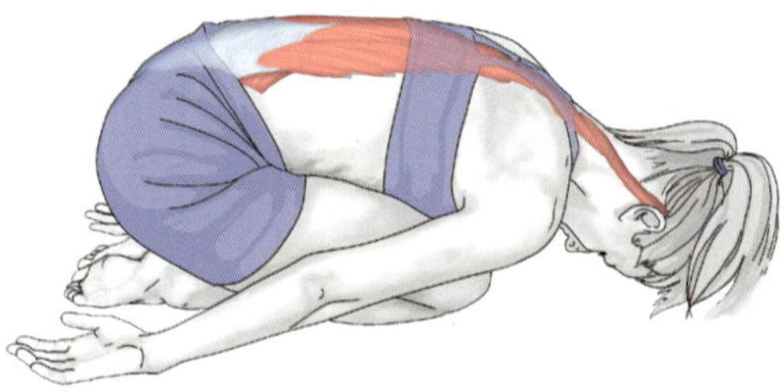

사이드 벤드

운동 13, 2 단계

루틴: 한 쪽마다 6회 반복.

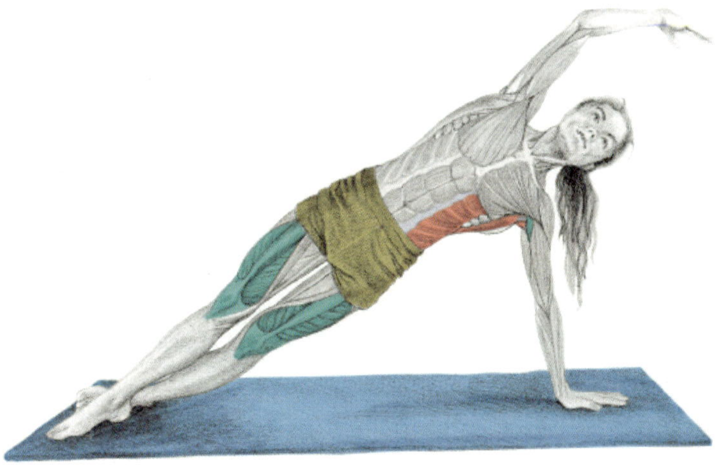

에너지 향상

몸통 회전

운동 24, 1 단계

루틴: 한 세트 8회 반복. 2세트 실시. 세트 사이 휴식.

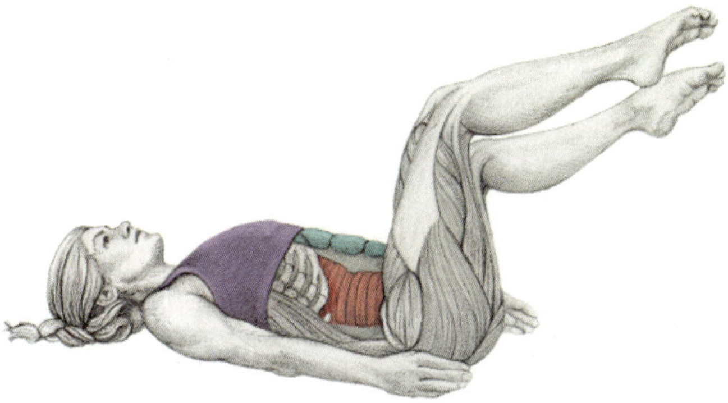

공처럼 구르기

운동 8, 1 단계

루틴: 한 세트 8회 반복. 1세트 실시.

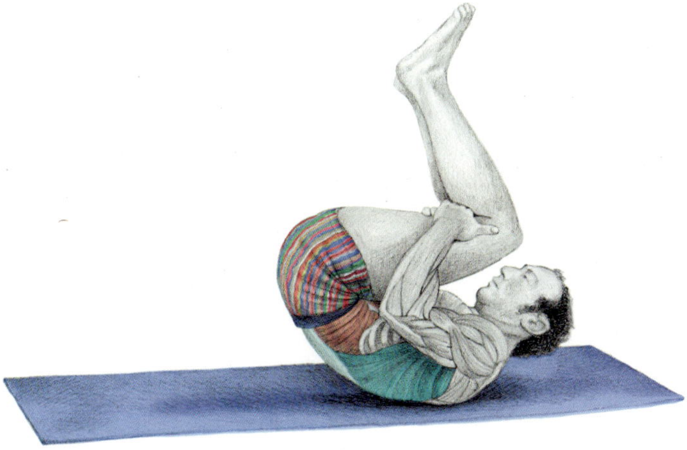

직장에서 이용할 수 있는 것은 뭐든지 이용할 수 있다. 의자, 책상, 벽 등이 훈련 도구가 될 수 있는 것이다.

고양이와 말

운동 23, 1 단계

루틴: 한 세트 8회 반복. 천천히 1세트 실시. 변형법 2는 의자 위에서 실시.

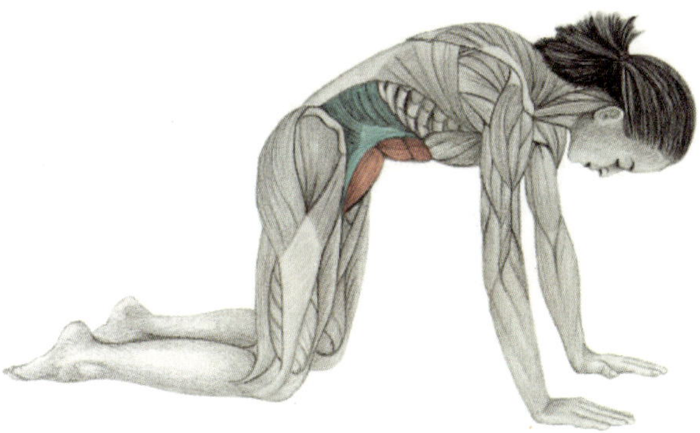

체어

운동 20, 서서하는 운동

루틴: 한 세트 8회 반복. 3세트가 한 단위. 2단위 실시. 의자 위에서 실시.

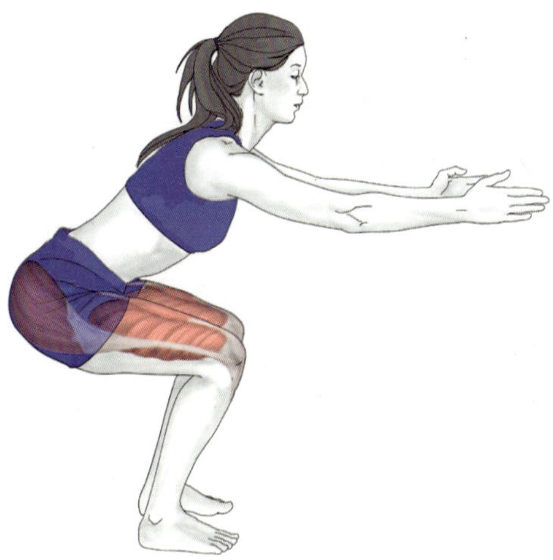

직장에서

푸쉬업

운동 18, 서서하는 운동

루틴: 한 세트 8회 반복. 2세트가 한 단위. 2단위 실시. 책상 위에서 실시.

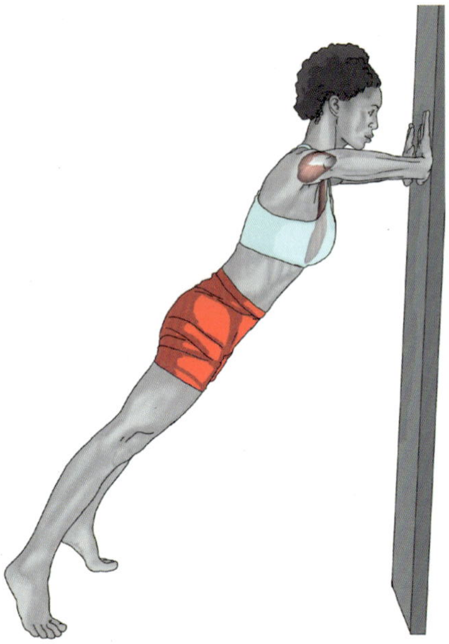

삼두근 킥

운동 20, 서서하는 운동

루틴: 한 세트 8회 반복. 2세트 실시. 변형법 2는 의자 위에서 실시.

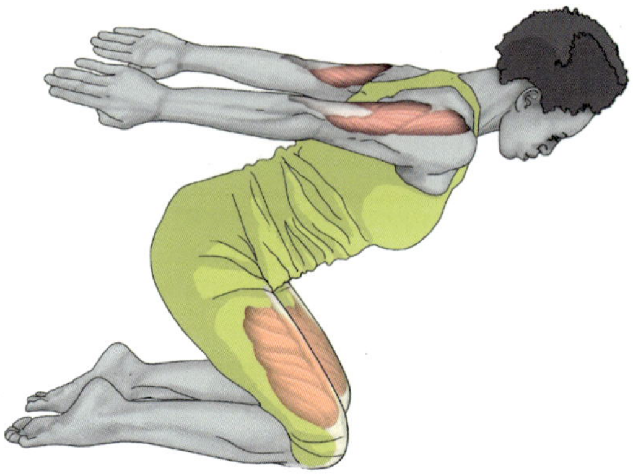

원 레그 킥

운동 25, 서서하는 운동

루틴: 한 세트 8회 반복. 3세트가 한 단위. 2단위 실시. 탁자나 벽에 지지한 상태로 실시.

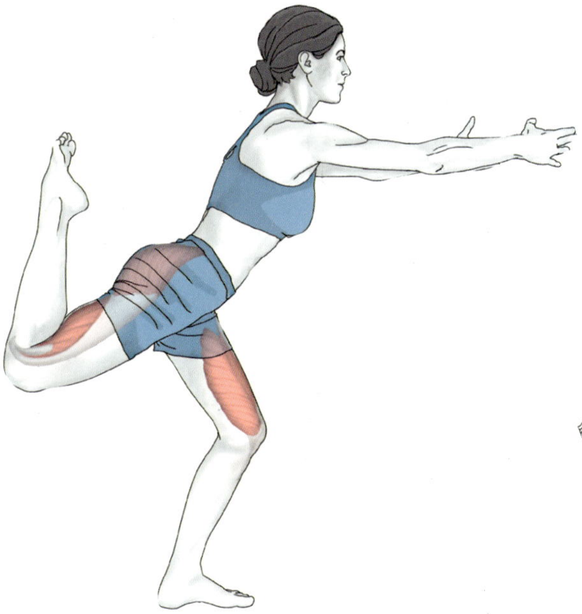

원 사이드 레그 킥

운동 14, 서서하는 운동

루틴: 한 세트 8회 반복. 3세트 실시. 탁자나 벽에 지지한 상태로 실시.

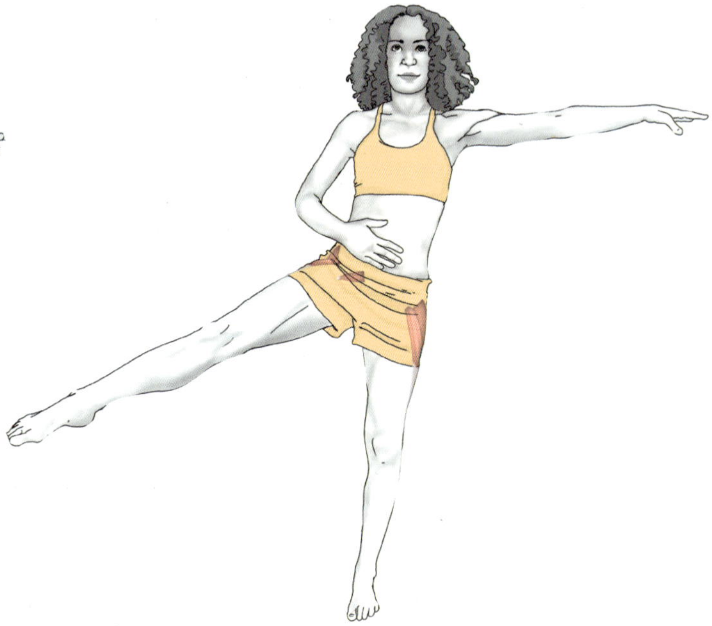

복근 준비 운동

운동 1, 서서하는 운동

루틴: 한 세트 8회 반복. 3세트가 한 단위. 2단위 실시. 의자에 앉아서 실시.

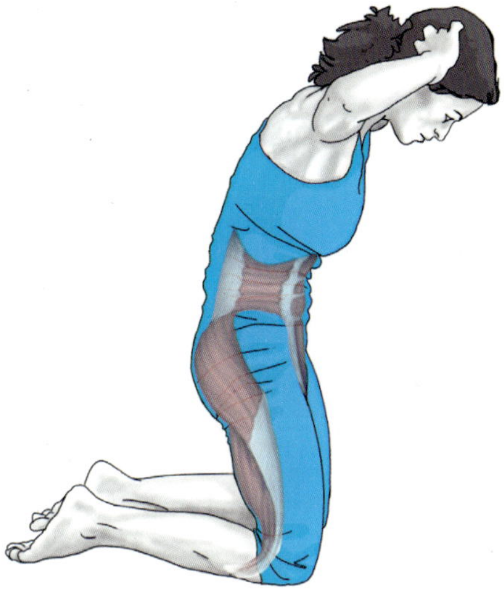

브레스트 스트로크

운동 2, 서서하는 운동

루틴: 한 세트 8회 반복. 2세트 실시. 의자에 앉아서 실시.

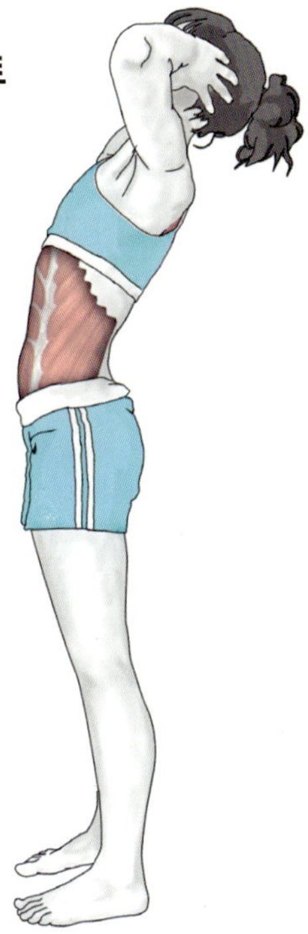

사이드 벤드

운동 28, 서서하는 운동

루틴: 한 세트 8회 반복. 1세트 실시.

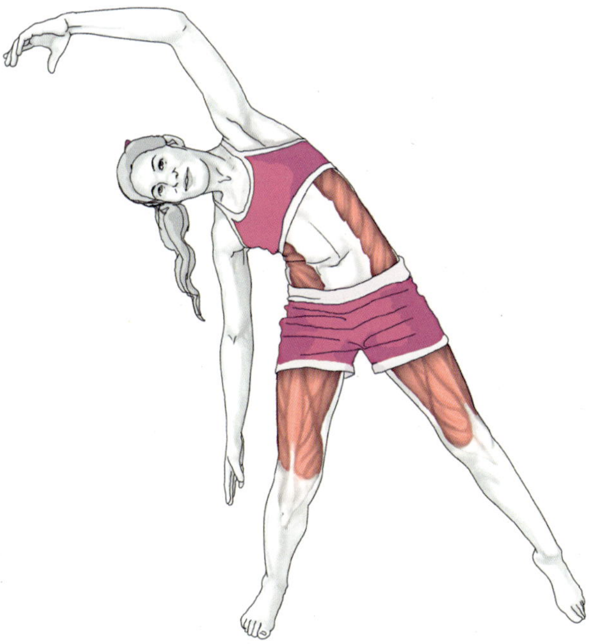

쉘 스트레칭

운동 17, 서서하는 운동

루틴: 자세를 20초간 유지. 2회 반복.

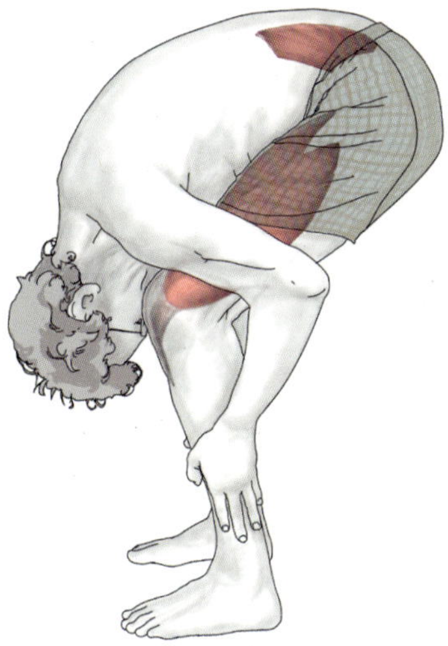

직장에서

머메이드(인어)

운동 28, 서서하는 운동

루틴: 한 세트 8회 반복. 1세트 실시.

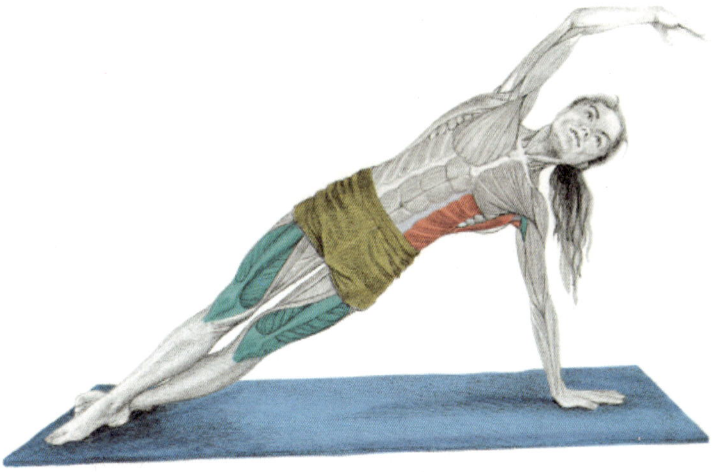

쉘 스트레칭

운동 17, 서서하는 운동

루틴: 자세를 20초간 유지. 2회 반복.

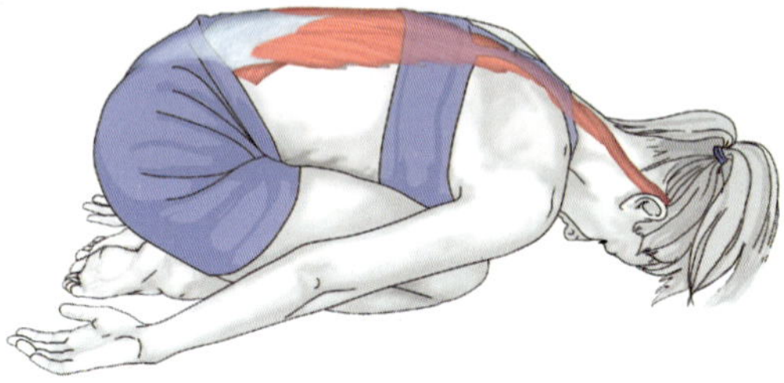

일상 생활에서의 민첩함 향상

이 운동들은 관절 기동성과 근육 강도를 훈련하는 것이 목적이다. 여기 포함된 서서하는 운동들은 일상 활동으로의 전환에서 핵심적인 역할을 한다.

3회 호흡

호흡 원리의 운동 7

루틴: 8회 반복의 한 세트.

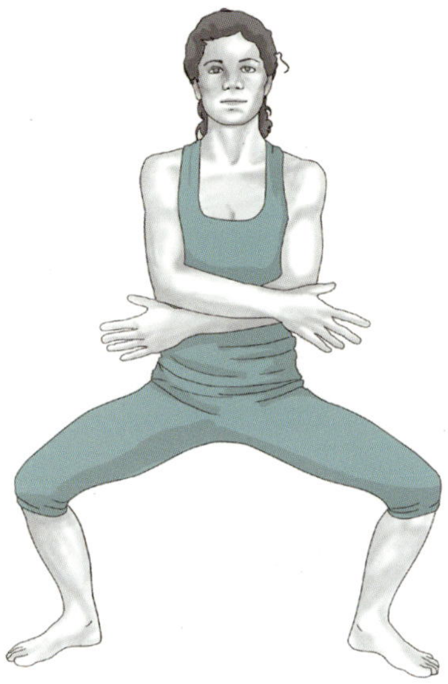

선 상태에서의 척추 관절

축 연장 원리의 운동 3

루틴: 8회 반복의 한 세트.

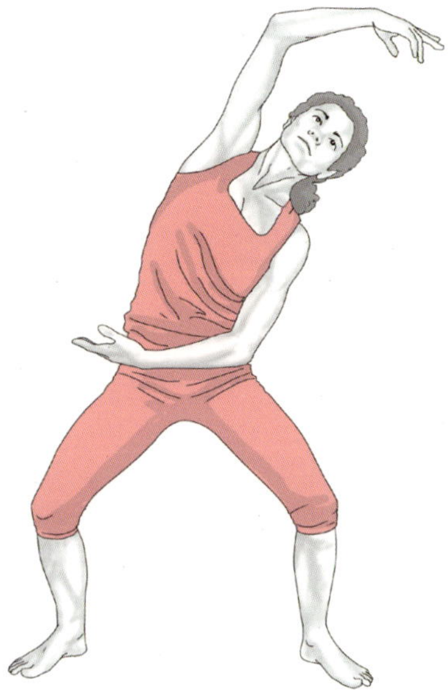

공처럼 구르기

운동 8, 1 단계

루틴: 8회 반복의 한 세트.

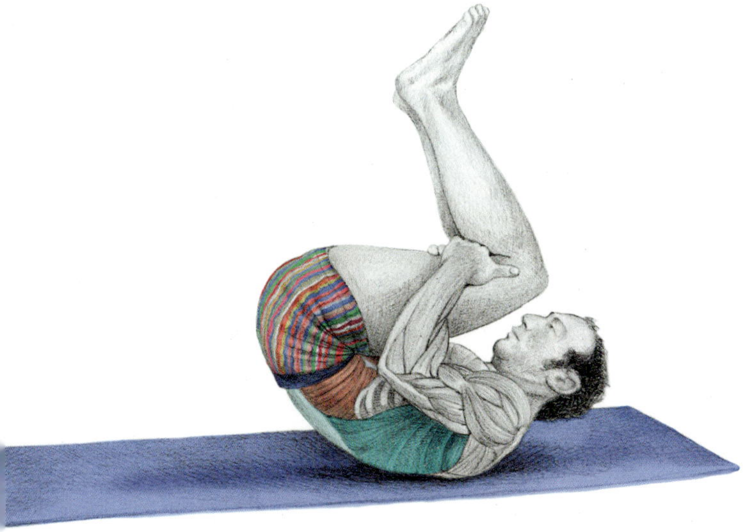

후방 호흡

호흡 원리의 운동 3

루틴: 8회 반복의 한 세트.

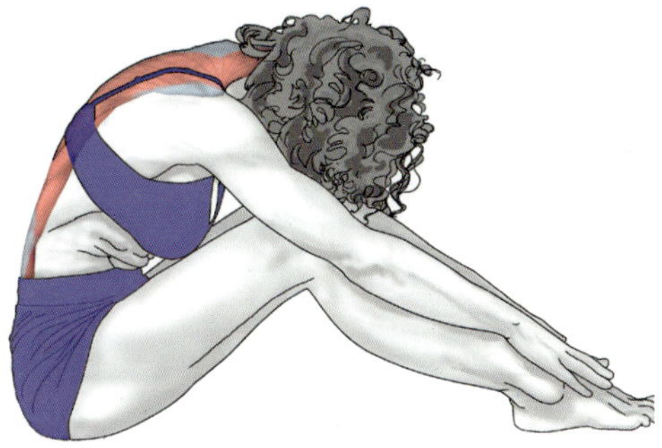

일상 생활에서의 민첩함 향상

트위스트

운동 7, 1 단계

루틴: 한 세트 8회 반복. 2세트 실시.

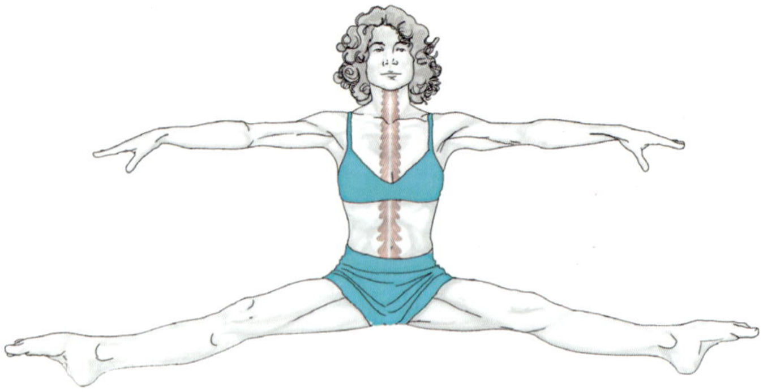

롤 업

운동 5, 1 단계

루틴: 8회 반복의 한 세트.

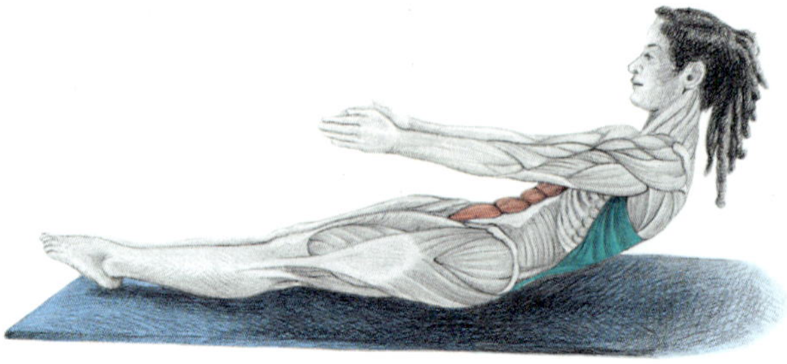

쏘우

운동 14, 1 단계

루틴: 8회 반복의 한 세트.

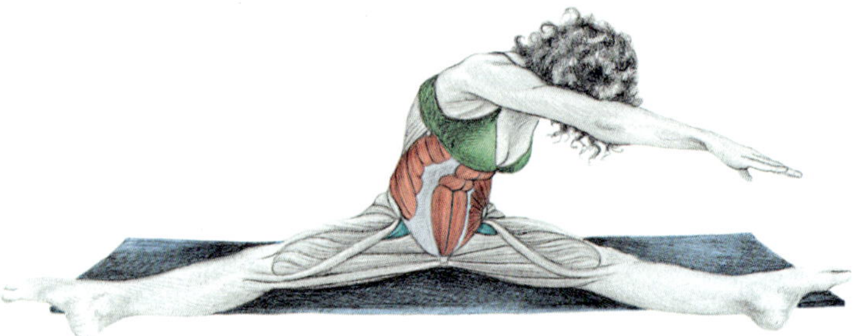

브릿지

운동 2, 2 단계

루틴: 한 세트 4회 반복. 2세트가 한 단위.
2단위 실시. 변형법 1 실시.

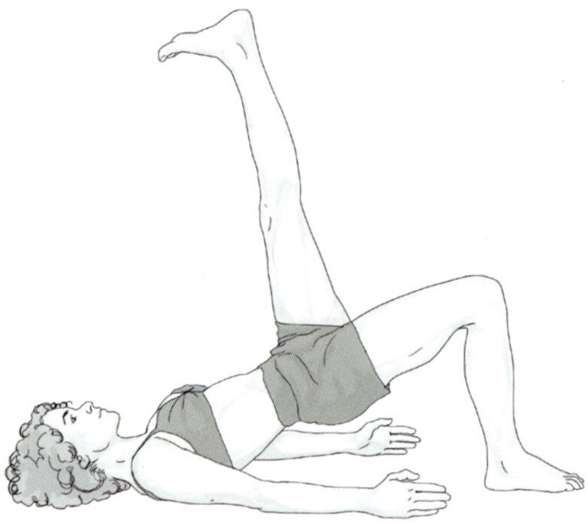

일상 생활에서의 민첩함 향상

브레스트 스트로크

운동 2, 1 단계

루틴: 8회 반복의 한 세트. 변형법 실시.

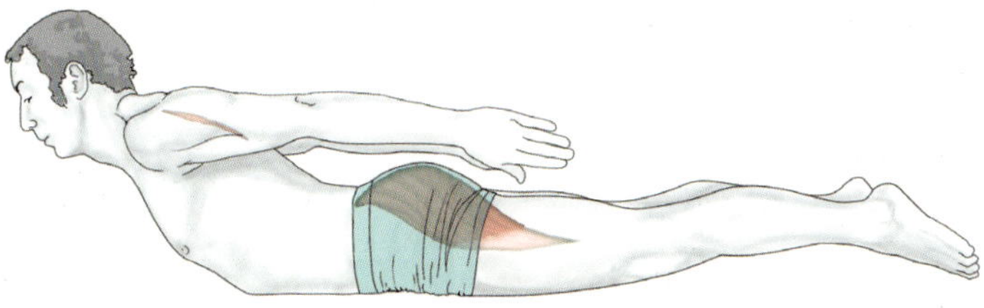

푸쉬업

운동 14, 2 단계

루틴: 4회 반복의 한 세트. 변형법 2 실시.

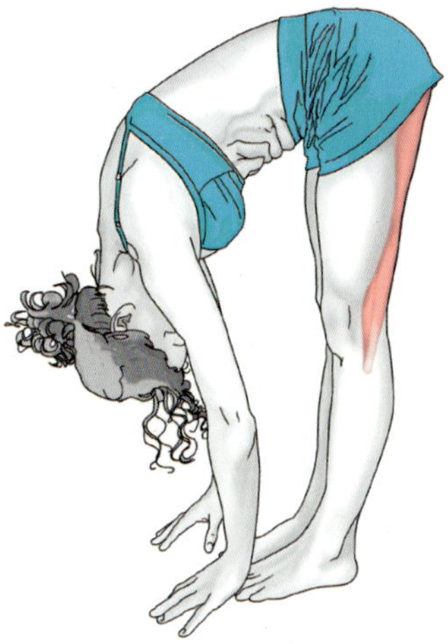

어깨, 등, 가슴을 위한 운동

다양한 수준의 운동들을 조합하고 있는 상체 훈련이다. 가장 어려운 운동들은 난이도를 낮추기 위해 수정될 수 있다.(변형법 참고)

크로스

견갑골 안정화 원리의 운동 6

루틴: 1분간 스트레칭 자세를 유지하는 것을 3회 실시.

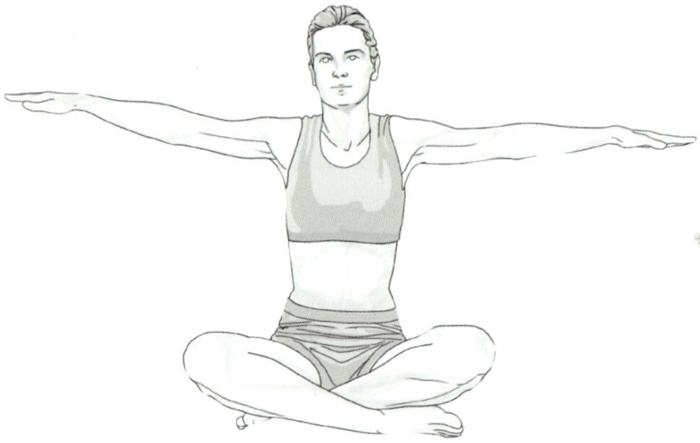

수영

운동 10, 2 단계

루틴: 한 세트 8회 반복. 2세트 천천히 실시.

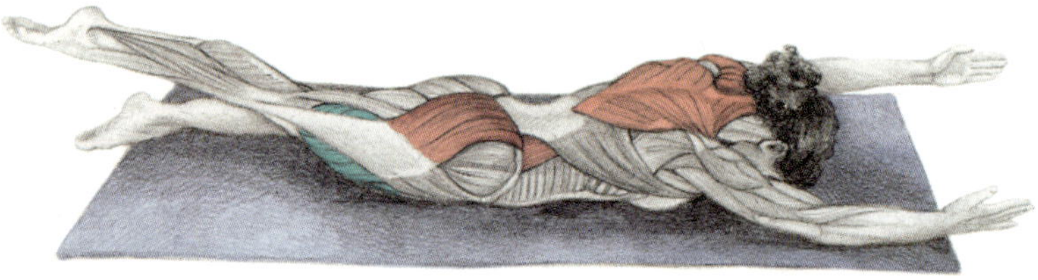

레그 풀

운동 10, 2 단계

루틴: 한 세트 8회 반복. 2세트 천천히 실시.

푸쉬업

운동 14, 자세 4, 2 단계

루틴: 한 세트는 8회 푸쉬업. 3세트 실시.

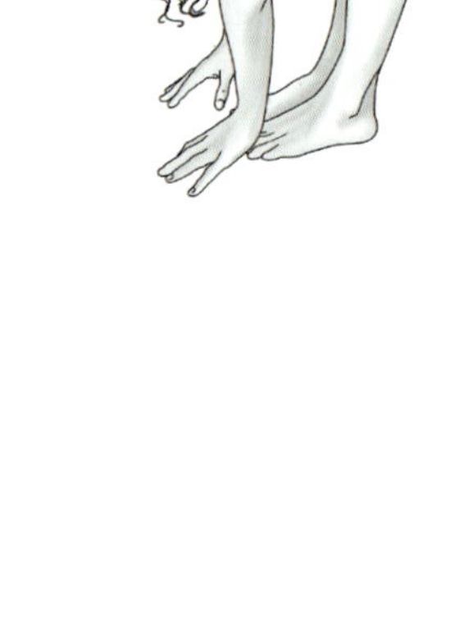

어깨, 등, 가슴을 위한 운동

하프 롤 백 오블리크

운동 15, 1 단계

루틴: 한 세트 8회 반복. 2세트 실시.

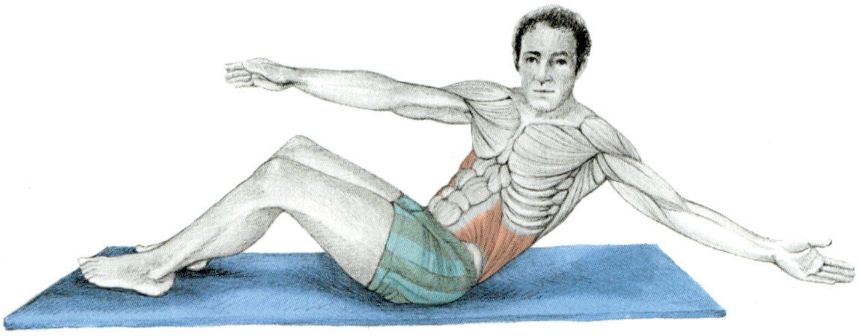

잭 나이프

운동 7, 2 단계

루틴: 4회 반복의 한 세트.

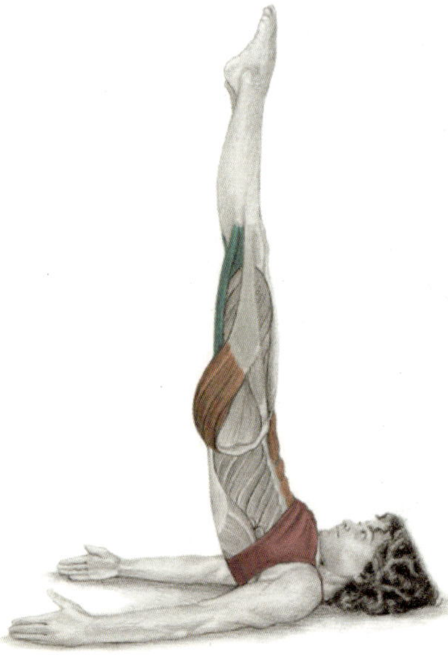

사이드 벤드

운동 13, 2 단계

루틴: 한 쪽마다 6회 반복의 한 세트.

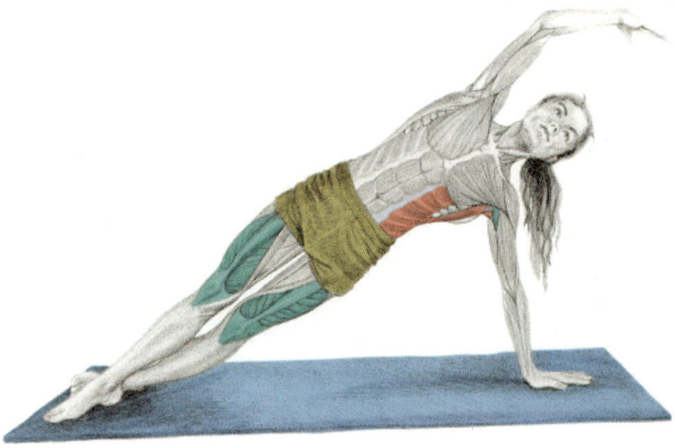

레그 풀

운동 4, 3 단계, 변형법 1

루틴: 다리당 8회 반복의 한 세트.

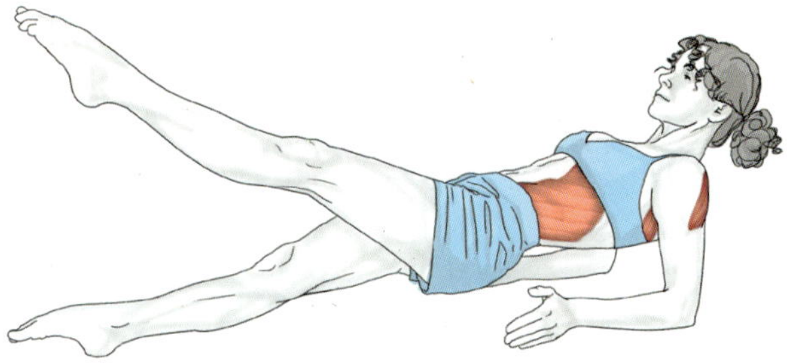

쉘 스트레치

운동 22, 1 단계

루틴: 1분.

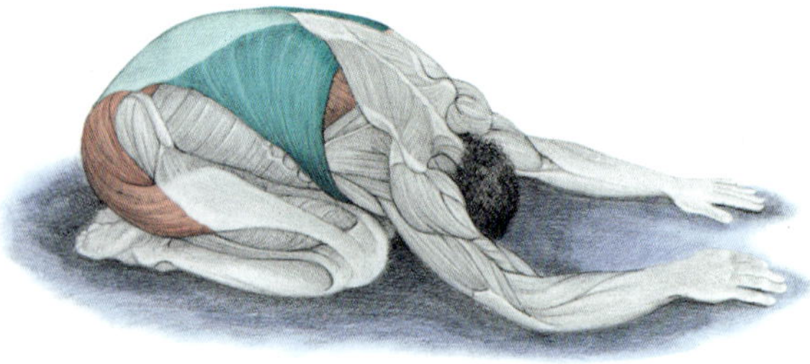

전면 사슬 스트레칭

운동 7E, 기본 스트레칭 자세

루틴: 1분.

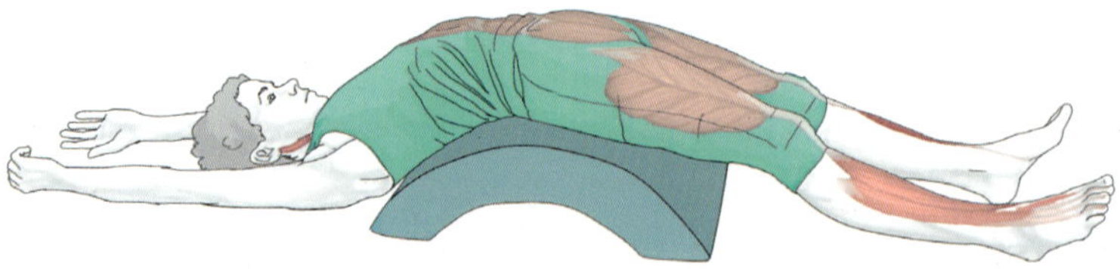

둔근, 엉덩이, 다리를 위한 운동

하체 훈련으로 지구력 및 근긴장도의 발달과 훈련을 위한 다양한 수준의 운동들을 조합하고 있다.

스플릿

운동 20, 서서하는 운동

루틴: 한 세트 8회 반복. 2세트가 한 단위. 다리당 2단위 실시.

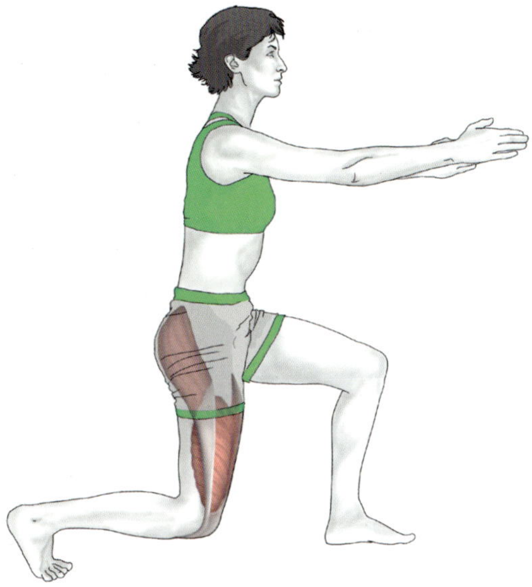

엎드린 엉덩이

운동 20, 1 단계

루틴: 다리당 한 세트 8회 반복. 2세트 실시. 변형법 1.

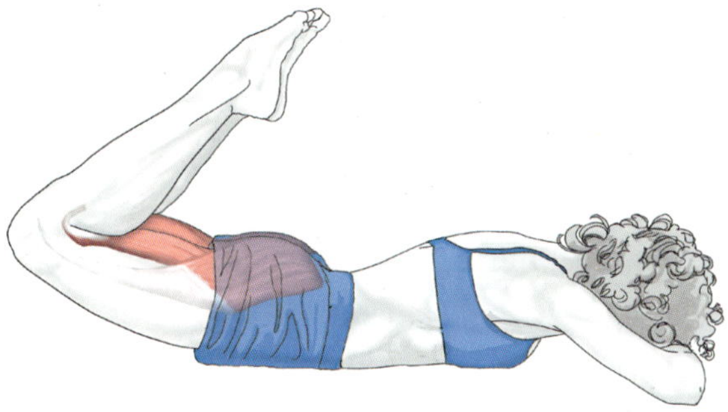

브릿지

운동 2, 2 단계

다리당 한 세트 8회 반복. 양 다리를 함께 2세트 실시.

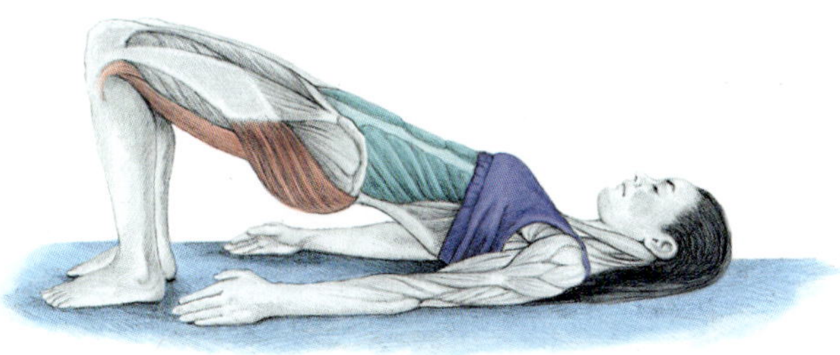

사이드 레그 시리즈

운동 17, 1 단계

루틴: 다리당 한 세트 8회 반복. 4세트 실시.

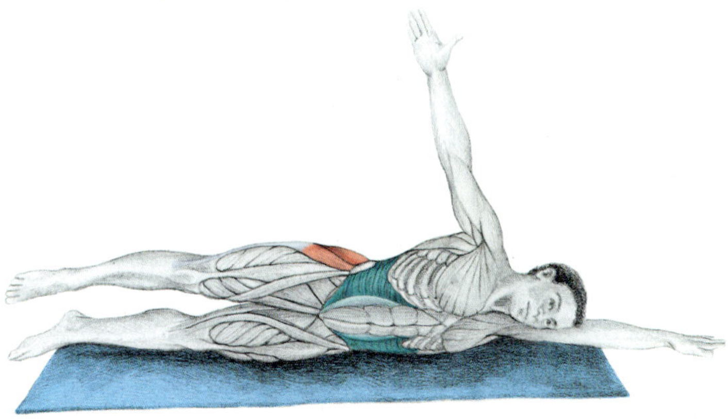

스쿼드

운동 25, 1 단계

루틴: 한 세트 8회 반복. 3세트가 한 단위. 2단위 실시.

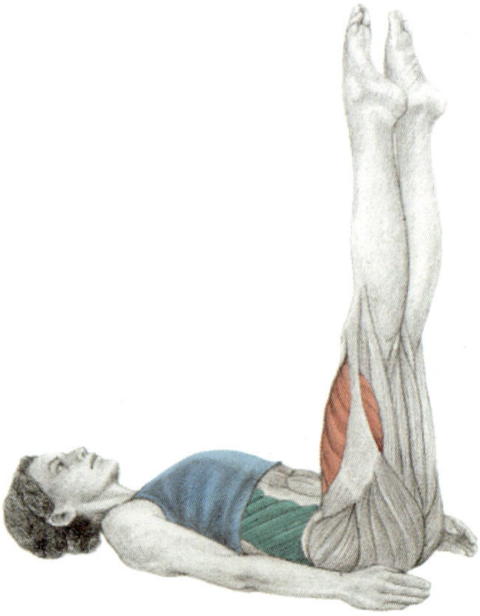

원 레그 스트레칭

운동 8, 서서하는 운동

루틴: 다리당 한 세트 4회 반복. 1세트가 한 단위. 2단위 실시.

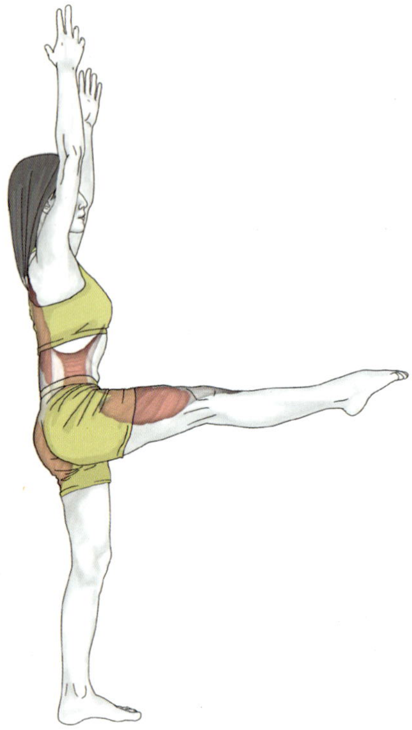

힌지

운동 15, 2 단계

루틴: 한 세트 8회 반복. 2세트가 한 단위. 2단위 실시.

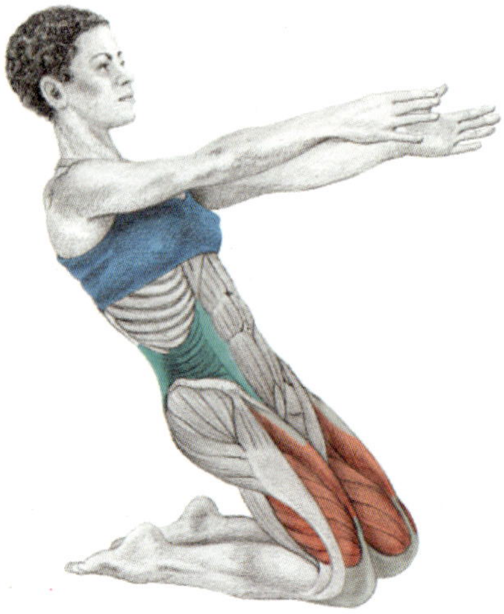

사이드킥 닐링

운동 3, 3 단계

루틴: 다리당 한 세트 8회 반복. 1세트가 한 단위. 2단위 실시.

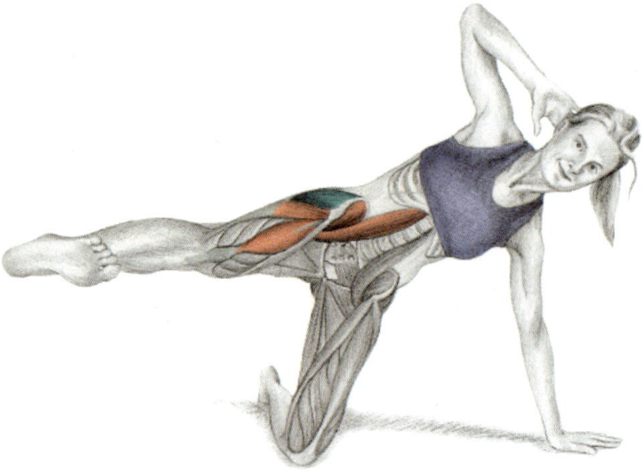

사두근 스트레칭

운동 1E, 기본 원리 자세

루틴: 다리당 1분.

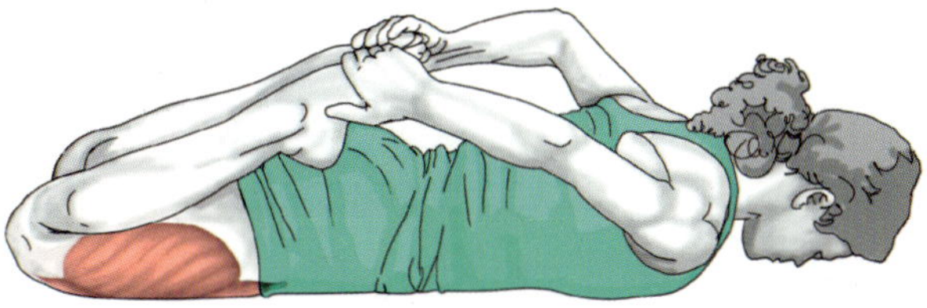

햄스트링 스트레칭

운동 2E, 기본 원리 자세

루틴: 다리당 1분.

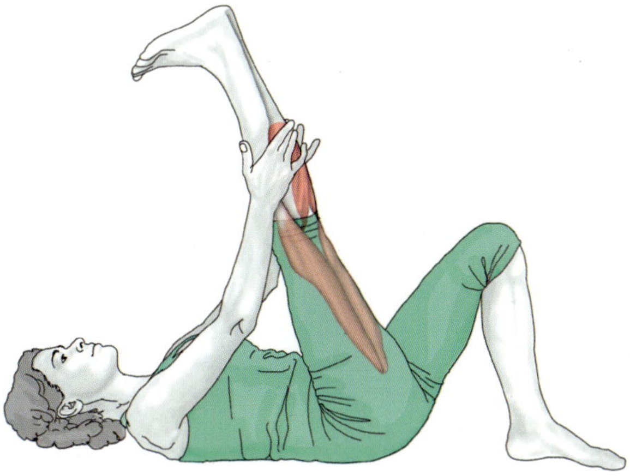

관절 가동성 향상

관절의 건강을 유지하고 움직임 범위를 향상시키기 위한 쉬운 가동성 운동들이다.

견갑골 외전/내전

운동 1, 견갑골 안정화 원리

루틴: 한 세트 8회 반복. 2세트 실시.

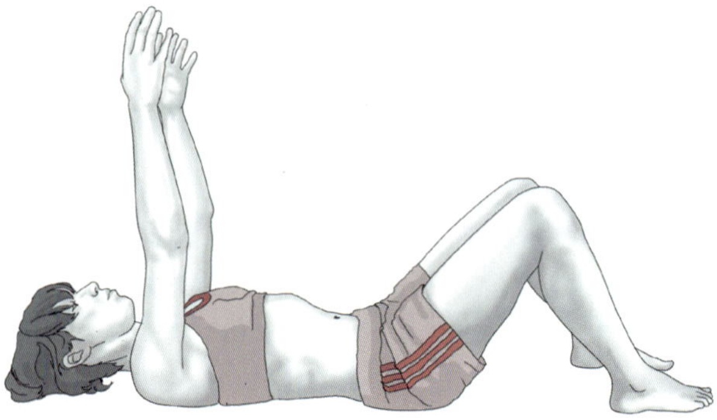

골반 전굴/후굴

운동 1, 골반 안정화 원리

루틴: 한 세트 8회 반복. 2세트 실시.

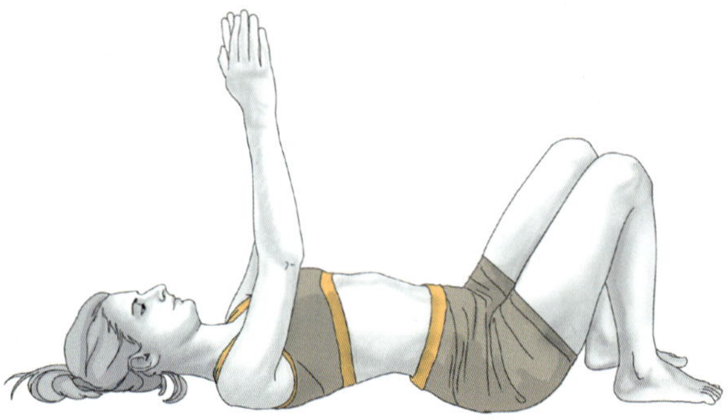

브릿지

운동 2, 2 단계

루틴: 한 세트 8회 반복. 2세트 실시.

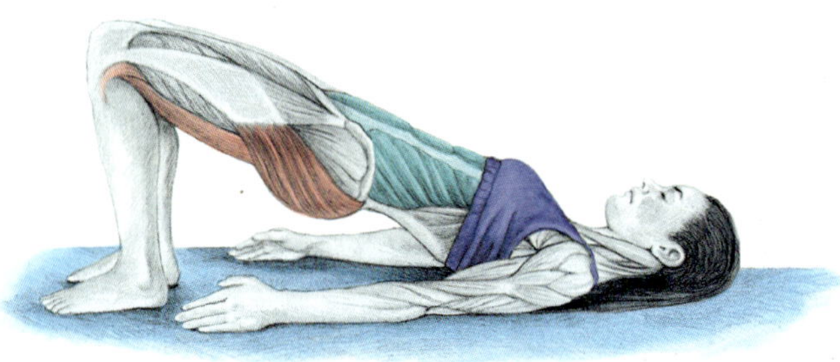

힙 트위스트

운동 5, 골반 안정화 원리

루틴: 한 세트 8회 반복. 다리당 1세트.

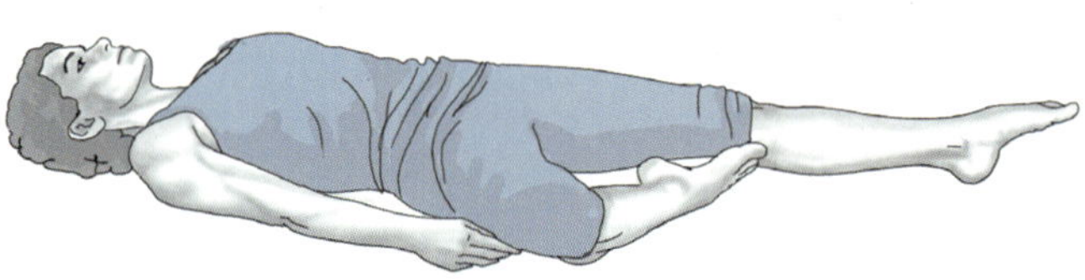

관절 가동성 향상

롤 업

운동 5, 1 단계

루틴: 한 세트 8회 반복. 1세트 실시.

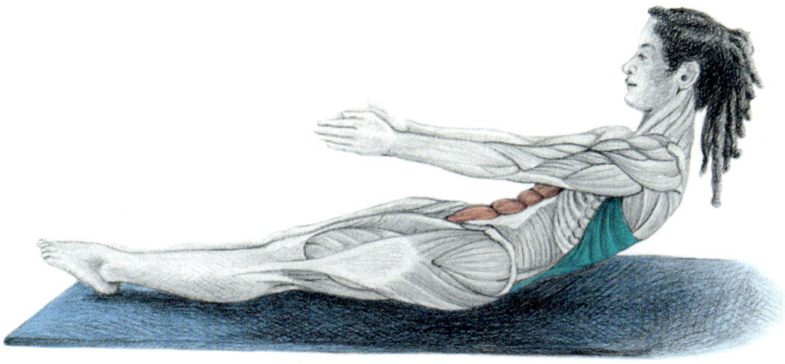

느린 더블 레그 스트레칭

운동 1, 2 단계

루틴: 한 세트 8회 반복. 1세트 실시.

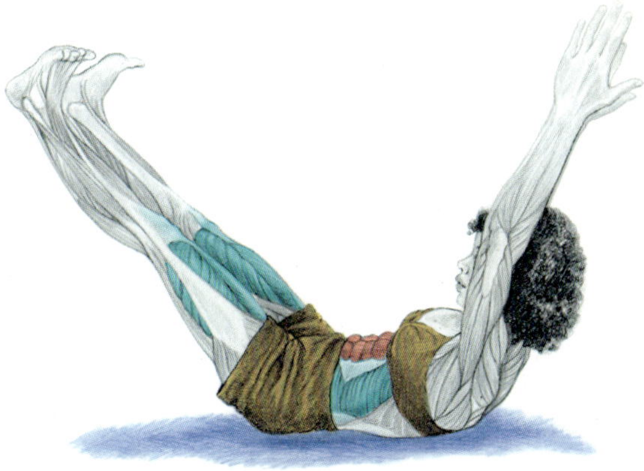

발목 굽힘-신전

운동 25, 1 단계, 변형법 4

루틴: 한 세트 8회 반복. 3세트 실시.

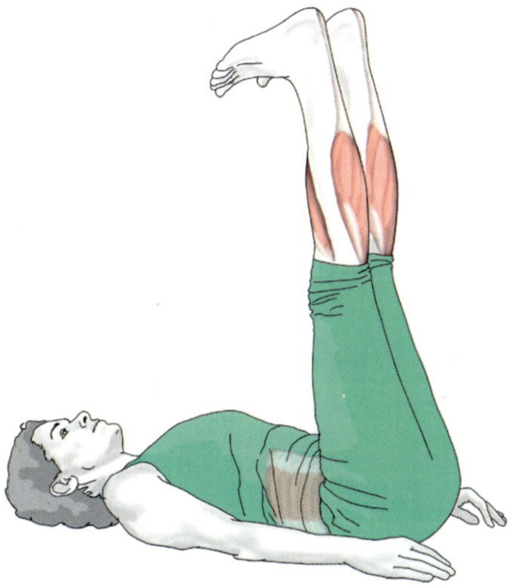

몸통 회전

운동 24, 1 단계

루틴: 한 세트 8회 반복. 2세트 실시.

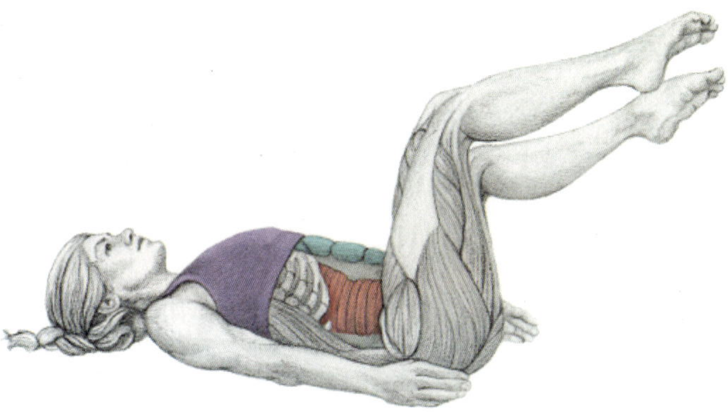

전면 사슬 스트레칭

운동 7E

루틴: 1분.

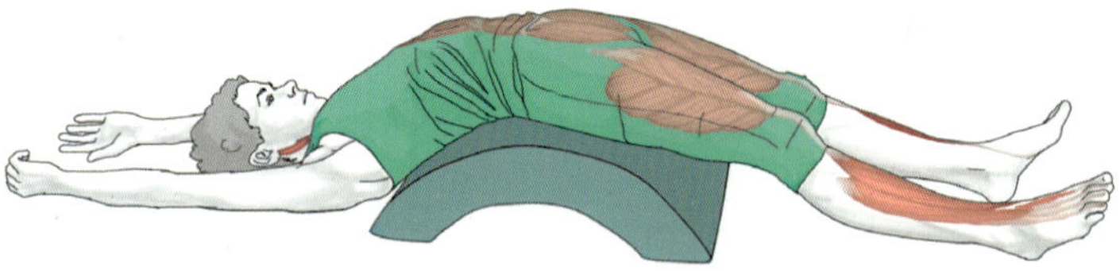

후면 사슬 스트레칭

운동 8

루틴: 1분.

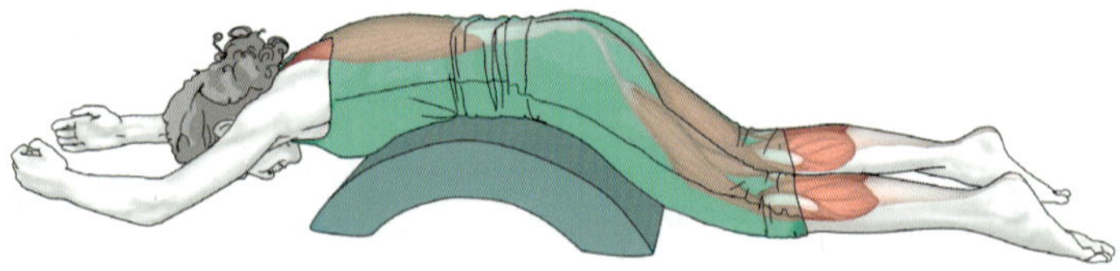

등 관리

복부와 등 아래쪽 강도를 위한 운동으로, 건강하고 강한 등을 기르고 유지하기 위한 스트레칭과 척추 가동화 운동이 혼합되어 있다.

동적 후방 호흡

운동 1, 호흡 원리

루틴: 2분간 가동화와 느린 호흡.

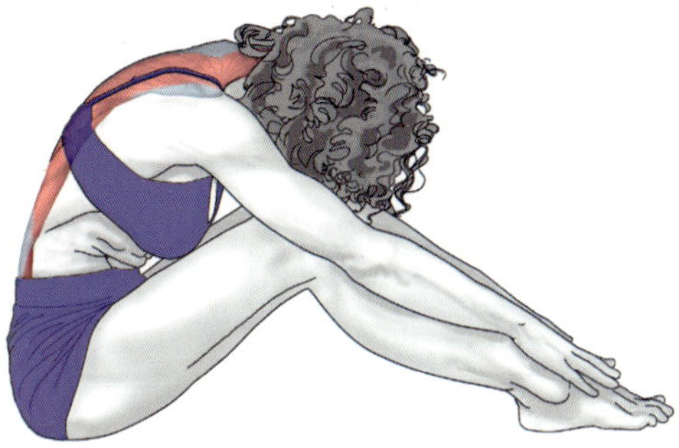

브레스트 스트로크

운동 2, 1 단계

루틴: 한 세트 8회 반복. 2세트 실시.

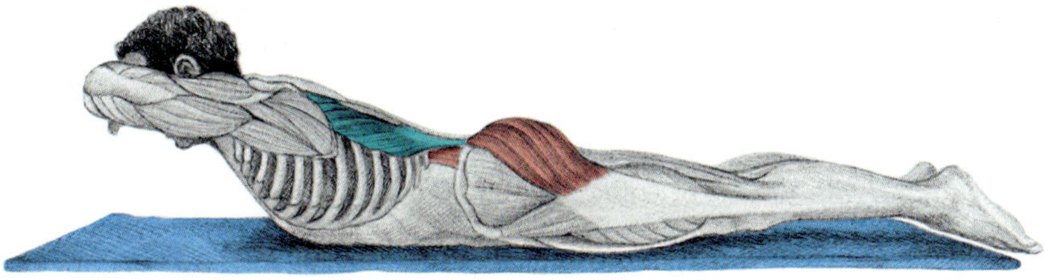

복근 준비 운동

운동 1, 1 단계

루틴: 한 세트 8회 반복. 3세트 실시. 이 한 단위를 충분히 실행할 경우 2단위 실시.

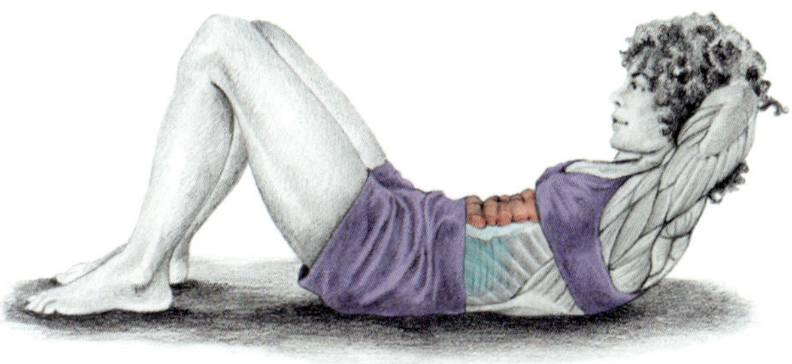

쏘우

운동 14, 1 단계

루틴: 한 세트 8회 반복. 2세트 실시.

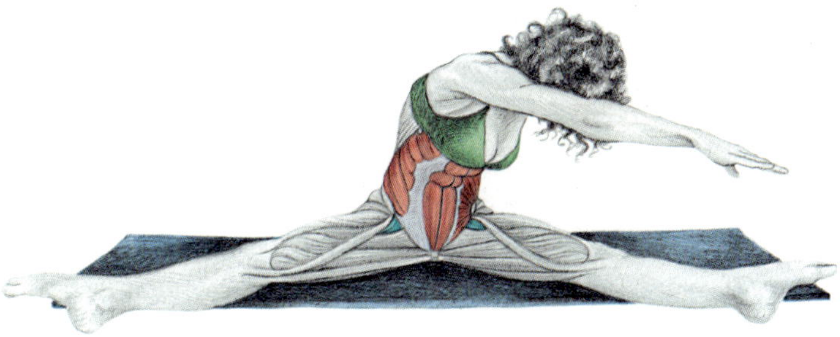

등 관리

사이드 레그 시리즈

운동 17, 1 단계

루틴: 한 세트 8회 반복. 다리당 3세트 실시. 기본 운동이나 어떤 변형법이라도 고를 수 있다. 또는 이들을 다른 패턴으로 조합할 수도 있다.

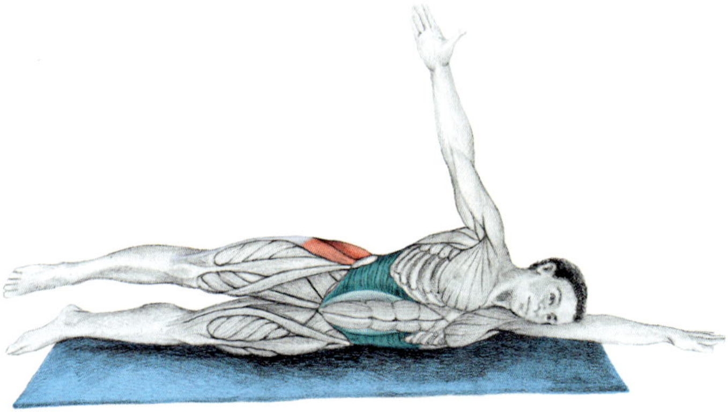

척추 관절 조절

운동 2, 축 연장 원리

루틴: 한 세트 8회 반복. 2세트 실시.

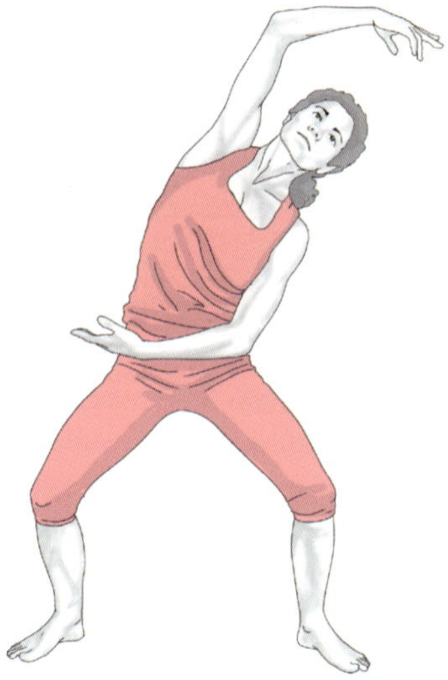

골반 전굴/후굴

운동 1, 골반 안정화 원리

루틴: 한 세트 8회 반복. 2세트 실시.

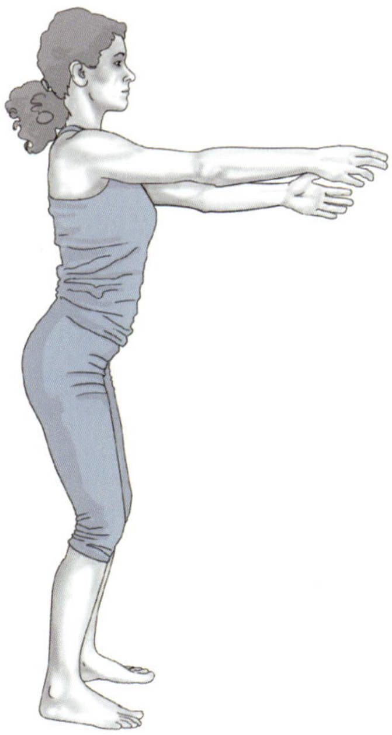

엎드린 엉덩이

운동 27, 1 단계, 변형법 1

루틴: 한 세트 8회 반복. 다리당 3세트 실시.

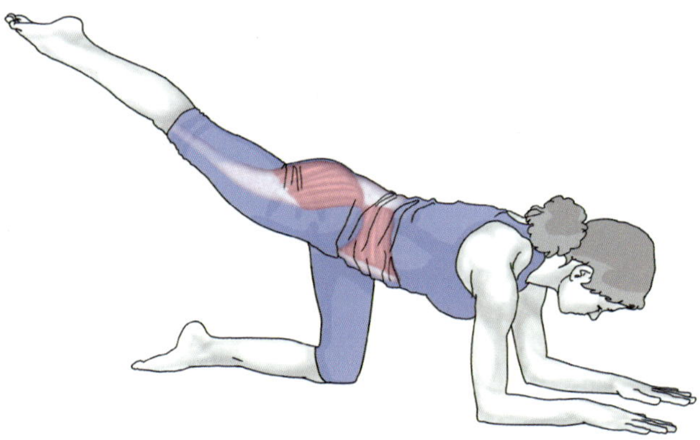

등 관리

고양이와 말: 아랍인의 기도 버전

운동 23, 1 단계, 변형법 2

루틴: 한 세트 4회 반복. 1세트 실시.

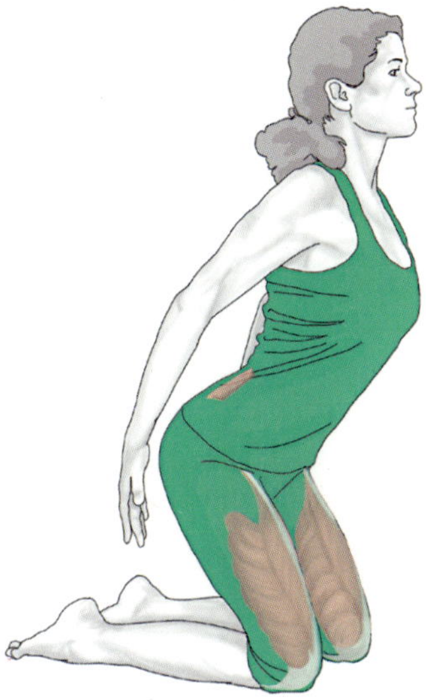

쉘 스트레칭

운동 22, 1 단계, 변형법 1

루틴: 2분.

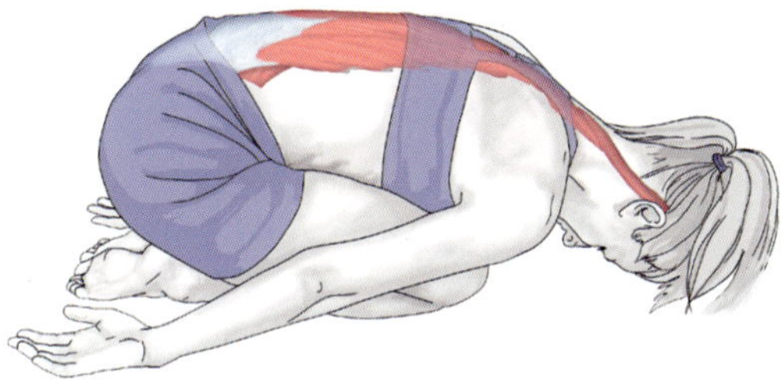

수면을 위한 운동

일부 근육군의 관절 가동화, 부드러운 활성화, 스트레칭 및 이완 스트레칭으로, 수면을 위해 신체와 정신을 준비하는 목적이다.

힙 트위스트

운동 5, 골반 안정화 원리

루틴: 한 세트 8회 반복. 다리당 1세트 실시.

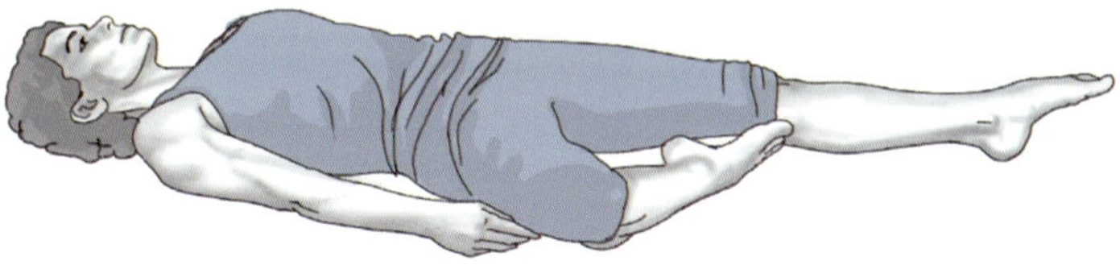

몸통 회전

운동 24, 1 단계

루틴: 한 세트 8회 반복. 1세트 실시.

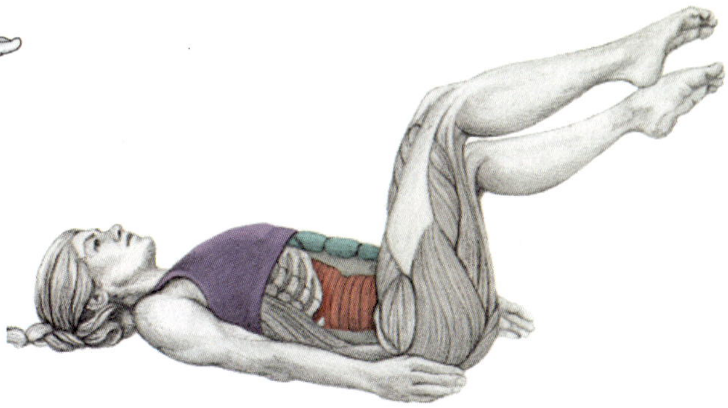

둔근 위쪽과 등 아래쪽의 스트레칭

스트레칭 항목의 운동 3E

루틴: 30초간 자세 유지.

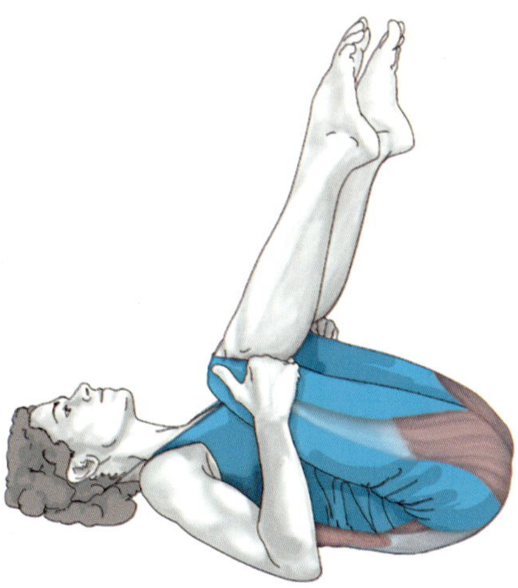

스쿼드

운동 25, 1 단계

루틴: 한 세트 8회 반복. 1세트 실시.

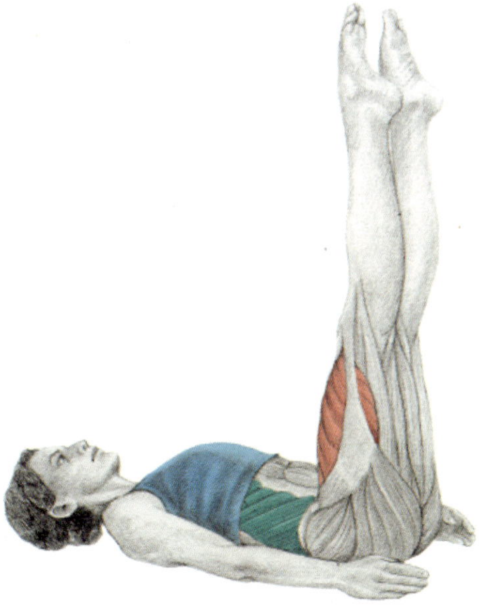

수면을 위한 운동

사두근 스트레칭

스트레칭 항목의 운동 1E

루틴: 다리당 30초간 자세 유지.

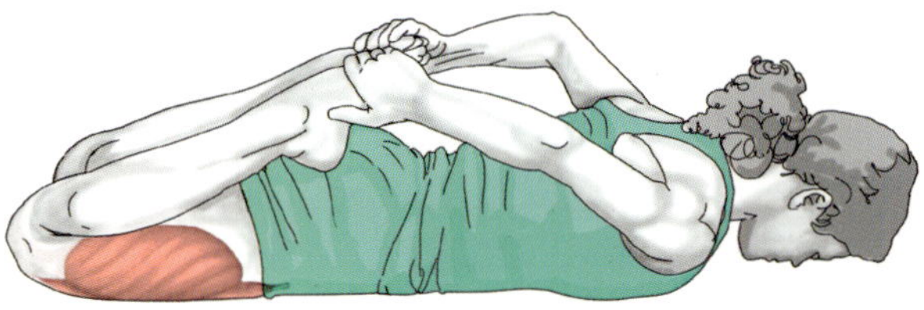

측면과 둔근의 스트레칭

스트레칭 항목의 운동 4E

루틴: 다리당 1분간 자세 유지.

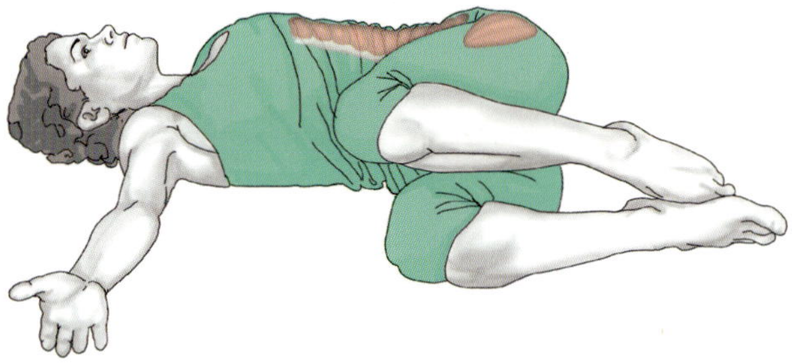

후방 스트레칭

스트레칭 항목의 운동 5E

루틴: 1분간 자세 유지.

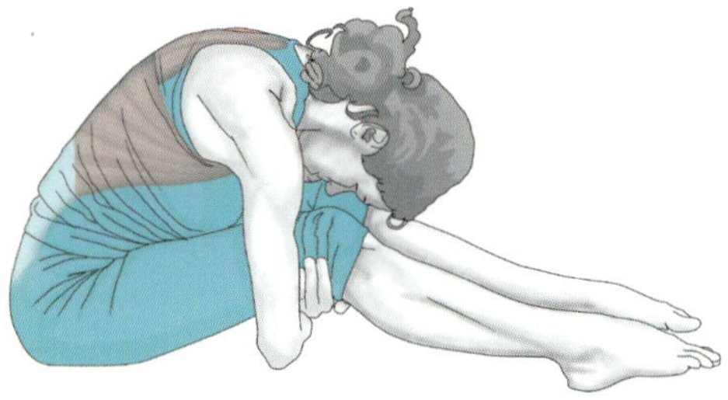

측면 사슬 스트레칭

스트레칭 항목의 운동 9E

루틴: 한 쪽당 1분 간 자세 유지.

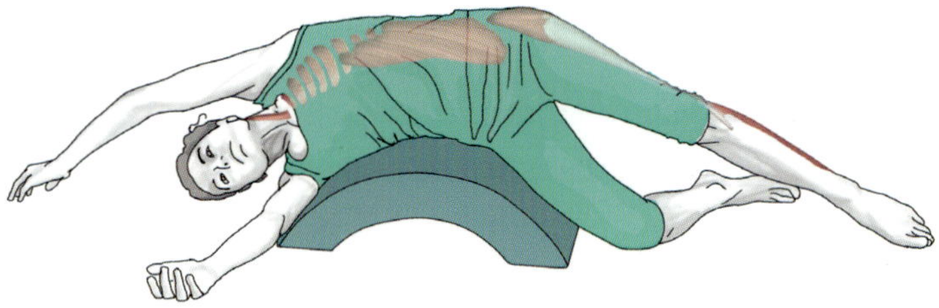

수면을 위한 운동

목 스트레칭

스트레칭 항목의 운동 12E

루틴: 각 자세를 20초간 유지. 모든 변형법 실시.

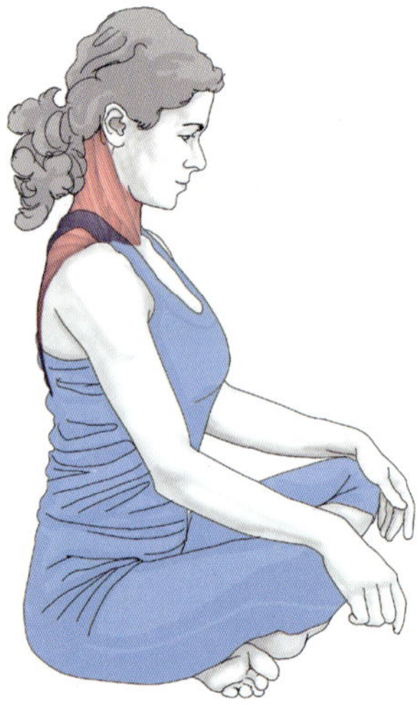

호흡

운동 2, 호흡 원리

루틴: 2분간 느리고 깊게, 일정하게 호흡.

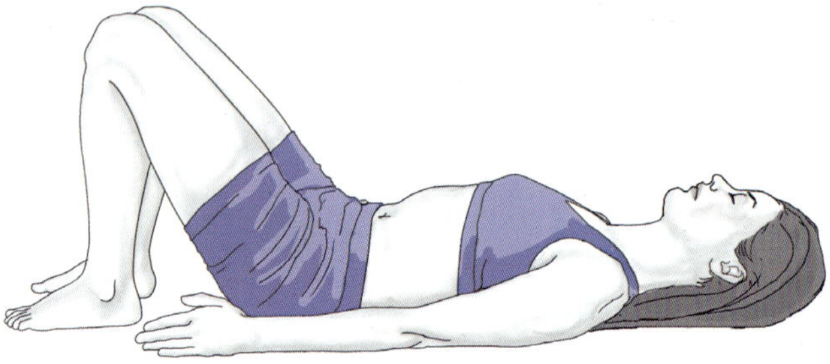

상쾌한 아침을 맞이하는 운동

주요 관절과 근육군을 위한 가동화와 강도 운동. 침대를 나서며 건강한 에너지로 스스로를 채울 수 있게 하는 운동

골반 전굴/후굴

운동 1, 골반 안정화 원리

루틴: 한 세트 8회 반복. 2세트 실시.

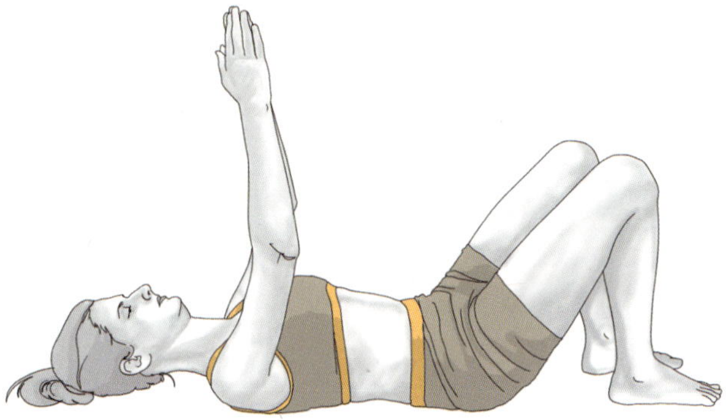

몸통 회전

운동 1, 축 연장 원리

루틴: 30초간 자세 유지.

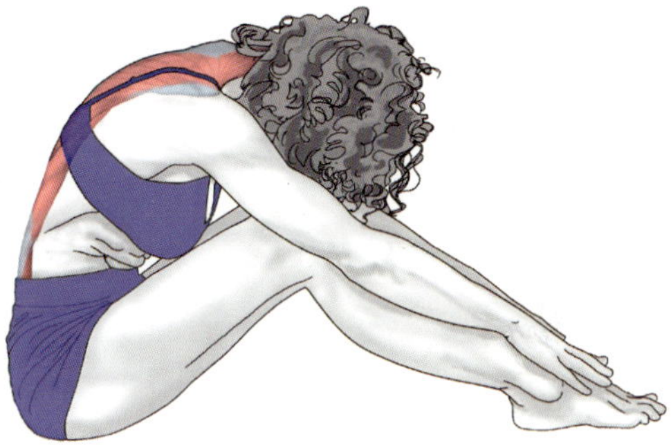

고양이와 말

운동 14, 1 단계

루틴: 30초간 자세 유지.

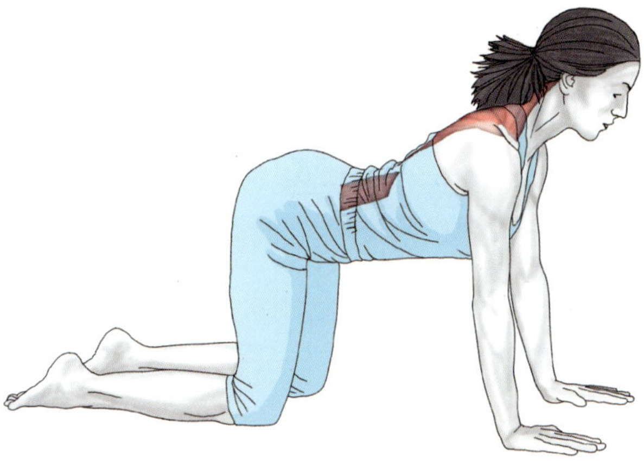

복근 준비 운동

운동 1, 1 단계

루틴: 한 세트 8회 반복. 2세트 실시.

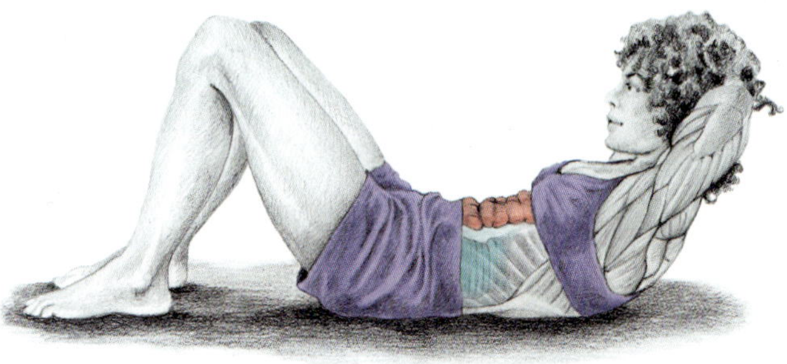

상쾌한 아침을 맞이하는 운동

원 레그 시리즈

운동 6, 1 단계

루틴: 한 세트 8회 반복. 다리당 2세트 양방향 실시.

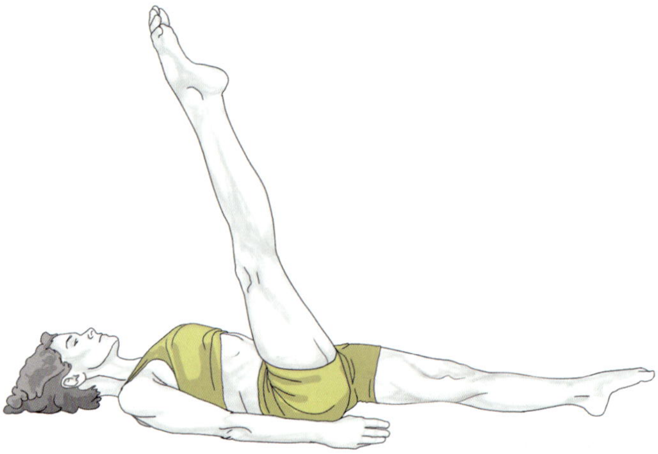

쏘우

운동14, 1 단계. 골반 굽힘 변형법

루틴: 한 쪽당 천천히 4회 반복.

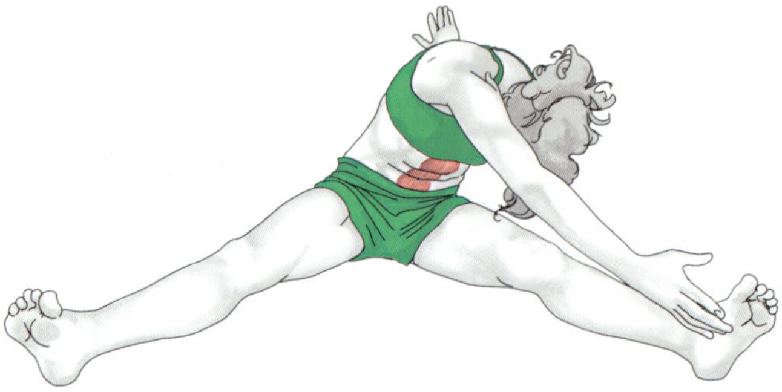

축 굽힘

운동 19, 1 단계

루틴: 한 세트 8회 반복. 1세트 실시.

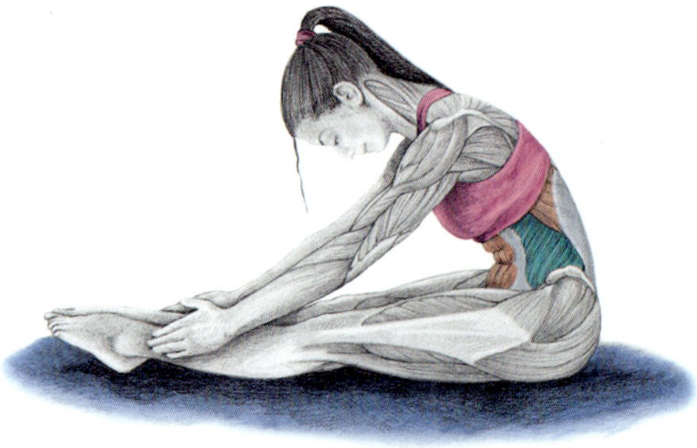

엎드린 엉덩이

운동 22, 1 단계

루틴: 한 세트 8회 반복. 다리당 2세트 실시.

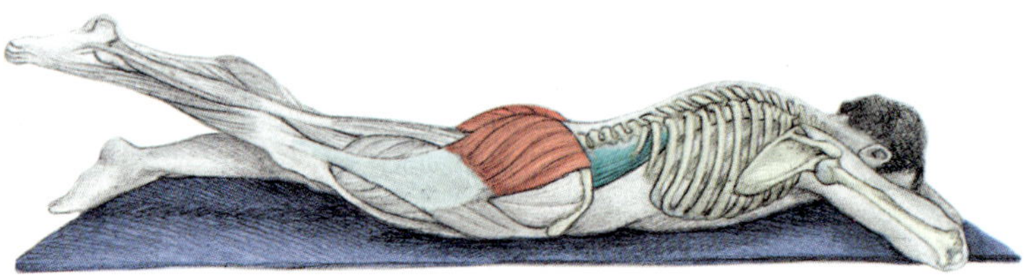

상쾌한 아침을 맞이하는 운동

쉘 스트레칭

운동 22, 1 단계

루틴: 30초간 자세 유지.

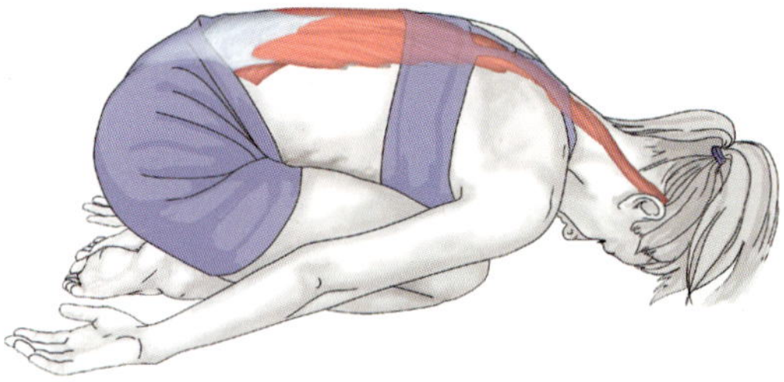

헌드레드

운동 3, 1 단계, 변형법 1

루틴: 헌드레드 동작 순서를 한 번 완전히 실시.

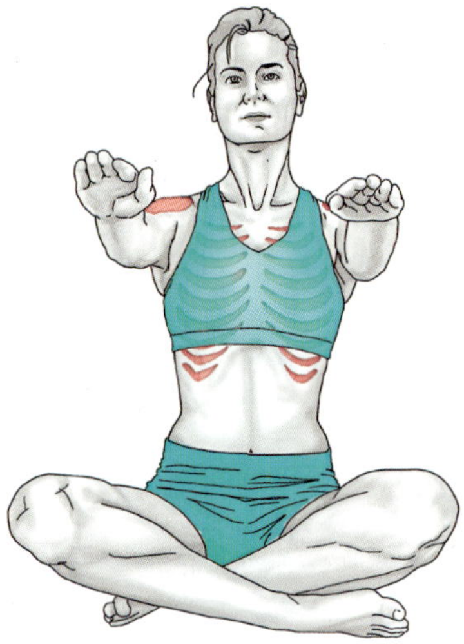

마스터 클래스

05.pt/masterclass7.mp4

복부 강화 및 둘레 감소

05.pt/masterclass9.mp4

에너지 향상

05.pt/masterclass2.mp4

직장에서

05.pt/masterclass6.mp4

일상 생활에서의 민첩함 향상

05.pt/masterclass10.mp4

어깨, 등, 가슴을 위한 운동

05.pt/masterclass3.mp4

둔근, 엉덩이, 다리를 위한 운동

05.pt/masterclass8.mp4

관절 가동성 향상

05.pt/masterclass4.mp4

등 관리

05.pt/masterclass1.mp4

수면을 위한 운동

05.pt/masterclass5.mp4

상쾌한 아침을 맞이하는 운동

흔히 발생하는 병변에 대한 수정 운동법

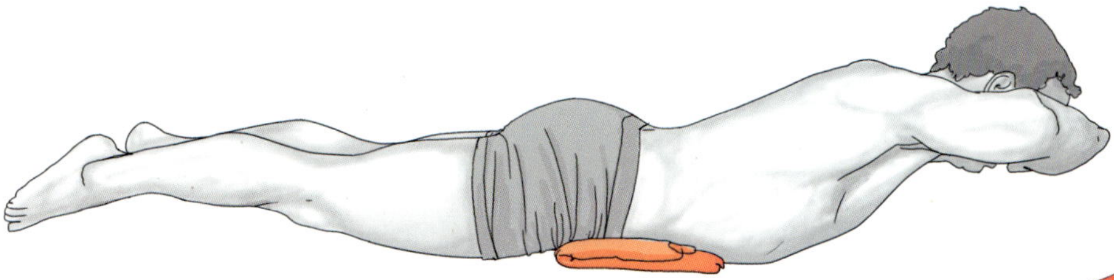

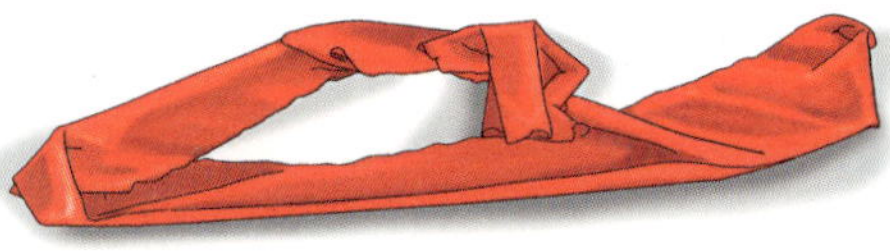

이 안내서를 사용하는 방법

직면한 어려움이 무엇인지 찾고
적절한 수정법을 사용하여 해결하라.
이 챕터는 가장 일반적인 수정법들을
모아 놓았다.
당신이 겪고 있는 또는 직면한 컨디션의
상태 또는 취약점에 따라,
레벨 3의 운동들은 실행하지 못할 수 있다.
그러나, 필라테스 방법은
심화 레벨에 도달하지 않고도
광범위한 이점과 결과를 얻을 수 있는
수많은 운동들을 제공하므로
걱정할 필요가 없다.

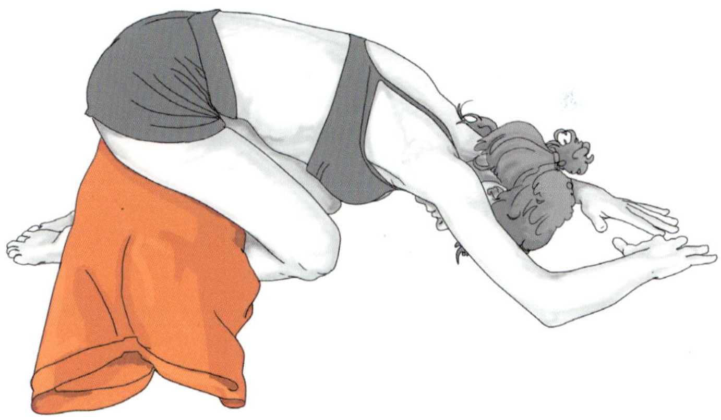

이 챕터에서는 유사하고 심지어 서로 바꿀 수 있는
수정법들이 필요한 몇 가지 운동을 보여준다.
예로, "무릎을 굽힌 상태에서의 레그 풀 프론트"는
무릎 통증, 골반 통증, 척추 만곡(척추측만증)에
동일하게 권장된다. 이 경우, 목표는
지렛대 역할을 하는 다리를 접어 그 길이를 줄이고
이를 통해 무릎, 골반, 등의 관절에
긴장을 완화시키는 것이다.

이 책의 모든 운동은 수정법 목록에서 찾을 수
있는 참고와 함께 수정법들이 포함되어 있지만,
당신이 스스로 또는 본인의 학생들에게
영향을 미치고 있는 제한과 병변을 알고,
어떤 수정법을 사용할지 결정한다.

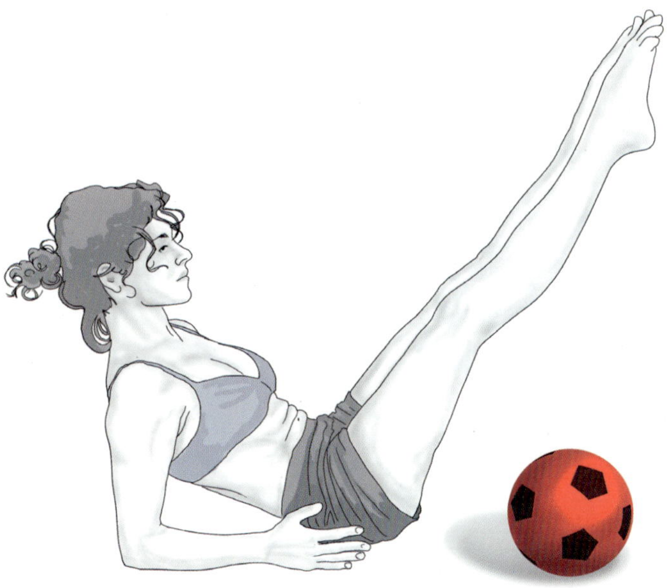

일반적인 수정법

필라테스 방법은 실행할 수 있는 운동에
제한이 있을지도 모르는 체력 및 의학적 상태에 관계없이 모든 사람에게 적합하다.
이것은 실질적으로 제한이 문제가 된다기 보다는
도전하는 마음가짐이 중요하다는 것을 의미한다.

이어지는 내용에서 본래의 필라테스 운동을 건너 뛸(skip) 필요가 없으며
대부분의 필라테스 운동을 배우고 실행할 수 있도록
제한되는 상태를 해결할 방법에 대한 가이드를 제공한다.
몇 가지 매우 간단한 수정과 쉽게 사용할 수 있는 도구들로
이 목표를 달성할 수 있다.

쿠션

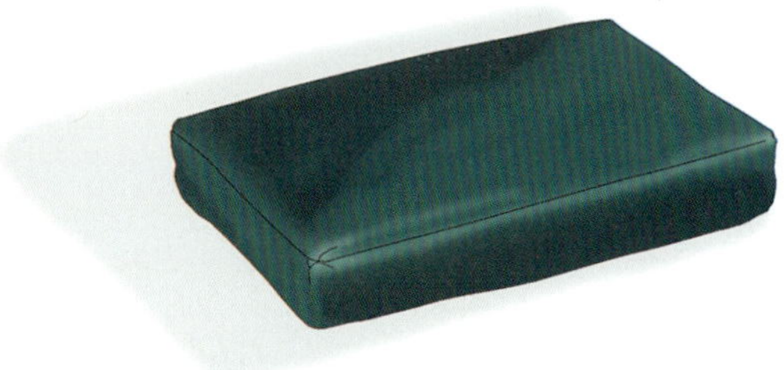

매트

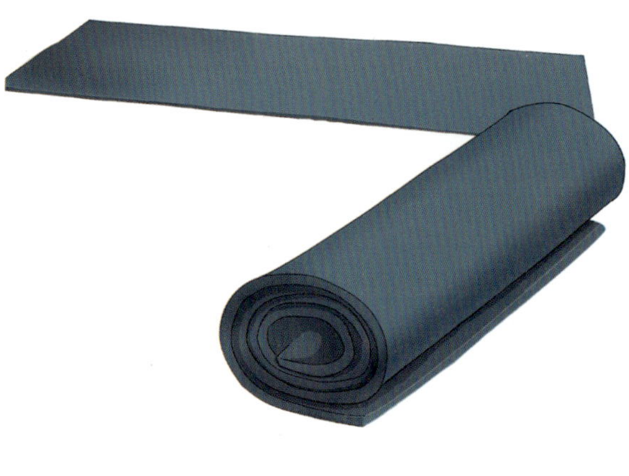

아크

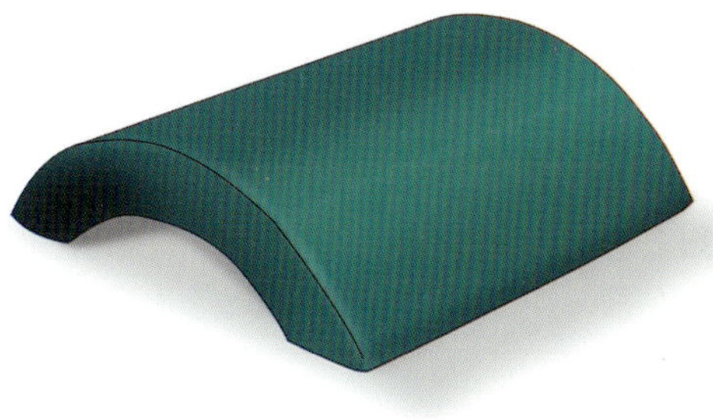

폼롤러

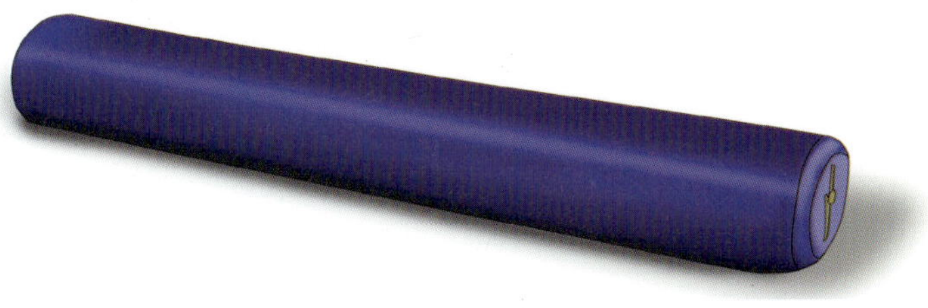

저항 밴드

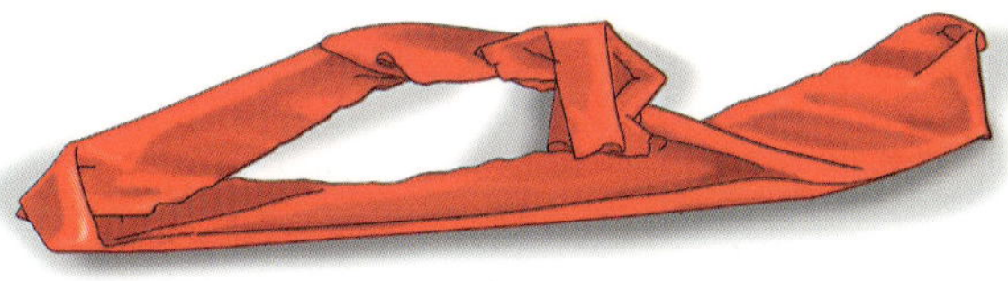

필라테스 링

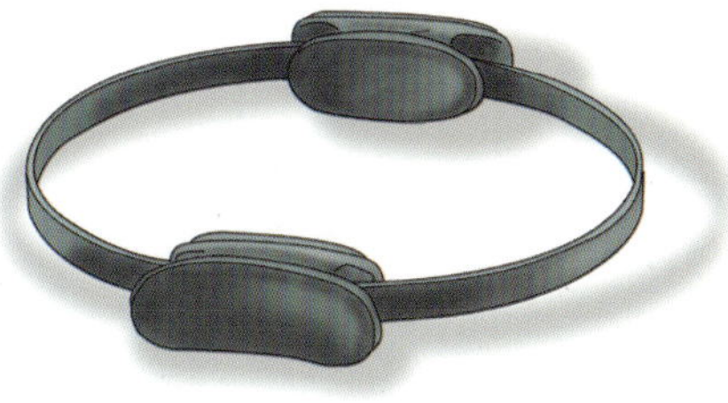

폼 볼

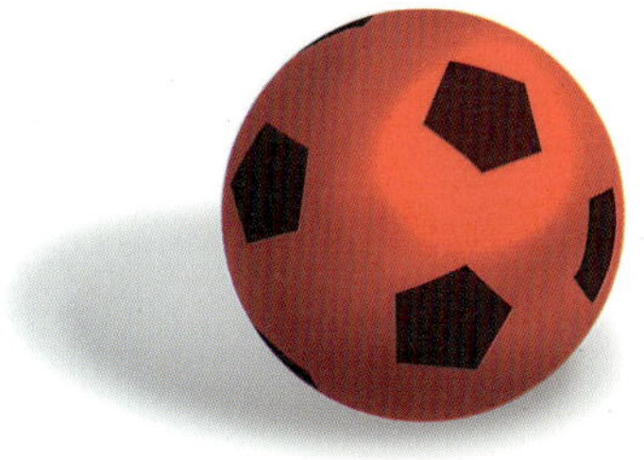

보수 볼

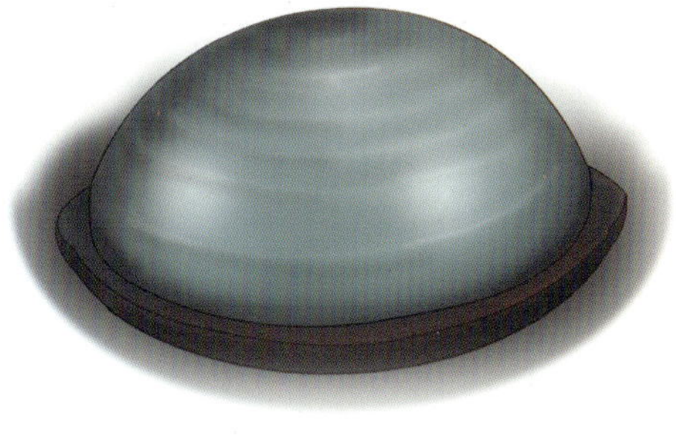

수정법 색인

1. 저항 밴드 또는 링을 사용한 AB 프렙 동작

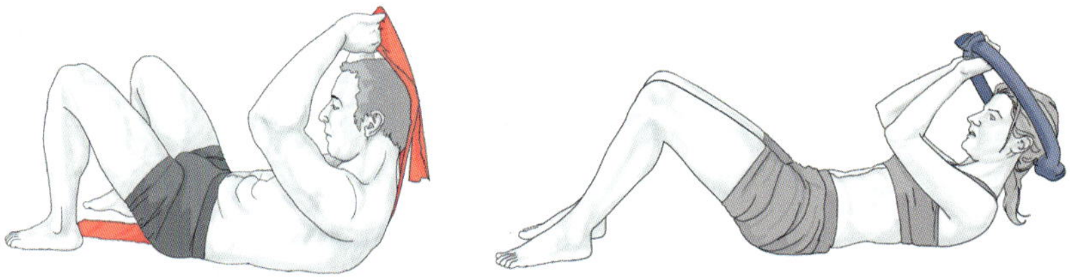

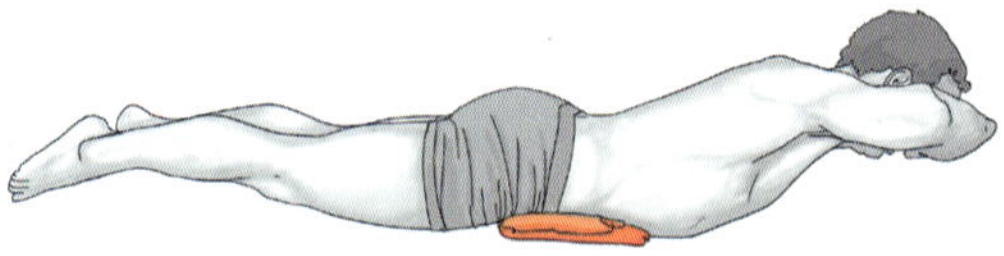

2. 저항 밴드 또는 링을 사용한 AB 프렙 동작

3. 등 뒤에 아크로 받치기

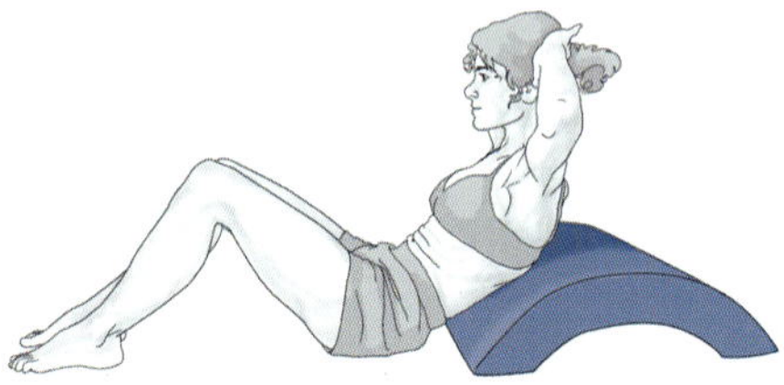

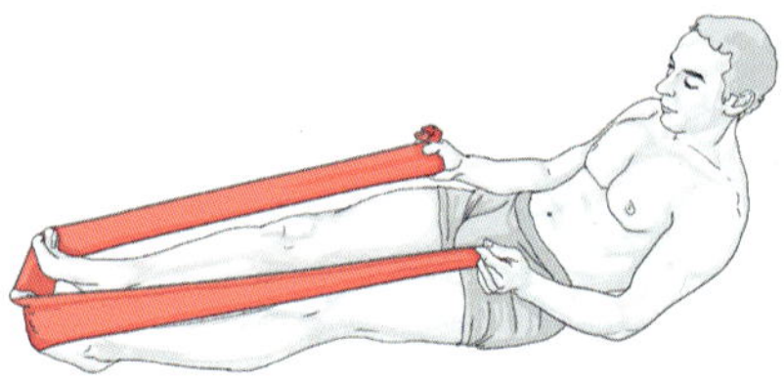

4. 발 아래로 저항 밴드 감기

5. 누운 자세에서 몸통 아래에 아크로 받치기

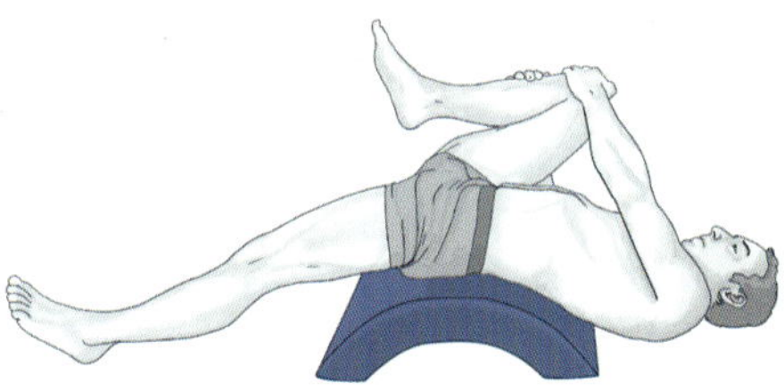

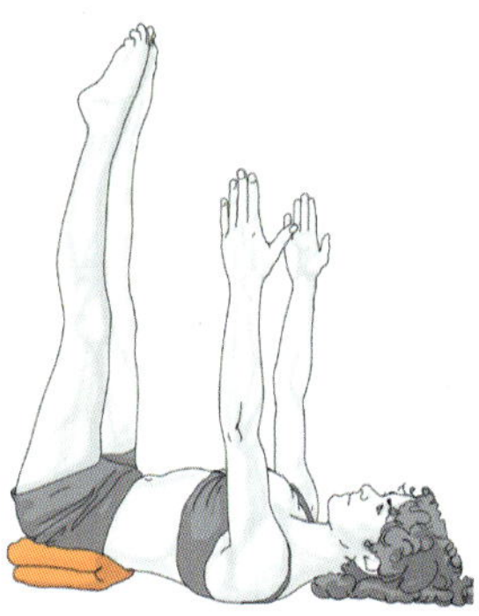

6. 누운 자세에서 골반 아래에 쿠션 놓기

7. 쿠션 위에 앉기

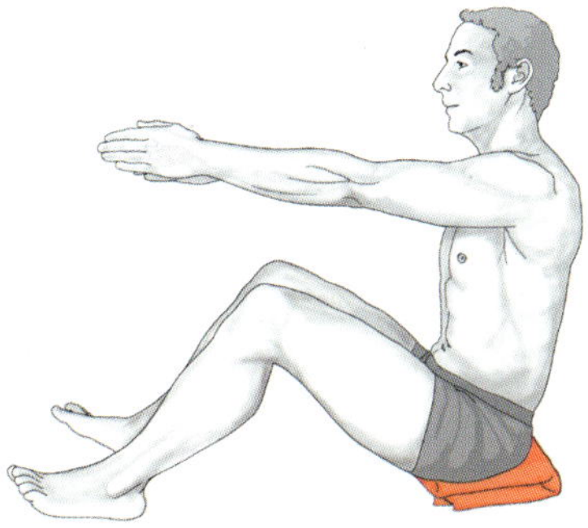

8. 앉은 자세로 척추 관절 운동하기

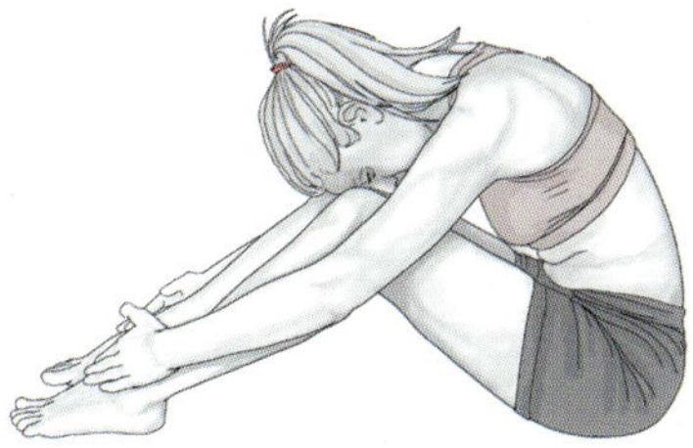

9. 골반과 허리 아래를 아크로 받치기

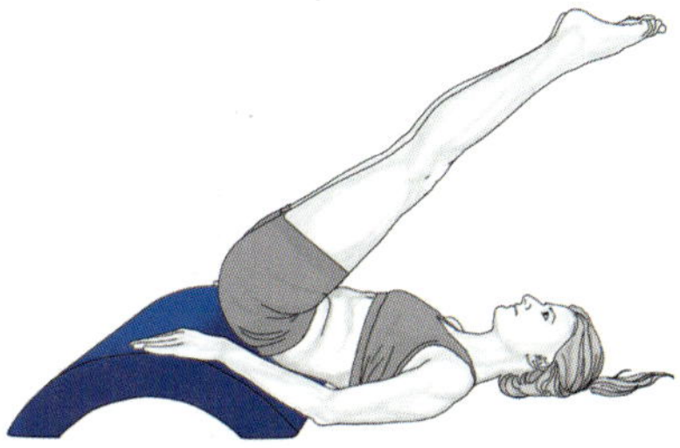

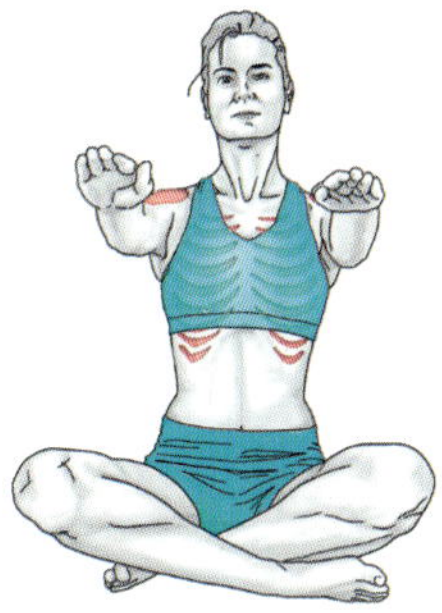

10. 호흡 수정 자세

11. 옆으로 누운 자세에서 머리 아래에 쿠션 받치기

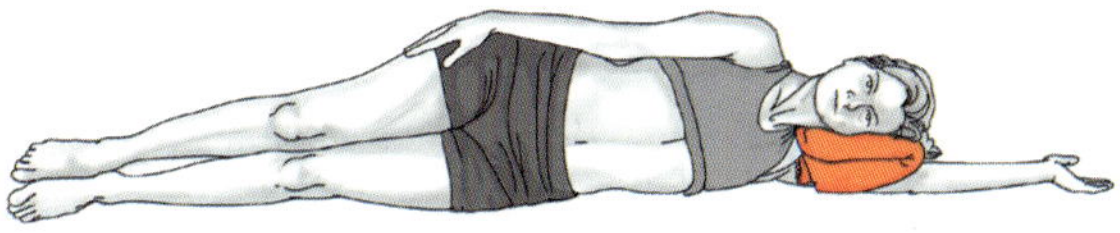

12. 한쪽 팔을 앞으로 내밀어 옆으로 누운 자세에서 머리 아래에 쿠션 받치기

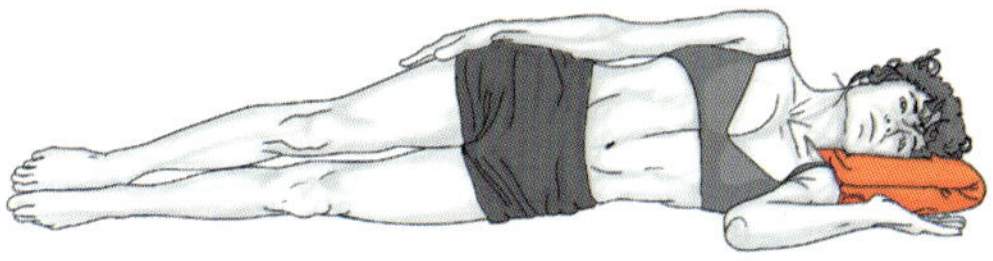

13. 옆으로 누운 자세에서 아래쪽 다리를 굽혀 지지하기

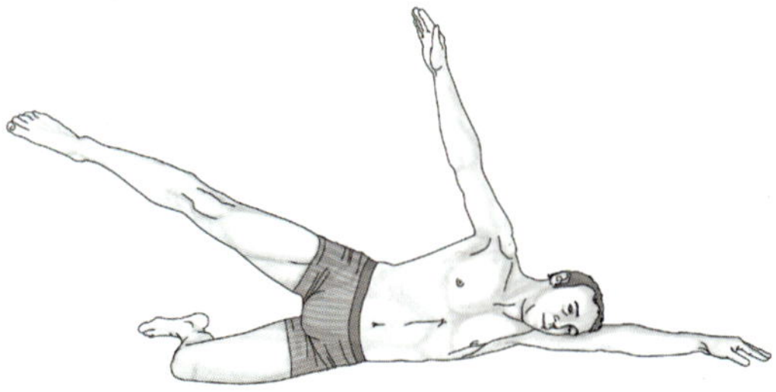

14. 엎드린 자세에서 몸통 아래에 아크로 받치기

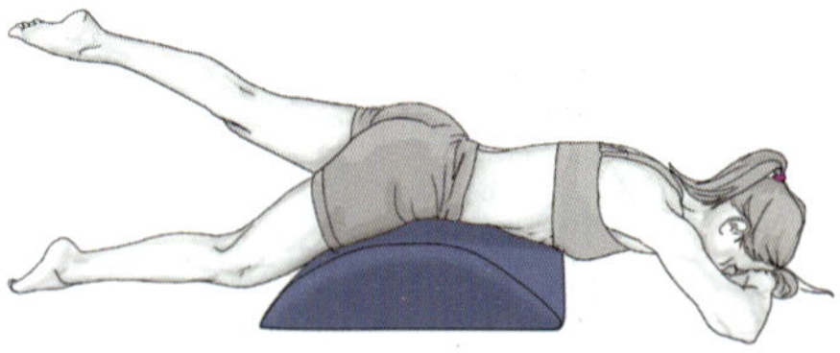

15. 무릎 꿇은 자세에서 매트(타월)을 허벅지 아래에 놓기

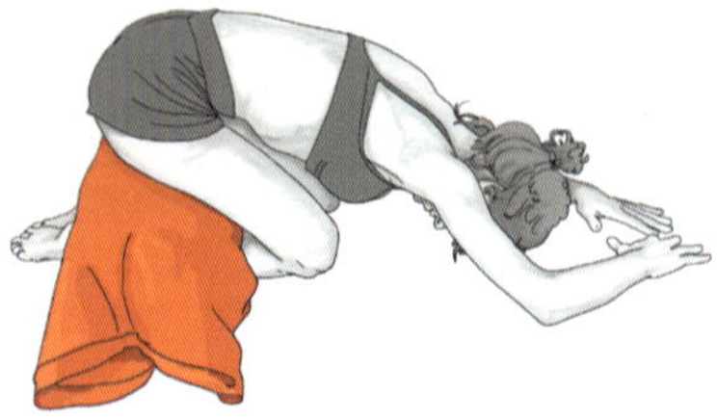

16. 무릎 꿇은 자세에서 발 아래에 매트(타월) 놓기

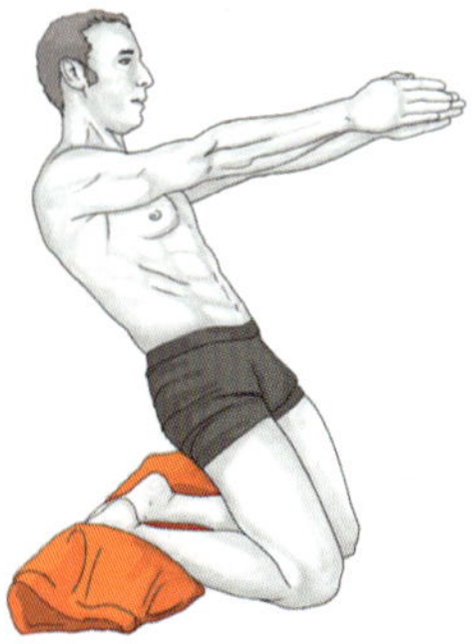

17. 발을 올려서 지지하기

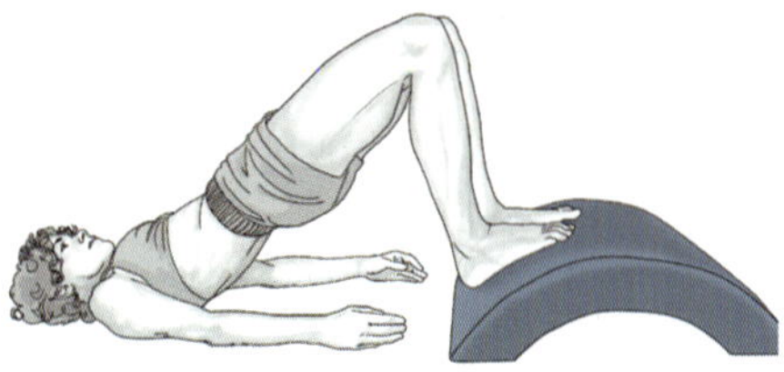

18. 한쪽 다리로 지지하면서 골반과 허리 아래를 아크로 받치기

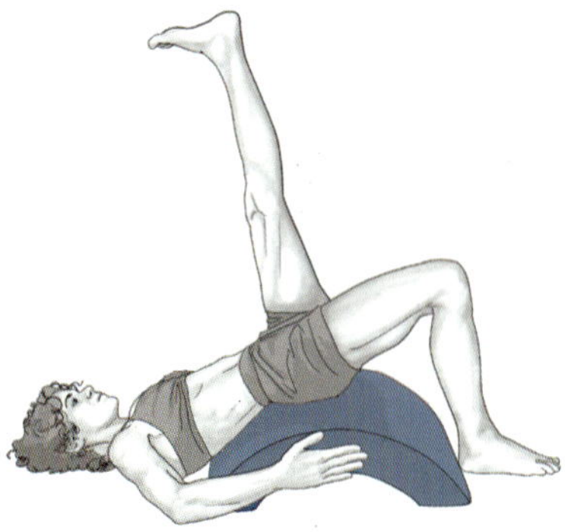

19. 엎드린 자세에서 다리 사이에 공 끼우기

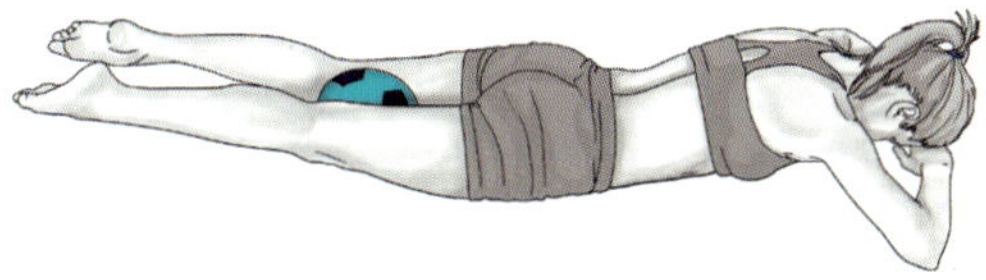

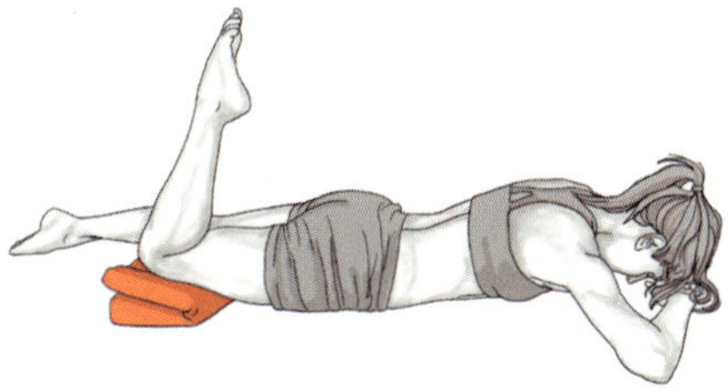

20. 엎드린 자세에서 무릎 아래에 쿠션 놓기

21. 누운 자세에서 무릎 굽히기

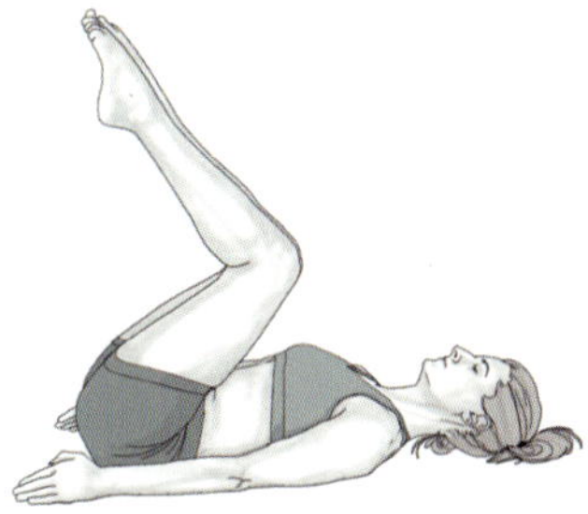

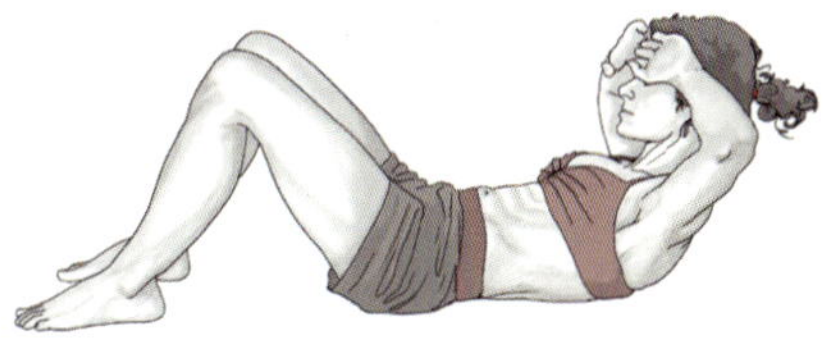

22. 이마 위에 손 올리기

23. 이마 아래에 쿠션 놓기

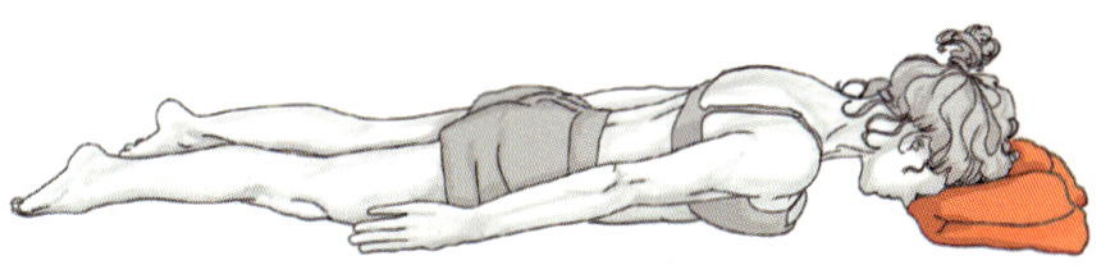

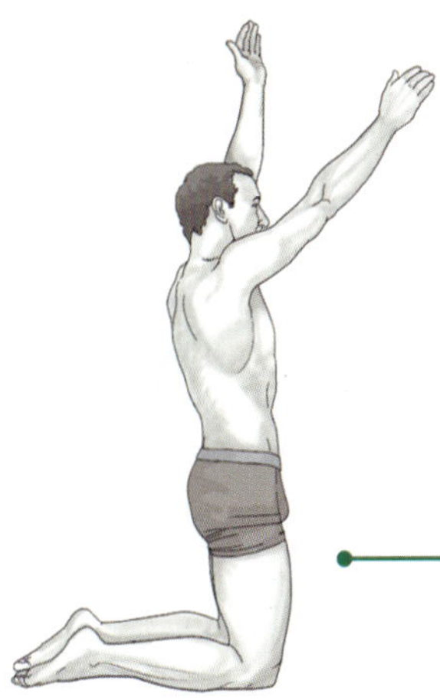

24. 무릎 꿇은 자세

25. 팔꿈치 굽히기

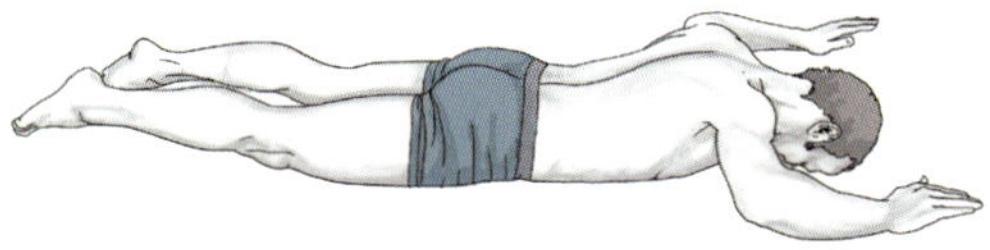

26. 누운 자세를 전완으로 지지하기

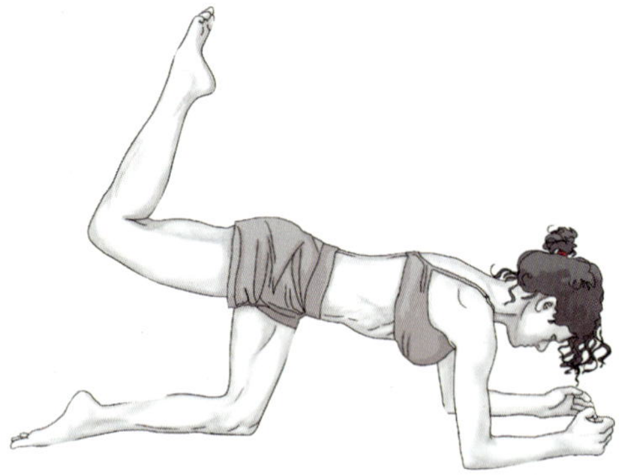

27. 엎드린 플랭크 자세에서 무릎 굽히기

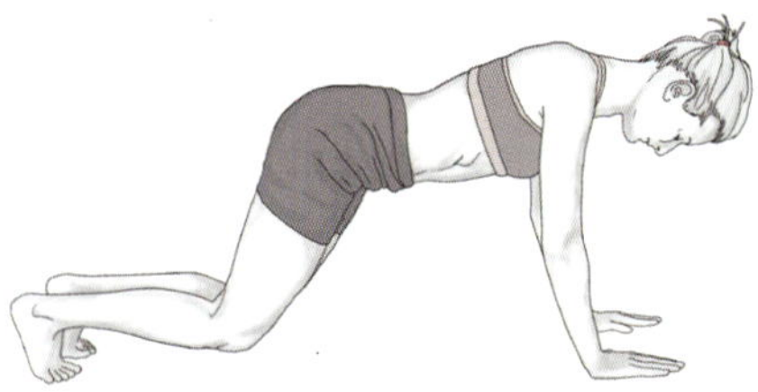

28. 누운 플랭크 자세에서 한쪽 무릎 굽히기

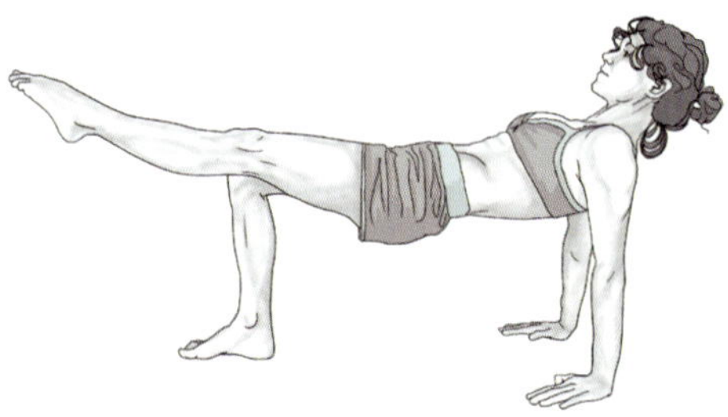

29. 누운 자세에서 전완으로 지지하기

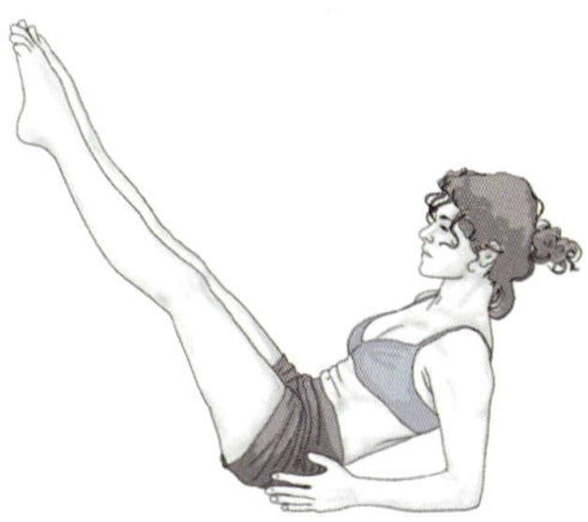

30. 구르기 운동을 위해 골반 아래에 아크로 받치기

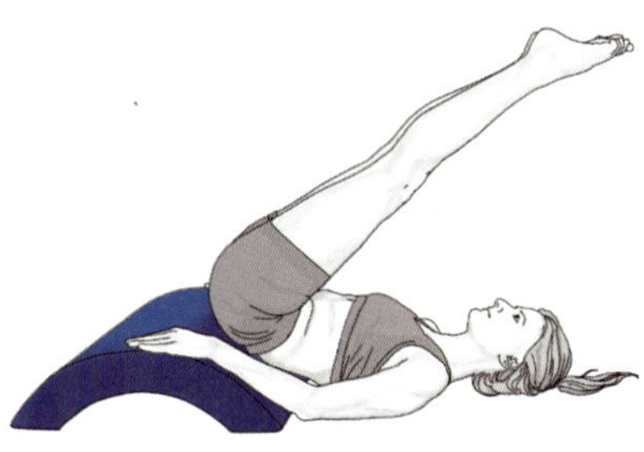

수정 운동

팽팽함

1. 쿠션 위에 앉기, 7번

후면 사슬 근육들, 특히 햄스트링과 둔근, 등 상부 및 하부가 팽팽할 때 앉은 자세를 하기 위함이다.

– 소도구들을 사용한 상체 운동(예: 링을 사용한 펙토랄 프레스, 앉은 자세에서의 헌드레드, 어깨의 관절 가동화, 목 근육 스트레칭 등)에서 척추를 늘린 채 유지하기가 힘들다면 쿠션을 사용하라.

2. 바르게 누워있는 자세에서 몸통 아래에 아크로 받치기, 5번

시작 스트레칭에서 장요근을 늘려주면 골반 신전이 필요한 운동에서 발생할 긴장을 줄여준다.

– 이것은 일반적으로 싱글 레그 익스텐션, 레그 풀 프론트, 스위밍 같이 엎드린 자세로 누워서 하는 운동을 시작하기 전에 실행해야 한다.

3. 누워있는 자세에서 골반 아래에 쿠션 놓기, 6번

후면근육 사슬이 팽팽하거나 복근이 약할 때 허리의 긴장을 없애기 위함이다.

– 양쪽 다리로 원을 그리는 운동이나 콕스크류처럼 특히 학생의 얼굴이 위로 향하게 누워있고 다리의 자세가 허리에 과도한 전만을 유발하는 운동을 할 때 쿠션을 사용한다.

4. 구르기 운동을 위해 골반 아래에 아크로 받치기, 30번

골반 아래의 쿠션과 마찬가지로 아크는 후면근육 사슬이 팽팽하거나 복근이 약한 경우, 허리 긴장을 제거하기 위해 사용된다.

– 롤 오버, 잭나이프, 공중 가위 등 골반이 굴곡되고, 척추 관절을 사용하며, 몸통에 다리를 접근시키는 동작들이 포함된 운동에 권장된다.

5. 누운 자세에서 무릎 굽히기, 21번

허리에 위험이 가해지지 않으면서 다리를 들어올리거나 앉은 자세에서 다리를 뻗는데 있어서 가끔은 도움을 줄 기구가 필요하지 않을 수 있다. 지렛대의 길이를 줄이기 위해 무릎을 굽히기만 하면, 중력에 대항하고 근육 사슬을 늘리는데 필요한 힘이 줄어든다.

– 위험하지 않거나 척추 신장을 방해하지 않으면서 무릎을 완전하게 펴기가 어려운 운동에서 이러한 방법을 사용해도 된다.

내전근/벌어진 다리

6. 엎드린 자세에서 다리 사이에 볼 끼우기, 19번/20번

강한 외전근을 보유한 사람들은 종종 다리가 골반 너비 이상 떨어지면 안 되는 운동에서 너무 많이 벌어진 것을 발견한다. 이 경우 공이 떨어지지 않게 하는 제한을 통해 내전근이 활성화된 상태를 유지시킨다.

– 무릎–골반 정렬 원리가 필수적인 등 신전, AB 프렙 동작, 롤 업 등의 운동에 권장된다.

목 근육

7. 저항 밴드를 사용하는 AB 프렙 동작, 1번

홈 트레이닝에서 AB 프렙 동작을 하는 것과 유사하지만, 더 경제적이다. 저항 밴드는 머리를 고정시키고 목 뒤를 움직이지 않게 하는 동시에 전형적으로 기술을 완벽하게 익히지 않았을 때 발생하는 목 긴장을 제거해준다. 좋은 효과를 얻기 위해서는 밴드를 두개골에 단단히 고정하고 움직이지 않아야 하며, 엄지손가락을 이마에 고정해야 한다.

– 이 수정 운동법은 AB 프렙 동작, 팔을 자유롭게 두는 헌드레드 운동, 복부를 사용하는 상체 운동의 모든 변형에 사용될 수 있다.

8. 링을 사용하는 AB 프렙 동작, 1번

저항 밴드를 사용하는 것과 유사함. 두개골은 링의 지지대 중 한 쪽에 놓고 양손은 반대쪽 지지대에 위치시키며, 팔꿈치를 굽히고 어깨 너비로 벌린 상태를 만들어라. 양손으로 지지대를 눌러 압력을 가하고 머리의 무게가 링을 밀도록 해야 한다.

– 이 방법은 복부를 이용하는 상체 운동을 실행하기 더 쉽게 만들어준다.

9. 등 뒤를 아크로 받치기, 3번

아크를 사용하면 목의 자세를 교정하여 목에 있는 긴장을 없애는데, 목의 자세는 서 있을 때의 자세와 매우 유사하다.

– 이 수정법은 헌드레드와 같이 몸통을 굽힌 상태로 유지해야 하는 운동에서 사용할 수 있다. 또한, 이것은 몸을 뒤로 굴리는 운동에서 학생이 완전히 뒤로 넘어가서 떨어지는 것을 방지하기 위해 사용되고, 지지대를 목에 조금 더 가깝게 두고 손을 그 뒤에 놓으면 상체 및 하체 운동의 복근을 사용하는 모든 변형법에 사용될 수 있다.

10. 발 아래로 저항 밴드 감기, 4번

이 방법은 중력에 대항하는데 필요한 힘을 줄여서, 허리가 하는 작용을 줄이고 목의 적절한 자세를 취하도록 하는데 도움이 된다.

– 밴드는 하프 롤 백 및 롤 업, 다리를 들어 올리는 운동 등에 사용될 수 있으며, 복근이 모든 부하를 감당하기에 충분히 강하지 않은 경우 등을 보호한다. 또한, 월경 기간, 임신의 특정 단계, 만성 요통, 디스크 문제가 있는 경우에 이 방법을 권장한다.

11. 엎드린 자세에서 전완으로 지지하기, 26번/28번

이 수정법은 손목에 만성 통증이 있는 경우 손목으로 지탱하는 동작을 없애는데 사용된다. 또한, 이 방법은 경추가 긴장한 경우에도 사용되지만, 학생이 척추를 잘 굽힐 수 있을 때만 가능하다.

– 엎드린 자세에서 전완으로 지지하는 자세는 레그 풀, 손으로 지지하는 혼합 복근 운동, 다리를 대각선으로 들어올려 하는 복횡근 운동에 사용해도 되며, 측면 굽힘 및 복부 측면 변형 운동법에서도 사용될 수 있다.

발

12. 무릎 꿇은 자세에서 발 아래에 매트(타월) 놓기, 16번

매트나 접은 수건을 사용하면 발목 관절의 유연성이 거의 없거나 전혀 없는 학생들이 무릎을 꿇는 자세가 사용되는 운동을 더 편하게 실행할 수 있다.

– 이 수정법은 주로 힌지 운동과 이에 관련된 모든 변형법들 그리고 앞발로 지지를 하는 모든 운동에 사용된다. 매트는 발목을 살짝 굽혀지게 하며, 이것은 관절의 긴장을 경감하기에 충분하고 이 긴장이 때때로 수련생들이 이런 종류의 운동을 실행하지 못하는 유일한 이유이기도 하다.

13. 옆으로 누운 자세에서 한쪽 다리를 접어서 지지하기, 12번/13번

옆으로 누워서 하는 운동에서는 균형을 증가시키기 위해 지지하는 아래쪽 다리의 무릎을 굽혀도 된다.

– 이 수정법은 균형이 좋지 않아서 적절하지 못한 운동 자세를 유발하는 경우(예를 들어, 사이드 레그 시리즈를 할 때)에만 사용되어야 한다.

척추측만증

14. 등 뒤에 아크로 받치기, 3번

아크의 곡면에 등을 기대면 척추의 만곡으로 인해 발생할 수 있는 긴장을 경감할 수 있다.

– 이 수정법은 헌드레드와 같이 몸통을 굽혀야 하는 운동에서 사용될 수 있다. 또한, 몸통을 뒤로 굴리는 운동에서 학생이 완전히 뒤로 넘어가는 것을 원하지 않을 때 이 수정법을 사용해도 되고, 상체 및 하체 운동에서 복근을 사용하는 모든 변형법에서 지지대를 목에 조금 더 가깝게 위치시키고 그 뒤에 손을 얹고서 사용해도 된다.

15. 앉은 자세로 척추 관절 운동하기, 8번

이 수정법은 척추의 관절 유연성이 충분하지 않아서 등을 굽힐 수 없을 때 사용되어야 한다. 이러한 경우 척추 관절은 바닥에서 어떠한 충격도 받지 않은 채 덜 공격적인 자세로 운동되어야 한다.

– 이 수정법을 공처럼 몸 굴리기 운동에서 등을 구르는 대신 실행해도 된다.

16. 골반과 허리 아래를 아크로 받치기, 9번

등과 복부의 근육들이 체중을 지탱하여 공중에 멈출 수 있을 만큼 충분히 강하지 못하면 허리 아래에 지지대를 놓아 이를 보완해야 한다.

– 이 수정법을 사용하면 "공중 자전거"와 같은 운동을 할 수 있게 해주며, 아크 받치기 없이 운동을 해서 좋은 점을 얻기보다 부상을 입을 가능성이 더 크다.

17. 한쪽 다리로 지지하면서 골반과 허리 아래를 아크로 받치기, 17번/18번

아크는 요추에 측만증이 있는 경우와 몸통을 들어올린 채, 한 발 또는 양 발로 몸을 지탱해야 하는 운동에서 허리를 지지하고 긴장이 발생하지 않게 해준다.

– 이 수정법은 브릿지와 이에 관련된 변형법에 사용돼도 된다.

18. 이마 위에 손 올리기, 22번

뚜렷한 후만곡선이 보일만큼 심각한 척추측만증의 경우 등의 한쪽에서만 이 곡선이 보일지라도 이 방법을 권고하며, 움직임이 불편하거나 유착이 있어 머리 뒤에 손을 놓는 것이 불편하고 통증이 있는 경우에 이 수정법을 권장한다.

– 이 수정법은 일반적으로 머리 뒤에 손을 놓는 모든 운동에 사용될 수 있다. 그러나, 운동을 하는 동안 허리가 굽혀지지 않도록 주의해야 한다.

19. 무릎 꿇은 자세, 24번

척추측만증이 있는 일부 사람들에게는 엎드려서 팔을 앞으로 뻗는 것이 어려우며, 이를 실행하면 통증과 잠재적인 부상을 유발한다. 따라서 이러한 종류의 병변이 있는 경우, 들어올리는 운동을 하는 것은 바람직하지 않다.

– 무릎 꿇는 자세는 이 수정법이 사용될 수 있는 운동에서 대부분의 부하를 제거하지만, 한정적인 운동 범위 안에서는 견갑골 가동을 가능하게 하고 운동의 효과가 있다. 이 방법은 스위밍 및 이와 유사한 운동에 사용될 수 있다.

20. 팔꿈치 굽히기, 25번

척추측만증이 있는 일부 사람들에게는 엎드려서 팔을 앞으로 뻗는 것이 어려우며, 이를 실행하면 통증과 잠재적인 부상을 유발한다. 따라서 이러한 종류의 병변이 있는 경우 들어올리는 동작이 필요한 운동을 하는 것은 바람직하지 않다. 그러나, 일반적으로 어깨의 운동 각도를 변경하려면 팔꿈치를 굽히고 팔을 약간 벌리는 것으로 충분하다. 이 수정법은 스위밍 및 유사한 운동에 사용될 수 있다.

21. 엎드린 플랭크 자세에서 무릎 굽히기, 27번

무릎을 굽히면 지렛대가 짧아지고 허리에 가해지는 힘이 줄어듦으로 레그 풀의 강도를 낮출 수 있다. 또한 이 자세는 무릎 관절을 잠금으로써 생기는 무릎 통증을 방지한다.

– 이 수정법은 프론트 레그 풀과 푸쉬 업의 마지막 부분과 같은 운동을 더 쉽게 실행할 수 있도록 해준다.

22. 누운 플랭크 자세에서 한쪽 무릎 굽히기, 28번

등 근력이 부족하거나 등의 상태가 좋지 않은 경우, 레버의 길이를 줄여줄 수 있다. 무릎을 쭉 뻗은 상태로 실행하는 본래의 운동에서는 손과 발이 제공하는 지지대 사이의 간격이 너무 길어질 수 있다. 무릎의 굽히면 운동 강도를 변경할 수 있다. 더 깊게 굽힐수록 강도가 낮아진다.

– 이 수정법이 가장 적절한 운동은 레그 풀이지만, 측면 굽힘과 같이 옆으로 누워 다리를 뻗거나 몸을 들어올리는 움직임을 포함하여 유사한 자세를 취하는 다른 운동에도 사용될 수 있다.

어깨

23. 옆으로 누운 자세에서 머리 아래에 쿠션 받치기, 11번

승모근의 상부 섬유, 삼각근이나 회전근의 상부에 불편함이나 긴장을 느낀다면, 머리를 팔에 기대서 압박을 주는 것을 지양해야 한다.

– 옆으로 누워서 하는 모든 운동에 필요할 때마다 쿠션을 사용해도 된다.

24. 한쪽 팔을 앞으로 내밀어 옆으로 누운 자세에서 머리 아래에 쿠션 받치기, 12번/28번

압박을 없애는데 팔과 머리 사이의 공간을 늘리는 것만으로는 충분하지 않을 때가 있으며 밑에 깔린 팔을 꺼내야 할 수도 있다. 이 경우 어깨의 크기에 따라 적절한 높이의 쿠션 위에 머리를 놓을 수 있다.

– 옆으로 하는 모든 운동에서 필요할 때마다 이와 같은 방법으로 쿠션을 사용해도 된다.

25. 이마 위에 손 올리기, 22번

이 수정법은 견갑대의 운동성 저하를 유발하는 심각한 척추후만증을 앓고 있는 경우와 가동성 및 유착으로 인해 머리 뒤에 손을 놓는 것이 불편하거나 통증이 있는 경우에 권장된다.

– 이 변형법은 일반적으로 머리 뒤에 손을 놓는 모든 운동에 사용해도 된다. 그러나, 허리가 더 굽혀지지 않도록 유의하라.

26. 무릎 꿇은 자세, 24번

엎드린 상태에서 팔을 앞으로 뻗으면 부상이 있거나 뻣뻣하게 굳은 어깨에 통증이 발생할 수 있다.
운동에서 이러한 스트레칭과 더불어 들어올리는 동작이 요구되면, 몇몇 사람들은 이 동작을 전혀 하지 못할 수도 있다. 무릎을 꿇는 자세는 견갑골이 가동할 수 있게 하며 해당 운동이 주는 부하를 부분적으로 경감시키더라도 수반되는 이점을 준다.

– 이 수정법은 스위밍 운동 및 이와 유사한 운동에 사용될 수 있다.

27. 팔꿈치 굽히기, 25번

견갑대에 부상을 입었거나 뻣뻣한 일부 사람들은 엎드린 상태에서 팔을 앞으로 뻗을 때 불편함을 느낄 수 있다. 따라서 이러한 경우 들어올리는 동작이 필요한 운동은 권장되지 않는다. 그러나, 일반적으로 팔꿈치를 굽히고 팔을 살짝 벌려주는 것으로 충분히 어깨의 운동 각도를 변경할 수 있다.

– 이 수정법은 스위밍 운동 및 유사한 운동에서 사용될 수 있다.

호흡 곤란/돌출된 코

28. 이마 아래에 쿠션 놓기, 23번

얼굴을 바닥에 너무 가까이 가져가면 폐쇄 공포증을 느낄 때가 있다. 코가 매트에 닿는 경우에도 자세가 불편할 수 있다. 이러한 경우에는 이마 아래에 쿠션을 놓아 해부학적으로 합리적인 거리를 확보할 수 있다.

– 이 경우에는 머리 양옆에 손을 위치시키지만 양손을 적절한 위치에 두고 엎드려서 하는 모든 운동에 사용될 수 있다.

29. 호흡패턴 수정, 10번

호흡 운동은 호흡 효율을 높이는 것이 목표이기 때문에 그 자체로 중요하다. 복근 운동을 하다가 호흡이 방해가 된다면, 호흡을 목표로 우선으로 하고 앉은 자세로 운동을 마쳐야 한다.

– 이 방법은 헌드레드를 위해 완벽한 수정법으로, 앉은 자세 헌드레드의 보트 자세를 바꾼다.

허리

30. 엎드린 자세에서 골반 아래 쿠션 놓기, 20번

쿠션을 사용하면 아래쪽을 향해 하는 운동에서 요통을 방지할 수 있다. 커다랗고 상대적으로 부드러운 표면에 복부를 올리면 허리의 신전이 제한되고, 쿠션 없이는 통증을 계속해서 유발할 수도 있는 운동들을 실행할 수 있을 것이다.
아크를 사용하는 것보다 쿠션을 사용하는 것이 더 적당하므로 요통을 예방하기 위한 대안으로 쿠션이 권장된다.

– 이 수정법은 등쪽 신장, 발꿈치를 쥐고 엎드린 자세, 엎드려서 하는 둔근 운동, 원 레그 킥 등의 운동에 사용될 수 있다.

31. 등 뒤에 아크로 받치기, 3번

아크에 등을 기대면 복근에 가해지는 대부분의 부하가 사라진다. 따라서 근긴장도 부족으로 인해 요통이 발생하면 아크가 요통으로 느끼는 긴장을 완화시킨다.

– 아크는 헌드레드와 같이 몸통을 굽힌 상태로 유지해야 하는 운동과 몸을 뒤로 굴릴 때 학생이 완전히 넘어가서 떨어지는 것을 원하지 않을 경우에도 사용될 수 있다. 또한 지지대를 목에 조금 더 가깝게 놓고 손을 그 뒤에 놓으면 상체 및 하체 운동에서 복부를 사용하는 모든 변형법에 적합하다.

32. 발 아래로 저항 밴드 감기, 4번

이 수정법은 중력에 대항하는데 필요한 힘을 줄여 허리에 가해지는 부담을 줄이고 목이 적절한 자세를 잡을 수 있게 한다.

– 저항 밴드는 하프 롤 백 및 롤 업 운동 그리고 다리를 들어올리는 동작이 포함된 운동에서 복근이 이 부하를 감당할 만큼 충분히 강하지 않은 경우 허리의 보호를 위해 사용될 수 있다. 또한 이 방법은 월경 기간, 임신의 특정 단계, 만성 요통, 척추 디스크 문제를 갖고 있는 경우에도 적합하다.

33. 누운 자세에서 골반 아래에 쿠션 놓기, 6번

후방 사슬의 근육들이 팽팽하거나 복부 약화로 인해 허리에 발생하는 긴장을 제거하기 위해 쿠션을 사용할 수 있다.

– 투 레그 서클 및 콕스크류 같은 운동에서 학생이 누워있고 다리의 자세로 인해 허리에 과도한 만곡이 생기는 자세를 취할 때 도움이 된다.

34. 쿠션 위에 앉기, 7번

후방 사슬 근육, 특히 햄스트링 및 둔근 부위와 등과 허리의 근육이 팽팽하면 요통이 발생하는데, 이러한 경우 쿠션을 사용하여 보다 편안하게 앉은 자세를 취할 수 있다.

– 소도구를 이용한 상체 운동(링을 사용한 펙토랄 프레스, 앉은 자세로 하는 헌드레드, 어깨 관절의 가동성 운동, 목 근육 스트레칭 등)을 하는 동안 척추를 길게 유지하는 것이 불가능한 경우에 쿠션을 사용한다.

35. 누운 자세에서 몸통 아래에 아크로 받치기, 5번

장요근의 스트레칭으로 시작하면 골반의 신전이 필요한 운동에서 허리에 가해지는 긴장이 경감된다.

– 일반적으로 둔근 운동, 레그 풀 프론트, 스위밍 운동과 같이 엎드린 자세로 하는 운동 전에 스트레칭을 하는 것이 좋다.

36. 엎드린 자세에서 몸통 아래에 아크로 받치기, 14번

아크는 엎드려서 하는 운동에서 요통이 생기지 않도록 도와준다. 둥근 표면으로 복부를 지지함으로써 허리도 큰 힘을 들이지 않은 채 둥글게 말려서 지지대 없이는 큰 통증만을 유발할 운동들을 실행할 수 있게 해준다. 아크의 사용은 쿠션의 사용보다 보수적이며 급성 요통이 있는 사람들이 운동할 때 사용을 권고한다.

– 이 수정법은 등쪽 신전, 힐 스퀴즈, 엎드려 하는 둔부 운동, 원 레그 킥과 같은 운동에 사용될 수 있다.

37. 발을 올려서 지지하기, 17번

발을 지지대 위에 올리면 햄스트링 근육에 추가적으로 요구되는 부하는 흉곽 폐쇄가 완전히 통합되지 않은 경우, 몸통을 과도하게 올리는 것을 방지한다.

– 이 수정법은 브릿지 및 이와 유사한 운동에 사용될 수 있다. 이 방법은 흉곽을 이완시키고 흉골의 하강과 깊은 내쉬기와 동반되는 움직임을 돕는다.

38. 한쪽 다리로 지지하면서 골반과 허리 아래를 아크로 받치기, 18번

아크는 허리를 지지하고 몸통은 공중에 떠있는 상태로 발로 바닥을 밟아 지지하는 자세가 포함된 운동에서 허리의 과도한 만곡(과전만증)을 방지한다.

– 브릿지 운동이나 변형 운동법에 사용될 수 있다.

39. 무릎 굽히기, 21번

허리에 대한 위험 없이 다리를 더 쉽게 들어올릴 수 있도록 하거나 앉은 자세에서 다리를 뻗기 위해 다른 도구가 필요하지 않을 때가 있다. 무릎을 굽혀 지렛대의 길이를 줄이기만 하면 되는데, 이것은 중력에 대항하기 위해 필요한 힘과 후면 사슬 근육의 신전을 경감시킨다.

– 부상을 입지 않고서 무릎을 펼 수 없거나 척추 신전이 불가능할 때 모든 운동에서 이 수정법이 사용될 수 있다.

40. 엎드린 플랭크 자세에서 무릎 굽히기, 27번

무릎을 굽히면 레그 풀의 강도를 낮출 수 있으며, 이 경우 지렛대가 짧아지고 허리에 가해지는 힘이 줄어들 뿐만 아니라 무릎 관절이 잠겨서 발생하는 무릎 통증도 예방할 수 있다.

– 이 수정법을 사용하면 레그 풀 프론트, 푸쉬업의 마지막 부분 등의 운동을 더 쉽게 실행할 수 있다.

손목

41. 누운 자세를 전완으로 지지하기, 26번

손목에 만성 또는 급성 통증이 있는 경우 이 수정법을 사용하면 손목에 체중이 실리는 것을 피할 수 있다. 그러나, 머리와 바닥 사이의 간격이 줄어들 때 흔히 어깨를 귀까지 굽히는 실수를 저지르는데, 이를 방지하기 위해 견갑골 안정화에 더 많은 주의를 기울여야 한다.

– 이 수정법은 엎드린 자세와 누운 자세에서 실행하는 레그 풀 운동, 손으로 지지하는 혼합 복근 운동, 다리를 대각선으로 들어올린 상태에서 하는 복횡근 운동 모두에 유용하다. 측면 굽힘 및 측면 복부 변형 운동법에도 사용될 수 있다.

42. 누운 자세를 전완으로 지지하기, 26번

이 수정법은 손목에 만성 또는 급성 통증이 있는 경우 손목으로 체중을 지지할 필요가 없게 한다. 그러나, 머리와 바닥 사이의 간격이 줄어들 때 일반적으로 어깨를 귀 쪽으로 굽히기 때문에, 이 변형법을 실행할 때는 견갑골 안정화에 더 많은 주의가 필요하다.

– 이 수정법은 엎드린 자세와 누운 자세에서 실행하는 레그 풀 운동, 손으로 지지하는 혼합 복근 운동, 다리를 대각선으로 들어올린 상태에서 하는 복횡근 운동에 적합하다. 이 방법은 측면 굽힘 및 측면 복부 변형 운동법에도 사용될 수 있다.

무릎

43. 엎드린 자세에서 무릎 아래에 쿠션 놓기, 20번

무릎 연골이 약한 경우, 엎드린 자세에서 관절을 굽히면 슬개골이 바닥과 대퇴골에 닿아 통증을 유발할 수 있다.

쿠션을 이용하여 무릎과 바닥의 직접적인 접촉을 막고 부드러운 접촉이 이뤄지도록 하라.

– 원 레그 킥 및 이와 유사한 운동에 사용된다.

44. 무릎 꿇은 자세에서 매트를 무릎 아래에 놓기, 15번

연골 질환을 앓고 있는 사람들은 무릎을 깊게 굽히면 통증이 발생할 수 있다. 이러한 경우 무릎의 움푹한 부분에 말아 올린 매트, 쿠션, 담요 따위를 넣어 굴곡 각도를 높여야 한다.

– 이 수정법은 쉘 스트레치 및 이와 유사한 운동에 사용될 수 있다.

45. 엎드린 플랭크 자세에서 무릎 굽히기, 27번

무릎을 굽히면 지렛대가 짧아지고 허리에 가해지는 힘이 줄어들게 되므로 레그 풀의 강도를 낮출 수 있다. 또한 이 방법은 무릎 관절이 잠길 때 발생하는 통증을 예방할 수 있다.

– 이 수정법은 프론트 레그 풀과 푸쉬 업의 마지막 부분과 같은 운동을 실행하기 쉽게 해준다.

46. 누운 플랭크 자세에서 한쪽 무릎 굽히기, 28번

무릎이 처지고 지지하는 지렛대의 중간 부분에 위치한 경우, 관절을 잠기게 하는 것을 추천하지 않는다. 이것은 무릎을 굽히면 해결될 일이며, 무릎을 더 깊이 굽힐수록 더 강렬한 운동이 될 것이다.

– 이 수정법에 잘 어울리는 운동으로 레그 풀을 추천한다. 그러나, 측면 굽힘과 같이 상체를 들어올린 상태에서의 측면 운동과 유사한 자세가 필요한 모든 운동에 사용이 가능하다.

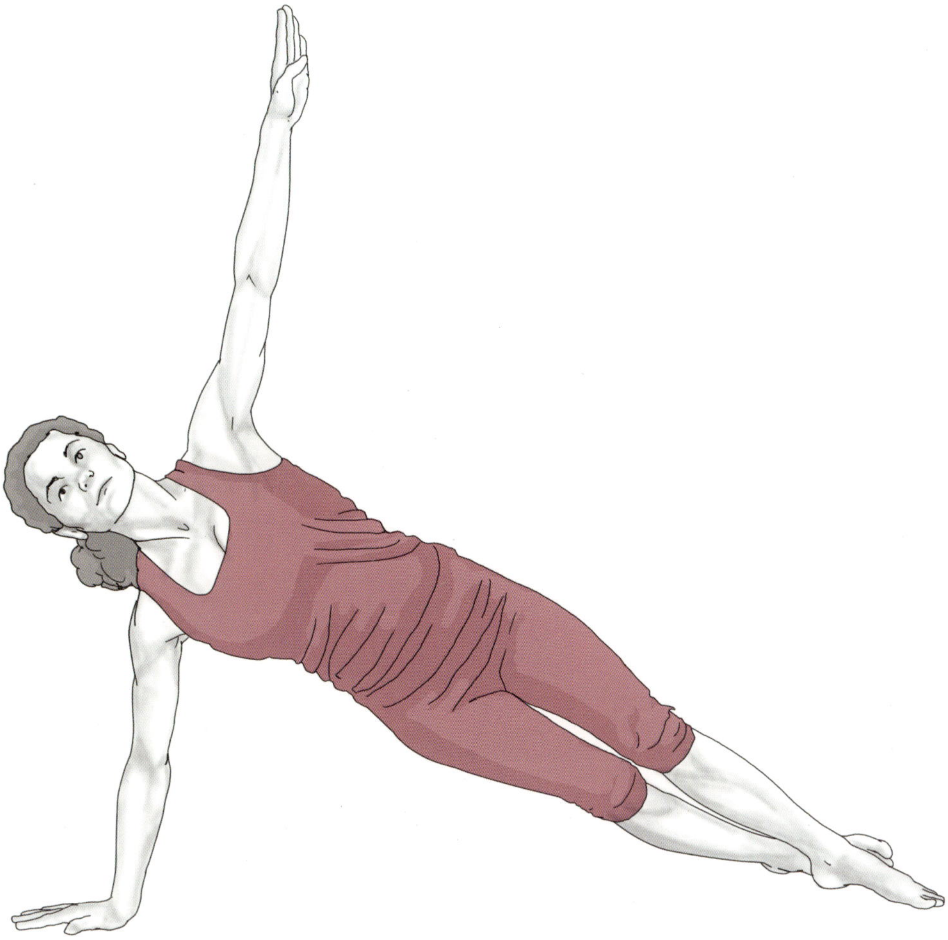

자세 및 기능 평가

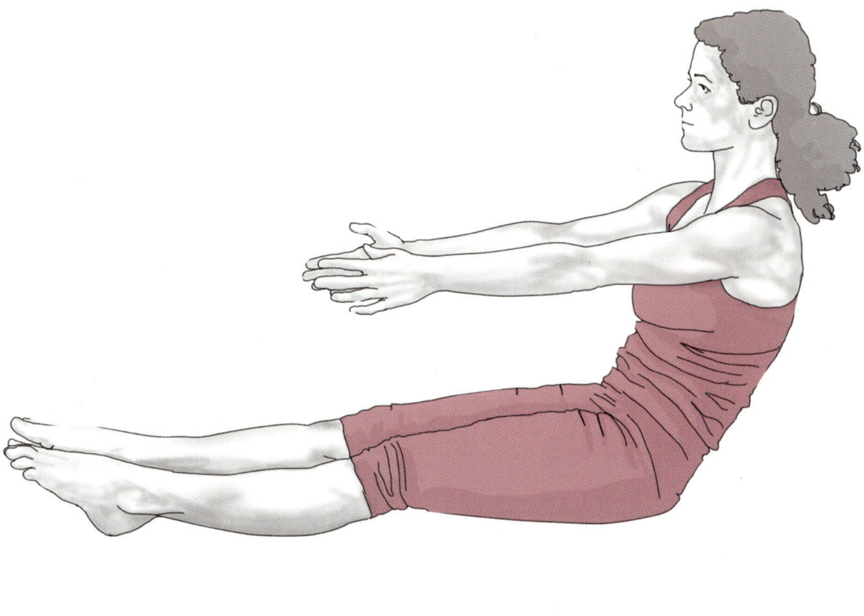

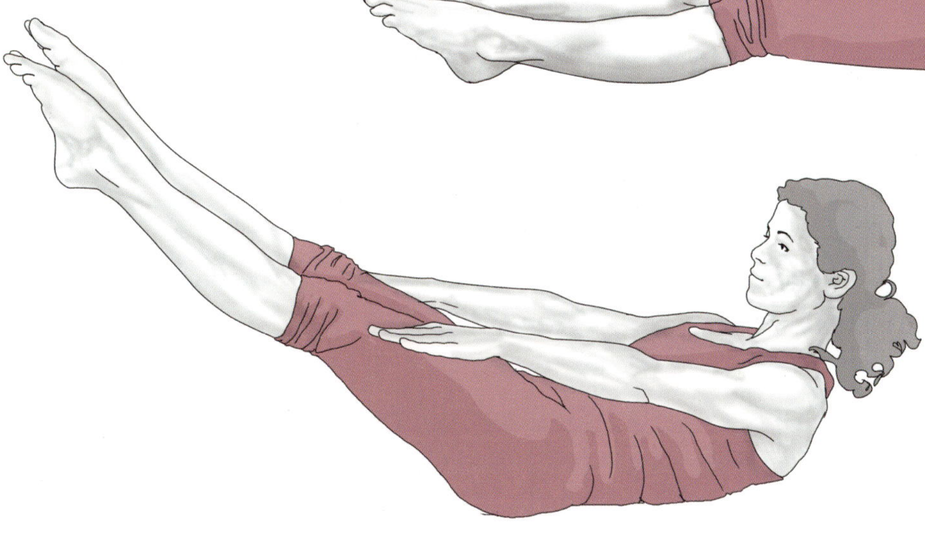

자세 평가

자세 평가가 왜 필요한가?

스스로의 또는 전문가의 경우 학생들의 자세를 인식하는 것은 트레이닝 루틴을 설계하기 위한 기반을 설정하기 위해 필수적이다. 신체 정렬이 잘못되면 근골격계에 스트레스를 준다.

자세 및 기능 평가는 건강 및 미적 목표를 설정하는데 필요한 단서를 제공한다.

모든 것은 연결되어 있다. 자세와 자세 습관을 개선하기 위해서는 운동이 외모를 개선하는 가장 좋은 방법이며, 이를 통해 얻어지는 건강과 발전의 맥락에서 향상된 피트니스를 추구하면 더욱 균형 잡히고, 날씬하고, 더 강하고, 더 민첩하고, 더 역동적이고, 더 젊은 체격을 갖는데 도움이 된다.

개인의 신체 상태와 구조에 대한 성급한 평가는 종종 잘못된 결론으로 이어질 수 있고, 이것은 개인별로 다양한 신체 부분과 특성에 대한 체계적인 연구를 실행하는데 시간이 걸린다는 것을 의미한다. 예를 들어, 어떤 사람은 단지 두드러진 둔부가 있을 뿐이지만 언뜻 보기에는 과전만증이나 척추전만증을 앓고 있는 것처럼 보일 수 있다. 따라서 가정된 상태를 확실히 하기 위해 골반의 위치(사타구니와 관련된 전상장골극)를 관찰해야 할 필요가 있으며, 그렇지 않으면 문제를 가진 학생은 잘못된 접근 방향으로 운동을 하게 될 것이다.

나쁜 습관으로 인한 잘못된 자세와 구조적 문제를 구분하는 것도 중요하다. 자세를 바로잡기 위해 습관을 바꿀 수는 있지만, 사람의 신체 구조를 고치는 것은 쉬운 일이 아니며 대부분의 경우 시도조차 하지 말아야 한다. 이러한 사례들에서 핵심은 개인별 신체구조를 고려하면서 전체적인 균형을 맞추는 것이다.

거울을 통해 앞, 옆, 뒤에서 자세를 관찰하라. 이 때 자연스럽게 본인의 자세를 볼 뿐만 아니라 선 자세를 유지해야 하므로 도움을 요청해야 한다. 본인이 보고 있는 것에 주관적인 사견을 더하고 싶은 유혹을 피하고, 객관적이고 공정하게 바라봐라. 다음에 나오는 개요에 따라 관찰할 수 있는 편차를 간단하게 기록하라. 눈으로 살펴본 바를 확인하기 위해 신체 일부를 접촉해야 할 수도 있다.

이제 한번 해봅시다.

앞에서의 모습

머리					
중앙	오른쪽으로 기울어짐	왼쪽으로 기울어짐	오른쪽으로 돌아감	왼쪽으로 돌아감	기타

어깨					
정렬됨	오른쪽 어깨가 낮음	왼쪽 어깨가 높음	안쪽으로 말림	바깥쪽으로 펼쳐짐	기타

흉곽					
정렬됨	오른쪽으로 돌아감	왼쪽으로 돌아감	낮음		기타

골반					
능선들이 정렬됨	오른쪽이 낮음	왼쪽이 높음			기타

무릎					
정렬됨	외반	내번			기타

발목					
정렬됨	외반	내번			기타

발					
정상	편평함	우묵함	내전됨	외전됨	기타

머리

중앙: 양쪽 귀에서 어깨까지의 거리가 각각 동일한 상태.

기울어짐: 한쪽 귀는 어깨 쪽으로 기울어지고, 반대쪽 귀는 멀어지는 쪽으로 기울어진 상태.

돌아감: 수직 축에서 머리가 옆으로 이동된 상태("이집트인 머리").

어깨

정렬됨: 양쪽 어깨가 같은 높이에 있으며, 바닥과 평행한 수평 축을 형성하는 상태.

낮음: 한쪽 어깨가 수평 축의 높이 아래에 위치하며 쇄골이 아래쪽을 가리키는 상태.

높음: 한쪽 어깨가 수평 축의 높이 아래에 위치하며 쇄골이 위쪽을 가리키는 상태.

말림/펼쳐짐: 펜 테스트를 통해 어깨의 안쪽 말림 또는 바깥쪽 펼쳐짐을 쉽게 관찰할 수 있다. 양 손에 하나씩 두개의 펜을 주먹에 쥐고 팔을 옆으로 느슨하게 내려놓는다. 펜의 끝이 안쪽을 향하면 안쪽 말림이고 바깥쪽을 가리키면 바깥쪽 펼쳐짐이다.

흉곽

정렬됨: 양쪽에서 동일한 높이의 늑골들이 수평 축을 형성한다.

돌아감: 늑골의 안쪽 가장자리가 중심축에 가까이 간 상태.

낮음: 흉곽의 한쪽이 더 낮은 상태.

높음: 흉곽의 한쪽이 더 높은 상태.

골반

정렬됨: 양쪽 장골 능선들이 같은 높이에 위치한 상태.

높음 또는 낮음: 능선이 4번째 요추(L4)와 비교해서 높거나 낮은 상태.

무릎

정렬됨: 측면 변위 없이 양쪽 슬개골이 전방을 바라보고 있는 상태.

외반: 다리가 내측면을 향해 측면 굴곡을 만들어 X 형태를 만드는 안짱다리.

내번: 무릎이 외측면을 향해 굽혀진 상태에서 다리가 괄호 형태를 만드는 오다리.

발목

정렬됨: 경골이 바닥과 계속해서 수직을 유지하는 상태.

외반: 내측면을 향해 굽혀져서 발가락이 안쪽을 향하는 상태.

내번: 외측면을 향해 굽혀져서 발가락이 바깥쪽을 향하는 상태.

발

정상: 체중이 발가락, 발뒤꿈치, 발바닥의 바깥쪽 및 안쪽에 분산됨.

편평함: 발바닥 전체에 체중이 실리고 발 안쪽에 지지점의 중심이 존재함.

우묵함: 발 바깥쪽에 체중이 실림.

내전됨: 발목의 외반 및 평발 경향.

외전됨: 발목의 내번 및 요족 경향.

측면에서의 모습

머리				
중앙	앞으로 기울어짐	뒤로 기울어짐		기타

경추 (목)				
정상 굴곡	과전만증	편평함		기타

흉추 또는 등쪽 척추 (등 상부)				
정상 굴곡	척추후만증	편평함	일자목	기타

요추 (허리)				
정상 굴곡	과전만증	척추후만증		기타

골반				
중립	전굴	후굴		기타

무릎				
정상 굴곡	과신전	과굴곡		기타

발목				
정상 굴곡	족배굴곡	족저굴곡		기타

머리

중앙: 수직 축이 머리의 정수리를 통과하여 귓불, 외이도, 축추의 치성골단을 통과함.

앞으로 기울어짐: 수직 축이 귓불 뒤를 지나감.

뒤로 기울어짐: 수직 축이 귓불 앞을 지나감.

경추 (목)

정상 굴곡: 수직 축이 경추를 직선으로 통과함.

과전만증: 경추의 전만상태가 증가한 상태. 수직 축이 경추 뒤를 지나감. 과도하게 굽혀진 목.

편평함: 경추 과전만의 교정, 만곡이 없는 상태.

흉추 또는 등쪽 척추 (등 상부)

정상 굴곡: 수직 축과 비교하여 뒤쪽으로 약간 볼록한 곡선.

척추후만증: 등쪽으로의 후만곡선이 증가하거나 굽은 등. 매우 뚜렷한 후방 곡선.

편평함: 편평한 등 상부. 등쪽 후만 곡선의 교정. 수직축과 비교하여 뒤쪽으로의 곡선이 존재하지 않음.

일자목: 흉부가 들어올려지고 부풀어 올라 있음. 등쪽 후만곡선의 교정.

요추 (허리)

정상 굴곡: 수직 축과 비교하여 전방으로 약간 볼록한 곡선.

과전만증: 전방으로 골반이 기울어져 있으며 수직 축과 비교하여 허리가 과도하게 전방으로 만곡된 상태. 흔히 "스웨이백(swayback)"이라 부름.

척추후만증: 후방으로 골반이 기울어져 있으며 허리의 만곡이 감소된 상태(라운드 힙).

골반

중립: 전방 상장골 가시는 치골 결합부와 바닥에 수직인 수직 평면에서 일치한다.

전굴: 전방 상장골 가시가 수직면 앞에 있다.

후굴: 전방 상장골 가시가 수직면 뒤에 있다.

무릎

정상 굴곡: 수직 축은 무릎 관절의 중심보다 약간 앞쪽에 있다.

과굴곡: 무릎이 앞으로 나와있음. 일반적으로 발목의 족배굴곡과 관련이 있음.

과신전: 무릎이 뒤로 들어가 있음. 일반적으로 발목의 족저굴곡과 관련이 있음.

발목

정상 굴곡: 수직으로 서 있는 경골이 발바닥과 90° 각도를 이룸.

족배굴곡: 발등 쪽으로 더 많은 굴곡. 발목이 굽혀진 것처럼 보임.

족저굴곡: 발바닥 쪽으로 더 많은 굴곡. 발목이 더 펴진 것처럼 보임.

후방에서의 모습

견갑골				
정상	익상형	오십견		기타

척추				
정렬됨	척추측만증	불연속		기타

골반				
정상 PSIS	과도함	PSIS 결함		기타

ASIS: 전상장골극. **PSIS:** 후상장골극 .

견갑골

정상: 중립(해부학적) 자세에서 견갑골의 가장자리를 느낌. 견갑골과 갈비뼈 사이에 손가락 끝이 삽입될 수 있어야 한다.

익상형: 견갑골이 흉곽의 내측 부분(척추 근처)에서 돌출되어 있음. 손가락의 첫 번째 지골이 삽입될 수 있음.

오십견(**동결견**): 손가락이 들어가지 않으며 견갑골의 가장자리를 느끼기 힘듦.

척추

정렬됨: 수직 축에서 벗어나지 않고 직선 상태.

척추측만증: 곡선이 있음. 단순 또는 이중 척추측만증.

골반

정상적인 전상장골극: 천골의 양쪽에 손가락 끝과 같은 크기로 2개의 작은 구멍이 존재함.

과도한 전상장골극: 구멍들이 확대됨.

전상장골극의 결함: 구멍들이 보이지 않음.

관절

척추, 전방 굴곡				
연속적	편평함			기타

척추, 측면 굴곡				
정상 굴곡	불연속적			기타

펜 테스트

어깨 회전				
회전 없음	우측이 안쪽으로	우측이 바깥쪽으로	좌측이 안쪽으로	좌측이 바깥쪽으로

이 테스트를 통해 어깨가 안쪽 또는 바깥쪽으로 회전했는지를 손쉽게 측정할 수 있다. 양 손에 하나씩 두개의 펜을 주먹에 쥐고 팔을 옆으로 느슨하게 내려놓는다. 이제 펜의 끝이 안쪽으로 회전하는지(내회전) 또는 바깥쪽으로 회전하는지(외회전) 관찰하라. 내회전은 앞쪽의 과부하와 관련이 있고 외회전은 어깨 뒤쪽의 과부하와 관련이 있다.

기능적 평가

이 책에서 우리는 처음부터 신체 건강에 부정적 영향을 끼치는 나쁜 자세 습관을 잡아내기 시작했다.
매일같이 오른쪽 엄지발가락을 빨려고 드는 아기를 상상해 보자.
아기의 오른쪽 입술 근육은 왼쪽과 비교해 뒤쪽은 길어지고 앞쪽은 짧아질 것이다.
당장은 뚜렷하게 나타나지 않을 수 있지만 아기의 근골격계는 이미 불균형을 띠기 시작했을 것이다.

이러한 이미지를 이제 여러분의 일상 생활로 옮겨서 아기를 여러분 자신으로 대체해 보자.
여러분은 매일 몇 가지의 유해한 움직임을 반복하는가?
근육의 균형을 무너뜨리는 여러분의 자세에는 무엇이 있는가?
여러분의 관절이 올바른 생체 역학적 패턴에 따라 움직이는가?
신체적 긴장을 필요 이상으로 발생시키는가?
좋지 않은 자세에 대해 인지하고 있는가?
아니면 통증을 느끼기 시작할 때 비로소 알아채는가?

기능적 평가는 이러한 불균형에 대한 자료를 관절 및 근육 수준에서 제공한다.
기능적 평가는 우리의 신체 중 어떠한 부분이 다른 부분보다 강해진 경우 이를 드러내준다.
또한 우리는 이 과정에서 다양한 근육군의 강도를 평가할 수 있고
일상 활동 및 운동 습관 측면에서 왜 일부 근육군은 강한 반면 다른 근육군은 약한지,
왜 일부 관절들은 완전한 이동 범위를 유지하는 반면, 다른 관절들은 굳어졌는지 이해할 수 있다.
이들은 심할 경우 삶의 질과 개인 자율성에 악영향을 주는 요소들이다.

이러한 불균형에 대응하는 것은 중요한 일이며, 최선의 방법은 이것을 인지하는 것이다.
간단한 몇 가지의 운동을 통해 강사는 자신 또는 수강생의 상태에 대한 전반적인 개념을 잡을 수 있다.
이들 운동 중 일부가 필라테스에 속하며, 다른 운동들은 피트니스에서 끌어온 것이지만
측정 범위를 넓히기 위해 필라테스의 원리와 함께 실행해 본다.

필라테스 방법에서의 수준 측정과 결정 방법

운동은 평가에서 각각 고유한 기능을 실행하며 또한 제각기 다른 문제에 대응한다.
모든 부분을 합쳐 여러분은 여러분 자신 또는 수강생의 눈높이에 맞춘 전체적 시각을 지니게 된다.
한편 각 운동의 분석 작업은 훈련 설계에 초점을 맞춘다.

예를 들어, 하프 스쿼트 운동에서 3점을 기록했지만 풀 스쿼트 운동에서는 뒤꿈치가 바닥에서 들어올려져
2점을 기록했다면, 운동은 사두근 강화보다 종아리 근육의 스트레칭에 더 초점을 맞추어야 할 것이다.
한 번의 반복은 사두근의 실제 강도를 측정하기에 부족하지만, 기반이 잘 잡혔는지 확인하는 데에는 충분하다.
이와 대조적으로 종아리 스트레칭 측면의 기반은 좋지 못하다.
뒤이어 까치발 서서 균형 잡기를 통해서는 종아리 근육이 강한지,
사두근 스트레칭을 통해서는 해당 근육에 탄성이 있는지 판단할 수 있다.

평가 과정은 복잡할 수 있지만,
이러한 복잡성은 자신 또는 타인의 운동을 관리함에 있어서 핵심적인 요소이다.

채점

표의 점수 범위는 0에서 3까지이지만, 평가를 더 세밀히 실시하기 위해서 소수점이나 분수가 활용될 수 있다.
이것은 운동의 성공적 완수에 필요한 요구 사항에 달려 있다.
소수점 활용을 결정했다면 같은 상황에서 항상 적용할 수 있는 득점표를 마련해야 할 것이다.
주어진 동작의 이상적 실행이 어떻게 구성되는지와 관련한 변수가 많기 때문에 평가란 간단하지 않은 작업이다.
여기서 제안하는 점수는 여러분 자신 또는 수강생의 기능성에 대한 자료를 얻기 위한 하나의 타당한 예시이다.
어떠한 방법의 측정이든 움직임 범위, 강도, 단축, 관절 가동성에 대한
완전한 정보를 사용자에게 제공한다면 유효하다.

운동을 전혀 할 수 없는 경우에는?

상관 없다. 운동 점수는 0점으로 두고 다른 것들을 계속하면 된다.
가장 중요한 것은 왜 할 수 없는지 이유를 아는 것이다.
부상이 원인인가?
힘이 충분하지 않은가?
아니면 유연성이 부족한가?
눈에 보이는 것은 이야기의 일부인 경우가 많기에 정보의 교환은 필요한 절차이다.
질문 없이는 잘못된 결론을 도출할 위험에 빠지게 된다.

운동

강도 평가

하프 스쿼트

이 운동은 주로 사두근 및 전경골근의 강도, 엉덩이 굽힘 시의 척추 신장을 평가한다.

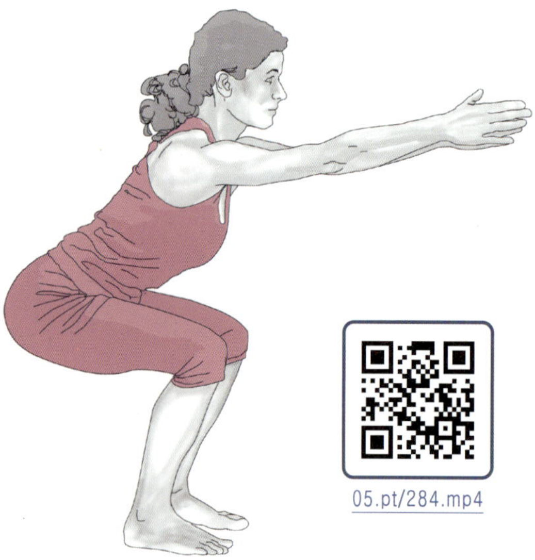

05.pt/284.mp4

몸통을 앞쪽으로 기울이면서 무릎을 90° 구부린다.

3 점 : 무릎이 90° 굽혀짐, 엉덩이 중립, 몸통이 앞쪽으로 기울여짐, 척추 신장됨.

2 점 : 무릎이 90° 굽혀짐, 엉덩이 뒤굽힘, 몸통이 앞쪽으로 기울여짐, 척추 신장되지 않음.

1 점 : 무릎이 너무 앞쪽으로 위치되어 있고 90° 이상 굽혀짐, 엉덩이 뒤굽힘, 몸통이 앞쪽으로 기울어짐, 척추 신장되지 않음.

풀 스쿼트

이 운동은 주로 사두근 및 전경골근의 강도, 종아리 근육의 탄성, 엉덩이 굽힘 시 척추 신장을 평가한다.

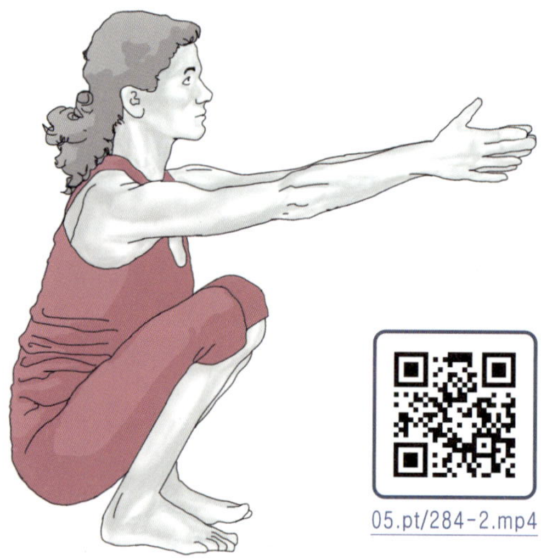

05.pt/284-2.mp4

허벅지 뒤쪽이 종아리와 접할 때까지 무릎을 완전히 굽힌다.

3 점 : 허벅지가 종아리와 만날 때까지 무릎 구부림 가능, 엉덩이는 약간 뒤굽힘, 척추 신장됨.

2 점 : 발뒤꿈치가 바닥에 대해 편평하지 않지만 무릎을 깊게 구부릴 수 있음, 엉덩이는 약간 뒤굽힘, 척추 신장되지 않음.

1 점 : 무릎의 제한적 굽힘, 발뒤꿈치가 바닥에 대해 편평하지 않음, 엉덩이는 심한 뒤굽힘, 척추 신장되지 않음.

까치발로 균형 잡고 서 있기 (를르베 relevé)

이 운동은 주로 종아리 근육의 균형과 강도를 평가한다.

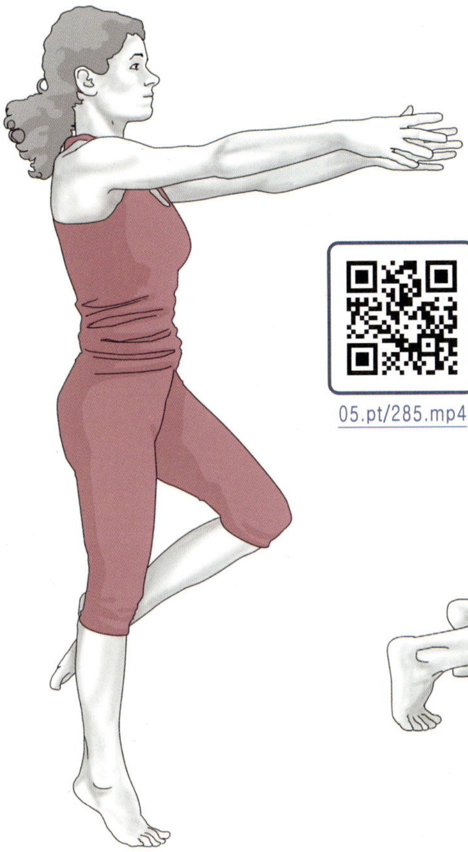

05.pt/285.mp4

한쪽 발을 굽혀 종아리 높이로 든 채로 다른 쪽 발끝으로 3회 서 있는다.

3 점 : 발 별로 3회를 최대의 균형과 유연성을 동반해 완전히 실행.

2 점 : 발 별로 3회 완전히 실행.

1 점 : 3회 실행 불능.

삼두근 푸쉬업

이 운동은 주로 흉근, 톱니근(거근), 복근의 강도를 평가한다.

05.pt/285-2.mp4

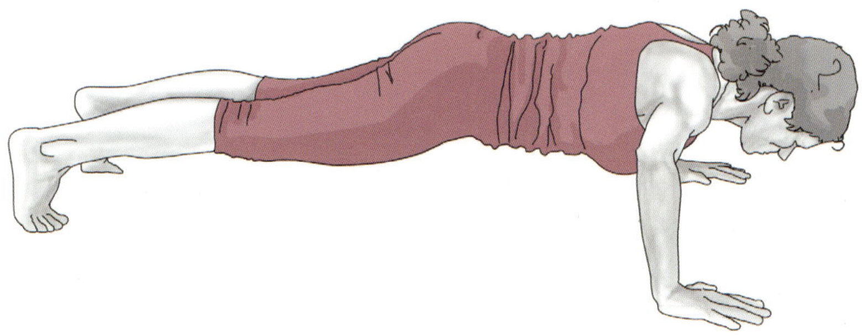

팔을 어깨 너비로 벌린 상태에서 팔꿈치는 구부리고 손은 가슴에 맞추어 엎드린 플랭크 자세로 시작한다.

3 점 : 엎드린 플랭크 자세에서 몸통의 완전한 상승이 가능.

2 점 : 플랭크를 유지하지 못하면서 몸통의 완전한 상승이 가능.

1 점 : 몸통 상승에 어려움이 있고 신체 좌우측 간에 불균형 관찰.

옆으로 올리기

이 운동은 주로 복사근과 톱니근의 강도를 평가한다.

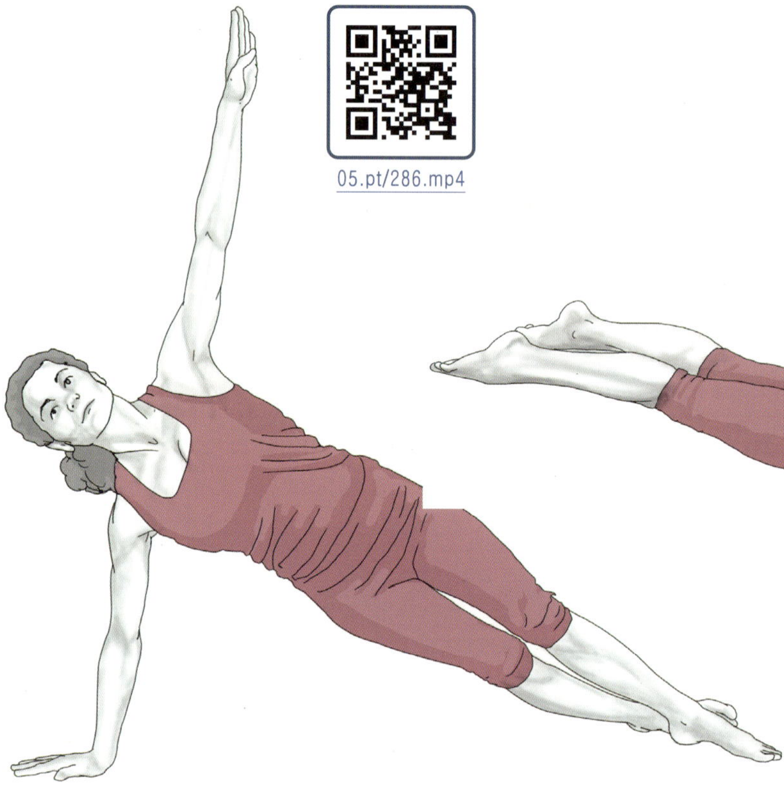

05.pt/286.mp4

사이드 벤드(운동 13, 2단계, 혼합)의 두번째 위치를 실시한다.

3 점 : 이마면의 균형을 훌륭하게 유지하면서 회전 없이 몸통 올리기 가능.

2 점 : 균형 유지에 어려움이 있고 어느 정도의 회전이 발생하며 몸통 올리기 가능.

1 점 : 몸통을 올리기 위해서 발이나 손의 지지를 수정해야 함.

슈퍼맨 1

이 운동은 주로 둔근, 아래쪽 등, 내측 등쪽 근육의 강도를 평가한다.

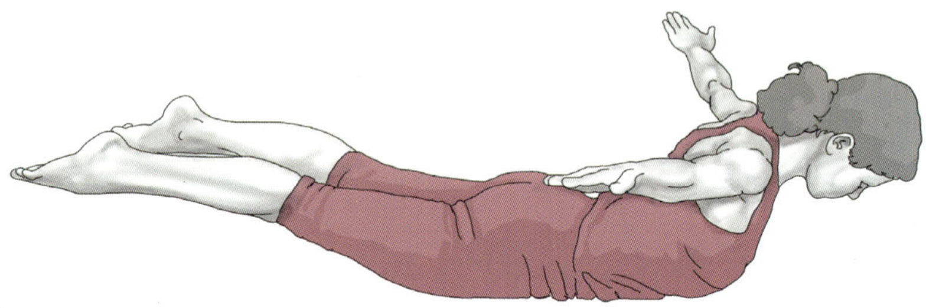

05.pt/286-2.mp4

엎드린 자세에서 양팔을 양쪽으로 뻗으며 몸통, 머리, 다리를 든다.

3 점 : 균형이 잘 잡힌 채로 몸통 올리기 가능, 머리와 다리는 축 신장을 유지.

2 점 : 하체 높이로 상체 올리기 가능(또는 역(逆)이 가능). 축 신장 상실.

1 점 : 신체의 절반만 올릴 수 있음.

슈퍼맨 2

이 운동은 주로 후면 삼각근, 내측 등쪽 근육의 강도를 평가한다.

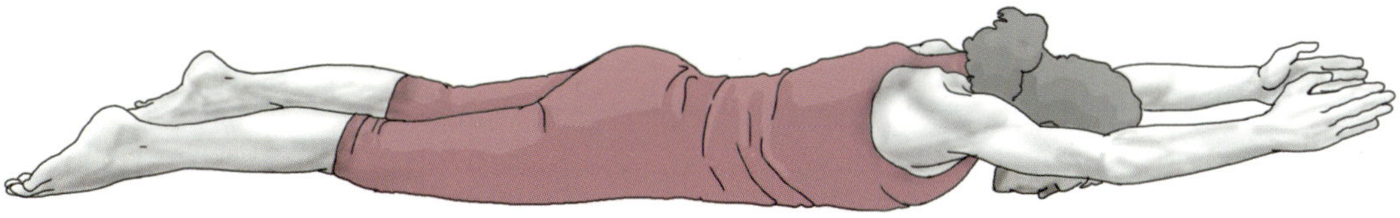

05.pt/287.mp4

엎드린 상태에서 머리는 지면에 대고 팔을 앞쪽으로 들어올린다.

3 점 : 팔꿈치를 뻗은 상태에서 팔 올리기 가능.

2 점 : 팔꿈치가 굽혀진 상태에서 팔 올리기 가능.

1 점 : 한쪽 팔만 올릴 수 있음.

헌드레드

이 운동은 주로 복근의 강도를 평가한다.

05.pt/287-2.mp4

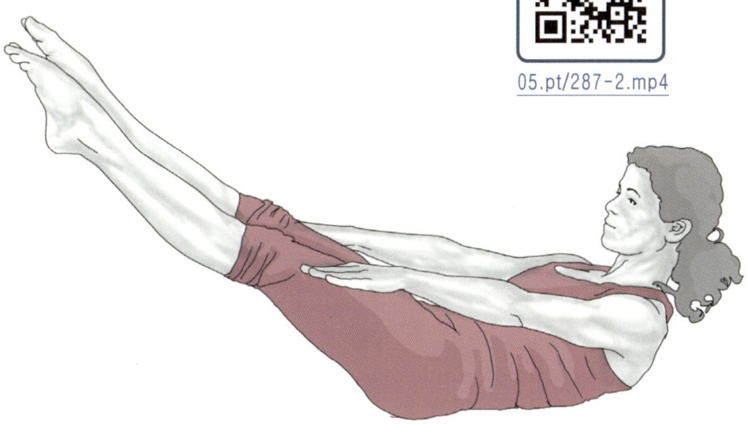

팔을 앞쪽으로 뻗은 상태에서 몸통을 굽히고 하체는 든다.

3 점: 좋은 자세를 유지한 채로 30초 지속.

2 점 : 자세 변화를 동반하며 30초 지속.

1 점 : 올바른 자세를 달성할 수는 있으나
30초 지속 불가능.

무릎 딛고 다리 올리기

이 운동은 주로 엉덩이 외전근의 강도를 평가한다.

05.pt/288.mp4

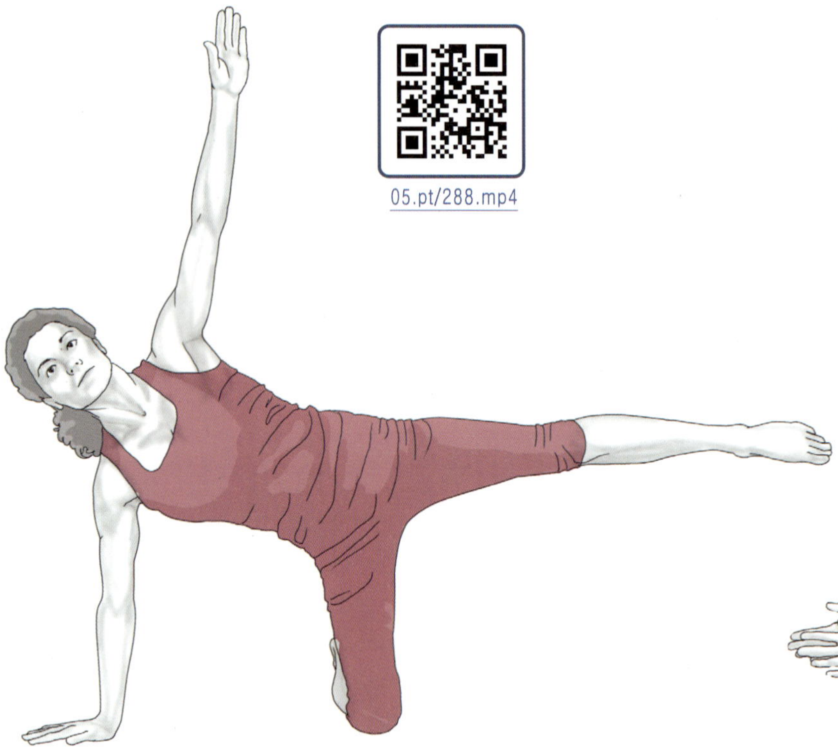

한쪽으로 누워 한 팔과 무릎으로 신체를 지지한다. 한쪽 다리를 엉덩이 높이로 들고 몸통과 다리를 회전 없이 이마면에 정렬한 채로 유지한다.

3 점 : 좋은 자세를 유지한 채로 30초 지속.

2 점 : 자세에 약간의 수정이 있으나 다리를 올린 채로 30초 지속.

1 점 : 올바른 자세를 달성할 수는 있으나 다리를 올린 채로 30초 지속 불가능.

롤 업

이 운동은 주로 복근의 강도와 굴곡 시 척추의 관절 유연성을 평가한다.

05.pt/288-2.mp4

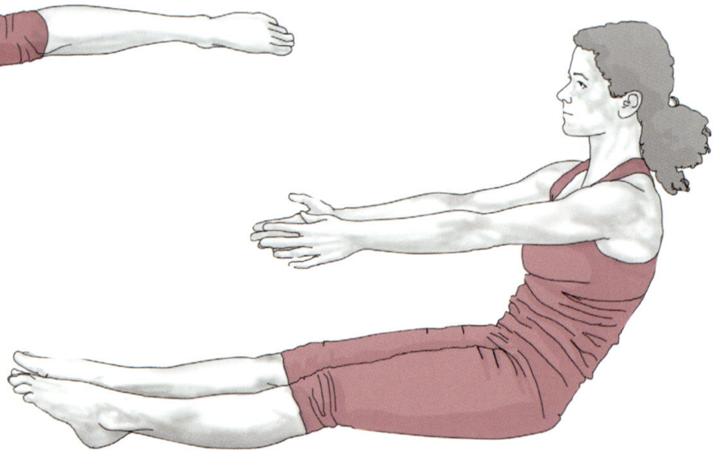

앉은 상태에서 등이 땅에 닿을 때까지 몸통의 척추를 하나씩 신장하고 다시 시작 자세로 돌아오는 것을 반복한다.

3 점 : 유연성, 신체 조화, 안정성을 동반하며 완전한 올리기 가능.

2 점 : 간헐적으로 갑작스러운 움직임을 동반하며 완전한 올리기 가능.

1 점 : 몸통을 적절히 낮추거나 올릴 수 없음.

포스트

이 운동은 주로 어깨의 기능성을 평가한다.

05.pt/289.mp4

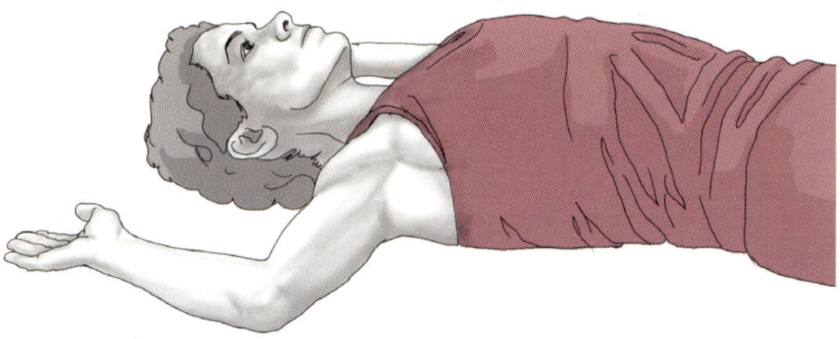

발뒤꿈치, 엉덩이, 등, 두개골을
벽에 닿게 한 상태에서
팔을 90° 회전한 채로 올린다.

3 점 : 벽에 대하여 팔뚝 전체를 20cm 올릴 수 있음.

2 점 : 벽에 대하여 팔뚝 일부 또는 손만을
20cm 올릴 수 있음.

1 점 : 팔을 올릴 수는 있지만
벽과 떨어진 채로 유지할 수 없음.

코브라

이 운동은 주로 신장 시의 척추의 유연성을 평가한다.

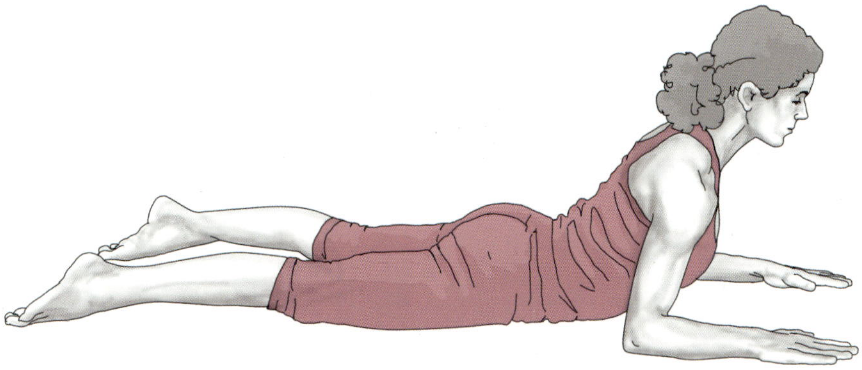

05.pt/289-2.mp4

엎드린 상태에서 팔뚝을 지면에 댄 채로 받치며 척추를 신장한다.

3 점 : 엉덩이가 지면과 편평하게 유지되고
어깨는 귀 뒤로 후퇴하며
팔은 측면으로 고정된 상태를 유지한다.

2 점 : 엉덩이가 지면과 편평하게 유지 및/또는
어깨가 귀 방향으로 앞쪽으로 구부려짐.
팔은 측면으로 고정된 상태 유지.

1 점 : 팔을 측면에서 거둬들이지 않고서는
팔뚝의 지지를 확보할 수 없음.

앉기

이 운동은 주로 하체의 후면 사슬 탄성 및 척추 신장을 평가한다.

05.pt/290.mp4

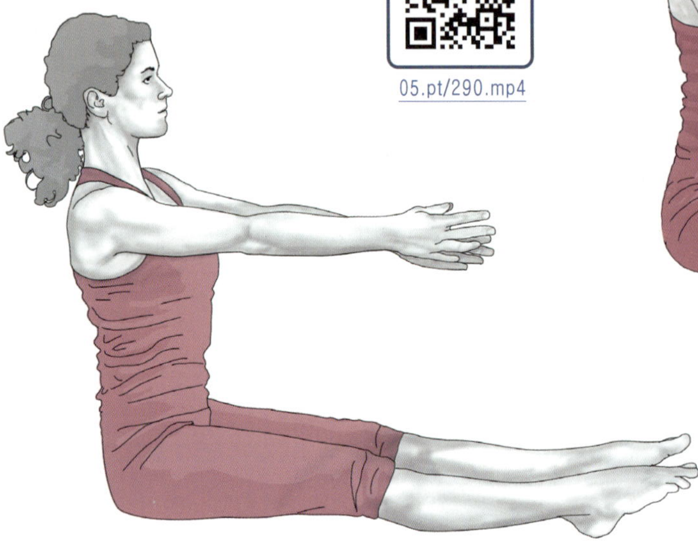

양 다리를 엉덩이 너비로 벌리고 무릎을 편 채로 앉는다.

3 점 : 척추 신장됨, 엉덩이 중립 위치, 무릎 펴짐.

2 점 : 척추 굽혀짐, 엉덩이 중립 위치, 무릎 펴짐.

1 점 : 척추 굽혀짐, 엉덩이 뒤굽음, 무릎 구부러짐.

다리 벌린 채로 앉기

이 운동은 주로 상체의 후면 사슬 탄성 및 내전근의 유연성을 평가한다.

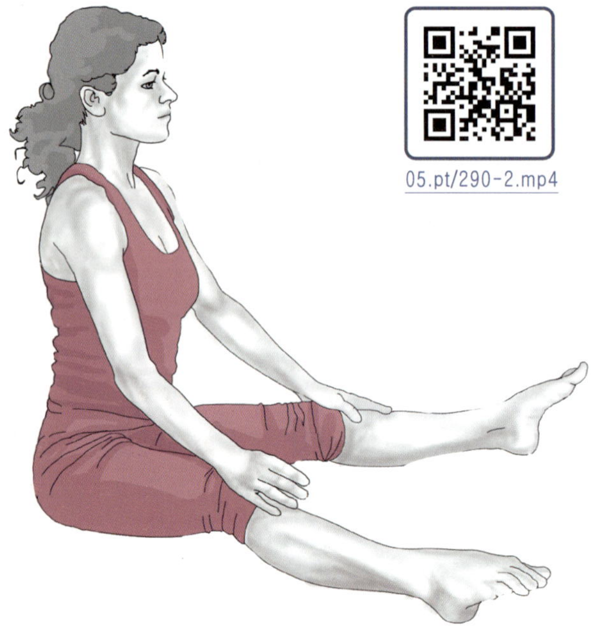

05.pt/290-2.mp4

양 다리를 1미터 정도 벌리고 무릎을 편 채로 앉는다.

3 점 : 척추 신장됨, 엉덩이 중립 위치, 무릎 펴짐.

2 점 : 척추 굽혀짐, 엉덩이 중립 위치, 무릎 펴짐.

1 점 : 척추 굽혀짐, 엉덩이 뒤굽음, 무릎 구부러짐.

Z-앉기

이 운동은 주로 내/외측 엉덩이 회전근을 평가한다.

05.pt/291.mp4

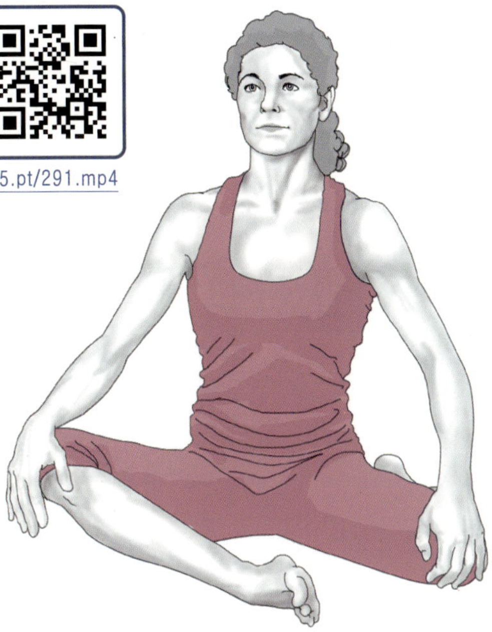

다리를 Z모양으로 하고 앉는다.

3 점 : 양쪽 좌골이 바닥에 접해 있고, 척추 신장됨.

2 점 : 한쪽 좌골만이 바닥에 접해 있고, 척추 신장됨.

1 점 : 한쪽 좌골만이 바닥에 접해 있고,
척추 신장되지 않음.

사두근 스트레칭

이 운동은 주로 사두근과 장요근의 탄성을 평가한다.

05.pt/291-2.mp4

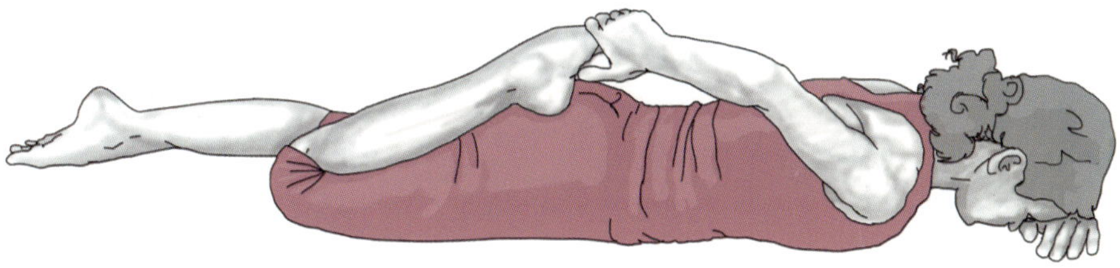

엎드린 상태에서 한쪽 무릎을 굽히고 같은 쪽의 발뒤꿈치를 머리의 도움을 받아 둔근까지 당긴다.

3 점 : 발뒤꿈치가 둔근에 닿음,
엉덩이와 척추는 신장된 상태를 유지.

2 점 : 발뒤꿈치가 둔근에 닿음, 척추는 신장된 상태를
유지하지만, 엉덩이는 굽혀짐.

1 점 : 발뒤꿈치가 둔근에 거의 닿지 않고
엉덩이는 굽혀지며 척추는 신장 상태를 상실함.

해부학적 및
기능적 평가 보고서의 준비

첫 단계로, 통증, 질환, 활동과 관련한 평가 대상자의 일상, 병력, 현재 상황을 다루는 설문지를 활용해 배경 보고서를 준비한다.

설문지	
날짜 :	
이름 :	
나이 :	
직업과 직장에서의 자세 :	가게 종업원. 서 있거나 앉아 있음. 무거운 짐을 나름
초기 목표	민첩성, 유연성, 코어 부위 향상. 복부 탄성 개선 및 체중 감량 달성. 레저
스포츠	따로 하는 스포츠 없음. 간혹 피트니스 운동
병력	오른쪽 무릎을 오래 전 접질린 적 있는데 운동 시 통증 유발. 오른쪽 무릎의 염증(CMP). 오른쪽으로의 척추 측만증
지속적 통증	오른쪽 무릎과 목에서의 과부하
수술이력	없음

자세 평가	
앞쪽	발목의 외반이 왼쪽보다 오른쪽이 심함. 외반슬, 왼쪽 어깨가 올라가 있고 머리가 오른쪽으로 기울어져 있음
옆쪽	약간의 경부 후만증. 어깨가 앞쪽으로 나와 있음. 경부 후만증 보상을 위해 머리가 앞서 전진함. 느슨한 관절
뒤쪽	오른쪽으로의 척추 측만증
척추 굽히기	오른쪽 근육이 더 발달됨, 등 아래쪽 관절이 좋지 않음

기능적 평가	
점수: 1.82/3	
점수는 평가 운동 점수를 모두 합산하여 구하며, 이후 결과를 운동의 양으로 나눔	
하프 스쿼트	종아리 근육의 단축으로 인해 마치지 못함
풀 스쿼트	후면 사슬의 단축으로 인해 목의 통증과 함께 머리가 앞쪽으로 기울어짐
까치발 서서 균형 잡기	오른발잡이라서 왼발로 섰을 때 더 잘함
삼두근 푸쉬업	복부 탄성 부족으로 인한 등의 아치 관찰
다리 옆으로 올리기	복부 측면 약화로 초래된 왼쪽 무릎의 불충분한 지지로 인해 불가능. 오른쪽으로는 완전히 실행, 관절 불안정으로 인한 무릎 통증 동반
슈퍼맨	둔근과 등의 오른쪽이 더 약함
엎드려서 팔 올리기	왼쪽이 약함
헌드레드	좋음
무릎 딛고 다리 올리기	이마면 상 몸통의 위치 잡기 불가능 측면 유연성 낮음
롤 업	완전히 실행, 그러나, 등과 허리의 관절 좋지 않음
포스트	어려워 함, 노력을 요함
코브라	관절 좋지 않음
중립적 앉기	후면 사슬 단축
다리 뻗고 앉기	내전근 및 후면 사슬 단축, 심하진 않음
Z-앉기(오른쪽)	무릎 통증(내측 측부 인대 또는 반월상연골판), 오른쪽 엉덩이 들림, 척추 신장되지 않음
Z-앉기(왼쪽)	무릎 통증 없음, 엉덩이와 척추 위치 보다 좋음
엎드려서 무릎 굽히기	정확
펜 테스트("자세 평가" 테스트 참고)	양 어깨의 내측 회전

목표

1. 후면 근육 사슬에서의 신장.
2. 종아리 근육의 신장.
3. 좌우측 사이의 근육 균형 개선.
4. 척추측만증 관리를 위한 상체의 양측성 균형 달성.
5. 복부의 표층 및 심층 강화.
6. 오른쪽 무릎의 안정성을 위한 대퇴근 강화.
7. 요배근 관절.
8. 내측 등쪽 근육 강화(견갑골 사이).
9. 내전근 유연성 향상.
10. 오른쪽 엉덩이의 외측 회전근 상의 유연성 향상.

평가 보고서 작성을 끝낸 후에는 도출 목표를 검토하고, 파악된 목표 부위를 위한 운동 목록/표를 만든다.
예시 사례에서는 후면 사슬 신장을 위해 고양이와 말, 쏘우 동작 및 이와 유사한 운동이 필요할 것이다.

종아리 근육의 신장 또는 탄성은 발목의 굽힘/뻗음을 요하는 어떠한 운동으로도 달성될 수 있다.
또는 햄스트링과 종아리를 스트레칭하는 운동도 해당된다.(192쪽)

신체 좌우측 사이의 근육 균형 달성을 위해서는
운동 시 난이도와 상관없이 면밀한 주의를 기울이며 처음에 바로 성공하지 못한다고 하더라도
양쪽에서 정확히 같은 방법으로 움직임을 행하는지 살펴야 한다.
이를 위해서는 의식적 지각 외에도 거울을 앞에 놓으면 도움이 될 수 있다.

척추측만증 관리를 위한 상체의 양측성을 위해서는
주위를 기울여 양팔, 양쪽 견갑골과 척추가
척추의 측만으로 인해 편하게 느끼는 곡선으로 다시 이동하지 않도록 해야 한다.
수영 운동(130쪽)을 예로,
양팔을 같은 높이로 들어올리도록 시도하라. 척추측만증이 있다면 당연히 한쪽에서 더 어려움을 느낄 것이다.
그러나, 그렇다고 다른쪽 팔에 과도한 힘을 가하지 말아야 한다.
즉, 약한 팔이 올라갈 수 있을 정도까지만 양팔을 올려라. 이것은 양측성 균형 달성의 핵심이다.
여러분이 약한 팔을 드는 데에 최대한의 노력을 기울일 것이라는 점을 필자는 당연히 알고 있다.
신체의 양쪽 모두에서 번갈아 실행되는 운동은
모두 척추측만증을 지닌 이들이 건강을 유지하는 데에 있어
이상적인 운동이다.

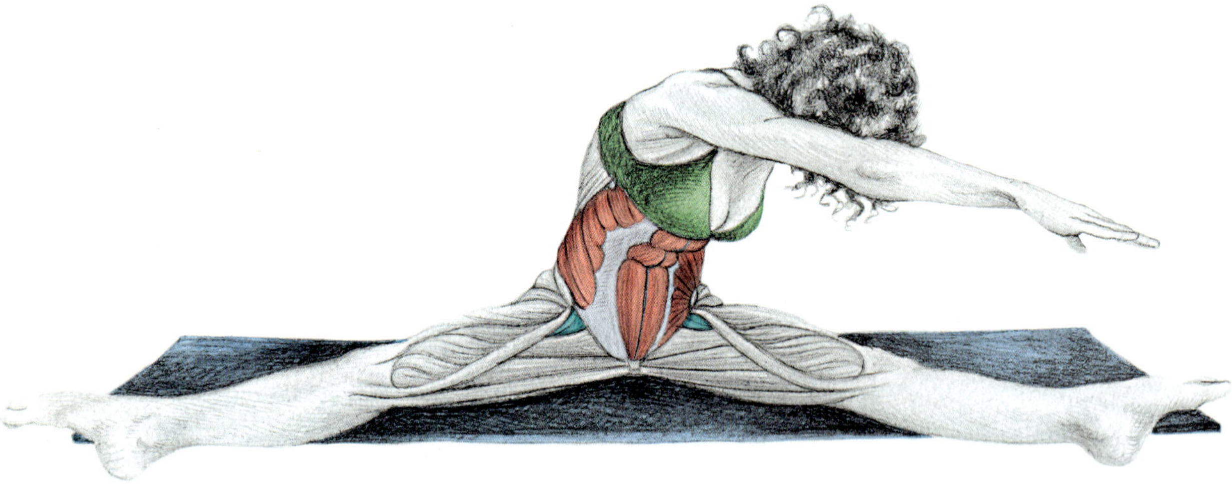

부록

복부의 표층과 심층을 강화하기 위해서는 이 책의 복부 항목에서 다뤄지는 운동에 초점을 맞춰야 한다. 이들 운동은 필라테스 원리에 따라 적절하게 실행되어야 하며, 그렇지 않으면 복부의 심층을 공략하지 못하게 된다. 이렇게 심층 섬유가 방치되는 경우, 복부는 특유의 울퉁불퉁한 모습을 띠며 등을 보호하는 핵심적 기능을 실행하지 못하게 될 것이다.

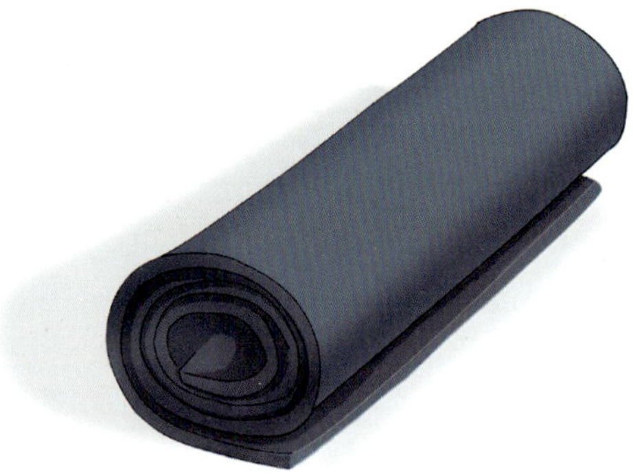

위의 방법을 활용하여 여러분은 대상자에게 적절한 운동의 목록을 정리할 수 있을 것이다. 앞선 평가 방법을 활용하는 경우 이미 특정한 목표에 부합하는 작업을 진행하고 있을 것이다. 물론 평가를 건너뛰고 바로 운동에 돌입할 수도 있다. 이러한 경우, 여러분의 목표는 아마도 더 포괄적이거나 일반적 형태를 띠겠지만, 그래도 괜찮다.

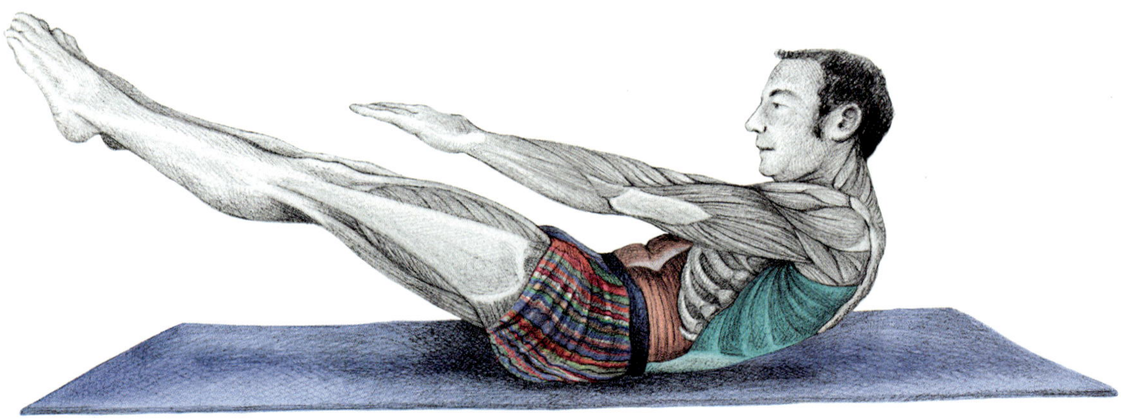

여러분의 목표가 이처럼 포괄적, 일반적인 것이라 할지라도 필라테스는 신체의 건강과 균형을 유지하는 데 매우 효율적인 방안이다. 그러니 운동 10개를 골라서 시작해 보라!

부록 1

단계별 연습

레벨 1

레벨 2

레벨 3

부록 2

용어 사전

외전(Abduction): 사지 또는 신체 어떤 부위가 신체를 좌우 대칭으로 나누는 중심선에서 멀어지는 움직임. 다리를 외전시키는 것은 다리를 벌리는 것과 같다.

내전(Adduction): 사지 또는 신체 어떤 부위가 신체를 좌우 대칭으로 나누는 중심선을 향하는 움직임. 다리를 내전하는 것은 다리를 닫는 것과 같다.

전방회전(Antepulsion): 시상면에서 팔을 들어올리는 것으로 구성된 어깨의 움직임. 팔을 전방으로 들어올림.

전굴(Anteversion): 좌골을 후방으로 움직이는 동시에 전방 상부 장골극(ASIS)을 전방으로 돌출시키는 골반의 움직임.

기초 대사율(Basal metabolic rate): 신체가 필수 기능 및 기타 활동을 실행하는데 필요한 일일 에너지 소비율.

동심성 수축(Concentric contraction): 저항을 극복하기 위해 근육이 긴장되고 단축되어 신체의 일부를 움직이는 과정. 예를 들어, 바이셉스 컬(biceps curl)은 손으로 무게를 들어 올리고 팔꿈치를 굽혀 어깨까지 가져오는 것이다.

움직임에 사용되는 근육들(Dynamic muscles): 실행된 동작에 따라 짧아지거나 길어지는 근육들. 움직임에 사용되는 근육들은 등장성 수축(동심성 수축과 편심성 수축의 조합)을 통해 작용한다.

수축(Contraction): 저항을 극복하기 위해 근육이 긴장되고 늘어나 신체의 일부를 움직이는 과정. 편심성 수축과 관련된 분절들은 서로에게서 멀어지는 방향으로 움직인다. 예로, 입술에서 잔을 떼어 테이블 위에 놓을 때 팔의 움직임이 있다.

움직임에 드는 힘 절약(Economy of effort): 주어진 행동에 필요한 에너지 소비를 최소화하는 광범위한 개념.

지구력(Endurance): 주어진 시간 동안 힘이 사용되는 행위를 유지하는 능력. 개인의 지구력 수준은 에너지 대사 훈련, 근육 수정 및 신경 피로에 저항하는 신경근 시스템의 능력에 따라 결정된다.

유연성(Flexibility): 다양한 위치에서 광범위한 운동 범위를 해내는 능력.

기능적 재교육(Functional reeducation): 건강과 체력을 향상시키기 위해 새롭거나 잊어 먹은 동작 패턴을 배우고 훈련하는 것.

외반슬(Genu valgum, knock knees): 무릎을 모았을 때, 다리가 안쪽으로 굽혀져 있어 발이 해부학적 자세에서 강제로 떨어져 있는 상태. 이 상태는 남성보다 여성에게 더욱 흔하다. 급성인 경우 하나의 병변으로 간주된다.

내반슬(Genu varum, bow legs): 양 발이 해부학적 자세를 취할 때, 다리가 바깥쪽을 향하고 있어서 무릎이 강제로 떨어져 있는 상태. 이 상태는 여성보다 남성에게 더욱 흔하다. 급성인 경우 하나의 병변으로 간주된다.

등척성 수축(Isometric Contraction): 어떠한 근육이 움직이지 않은 채 긴장된 상태에서, 근육이 짧아지거나 늘어나지 않는 과정. 예를 들어, 한 손에 쟁반을 들고 있고 팔꿈치를 움직이지 않고서 그 무게를 받쳐 운반하는 경우가 있다.

후만증(Kyphosis): 등 부분의 볼록한 척추 만곡.

가동성(Mobility): 관절의 능력으로 구성된 유연성의 구성 요소는 관절의 형태에 따라 특정 종류의 움직임을 만들어야 한다.

근육 탄력성(Muscle elasticity): 근육이 늘어나거나, 줄어들며, 작용이 멈추면 원래의 형태로 되돌아가는 능력.

근육 긴장(Muscle strain): 근육–힘줄 시스템에 영향을 미치는 반복적인 긴장으로 이것은 부상의 위험이 있다. 근육 긴장은 개인의 특성, 강점 및 약점을 감안한 프로그램의 수정을 피할 수 있다.

근력(Muscle strength): 최대 근육 긴장을 생성하는 근육의 능력. 이것은 힘줄을 통해 뼈에 전달되는 근력에 대한 표현이다.

자세 근육(Postural muscles): 움직임과 휴식 상태에서 자세를 유지하는 근육군으로 심부에 위치하고 있다. 이들은 안정화 근육과 유사하지만, 훈련을 통해 움직임을 자동적으로 취하게 되면 에너지를 더 적게 사용한다.

자세 재교육(Postural reeducation): 자신의 몸을 관찰하고 필요한 변화를 적용함으로써 좋은 자세를 배우거나 기억하는 것.

고유 수용감각(Proprioception): 신체의 자세를 인지하고 이를 공간 및 움직임과의 관계를 인지할 수 있는 감각.

후굴(Retroversion): 좌골을 앞으로 밀고 전방 상부 장골극(ASIS)을 후방으로 돌출시키는 골반의 움직임.

척추측만증(Scoliosis): 척추의 비정상적인 S자 또는 C자 만곡으로, 관상면에서 볼 수 있다. 이것은 선천적(출생 때부터 존재), 특발성(알 수 없는 원인), 신경근(다른 형태의 이차 증상)일 수 있다.

움직임의 속도(Speed of movement): 가능한 한 빠르게 동작을 완료하는 과정. 필라테스에서는 심화 수준의 공중 운동들만 움직임의 속도를 항상 요구한다.

안정화 근육(Stabilizing muscles): 신체의 일부가 움직이는 동안 그 부분의 일부를 움직이지 않게 유지하는 근육. 안정화 근육은 등척성 수축을 통해 작용한다.

부록 3

참고 문헌

- Alter, M. J. Manual de estiramientos deportivos. 4ª edición. Edit. Tutor. 2003.
- American College of Sports Medicine. Manual de consulta para el control y la prescripción de ejercicio. Edit. Paidotribo. 2000.
- Calais–Germain, B. Anatomía para el movimiento. Tomo I. Análisis de las técnicas corporales. Edit. La Liebre de Marzo. 1994.
- Calais–Germain, B.; Lamotte, A. Anatomía para el movimiento. Bases de ejercicios. Tomo II. Edit. La Liebre de Marzo.
- Calais–Germain, B. El periné femenino y el parto. Anatomía para el movimiento 3. Edit. La Liebre de Marzo.
- Calais–Germain, B. La respiración. El gesto respiratorio. Anatomía para el movimiento. Edit. La Liebre de Marzo.
- Calderón, F. J . Fisiología aplicada al deporte. Edit. Tebar. 2001.
- Craze, R. La técnica Alexander. 2ª edición. Edit. Paidotribo. 2002.
- Egoscue, P.; Gittines, R. Pain free. A revolution method for stopping chronic pain. Edit. Bantam Books. 1998.
- Egoscue, P.; Gittines, R. Pain free for women. The revolutionary program for ending chronic pain. Edit. Bantam Books. 2003.
- Egoscue, P.; Gittines, R. The Egoscue method of health through motion. Edit. Quill. 1992.
- Goyton, M. D.; Hall, Ph. D. Tratado de fisiología médica. 9ª edición. Edit. McGraw–Hill Interamericana. 1996.
- Hage, M. El gran libro del dolor de espalda. Edit. Paidós. 2006.
- Kendall, F. P.; Kendall McKreary, E. Músculos. Pruebas y funciones. 2ª edición. Edit. Jims. 1985.
- López Chicharro, J., Fernández Vaquero, A. Fisiología del ejercicio. 2ª edición. Edit. Médica Panamericana. 1998.

- Luttgens, K.; Wells, K. F. Kinesiología. Bases científicas del movimiento humano. 7ª edición. 1985.
- Lyle, J.; Micheli, M. D.; Jenkins, M. La nueva medicina deportiva. Edit. Tutor. 1998.
- Moore, K. L. Anatomía con orientación clínica. 3ª edición. Edit. Médica Panamericana. 1993.
- Netler, M. D. Atlas de anatomía humana. 4ª edición. Edit. Elsevier Masson. 2007.
- Prentice, W. E. Técnicas de rehabilitación en la medicina deportiva. 2ª edición. Edit. Paidotribo. 1999.
- Sampayo, S. Estiramientos y conciencia corporal. Edit. Edad. 2008.
- Souchard, Ph. E. Stretching Global Activo I. De la perfección muscular a los resultados deportivos. 4ª edición. Edit. Paidotribo. 2003.
- Souchard, Ph. E. Stretching Global Activo II. 4ª edición. Edit. Paidotribo. 2006.
- Ylinen, J. Estiramientos terapéuticos en el deporte y en las terapias manuales. Edit. Elsevier Masson. 2009.